【Web動画サービスに関するご案内】

本書に関連する動画を，南江堂ホームページにおいて閲覧いただけます．

https://www.nankodo.co.jp/secure/9784524234660.aspx

パスワード

　ご使用のインターネットブラウザに上記URLを入力いただくか，上記二次元コードを読み込むことによりメニュー画面が表示されますので，パスワードを入力してください．ご希望の動画を選択することにより，動画が再生されます．
　なお，本Web動画サービスについては，以下の事項をご了承のうえ，ご利用ください．

・本動画の配信期間は，本書最新刷発行日より5年間をめどとします．ただし，予期しない事情によりその期間内でも配信を停止する可能性があります．
・パソコンや端末のOSのバージョン，再生環境，通信回線の状況によっては，動画が再生されないことがあります．
・パソコンや端末のOS，アプリの操作に関しては南江堂では一切サポートいたしません．
・本動画の閲覧に伴う通信費などはご自分でご負担ください．
・本動画に関する著作権はすべて株式会社南江堂にあります．動画の一部または全部を，無断で複製，改変，頒布（無料での配布および有料での販売）することを禁止します．
・図書館等では，本Web動画はご利用できません．その他，図書館等でのご利用にかかわる指針は弊社ホームページ（弊社著作物の利用について https://www.nankodo.co.jp/pages/crp.aspx）からご確認ください．

［神経筋障害理学療法学テキスト　改訂第4版　第1刷］

シンプル
理学療法学
シリーズ

神経筋障害
理学療法学
テキスト

改訂第4版

監修
細田多穂
編集
植松光俊
中江　誠
内田　学
松木明好

南江堂

■ 監 修 ■

細田多穂　ほそだ　かずほ　　　埼玉県立大学名誉教授

■ 編 集 ■

植松光俊　うえまつ　みつとし　　星城大学名誉教授
中江　誠　なかえ　まこと　　　　フィットN＋代表
内田　学　うちだ　まなぶ　　　　大阪医療大学（仮称）医療看護学部理学療法学科設置準備室
松木明好　まつぎ　あきよし　　　四條畷学園大学リハビリテーション学部理学療法学専攻教授

■ 執筆者（執筆順）■

植松光俊　うえまつ　みつとし　　星城大学名誉教授
江西一成　えにし　かずなり　　　星城大学名誉教授
大畑光司　おおはた　こうじ　　　北陸大学医療保健学部理学療法学科教授
矢倉千昭　やぐら　ちあき　　　　聖隷クリストファー大学リハビリテーション学部理学療法学科教授
大城昌平　おおぎ　しょうへい　　聖隷クリストファー大学リハビリテーション学部理学療法学科教授
林　尊弘　はやし　たかひろ　　　愛知医療学院大学リハビリテーション学部リハビリテーション学科准教授
伊藤智崇　いとう　ともたか　　　川崎医療福祉大学リハビリテーション学部理学療法学科准教授
明日　徹　あけび　とおる　　　　岡山医療専門職大学健康科学部理学療法学科教授
山本　悟　やまもと　さとる　　　専門学校YICリハビリテーション大学校参与
中江　誠　なかえ　まこと　　　　フィットN＋代表
北村匡大　きたむら　まさひろ　　令和健康科学大学リハビリテーション学部理学療法学科講師
竹村　仁　たけむら　じん　　　　臼杵市医師会立コスモス病院事務部事務長
加藤宗規　かとう　むねのり　　　SBC東京医療大学健康科学部理学療法学科教授
村上忠洋　むらかみ　ただひろ　　社会医療法人宏潤会大同病院リハビリテーション科科長
永井将太　ながい　しょうた　　　金城大学大学院総合リハビリテーション学研究科
森岡　周　もりおか　しゅう　　　畿央大学大学院健康科学研究科教授・研究科主任
松木明好　まつぎ　あきよし　　　四條畷学園大学リハビリテーション学部理学療法学専攻教授
光武　翼　みつたけ　つばさ　　　佐賀大学医学部附属病院臨床研究センター特任准教授
小幡太志　おばた　ふとし　　　　宝塚医療大学保健医療学部柔道整復学科教授
森　彩子　もり　あやこ　　　　　宝塚医療大学保健医療学部理学療法学科准教授
藤井　顕　ふじい　あきら　　　　藤リハビリテーション学院副学院長
山田和政　やまだ　かずまさ　　　愛知医療学院大学リハビリテーション学部リハビリテーション学科教授
二宮省悟　にのみや　しょうご　　東京国際大学医療健康学部理学療法学科准教授
磯邊恵理子　いそべ　えりこ　　　小倉リハビリテーション学院副学院長

内田　　学	うちだ　まなぶ	大阪医療大学（仮称）医療看護学部理学療法学科設置準備室
田中昌史	たなか　まさし	（公社）日本理学療法士協会
宮本謙三	みやもと　けんぞう	高知健康科学大学健康科学部リハビリテーション学科教授
向井公一	むかい　こういち	四條畷学園大学リハビリテーション学部リハビリテーション学科准教授
隆島研吾	たかしま　けんご	神奈川県立保健福祉大学名誉教授
小田邦彦	おだ　くにひこ	大阪電気通信大学名誉教授
佐藤讓司	さとう　じょうじ	多摩リハビリテーション学院専門学校理学療法学科学科長
相澤純也	あいざわ　じゅんや	順天堂大学保健医療学部理学療法学科教授
井﨑義己	いざき　よしみ	広島国際医療福祉専門学校教育顧問
栗山裕司	くりやま　ひろし	高知リハビリテーション専門職大学リハビリテーション学部リハビリテーション学科理学療法学専攻准教授
岩﨑　　洋	いわさき　よう	高知リハビリテーション専門職大学リハビリテーション学部リハビリテーション学科理学療法学専攻教授

「シンプル理学療法学シリーズ」監修のことば

　近年，超高齢社会を迎え，理学療法士の需要が高まるとともに，理学療法士養成校数・学生数が急激に増加した．現代の理学療法教育には，この理学療法士を目指す多くの学生に対する教育の質を保証し，教育水準の向上および均質化に努める責務がある．

　しかし既存の教科書は，教育現場の実際を重視するというよりも，著者の意向・考え方を優先するきらいがあり，各疾患別理学療法のアプローチを個々に暗記する形式のものが多い．一方で，学生には，学習した内容を単に"暗記する"ということだけではなく，"理解して覚える"ということが求められている．そのため講義で学んだ知識・技術を確実に理解できる新しい形の教科書が望まれている．そこで，これらを具現化したものが「シンプル理学療法学シリーズ」である．

　編集にあたっては本シリーズの特長を次のように設定し，これらを過不足のないように盛り込むことを前提とした．

1. 理学療法の教育カリキュラムに準拠し，教育現場での使いやすさを追求する．
2. 障害を系統別に分類し，障害を引き起こす疾患の成り立ちを解説した上で，理学療法の基礎的な指針を提示する．このことにより，基本的な治療原則を間違えずに，的確な治療方法を適応できる思考を養えるようにする．
3. 実際の講義に即して，原則として1章が講義の1コマにおさまる内容にまとめる．演習，実習，PBL（問題解決型学習）の課題を適宜取り込み，臨床関連のトピックスを「memo」としてコラム形式で解説する．また，エビデンスについても最新の情報を盛り込む．これらの講義のプラスアルファとなる内容を教員が取捨選択できるような構成を目指し，さらに，学生の自習や発展学習にも対応し，臨床に対する興味へつながるように工夫する．
4. 網羅的な教科書とは異なり，理学療法士を目指す学生にとって必要かつ十分な知識・技術を厳選する．長文での解説は避け，箇条書きでの簡潔な解説と，豊富な図表・写真を駆使し，多彩な知識をシンプルに整理した理解しやすい紙面構成になるように努める．
5. 学生の理解を促すために，キーワード等により重要なポイントがひとめでわかるようにする．また，予習・復習に活用できるように，「調べておこう」，「学習到達度自己評価問題」などの項目を設け，能動学習に便宜をはかる．

　また，いずれの理学療法士養成校で教育を受けても同等の臨床遂行能力が体得できるような，標準化かつ精選された「理学療法教育ガイドライン＝理学療法教育モデル・コアカリキュラム」となり得ることをめざした．これらの目的を達成するために，執筆者として各養成施設で教鞭をとられている実力派教員に参加いただいたことは大変に意義深いことであった．

　改訂第2版，改訂第3版では，以上の編集方針に加えて，わかりやすさを追求し紙面構成・デザインの一部変更を行い，視覚的理解の促進にいっそうの重点を置いた．

　シリーズ発刊から15年が経過し，このたび改訂第4版の刊行の運びとなった．改訂第4版では，これまで多くの支持を得ている本シリーズの基本方針はそのままに，古い記述を見直し，「理学療法士作業療法士国家試験出題基準令和6年版」に対応して現場の需要に沿った教科書であり続けるよう努めている．

　教科書の概念を刷新した本シリーズが，学生の自己研鑽に活用されることを切望するとともに，理学療法士の養成教育のさらなる発展の契機となることを期待する．

　最後に，発刊・編集作業においてご尽力をいただいた諸兄に，心より感謝の意を表したい．

令和4年11月　　　　　　　　　　　　　　　埼玉県立大学名誉教授　細田　多穂

改訂第4版の序

　本書初版は，中枢神経障害理学療法ガイドラインモデル「教育学習効果に重点をおいたテキスト」となることを目指し，「シンプル理学療法学シリーズ」の第3巻として，以下の編集基本方針に則って2008年に刊行された．

■学生にとって全体的な障害像をイメージすることが難しい障害領域について，臨床実習や卒後の臨床現場に出る際に備えて学んでおくべき必要最小限の基本的知識，技術項目をわかりやすく構成，解説する．

■障害にしたがった分類で目次を構成し，最も多い脳卒中に関しては病態と理学療法が結びつくよう工夫し，重傷例から軽症例まで網羅する．

■学生の自習や発展学習への興味を高めるために演習・実習を適宜盛り込み臨床との関連づけを高める．
　これらの特色は，刊行後早期から比較的高い評価を得ていた．

　また，「学生にとって障害像をわかりやすく解説したテキスト」を目指した改訂においては，以下の取り組みを行った．

①改訂第2版では新たに筋ジストロフィー，多発性筋炎，重症筋無力症，Guillain-Barré症候群を追加
②改訂第3版より書名を『神経筋障害理学療法テキスト』と変更，あわせて紙面を刷新して4色化
③図表の電子データ化による授業プレゼン資料としての活用支援

　これらの取り組みにより，初版刊行後17年を経た今も高く評価され，多くの養成校において教科書として取り上げていただき感謝に堪えない．

　さらに今版の改訂においては，四肢麻痺・対麻痺の理学療法臨床現場における対象障害に不全損傷が多くを占めるという臨床現場の実態から，新たな章を設けてこの変化に対応することとした．それに加えて学生にとって障害像を学習するにあたり動画は大いに理解の助けになるものであることから，本テキストにおける主幹的な障害である脳血管障害患者と脊髄損傷患者の数多くの動画を収載するといった大きな改訂を加えた．本文と合わせて動画を視聴することにより学生の障害像の理解が深まることを期待している．動画撮影にあたっては，多くの先生方に多大なるご支援をいただいたことに感謝申し上げる．また，撮影に快くご対応いただいた患者様にも心より深謝申し上げる．

　以上のような改訂を加え，より多くの養成校でお使いいただけるような教科書を目指した．

　今後も講義される先生方や学生諸君には是非とも忌憚のないご意見，ご批評をいただき，さらに「教育学習効果の高いテキスト」へと昇華されていくよう努めたい．併せて，本書初版刊行準備当初から共に当領域におけるガイドラインのモデルとなるべく熱い想いを持ち取り組んできた編集者，江西一成先生が，改訂第4版企画半ばにおいて逝去されたことは誠に断腸の思いである．この場を借りて冥福を祈りたい．

　最後に，編集のお手伝いをいただいた南江堂の諸氏に感謝の意を表したい．

　　　令和7年1月　　　　　　　　　　　　　　　　　編集を代表して　植松　光俊

初版の序

　2007年4月現在，わが国の理学療法士数は58,647名となり，医療，介護保険領域さらには保健，予防領域における理学療法士の役割が大きくなりつつある状況において，理学療法の質を担保するためには卒前，卒直後の教育における理学療法ガイドラインの作成は今まさに急務であるといえる．

　中枢神経障害は，実にさまざまな起因疾患により引き起こされるだけでなく，他の障害群（運動器障害や内部障害等）よりはるかに多様かつ多くの機能形態障害を重複した障害像を呈し，学生にとって全体的な障害像をイメージすることが難しい障害領域といえる．したがって，学生が中枢神経障害の理学療法をできるだけ円滑に理解をするためには，中枢神経障害の障害像をしっかり学ぶことが必要であり，そのためには疾患学からの縦割りの理解と，「障害学」からの横断的な理解を整理して明確に学習させていくことが重要である．しかし，すでにある中枢神経障害の理学療法を扱った書籍においては執筆者の意向や考え方が色濃く出たものが多く，学生が臨床実習や卒後の臨床現場に出る際に備えて学んでおくべき必要最小限の基本的知識，技術項目について十分に考慮し教育学習効果に重点をおいたテキストというものは少ないといえる．こうした状況を背景に，中枢神経障害理学療法ガイドラインモデルとなることを目指し，この度「シンプル理学療法学シリーズ」の第3巻として本書『中枢神経障害理学療法学テキスト』を刊行する運びとなった．本書の構成は，この医療との関係を明確にしながら障害学の視点に重点を置いた構成をとっている．すなわち，

1.　片麻痺，四肢麻痺，対麻痺などの錐体路障害を中心に，典型的な運動麻痺例に対する知識，技術を理学療法全般の基本として構成した．
2.　中枢神経の構造と機能，病的状態における病態生理などを理学療法の観点から簡潔に解説した．
3.　医療としての理学療法という観点から，治療概要との関係，理学療法の進め方や実際の内容について，可能な限り現実に即して内容を示した．
4.　理学療法および運動療法の基本原則に立脚した事項を強調し，あらゆる対象者に対して一定のレベル以上で確実な成果を提供できるような内容とした．

　以上が，本書の項立ての特色と自負している．

　多岐にわたる障害像を有する中枢神経障害の理学療法の基本について，できるだけ医学をベースとしてできるだけシンプルに理解しやすいものにしたつもりであるが，十分でないところもあるかと思う．講義される先生方や学生諸君には是非とも忌憚のないご意見，ご批評をいただければと切にお願いするところである．

　最後に発刊にあたり，編集のお手伝いをいただいた南江堂の森千香氏に感謝の意を表したい．

　　　平成20年4月　　　　　　　　　　　　　　　　　　　編集を代表して　植松　光俊

目　次

総　論

1

神経筋障害の全容 ……… 植松光俊，江西一成　**1**

A　神経筋系とは ……………………………… 1
　① 中枢神経の全体像 ………………………… 1
　② 神経系の分類 ……………………………… 2
　③ 体性神経の出力系 ………………………… 4
　④ 運動障害の原因 …………………………… 7
B　神経筋障害の特徴と症状 ………………… 7
　① 中枢神経障害の原因と特徴 ……………… 7
　② 中枢神経障害による症状 ………………… 8
　③ 脳損傷で生じる障害 ……………………… 9
　④ 脊髄損傷で生じる障害 ………………… 10
　⑤ 運動の調節系障害 ……………………… 10
　⑥ その他の神経筋障害 …………………… 11
C　中枢神経障害と理学療法における運動 …… 12
　① 理学療法の治療手段 …………………… 12
　② 中枢神経障害者に対する運動療法の意味 … 13
　③ 運動療法の原則 ………………………… 14

片麻痺

2

片麻痺の原因，脳血管障害とは
…………………………………… 大畑光司　**15**

A　発症の原因 ……………………………… 15
　① 脳血管障害 ……………………………… 16
　② 脳腫瘍 …………………………………… 16
　③ 頭部外傷 ………………………………… 16
　④ 多発性硬化症 …………………………… 16
B　脳血管障害の理解のための脳の構造と機能 … 17
　① 脳動脈の構造 …………………………… 17

　② 脳動脈の灌流分布領域 ………………… 18
　③ 錐体路と脳動脈の関係 ………………… 19
C　脳血管障害とは ………………………… 20
　① NINDS の分類 ………………………… 20
　② 脳血管障害の神経学的所見 …………… 23
　③ 脳血管障害と運動麻痺 ………………… 24

3

脳血管障害の診断，急性期治療
…………………………… 矢倉千昭，大城昌平　**25**

A　脳血管障害各病型の特徴 ……………… 25
　① 脳出血 …………………………………… 25
　② クモ膜下出血 …………………………… 26
　③ 脳梗塞 …………………………………… 26
B　脳血管障害の画像診断 ………………… 27
　① 脳出血 …………………………………… 27
　② クモ膜下出血 …………………………… 27
　③ 脳梗塞 …………………………………… 27
C　脳血管障害の急性期治療とリハビリテーション
………………………………………………… 29
　① 急性期の治療 …………………………… 29
　② 病期とリハビリテーション …………… 31
　③ 廃用症候群とリハビリテーション …… 33
　④ 理学療法 (PT) の開始基準とリスク管理 …… 34
　⑤ 急性期のベッドサイドでのリハビリテーション
………………………………………………… 36

4

片麻痺患者の評価① …………… 林　尊弘　**39**

A　評価の考え方 …………………………… 39
　① 機能障害発生の経緯と障害の特徴 …… 39
　② 国際生活機能分類 (ICF) と理学療法 …… 40

3 理学療法評価の着眼点 ……………… 41
B 脳血管障害の総合的な評価 ……………… 42
　1 リスク管理 ……………………………… 43
　2 検査・測定の成立条件 ………………… 43
　3 脳血管障害の総合評価 ………………… 44
C 片麻痺患者の機能障害に対する理学療法評価
　……………………………………………… 46
　1 脳血管障害の一次障害に対する検査・測定 … 47
　2 脳血管障害の二次障害に対する検査・測定 … 50
　3 身体運動の遂行状況に対する検査・測定 …… 52
D 活動制限・参加制約などの観察と調査 …… 55
　1 活動制限（ADL能力）の観察と調査 …… 55
　2 参加制約の評価 ………………………… 57

5

片麻痺患者の評価②　　伊藤智崇　59

A 理学療法評価の実際 ……………………… 59
　1 理学療法評価の目的 …………………… 59
　2 評価項目の選定と事前情報収集 ……… 59
　3 評価の手順 ……………………………… 60
　4 統合と解釈 ……………………………… 61
　5 目標設定 ………………………………… 61
　6 目標設定に必要な予後予測 …………… 62
B 評価に基づいた理学療法のあり方 ……… 68
　1 評価に基づいた理学療法プログラムの考え方
　……………………………………………… 68
　2 介入後の再評価の重要性 ……………… 69
　3 評価と治療の振り返り ………………… 70

6

重症片麻痺例に対する回復期理学療法の実際（その1）
明日　徹　73

A なぜ重症度別の理学療法が必要なのか？… 73
　1 重症片麻痺例とは ……………………… 73
　2 理学療法の目的を理解する …………… 74
　3 廃用症候群の問題 ……………………… 75
B ADLの必須動作，動作遂行の力源 ……… 75

1 ADLと基本動作 ………………………… 75
2 基本動作の力源 ………………………… 76
3 介助量軽減の意義 ……………………… 77
4 各種補装具，訓練用機器の活用 ……… 77
C 運動療法の実際（重力との関係） ……… 78
　1 重症片麻痺例に対する運動療法の基本 … 78
　2 最優先項目は抗重力位姿勢への変換 … 79
　3 抗重力位姿勢とリスク管理 …………… 79
　4 抗重力位姿勢への変換 ………………… 79

7

重症片麻痺例に対する回復期理学療法の実際（その2）
明日　徹　85

A 運動療法の実際（筋収縮の関与） ……… 85
　1 抗重力位姿勢と筋収縮を伴う運動 …… 86
　2 他動的介助歩行の留意点 ……………… 87
　3 筋収縮を伴う運動 ……………………… 88
　4 筋収縮を伴わない運動 ………………… 90
B 運動療法の実際（ADLへの反映） ……… 90
　1 基本動作（起居移動動作）訓練 ……… 91
　2 ADL訓練と理学療法 …………………… 93
　3 立位姿勢を含む複合的動作 …………… 94
C 高次脳機能障害，体幹機能障害に対する工夫
　……………………………………………… 95
　1 姿勢の安定化，課題動作の単純化 …… 95
　2 確実な力源の活用 ……………………… 95
D 病棟との連携，社会復帰に向けた諸調整 … 96
　1 価値観の共有 …………………………… 96
　2 社会資源の活用 ………………………… 96

8

演習1　　　　　　　　　　　山本　悟　99

A グループ討議 ……………………………… 99
　1 重症片麻痺と廃用症候群の関係 ……… 99
B 症例の提示によるロールプレイ ………… 99
　［症例］重症片麻痺回復期 ……………… 99

9

軽症片麻痺例における回復期から生活期をみすえた理学療法の実際（その1）……… 中江 誠 **103**

A 軽症片麻痺とは ……………………… 103
B 片麻痺患者における歩行 …………… 104
- 1 「歩行」という運動のもつ意義 ………… 104
- 2 安定した歩行に必要な要素 …………… 104
- 3 代表的な歩行の特徴 …………………… 104

C 理学療法の実際 …………………… 107
- 1 短下肢装具（AFO）の適応と留意点 ……… 107
- 2 歩行における理学療法 ………………… 108
- 3 軽症片麻痺の運動について …………… 110

10

軽症片麻痺例における回復期から生活期をみすえた理学療法の実際（その2）……… 中江 誠 **115**

A 理学療法の実際（その1）………… 115
- 1 片麻痺に対する神経筋再教育法 ……… 115
- 2 在宅復帰へ向けた理学療法における留意点 … 118

B 理学療法の実際（その2）………… 120
- 1 社会復帰に向けた理学療法 …………… 120

C 社会の要請に応える「理学療法士」であるために …………………………… 123

11

日常生活における身体機能の活用（生活機能の向上）
……………………… 北村匡大 **127**

A 片麻痺患者の日常生活活動における理学療法士の役割 ………………………… 127
B 基本動作 …………………………… 128
- 1 寝返り ………………………………… 128
- 2 起き上がり …………………………… 129
- 3 座 位 ………………………………… 130
- 4 立ち上がり …………………………… 131
- 5 立 位 ………………………………… 133
- 6 移 乗 ………………………………… 134
- 7 歩 行 ………………………………… 134

- 8 車いす駆動 …………………………… 136
- 9 階段昇降 ……………………………… 137

C セルフケア ………………………… 138
- 1 食 事 ………………………………… 138
- 2 整 容 ………………………………… 138
- 3 トイレ動作 …………………………… 138
- 4 更衣動作 ……………………………… 140
- 5 入 浴 ………………………………… 141

D 生活期の神経筋疾患患者における介護予防・自立支援を目的とした通所型短期集中予防サービスの必要性 …………………… 143

12

演習2 ……………………………… 竹村 仁 **145**

A グループ討議 ……………………… 145
- 1 各評価項目の意義 …………………… 145

B 症例の提示によるロールプレイ …… 145
- [症例] 軽症片麻痺回復期（予後良好例）……… 145

13

実習1 ……………………………… 加藤宗規 **151**

A 片麻痺者の動作における特徴 ……… 151
B 片麻痺の基本動作 ………………… 152
- 1 寝返り ………………………………… 152
- 2 起き上がり …………………………… 152
- 3 ベッドからの立ち上がり …………… 152
- 4 移乗動作 ……………………………… 153
- 5 床からの立ち上がり ………………… 154
- 6 杖歩行 ………………………………… 154

C 移乗の最大介助法の習得，車いすの駆動 … 155
- 1 最大介助（非麻痺側下肢の支持性も低い）の移乗 …………………………………… 155
- 2 車いすの駆動（普通型の車いすを使用）……… 156

D 装具の装着 ………………………… 157
- 1 下肢装具の装着 ……………………… 157

E 重度片麻痺者に対する半他動的介助歩行 … 158

14

片麻痺者にみられる合併症とその対策
村上忠洋 **161**

A 片麻痺者にみられる合併症 …………… 161
　① 廃用性の要因による合併症 —— 廃用症候群
　　　……………………………………… 161
　② 誤用性の要因による合併症 —— 誤用症候群
　　　……………………………………… 162
　③ その他の要因による合併症 ………… 162
　④ 合併症による重複障害 ……………… 163
　⑤ 合併症に対する予防的理学療法の重要性 163
B 合併症の特徴 …………………………… 163
　① 肺　炎 ………………………………… 163
　② 筋萎縮・筋力低下 …………………… 164
　③ 体力低下 ……………………………… 164
　④ 深部静脈血栓症（DVT） …………… 166
　⑤ 肩関節亜脱臼 ………………………… 167
　⑥ 肩関節痛, 肩手症候群 ……………… 169
　⑦ 関節拘縮 ……………………………… 171
　⑧ 反張膝 ………………………………… 172

15

高次脳機能障害・摂食嚥下障害と理学療法 ………………… 永井将太 **177**

A 高次脳機能障害患者の理学療法 ……… 177
　① 代表的な高次脳機能障害 …………… 178
B 摂食嚥下障害の理学療法 ……………… 185
　① 摂食嚥下障害の概要 ………………… 185
　② 摂食嚥下の各期 ……………………… 185
　③ 摂食嚥下障害の評価 ………………… 186
　④ 摂食嚥下障害患者の訓練 …………… 190

運動失調
16

運動失調とは ………………… 森岡　周 **193**

A 運動失調の定義 ………………………… 193
B 小脳の構造と主要投射路 ……………… 194
C 損傷部位による運動失調の分類・特徴 … 195
D 小脳の機能特性と協調運動制御機構 …… 197
E 小脳性運動失調の症状の特徴 ………… 198
　① 縦軸区分による症状の特徴 ………… 198
　② 横軸区分による症状の特徴 ………… 198
　③ 症候学からみた運動失調の典型的な症状 … 198
F 脳血管障害による回復型と小脳変性疾患による
　　進行型の特徴 ………………………… 198
　① 回復型（脳血管障害によるもの） …… 198
　② 進行型（小脳変性疾患） …………… 199
G 運動失調の評価 ………………………… 200
　① 四肢の運動失調 ……………………… 200
　② 筋緊張低下 …………………………… 202
H 姿勢バランスと歩行障害 ……………… 202
　① 姿勢バランス ………………………… 202
　② 歩　行 ………………………………… 203
I 一般的な理学療法評価の考え方 ……… 204

17

小脳性運動失調の理学療法
………………………………… 松木明好 **207**

A 理学療法の考え方 ……………………… 207
　① 概　要 ………………………………… 207
　② 疾患と症状 …………………………… 207
　③ 併存症状 ……………………………… 209
　④ 根拠に基づいた理学療法 …………… 209
　⑤ 考えられる効果の背景 ……………… 210
B 運動失調の原因と特徴 ………………… 210
　① 小脳性運動失調 ……………………… 210
　② 大脳性運動失調 ……………………… 210
　③ 脊髄性運動失調 ……………………… 211
　④ 迷路性運動失調 ……………………… 211

C 小脳性運動失調症例の評価 …………… 211
D 運動療法の実際 ………………………… 212
  ① 疾患と時期別 ……………………………… 212
  ② 目的別 ……………………………………… 213
E その他の介入 …………………………… 219
  ① 補装具の使用 …………………………… 219
  ② 住環境の調整 …………………………… 219
  ③ 家族への介助指導 ……………………… 219
  ④ 社会サービスの導入検討 ……………… 219

18

演習3 ……………………… 光武 翼 221

A グループ討議 …………………………… 221
  ① 運動失調の病態 ………………………… 221
  ② 小脳性運動失調に対する理学療法の視点と注意点
    ………………………………………………… 221
B 症例の提示によるロールプレイ ………… 221
  [症例] 運動失調 ………………………… 221

パーキンソン症状

19

パーキンソン病とは ………… 松木明好 225

A パーキンソン病の病態 ………………… 225
  ① 概 要 …………………………………… 225
  ② 大脳基底核の機能 ……………………… 226
  ③ 臨床症状 ………………………………… 227
  ④ パーキンソニズムを呈する疾患 ……… 231
  ⑤ 予 後 …………………………………… 231
B 治 療 …………………………………… 232
  ① 薬物療法 ………………………………… 232
  ② 手術療法 ………………………………… 232
  ③ リハビリテーション …………………… 232
C 理学療法評価 …………………………… 233
  ① ホーエン＆ヤール(Hoehn＆Yahr)の重症度分類
    ………………………………………………… 233

  ② Unified Parkinson's Disease Rating Scale
    (UPDRS) …………………………………… 233
  ③ Freezing of Gait questionnaire (FOGQ)
    ………………………………………………… 233
  ④ Balance Evaluation Systems Test(BESTest)
    ………………………………………………… 234
  ⑤ Timed Up and Go test (TUG) ………… 234
  ⑥ その他の評価 …………………………… 234

20

パーキンソン病の理学療法
………………………… 小幡太志, 森 彩子 237

A 目 的 …………………………………… 237
B 評 価 …………………………………… 237
C 理学療法, 運動療法の考え方(運動症状への
  対応) …………………………………… 239
  ① 病期(障害程度)に対応する理学療法 ……… 239
  ② 廃用症候群への対応 …………………… 245
  ③ 薬剤の作用・副作用との関係 ………… 245
  ④ 歩行訓練 ………………………………… 245
  ⑤ 補装具の活用 …………………………… 246
  ⑥ ADLへの反映 ………………………… 246
  ⑦ 転倒リスクの回避 ……………………… 247
  ⑧ パーキンソニズムの理学療法 ………… 247
  ⑨ 運動症状に対する生活期の理学療法の実際 … 247
D 非運動症状への対応 …………………… 247
  ① 睡眠障害 ………………………………… 247
  ② 精神・認知・行動障害 ………………… 249
  ③ 自律神経症状 …………………………… 249
  ④ 感覚障害 ………………………………… 249
  ⑤ その他 …………………………………… 250
  ⑥ 非運動症状に対する生活期の理学療法の実際
    ………………………………………………… 250
E まとめ …………………………………… 250

21

演習4 ······················ 藤井　顕，山田和政 **251**

A　グループ討議 ························· 251

　① 錐体路障害と錐体外路障害の相違 ······· 251

　② パーキンソン病の特徴 ················ 251

　③ パーキンソン病と症候性パーキンソニズムについて ···· 251

B　症例の提示によるロールプレイ ······ 251

　[症例] パーキンソン病 ················ 251

その他の神経障害

22

頭部外傷，低酸素性脳症 ······ 二宮省悟 **255**

A　頭部外傷とは ························· 255

　① 頭部外傷の特徴，分類 ················ 255

　② 症　状 ····························· 257

　③ 理学療法の考え方 ··················· 259

　④ 評価の実際 ························· 259

　⑤ 理学療法の実際 ····················· 260

　⑥ 社会復帰に向けた課題 ··············· 261

B　低酸素性脳症 ······················· 262

　① 疾患の原因と特徴 ··················· 262

　② 損傷部位 ··························· 262

　③ 障害の特徴 ························· 263

　④ 理学療法の考え方 ··················· 264

　⑤ 評価の実際 ························· 264

　⑥ 理学療法の実際 ····················· 265

　⑦ 社会復帰に向けた課題 ··············· 266

23

多発性硬化症，筋萎縮性側索硬化症
······························ 磯邊恵理子 **269**

A　多発性硬化症 ······················· 269

　① 疾患概念 ··························· 269

---

　② 診断と治療 ························· 270

　③ リハビリテーション，理学療法の考え方 ···· 271

　④ 評価と理学療法の実際・考慮点 ········· 273

　⑤ 理学療法実施上の考慮点 ············· 273

B　筋萎縮性側索硬化症（ALS） ········· 274

　① 疾患概念 ··························· 274

　② 運動ニューロン疾患について ·········· 274

　③ 診断と治療 ························· 275

　④ リハビリテーションの意義 ············ 276

　⑤ 理学療法の考え方 ··················· 276

　⑥ 評価と理学療法の実際 ··············· 277

　⑦ 運動療法原則の応用 ················· 279

　⑧ 事例紹介 ··························· 279

24

その他の神経筋系障害（筋ジストロフィー，多発性筋炎，重症筋無力症，Guillain-Barré症候群） ··· 内田　学 **281**

A　筋ジストロフィー ··················· 281

　① 疾患概念 ··························· 281

　② Duchenne型筋ジストロフィー（DMD） ···· 281

　③ Becker型筋ジストロフィー（BMD） ········ 286

　④ 肢体型筋ジストロフィー（LGMD） ········· 286

　⑤ 先天性（福山型）筋ジストロフィー（FCMD） ··· 287

B　多発性筋炎（PM），皮膚筋炎（DM） ········ 289

C　重症筋無力症（MG） ················· 290

D　Guillain-Barré症候群（GBS） ················ 292

四肢麻痺・対麻痺

25

脊髄の解剖・機能，脊髄損傷の原因
······························ 田中昌史 **297**

A　脊髄の構造と機能 ··················· 297

　① 脊髄の外景 ························· 297

　② 脊髄の内景 ························· 299

　③ 脊髄の血管 ························· 299

　④ 脊髄内の伝導路 ····················· 299

　⑤ 皮膚節と筋節 ······················· 300

| ⑥ 脊髄反射 ……………………………… 300
| ⑦ 自律神経機能 ………………………… 303
B 脊髄損傷の原因 ………………………… 304
C 麻痺の種類 ……………………………… 306
D 脊髄損傷の障害像 ……………………… 306
| ① 脊髄ショック ………………………… 306
| ② 脊髄不全損傷の各種状態と症状の特徴 …… 307
| ③ 損傷高位の表示と身体障害範囲 …… 308
| ④ 脊髄損傷の治療概要 ………………… 308

26

自律神経と脊髄損傷の随伴症状・合併症
宮本謙三 **309**

A 自律神経の構造と機能 ………………… 309
| ① 体性神経と自律神経 ………………… 309
| ② 交感神経と副交感神経 ……………… 310
| ③ 自律神経の遠心路と求心路 ………… 310
| ④ 自律神経系の神経伝達物質 ………… 311
B 脊髄損傷の随伴症状 …………………… 311
| ① 呼吸障害 ……………………………… 311
| ② 起立性低血圧 ………………………… 312
| ③ 排尿障害 ……………………………… 312
| ④ 消化管障害 …………………………… 313
| ⑤ 自律神経過緊張反射 ………………… 313
| ⑥ 体温調節障害 ………………………… 314
| ⑦ 異所性骨化 …………………………… 314
C 脊髄損傷の廃用症候群 ………………… 315
| ① 褥瘡 ………………………………… 315
| ② 筋萎縮 ………………………………… 315
| ③ 骨萎縮 ………………………………… 316
| ④ 関節拘縮 ……………………………… 316
| ⑤ その他 ………………………………… 316
D 障害受容過程 …………………………… 316

27

脊髄損傷の評価
向井公一 **319**

A 脊髄損傷の評価の考え方 ……………… 319

| ① 障害モデルと理学療法評価 ………… 319
| ② 理学療法の実施内容へどのように評価を反映するか ……………………… 319
| ③ 上位および下位運動ニューロン障害 …… 320
| ④ 脊髄損傷から生じる麻痺の理解 …… 320
| ⑤ 片麻痺 (脳損傷) 評価との対比 …… 320
B 理学療法評価 …………………………… 320
| ① 神経学的検査 ………………………… 320
| ② 損傷高位の判定法 …………………… 321
| ③ 筋力および感覚検査の意義 ………… 321
| ④ 麻痺の程度 …………………………… 322
| ⑤ ASIA の機能障害尺度 (AIS) ……… 323
| ⑥ ザンコリーの分類 …………………… 325
| ⑦ 歩行能力の評価 (WISCI Ⅱ) ……… 325
C 理学療法評価の実際 …………………… 326
| ① バイタルサインのチェック ………… 326
| ② 機能障害に対する各種テスト ……… 327
| ③ 廃用症候群のチェック ……………… 327
| ④ ADL 評価 …………………………… 327
| ⑤ 基本動作テスト ……………………… 327
| ⑥ 動作分析 ……………………………… 327
| ⑦ 理学療法評価の実際 ………………… 328

28

四肢麻痺の理学療法 (急性期)
隆島研吾 **331**

A 急性期理学療法の目的 ………………… 331
| ① 整形外科的治療の理解 ……………… 331
| ② 二次的合併症の予防 ………………… 332
B ベッドサイドの理学療法 ……………… 334
| ① 呼吸理学療法 ………………………… 334
| ② 良肢位と体位変換 …………………… 336
| ③ 関節可動域の維持, 拡大 …………… 337
| ④ 筋力維持・強化 ……………………… 339
| ⑤ 重力 (起立) 耐性の向上 …………… 339

29

四肢麻痺の理学療法（回復期）
································小田邦彦 **341**

A 回復期理学療法の目的 ················ 341
　① 残存能力の強化 ···················· 342
　② ADL能力の再構築 ················· 343
　③ 二次的合併症の予防 ············· 343
B 理学療法の実際 ························ 344
　① 関節可動域の拡大 ················· 344
　② 筋力強化 ··························· 345
　③ バランス訓練 ······················ 345
　④ 床上動作 ··························· 345
C ADL訓練 ······························ 349
D 二次的合併症の予防 ················· 352

30

演習5 ···················佐藤譲司 **355**

A グループ討議 ·························· 355
B 症例の提示によるロールプレイ ······ 355
　[症例] 頸髄損傷 ······················· 355

31

実習2 ···················山田和政 **361**

A 四肢麻痺者の基本動作 ··············· 361
　① 寝返り動作（左側方向への寝返り動作の場合）
　　································· 361
　② 起き上がり動作 ···················· 362
　③ プッシュアップ動作 ················· 363
　④ 移乗動作（トランスファー）········· 366
　⑤ 車いす駆動 ························· 368

32

対麻痺の理学療法（急性期）· 相澤純也 **371**

A 急性期理学療法の目的 ··············· 371
　① 整形外科的初期治療法の概要 ········ 372
　② 二次的合併症の予防 ··············· 373
　③ 残存機能・能力の維持，増強 ········ 375
B ベッドサイドの理学療法 ············· 376
　① 呼吸理学療法 ······················ 377
　② ROM訓練 ·························· 378
　③ 筋力維持・増強訓練 ··············· 378
C 生活期への適応を視野に入れた取り組み ··· 379

33

対麻痺の理学療法（回復期）· 井﨑義己 **381**

A 回復期理学療法の目的 ··············· 381
　① 残存能力増強とADL能力再構築 ····· 382
　② 車いす動作によるADL自立 ········· 383
B 理学療法の実際 ······················ 383
　① 抗重力位耐性の向上 ··············· 383
　② プッシュアップ動作，移乗動作の確立 ······· 383
　③ 関節可動域の維持改善，筋力増強 ··· 385
　④ 床（マット）上動作 ················ 386
　⑤ 車いす動作，応用動作（キャスター上げ）··· 387
　⑥ 歩行訓練 ··························· 388
C ADL訓練 ····························· 389
　① 各種杖，装具 ······················ 389
　② 車いす動作と歩行動作のエネルギー消費比較
　　································· 389
　③ 実用的移動手段の確立 ·············· 389
　④ 他部門との連携 ···················· 390
　⑤ 食事，排泄，整容，更衣，入浴動作と自助具に
　　ついて ·························· 390
　⑥ 膀胱訓練 ··························· 391

34

演習6 ······ 佐藤譲司 **393**

A　グループ討議 ······ 393
B　症例の提示によるロールプレイ ······ 393
　[症例] 胸髄損傷 ······ 393

35

実習3 ······ 栗山裕司 **397**

A　対麻痺者の基本動作 ······ 397
　① 寝返り動作 ······ 397
　② 起き上がり動作 ······ 398
　③ プッシュアップ動作 ······ 399
　④ 移乗動作 ······ 400
　⑤ 昇降移乗動作 ······ 401
　⑥ 車いす駆動 ······ 402
B　対麻痺者の車いす応用動作 ······ 402
C　対麻痺者の立位・歩行動作 ······ 404
　① 立位保持動作 ······ 404
　② 歩行動作 ······ 405

36

不全損傷 ······ 岩﨑　洋 **409**

A　不全損傷の疫学と病態 ······ 409
　① 疫　学 ······ 409
　② 病　態 ······ 409
　③ 不全損傷の症状 ······ 410
　④ 臨床像 ······ 411
　⑤ 頸髄中心部損傷の割合が増加したわけ ······ 411
　⑥ 感覚障害 (異常感覚) ······ 412
B　理学療法評価 ······ 412
　① 評　価 ······ 412
　② ISNCSCI ······ 412
　③ Frankel 分類 ······ 414
　④ 改良 Frankel 分類 ······ 414

　⑤ ISMG の鷹野改変版 ······ 414
　⑥ WISCI Ⅱ ······ 415
　⑦ SCIM ······ 415
C　理学療法 ······ 415
　① 原　則 ······ 415
　② 立位訓練の前に行う訓練 ······ 415
　③ 立位, ティルトテーブルを用いて ······ 415
　④ 平行棒内で歩行 ······ 416
D　体重免荷式トレッドミルトレーニング
　　(BWSTT) ······ 418
　① BWSTT の特徴 ······ 418
　② BWSTT の対象者 ······ 418
　③ 訓練の実際 (プログラム, 留意点) ······ 419
　④ 効果の機序 ······ 419
E　高齢者における中心部損傷患者の転倒予防に
　　ついて ······ 419

付録：演習の解答例 ······ **421**

演習1の解答例 ······ 山本　悟 421
A　グループ討議 ······ 421
B　症例検討 ······ 422
演習2の解答例 ······ 竹村　仁 424
A　グループ討議 ······ 424
B　症例検討 ······ 425
演習3の解答例 ······ 光武　翼 427
A　グループ討議 ······ 427
　① 運動失調の病態 ······ 427
　② 小脳性運動失調に対する理学療法の視点と注意点
　　 ······ 427
B　症例検討 ······ 428
演習4の解答例 ······ 藤井　顕, 山田和政 432
A　グループ討議 ······ 432
　① 錐体路障害と錐体外路障害の相違 ······ 432
　② パーキンソン病の特徴 ······ 433
　③ パーキンソン病と症候性パーキンソニズムについ
　　て ······ 434
B　症例検討 ······ 434
演習5の解答例 ······ 佐藤譲司 438

A グループ討議 ……………………… 438

① 頸髄損傷における各髄節機能残存レベルでの主
要機能筋 ……………………………… 438

② 各髄節機能残存レベルの可能な基本動作 …… 438

③ 自動車運転をするために必要なこと ……… 439

B 症例検討 ……………………………… 439

演習6の解答例 ……………………… 佐藤譲司 441

A グループ討議 ……………………… 441

① 胸髄損傷および腰髄損傷における残存筋および
残存機能 ……………………………… 441

② 胸髄損傷および腰髄損傷における基本動作および
ADL能力 ……………………………… 441

③ 対麻痺患者にとって必要な家屋環境調整の種類
……………………………………… 441

④ 仕事を続けるために必要な情報・手続き …… 442

B 症例検討 ……………………………… 442

参考文献 ……………………………… **445**

索 引 ………………………………… **451**

本書内のアイコン　　　　のご案内

国家試験問題への対策としてとくに重要なポイントには，本文に<u>アンダーライン</u>をひき，その脇にアイコン　　　　を掲載しています．

動画タイトル一覧

- 本動画は，テキストによる理解のうえに，動画があればさらに理解が深まるであろうと考えられる内容を中心に収録しています．テキストを手もとに置き解説を読みながら，併せて動画を視聴することをおすすめします．
- 動作のポイントを強調するため，テロップで説明文を加えています．また，強調ポイントを確認しやすくするために動画を一時停止する編集を行っています．その場合は一時停止などの編集が加わった動画の後に，一連の動画がもう一度再生されます．

● 動画に関して

- すべてカラー動画（動画数84本，合計約45分）です．音声はありません．
- 各動画の関連ページを (p.00) として示しています．複数の動画がある章ではその章の最初のページに，一本のみの章では該当ページに掲載されている二次元コードにアクセスすると，その章と関連した動画一覧のページにアクセスすることができます．
- 左の二次元コードから「動画タイトル一覧」にアクセスし，再生動画を選ぶこともできます．

4章 片麻痺患者の評価①
4- 1 屈曲・伸展共同運動（上肢，左片麻痺）(p.48)

9章 軽症片麻痺例における回復期から生活期をみすえた理学療法の実際（その1）
9- 1 軽症片麻痺における寝返り〜起き上がり〜移乗（右片麻痺）(p.95)

11章 日常生活における身体機能の活用（生活機能の向上）
11- 1 非麻痺側への寝返り (p.127)
11- 2 麻痺側への寝返り (p.127)
11- 3 起き上がりからの端座位 (p.128)
11- 4 起き上がりからの長座位 (p.128)
11- 5 車いすからの立ち上がり (p.129)
11- 6 床からの立ち上がり (p.130)
11- 7 床への座り込み (p.131)
11- 8 ベッドから車いすへの移乗 (p.132)
11- 9 車いすからベッドへの移乗 (p.132)
11-10 杖歩行（正面）(p.133)
11-11 杖歩行（後面）(p.133)
11-12 杖歩行（寄り・正面）(p.133)
11-13 杖歩行（寄り・後面）(p.133)
11-14 伝い歩き (p.134)
11-15 車いす駆動 (p.134)
11-16 階段昇降；昇段 (p.135)
11-17 階段昇降；降段 (p.135)
11-18 かぶり型シャツの着衣動作 (p.138)
11-19 かぶり型シャツの脱衣動作 (p.138)
11-20 前開き型上着の着衣動作 (p.138)
11-21 前開き型上着の脱衣動作 (p.138)
11-22 ズボンの着衣 (p.138)
11-23 ズボンの脱衣 (p.138)
11-24 半埋め込み型浴槽の出入り；入る (p.139)
11-25 半埋め込み型浴槽の出入り；出る (p.139)
11-26 柄の長いブラシを用いた洗体動作 (p.140)

12章 演習 2
12- 1 起立着座訓練 (p.123)
12- 2 装具装着訓練；装具を着ける (p.123)
12- 3 装具装着訓練；装具を外す (p.123)
12- 4 上衣の着用；ジッパーを上げる (p.123)
12- 5 浴槽出入り (p.123)
12- 6 環境調整アプローチ；駐車場から居室への移動 (p.123)
12- 7 環境調整アプローチ；居室からの移動 (p.123)
12- 8 車の乗降；乗車 (p.124)
12- 9 車の乗降；降車 (p.124)

演習2の解答例

演習2解答例- 1 セルフストレッチ（左腕）(p.388)
演習2解答例- 2 セルフストレッチ（左手）(p.388)
演習2解答例- 3 パートナーストレッチ（左脚）(p.388)
演習2解答例- 4 パートナーストレッチ（左腕）(p.388)
演習2解答例- 5 パートナーストレッチ（左手）(p.388)
演習2解答例- 6 自動車の運転 (p.388)
演習2解答例- 7 筋力増強訓練 (p.388)
演習2解答例- 8 床からの立ち上がり (p.388)

30章　演習5

30- 1 車いすでの室内移動 (p.328)
30- 2 自助具を用いた箸の操作 (p.328)
30- 3 コップでの飲水 (p.328)
30- 4 自助具を用いた爪切り (p.328)
30- 5 整容；歯磨き・うがい (p.328)
30- 6 車いすからトイレへの移乗動作 (p.328)
30- 7 トイレから車いすへの移乗動作 (p.328)
30- 8 自家用車の改造・運転 (p.328)
30- 9 車いすの降車 (p.328)
30-10 車から車いすへの移乗 (p.328)
30-11 就業の様子；キーボード操作 (p.328)
30-12 就業の様子；マウス操作 (p.328)

31章　実習2

31- 1 寝返り動作の訓練方法；下肢交差 (p.329)
31- 2 寝返り動作の訓練方法；三角クッション (p.329)
31- 3 寝返り動作の訓練方法；重錘バンド (p.329)
31- 4 紐を用いた起き上がり動作 (p.330)
31- 5 プッシュアップ動作 (p.331)
31- 6 車いすからベッドへの前方からの移乗動作 (p.334)
31- 7 前方へのいざり動作 (p.335)
31- 8 いざりでの方向転換 (p.335)
31- 9 ベッドから車いすへの移乗動作 (p.335)
31-10 車いす駆動 (p.336)

34章　演習6

34- 1 靴下を履く (p.359)
34- 2 靴を履く (p.359)

35章　実習3

35- 1 反動を使って寝返る方法 (p.361)
35- 2 両肘をついて起き上がる方法 (p.362)
35- 3 片肘をついて起き上がる方法 (p.363)
35- 4 プッシュアップ動作 (p.363)
35- 5 プッシュアップ訓練 (p.364)
35- 6 車いすとベッド間の側方移乗動作 (p.364)
35- 7 ベッドと車いす間の側方移乗動作 (p.365)
35- 8 車いすからマットへの移乗動作 (p.365)
35- 9 マットから車いすへの移乗動作 (p.365)
35-10 車いす駆動 (p.366)
35-11 キャスター上げ動作 (p.366)
35-12 車いすで行う階段昇り動作 (p.367)
35-13 車いすで行う階段降り動作（前向き）(p.367)
35-14 車いすで行う階段降り動作（後ろ向き）(p.367)
35-15 キャスター上げ動作の訓練 (p.367)

動画撮影協力

皆吉孝治先生，柏田陽介先生（医療法人社団和風会 所沢リハビリテーション病院 理学療法士），
竹村仁先生（臼杵市医師会立コスモス病院），大塚篤也先生（健康科学大学健康科学部理学療法学科），
駒形純也先生（名古屋女子大学医療科学部理学療法学科）

総論

1 神経筋障害の全容

一般目標

- 神経筋障害は，理学療法の主要な対象疾患である．その理学療法を習得するためには，中枢神経を含む神経筋系の構造と機能，それぞれの部位における損傷の原因や症状など多岐にわたる知識を学習し，さらに，理学療法との関係や意義を理解する必要がある．ここでは，以後の各論の根底に共通する基本的事項を理解する．

行動目標

1. 神経筋系，および中枢神経の構造と機能を理解し，理学療法との関連性を説明できる．
2. 神経筋系，なかでも中枢神経障害の原因を理解し，それぞれに特徴的な症状や障害像，医学的治療方針を説明できる．
3. 理学療法の治療手段である運動療法の意義と基本的な考え方を説明できる．

調べておこう

1. 中枢神経と末梢神経の違いを調べよう．
2. 随意運動を行うための神経経路を調べよう．
3. 神経筋障害の原因にはどのようなものがあるか調べよう．
4. 運動を円滑に行うための中枢神経の調節系を調べよう．
5. 運動療法の効果を調べよう．

A 神経筋系とは

- 神経筋障害は，運動器・呼吸循環器（内部）障害とともに理学療法の主要な対象疾患である．なかでも神経筋障害の理学療法を行うためには，原因疾患や症状の特徴，治療法など数多くの専門的知識を身につけなければならない．その前提として，まず中枢神経をはじめとした神経系の構造と機能を系統的に理解しておくことが重要である．

1 中枢神経の全体像

- 神経系の基本的機能は，外界からの情報の入力と，これに対する反応や運動の出力を行わせることである．中枢神経は脳と脊髄で構成され，これらは入力経路と出力経路の間にあって，両者の統合，調整を行う．
- このような機能はすべての動物が保有し，進化に伴って受容器，効果器，神経

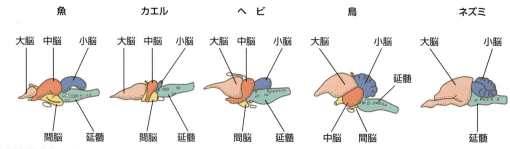

図1-1 各種脊椎動物の脳
脳の各要素は全脊椎動物に共通している．そのうち，鳥類より中脳，小脳の割合が大きくなり，哺乳類ではさらに大脳が発達して間脳，中脳を覆う．霊長類では大脳皮質の発達がさらに顕著となり，ヒトはその頂点に位置している．

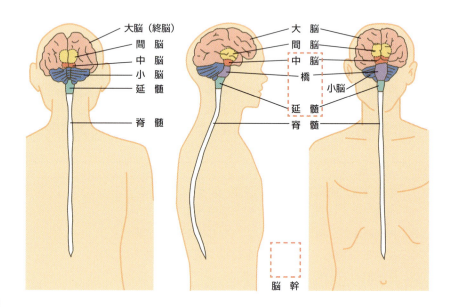

図1-2 中枢神経の全体像

系が分化し発達してきた．ヒトはこのような進化の頂点にあり，中枢神経はこの過程を形態的に残した器官でもある（図1-1）．

- 中枢神経は，上から大脳（終脳），間脳，中脳，橋，小脳，延髄，脊髄の順に配置されているが，間脳は中心部にあり外からは見えない（図1-2）．また中脳，橋，延髄をあわせて脳幹という．
- 中枢神経は，頭蓋腔内，脊柱管内に存在し骨で保護されている．また，頭蓋腔内は，小脳テントで上下に区切られ，テント上には大脳，間脳，テント下の後頭蓋窩には脳幹と小脳が位置する．
- 脳，脊髄からは，末梢神経である脳神経（12対），脊髄神経（31対）が発し，それぞれ頭蓋底の孔，椎弓の間を通って，全身の支配領域に達する．

2 神経系の分類

- 神経系には，**中枢神経**，**末梢神経**という解剖学的分類のほかに，機能による分

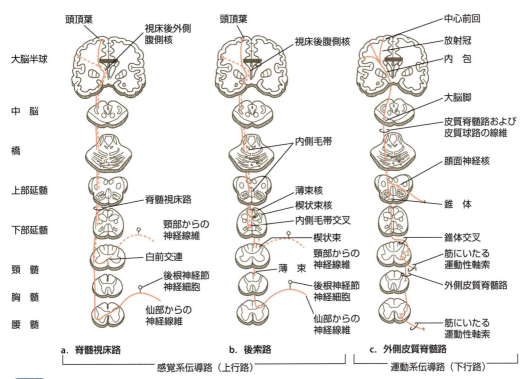

図1-3 中枢神経の主要伝導路
[大西晃生ほか（訳）：臨床神経学の基礎—メイヨー医科大学教材，第3版，メディカル・サイエンス・インターナショナル，p.133, 138, 158, 1996より引用]

類，信号の進行方向による分類，意識との関係による分類，および情報・刺激と受容器の種類による分類など多種のものがあり，その意義と内容を整理しておく必要がある．

- 機能による分類とは，外界に対して働きかけを行う**体性神経系**，および生体の内部環境の調整を行う**自律神経系**である．さらに，自律神経系には，**交感神経**と**副交感神経**の2つの系があり，両者は大半の内臓，腺で相反的に作用している．

- 信号の進行方向による分類とは，神経系の入力（知覚）と出力（運動）経路のことであり，末梢神経系においては**求心路**と**遠心路**，中枢神経系では**上行路**と**下行路**と呼ばれる．体性神経の代表的な上行路は，**脊髄視床路**（図1-3a），**後索路**（図1-3b），**脊髄小脳路**などであり，下行路は**皮質脊髄路**（図1-3c），**皮質球路**と**錐体外路**である．

- 意識との関係による分類において，下行路のうち皮質脊髄路（錐体路）は随意運動を司り意識にのぼるが，錐体外路による運動は不随意で意識にのぼることはない．また，上行路のうち脊髄視床路からの情報（温・痛覚；表在感覚）および後索路からの情報（位置覚，振動覚，触圧覚など；意識される深部感覚）は意識にのぼるが，筋紡錘・腱紡錘から脊髄小脳路を経て伝達される情報（固有感覚；意識されない深部覚）は意識にのぼらない．

- さらに，自律神経系において，その情報は直接意識にのぼることはなく，作用

- に対しても随意的な影響が及ぶことはほとんどない．そのため**植物神経系**ともいわれる．
- 入力された情報・刺激の種類とこれを感知する受容器の種類から，**特殊感覚，体性感覚，内臓感覚**という分類もある．特殊感覚とは嗅覚，視覚，味覚，聴覚，平衡覚など特別に分化した受容器を経て，脳神経を介して大脳皮質に伝達される．

> **memo**
> **関連痛について**
> 　内臓性疼痛は，体性感覚神経で感じる疼痛と異なり，明らかな特定器官ではなく腹部，胸部など漠然とした部位に出現し，しばしば吐気，嘔吐などの自律神経性の症状を伴う．また，内臓近傍の皮膚などの疼痛にとどまらず，かけ離れた部位（心筋梗塞時の上腕部痛，横隔膜病変の頸部痛など）に**関連痛**として出現する場合もある．これは異変部位の内臓性感覚神経が，発生学的に同じ脊髄レベルにある体性感覚神経を介して情報を伝達し，脳で皮膚からの情報と誤認されるために生じる現象である．

③ 体性神経の出力系

- 多種類の神経系分類のうち，**体性神経**は理学療法と最も関連が深い．なかでも，出力系はその損傷で運動障害を引き起こし，同時に，理学療法はこの出力系から生じる運動を主な治療手段（運動療法）としている．したがって，理学療法士はこれらを正確に理解しておく必要がある．

- 大脳は左右の半球に分かれ，さらに各半球の表面は中心溝，外側溝，頭頂後頭溝によって4つの葉（前頭葉，頭頂葉，側頭葉，後頭葉）に分けられる（図1-4）．中心溝に面した前頭葉（中心前回）には**一次運動野**，また頭頂葉（中心後回）には**一次感覚野**がある．
- 中心溝の前額面において，運動野（図1-5a），感覚野（図1-5b）には，それぞれ反対側の身体領域が上下逆転して配列され，運動はこのうちの運動野（皮質）の活動によって行われる．
- 運動野と身体各部の骨格筋を結ぶルートは，錐体路（直接賦活経路）と錐体外路（間接賦活経路）の2つあり，随意運動や巧緻運動は錐体路を経由した情報によって行われる．
- 錐体路は，運動皮質のニューロンに始まり，その軸索線維が放線冠，内包，大脳脚，橋底部を経て延髄にいたり，ここで交叉（錐体交叉）し反対側の脊髄側索を下行して**前角細胞**にシナプスを形成する（上位運動ニューロン）．前角細胞からの軸索は支配筋の筋線維にシナプス結合している（下位運動ニューロン）（図1-6a）．
- 錐体外路は，錐体路以外の運動出力に関与する下行路の総称で，視蓋脊髄路，前庭脊髄路，赤核脊髄路，網様体脊髄路の4経路が知られている．大半は脳幹の神経核から脊髄前側索を下行して介在ニューロンに達し，前角細胞の機能を

4経路の錐体外路にはどのような機能があるか，調べてみよう．

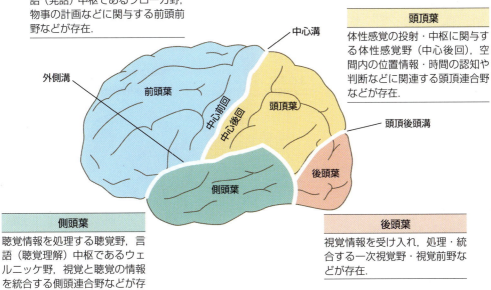

図1-4 大脳（左大脳半球）の領域
大脳半球には，肉眼的に確認可能な脳溝（中心溝，外側溝，頭頂後頭溝など）を境界として，前頭葉，側頭葉，頭頂葉，後頭葉などの領域がある．また，脳機能について，さまざまな機能が脳のいろいろな部位に分散して担われていることが解明されており，その大まかな局在が示されている．

前頭葉
運動に関連する一次運動野（中心前回）・前運動野・前頭眼野，言語（発話）中枢であるブローカ野，物事の計画などに関与する前頭前野などが存在．

頭頂葉
体性感覚の投射・中枢に関与する体性感覚野（中心後回），空間内の位置情報・時間の認知や判断などに関連する頭頂連合野などが存在．

側頭葉
聴覚情報を処理する聴覚野，言語（聴覚理解）中枢であるウェルニッケ野，視覚と聴覚の情報を統合する側頭連合野などが存在．

後頭葉
視覚情報を受け入れ，処理・統合する一次視覚野・視覚前野などが存在．

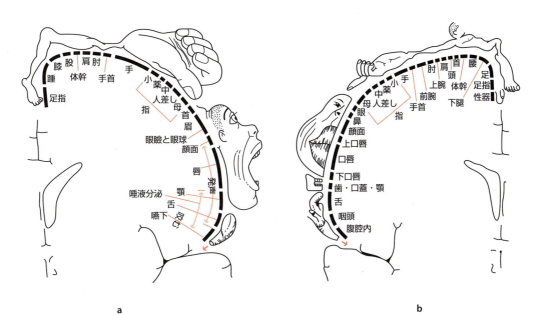

図1-5 運動野（a）と感覚野（b）における小人間（機能局在）

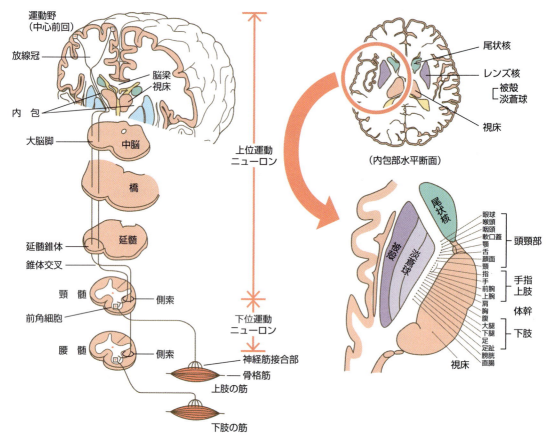

a. 錐体路（直接賦活経路または皮質脊髄路）　　b. 内包の位置関係と走行する錐体路の身体部位局在

図1-6　錐体路および内包を通過する錐体路の走行

調節する．その結果，無意識下で行う自動的運動や骨格筋の協調的収縮などが可能となる．

memo

　内包とは，大脳の中心部に近いところにある大脳基底核（尾状核，レンズ核（被殻と淡蒼球），扁桃体，前障に区別）のすき間（外側のレンズ核と内側の尾状核および視床との間）の神経線維の通り道であり，大脳に出入りする線維（投射線維）は内包を通る．その形状は大脳の水平断面では「く」の字型をしている．中央に近い折れ曲がった場所が**膝**（内包膝）で，前部が**前脚**，後部を後脚と呼ぶ．内包では皮質視床路，視床皮質路，皮質橋核路，錐体路などの種々の長い上行性ならびに下行性の投射路が密集して通過する．しかも血管障害の好発部位とされ，しばしば出血を起こしやすい所であり，その障害により片麻痺となる（図1-6b）．

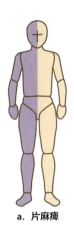
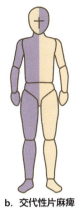
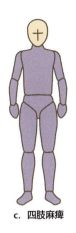
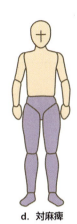

a. 片麻痺　　　b. 交代性片麻痺　　　c. 四肢麻痺　　　d. 対麻痺

図1-7　運動麻痺の分類
紫色に着色された部分が麻痺部位．

> **memo**
> 　大脳基底核は鳥類以下の動物にとっては重要な運動の中枢であるが，大脳の皮質が非常に発達したヒトでは大脳の奥深く（髄質）に位置している．ヒトは自発的に運動するとき，大脳の皮質からの指令（動かそうという意思）が神経を介して脊髄に伝わることで手や足の筋肉を動かしている．この神経回路は哺乳類になって初めて出現した特殊な運動系であり，錐体路系と呼ばれる．ヒトでは錐体外路系という神経回路において，錐体路系による運動が，なめらかかつバランスのとれた運動に仕上げられている．

4 運動障害の原因

- 神経筋系における運動障害のうち全身に及ぶ筋出力の低下は，上位運動ニューロン（中枢神経）の障害，下位運動ニューロンの障害，神経筋接合部の障害，骨格筋の障害のいずれかによって引き起こされる．なお，運動失調や不随意運動のような運動の調節障害は，中枢神経の障害で発生する．

B　神経筋障害の特徴と症状

- 神経系のうち中枢神経は，複雑な構造と機能から，その損傷によって部位ごとの特徴的な症状を示す．なかでも運動障害では，脳（内包）の損傷では片麻痺（図1-7a），脳幹部の損傷では交代性片麻痺（図1-7b），頸髄損傷では四肢麻痺（図1-7c），胸腰髄損傷では対麻痺（図1-7d）を呈する．

1 中枢神経障害の原因と特徴

- 中枢神経障害の原因は，外傷や疾患などそれぞれが特異的である．とくに疾患の病因には，血管障害，感染症，神経変性，脱髄，腫瘍，中毒，先天性などが

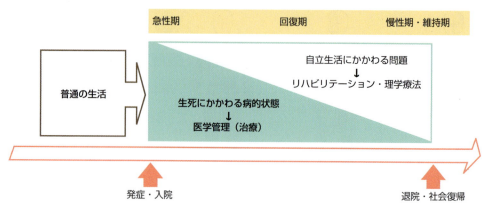

図1-8　急性発症疾患に対するリハビリテーション
発症当初は生死にかかわる状態のなかで救命治療が最優先され，経過とともに生活にかかわる問題がクローズアップされることになる．つまり，連続的・相補的な表裏一体の関係にある．

あり，その発症様式や経過，症状や治療法なども多彩である（図1-11参照）．
- 血管障害，感染症，外傷では突発的に症状が出現する急性発症，神経変性疾患，腫瘍では発症の時期が不明で症状が徐々に進行する緩徐進行発症，脱髄疾患では症状の悪化と改善を繰り返しながら経過する寛解・再燃発症を示す．このうち急性発症疾患に対する治療などの進め方が，リハビリテーションの考え方の基本となっている（図1-8）．
- **急性期，回復期，慢性期，維持期**という病期に応じて，それぞれに適切な理学療法を行わなければならない．なかでも医学管理の方針は，あらゆる病期における理学療法の基準であり，とくに，**血管障害における循環機能，脱髄疾患における全身炎症，外傷における骨症**などに対する治療方針が重要である．
- また，中枢神経障害の最も重要な特徴は，損傷された神経細胞の再生は困難なこと，また，高度に分化した中枢神経領域を他領域が代償することも困難なことである．そのため，中枢神経障害はさまざまな後遺症状を引き起こし，日常生活活動能力の著しい低下を生じることになる．

2 中枢神経障害による症状

- 中枢神経系のいずれかが損傷されると，運動麻痺，感覚麻痺，協調運動障害（運動失調など），パーキンソン症状，視覚・視野障害，摂食・嚥下障害，言語障害，意識障害，精神機能障害，高次脳機能障害，自律神経障害，膀胱直腸障害などの症状が損傷部位に応じて出現する（図1-11参照）．
- さまざまな症状のうち，大半の中枢神経障害に共通するのは**運動麻痺**であり，これは錐体路損傷による**随意運動の障害**（上位運動ニューロン障害*）である．ただし，運動麻痺は前角細胞以下からの末梢神経損傷（下位運動ニューロン障害*）でも生じるため，それぞれの特徴を理解しておく必要がある．
- 運動麻痺の原因が，上位運動ニューロン障害あるいは下位運動ニューロン障害のいずれかの鑑別点を表1-1に示す．これは両者間の各徴候を対比することに

***上位運動ニューロン障害**
大脳皮質から脊髄前角細胞にいたる経路（皮質脊髄路）のいずれかに障害があって生じた運動麻痺であり，中枢性麻痺，核上性麻痺ともいわれる．

***下位運動ニューロン障害**
前角細胞から筋にいたる経路のいずれかが障害されて生じる運動麻痺であり，末梢性麻痺といわれる．

表1-1　上位運動ニューロン障害と下位運動ニューロン障害の鑑別点

	上位運動ニューロン障害	下位運動ニューロン障害
筋緊張	筋緊張は亢進し、痙縮spasticityがある	筋緊張は低下し、弛緩flaccidityがある
腱反射	亢進	減弱または消失
筋萎縮	なし、あれば廃用性筋萎縮	萎縮著明
病的反射	バビンスキー（Babinski）反射あり	正常な足底反射、または消失
線維束性収縮	なし	あり
罹患する筋	孤立した筋のみ侵されることはなく、びまん性に発症	孤立した筋のみ侵される

神経学的には、各徴候を対比させて鑑別することに意義が置かれている．
[田崎義昭ほか：ベッドサイドの神経の診かた，改訂18版，南山堂，p.157，2016より許諾を得て改変し転載]

神経学的意義がある．

memo

陽性徴候と陰性徴候

　リハビリテーション領域では、上位運動ニューロン障害の特徴をさらに2分割して、筋緊張亢進、腱反射亢進、病的反射出現などの正常では潜在的にしか存在しない現象の出現を「陽性徴候」、びまん性に出現する運動麻痺、つまり随意運動の障害を「陰性徴候」と称して両者の関係を論じている．しかし、神経学領域ではそのようなとらえ方はされておらず、リハビリテーション領域において独自に解釈されたものといえる．さらに、その根拠は不明確なまま現在にいたっており、その妥当性は早急に検証されなければならない．

- 中枢神経障害では、そこから生じる一次的症状に加えて、運動麻痺による運動機会の減少・喪失、あるいは活動性低下などを原因とする**廃用症候群**disuse syndrome*が、きわめて重要な症状である．運動を治療手段とする理学療法にとって、廃用症候群の発生阻止は最優先の責務といっても過言ではない．

③ 脳損傷で生じる障害

- 脳損傷による運動麻痺は、損傷側と反対側の上下肢、体幹に生じる片麻痺である．このほかに、脳固有の機能障害である意識障害、精神機能障害、高次脳機能障害、さらに脳神経系の障害である視覚・視野障害や摂食・嚥下障害なども発生する．
- 高次脳機能障害は、高度に発達・機能分化した大脳半球の損傷によって生じる．一般的に、左半球損傷では失語症のような言語障害が生じ、右半球損傷では半側無視（半側空間無視）、身体失認などのような映像的、空間的イメージの認知障害が生じることが知られている．
- 感覚麻痺は、脳内における経路が錐体路と離れているため個別の症状として出現する．そのため、理学療法評価も個別に行う必要があり、なかでも視床病変では多彩な感覚障害を引き起こす可能性がある．
- 自律神経障害は、頸髄損傷の合併症のように必発ではないが、しばしば発生す

*2011年の東日本大震災を機に「生活不活発病」の用語が同じ意味で用いられているが、本書では脳血管障害者によって生じる機能障害に最も近いイメージである「廃用症候群」の用語を用いる．

*錐体路徴候，錐体外路徴候　　両者は中枢神経の損傷に伴う運動障害を表す用語だが，歴史的に錐体路以外を錐体外路と総称していた影響から，小脳機能と大脳基底核機能の障害で出現する徴候を錐体外路徴候という．

る**肩手症候群**は自律神経障害の1つとされている．
- 脳損傷による運動機能障害では，**錐体路徴候***としての運動麻痺だけでなく，運動失調やパーキンソン症状などの**錐体外路徴候***も出現する．その本態は，円滑な運動を遂行するための**調節系の障害**である．
- 脳幹部の病変は，そこに多くの神経核や伝導路が密集し，さらに後頭蓋窩という狭いスペースであることから，交代性片麻痺や失調性片麻痺，さらに摂食・嚥下障害などのような脳神経系の障害などの多彩な症状が発生する．

4 脊髄損傷で生じる障害

- 脊髄損傷による四肢麻痺，対麻痺は脊髄の損傷高位に応じた体性神経の障害で，通常，運動麻痺と感覚麻痺の併存を意味する．さらに，**交感神経経路**や**副交感神経経路の遮断**などによる**自律神経障害**も損傷高位に応じて随伴する．
- 脊髄損傷は損傷レベルが高位となるほど，障害される臓器や組織が増える．呼吸機能において，**横隔膜神経**（第3～5頸髄）支配域より高位の損傷では，人工呼吸器なしでは生命維持ができない．それ以下の損傷では自発呼吸が可能となるが，肋間筋や腹筋などの麻痺によって**努力性呼気**が障害され，換気不全となる．

- 交感神経経路のうち，腹腔臓器を支配する最上位の神経節は**大内臓神経**であり，その髄節は第5～9胸髄にあるとされている（図1-9）．そのため，この髄節より高位の損傷では，交感神経経路遮断に伴う起立性低血圧，体温調節障害，自律神経過緊張反射などの重篤な自律神経障害を合併する．
- 副交感神経系は，脳神経を介した経路と仙髄節の骨盤神経を介した経路とがある（図1-9）．脊髄損傷では，仙髄節における副交感神経障害によって，排尿，排便，性機能など骨盤内臓器の機能障害を生じる．
- 脊髄の末端（**脊髄円錐**）は第2腰椎で終わり，これ以下の脊柱管内は神経根のみが走行する．その形状から**馬尾**と呼ばれ，この部分より下位の損傷による対麻痺は弛緩性麻痺（下位運動ニューロン障害）となる．

5 運動の調節系障害

- ヒトは複雑で精緻な随意運動が可能である．その発現と制御に対して，小脳・大脳基底核の調節系機能が重要な役割を担っており（図1-10），この機能によって，さまざまな環境に応じた運動技能の学習や獲得，また目的に応じた適切な運動の選択，遂行が可能となっている．
- 小脳は，前庭，脊髄，脳幹，大脳などからの入力情報を受け，筋活動や姿勢の変化を逐一感知し，円滑な活動を行うために筋の収縮・弛緩を協調させる．つまり，運動や姿勢のエラーを制御，調整する**コンピュータの役割**を果たしており，その損傷で**運動失調**が引き起こされる．
- 大脳基底核は，尾状核，被殻，淡蒼球，黒質，視床下核で構成され，皮質－基底核（淡蒼球）－視床－皮質間に神経回路ループを形成する．その機能は，大脳皮質によって開始された運動の**安全装置的調節の役割**を担っており，安全装置

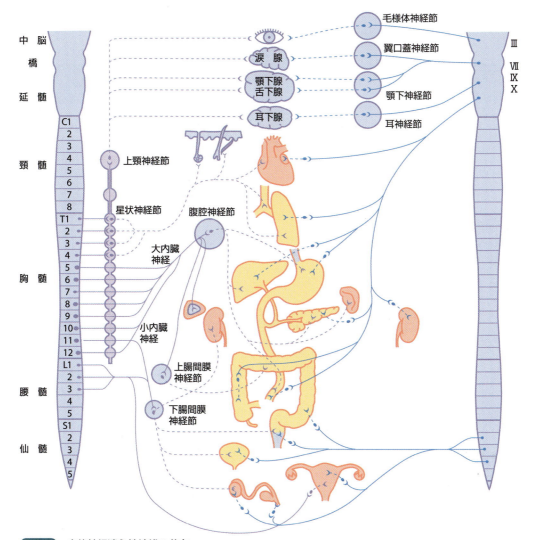

図1-9　自律神経遠心性線維の分布
左側に交感神経遠心性線維（━━━），右側に副交感神経遠心性線維（━━━）を示してある．
━━━（実線）：節前線維，------（破線）：節後線維
［貴邑冨久子，根来英雄：シンプル生理学，第8版，南江堂，p.98，2021より引用］

が効きすぎると**パーキンソン症状**，安全装置が効かなくなると**不随意運動**が出現する．

6 その他の神経筋障害

- 全身に及ぶ運動障害は，中枢神経（上位運動ニューロン）の障害以外でも発生する．下位運動ニューロンの障害によるギランバレー症候群，神経筋接合部の障害による重症筋無力症，骨格筋の障害による筋ジストロフィー，多発性筋炎などがこれに相当し，それぞれに特徴的な病態像を伴っている．

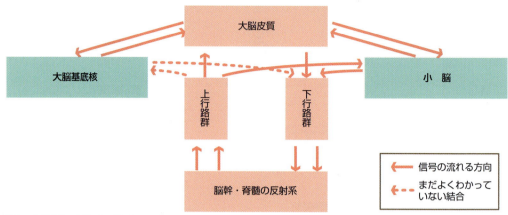

図1-10 運動の制御系と調節系の構成
[伊藤正男：脳の設計図，中央公論社，p.76，1980より引用]

C 中枢神経障害と理学療法における運動

- 中枢神経障害に対する理学療法において，「運動」は有力な治療手段である．しかし，その「運動」は，中枢神経障害によって実行困難な状況にあることが多く，ある意味では矛盾することが求められている．
- また，(**理学療法のもたらす効果は，最優先で，中枢神経障害によって生じた生活障害の改善に向けるべきである**) 喪失した機能の回復は，直接的，具体的で理解しやすいものではあるが，それは，あくまでも生活障害改善のための一要素であることを認識しなければならない．
- 以上のことから，理学療法の内容は，論理的思考と実証的根拠に基づいたものである必要があり，観念的なものに陥ることのないようにしなければならない．そのため，中枢神経の基礎知識や病態生理，および運動の影響と得られる成果などを重層的に考慮した理学療法の形成が求められる（図1-11）．

1 理学療法の治療手段

- 理学療法の保有する治療手段は，**物理療法**，**運動療法**，**装具療法**であり，なかでも運動療法がその中核である．
- 運動とは，骨・関節で構成されたテコ機構を動かすことで，その力源の種類から，筋収縮による**抵抗運動**，**自動運動**，**自動介助運動**，外力による**他動運動**，**伸張運動**などがある．
- 運動療法は，運動そのものを治療手段とし，**疼痛の緩和**，**関節可動域の維持・改善**，**筋力の維持・増強**，**耐久性・持久性の改善**，**運動協調性の改善**，**神経筋の再教育**，**日常生活動作能力の獲得**などの効果を提供する．

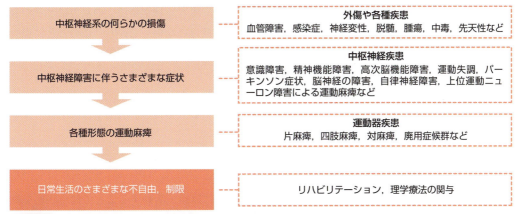

図1-11　中枢神経障害における理学療法にいたるまでの階層
各階層に対応した治療方針を知り，相互の関係を考慮に入れて理学療法をすすめる．

表1-2　運動療法効果を活用する領域の優先順位

1. 廃用症候群の発生阻止
2. 日常生活活動の自立，安全性の獲得
3. 喪失した運動機能の回復

memo

訓練（training），練習（practice），運動＝訓練（exercise）の違い
　身体運動・動作を繰り返して実施することにより，身体の適応性が増加する．適応性は2つの面に現れてくる．その1つはある動作の繰り返しによってその動作に特有な神経筋の連関機能が容易になることで，motor skill という形で現れる．これは**練習（practice）**効果である．他の1つはある強度の**身体運動（exercise）**を繰り返すことによって，身体諸機能の活動が旺盛になり，組織の肥大と，機能の増大を獲得する．これは筋力および持久力の増大を招来する結果となり，**訓練（training）**効果というものである．言い換えれば，練習効果は一連の動作のために必要な筋群の協働を発達せしめるものであり，**運動・訓練（exercise）**効果は筋や呼吸循環器系の最大能力を高めるものである．**訓練（training）**は練習効果や運動効果に必要な身体運動に対して総称的に使われることが多く，日本では医療保険行政用語としても**訓練（training）**と**運動＝訓練（exercise）**はほぼ同義に使われていることが多い．

2　中枢神経障害者に対する運動療法の意味

■中枢神経障害は，そこから引き起こされた運動機能障害によって生活障害を生じ，さらに運動機能障害は，対象者自らの身体運動を困難または不可能とする．その結果，廃用症候群を発生させ，日常生活の他者への依存度をいっそう高めることになる．そのため，運動療法によって得られる効果の活用は，①**廃用症候群の発生阻止**，②**日常生活活動の自立，安全性の獲得**，③**喪失した運動機能の回復**の優先順位（**表1-2**）で考えなければならない．

- 喪失した運動機能の回復を目指すことは，患者，理学療法士の双方にとっても重要な問題で，優先的課題であることには違いない．しかし，このことに専念できるのは，運動療法の課題をある程度遂行できる運動機能を備えた患者，つまり軽症例となる可能性が高い．
- 理学療法士は，医療に携わる臨床家として，あらゆる病期，あらゆる重症度の患者を対象として，適切な運動療法と一定レベル以上の効果を提供することを考えなければならない．

③ 運動療法の原則

- ヒトは1Gの重力環境にあり，無意識下に運動・活動することで健康状態を維持している．運動療法は，十分なリスク管理のもとに，このような環境条件や運動・活動状態の提供を，最初に考えるべきである．
- 運動は，筋収縮を伴うものが生体にさまざまな変化をもたらし，負荷量，頻度，運動様式などの組み合わせでさまざまな効果を提供する．そのため，理学療法士は，患者の能力を把握して筋収縮を伴う運動を引き出すことができるように，適切な課題をさまざまな工夫のもとに提供しなければならない．

学習到達度自己評価問題

以下の項目について説明しなさい．
1. 神経筋系，および中枢神経の役割は何か．
2. 体性神経と自律神経の機能の相違．
3. 体性神経のうち，その情報あるいは作用が意識にのぼるものは何か．
4. 運動皮質から脊髄前角細胞にいたるまでの皮質脊髄路は，どのような経路を通るか．
5. 中枢神経障害を引き起こす原因には何があるか．
6. 脳損傷で生じる障害には何があるか．
7. 脊髄損傷で生じる障害には何があるか．
8. 中枢神経における運動の調節系障害とは何か．
9. 中枢神経以外で，全身に及ぶ運動障害を引き起こす疾患には何があるか．
10. 理学療法の治療手段には何があるか．
11. 運動療法で得られる効果は，どのような優先順位で活用するか．

片麻痺

2 片麻痺の原因，脳血管障害とは

一般目標

1. 片麻痺の主な原因となる脳血管障害，脳腫瘍，頭部外傷，多発性硬化症の概要を知る．
2. 主に脳血管障害の病理を理解するために，病因による分類や脳血管の解剖学的知識を得て，片麻痺の病態についての理解を深める．

行動目標

1. 片麻痺を生じる脳損傷の概要を理解し，説明できる．
2. 脳血管障害による影響を脳の構造と機能の側面から説明できる．
3. 内包の損傷と錐体路の障害について説明できる．
4. 脳血管障害の分類とそのリスク因子について理解し説明できる．

調べておこう
1. 脳損傷の発症原因を調べよう．
2. 脳から筋に到達するまでの神経経路の構造を調べよう．
3. 脳動脈の走行と片麻痺の生じやすい部位はどこか調べよう．
4. 脳血管障害の神経学的所見をあげてみよう．
5. NINDSの分類について調べよう．

A 発症の原因

■ 片麻痺の原因となる脳損傷には**脳血管障害**，**脳腫瘍**，**頭部外傷**，**多発性硬化症**などがある（表2-1）．それぞれの疾患により，運動関連部位（一次運動野，放線冠，内包，大脳脚などの皮質脊髄路）が損傷されると片麻痺が生じる．

表2-1　脳損傷の原因と代表的疾患

	原因	代表的疾患
脳血管障害	脳血管の出血，血栓および塞栓	脳出血，クモ膜下出血，脳梗塞
脳腫瘍	新生物	神経膠腫，髄膜腫，神経鞘腫
頭部外傷	物理的外傷	脳挫傷，硬膜外血腫，硬膜下血腫，脳内血腫
脱髄疾患	神経線維の脱髄	多発性硬化症

memo
脳卒中は「突然(卒)あたる(中)」という言葉どおり，何らかの原因により脳血管の破綻をきたし，症状が突発的に生じる状態を示す．これに対して脳血管障害は無症候性の疾患も含むことから，厳密には脳血管障害＝脳卒中とはいえないが，一般的には両者はほぼ同義語として使用される場合が多い．

1 脳血管障害

- 脳血管障害とは，脳血管の異常により引き起こされる脳神経系の障害の総称である．脳卒中は，そのうちの神経症状が一定期間以上残存するもの，あるいは脳血管障害の発作的発症時の状態を指す用語として用いられる．
- 脳血管障害の死亡率は心筋梗塞の2倍，発症率は3〜7倍であり，単一臓器の致死的疾患としては最も注意すべき疾患であるといえる．
- 脳血管障害は出血性疾患と虚血性疾患に大別される．出血性疾患としては**脳出血，クモ膜下出血**などがあり，虚血性疾患としては**脳梗塞**がその代表である．脳梗塞が最も多く，ついで脳出血，クモ膜下出血となっている．

- 脳血管障害の最大の危険因子は高血圧であり，予防の観点からは血圧のコントロールが非常に重要である．その他の危険因子としては糖尿病，脂質異常症，喫煙，非弁膜性心房細動，アルコールの多飲がある．

2 脳腫瘍

!
原発性および転移性腫瘍の違いを調べてみよう．

- 脳腫瘍とは，頭蓋内に存在するあらゆる組織に発生する新生物（原発性），および転移性腫瘍の総称である．発生部位は脳実質のみならず，髄膜，血管，下垂体，脳神経などがあげられる．
- 脳腫瘍には原発性と転移性があり，原発性では良性の髄膜腫，神経鞘腫や悪性の神経膠腫などがある．
- 脳腫瘍の症状は，局在部位を浸潤，圧迫することにより生じる**巣症状**と，腫瘍および脳浮腫の増大，腫瘍による髄液・血液循環の不全のために生じる水頭症および静脈閉塞に起因する**頭蓋内圧亢進症状**に分けられる．
- 腫瘍に対しては機能温存を考慮しながら摘出術が行われる場合や化学療法や放射線療法が選択される場合がある．なお頭蓋内圧亢進症状に対して開頭減圧術が行われる場合もある．

memo
化学療法や放射線治療中，もしくは開頭減圧術中の理学療法は治療の進行に留意して，慎重に行う必要がある．

3 頭部外傷

- 頭部に外力が加わった結果，生じた損傷を頭部外傷という．損傷組織は頭部の軟部組織，頭蓋骨，髄膜，脳実質，脳神経，血管などすべてを含む．頭部外傷の原因は，交通事故が最も多く，ついで転倒，転落などが多い．
- 頭部外傷の症状は，外力による衝撃が頭部に加わる瞬間の力学的機序によって生じる**一次損傷**によるものと，その後の生体反応の結果として生じる**二次損傷**によるものがある．
- 脳実質の一次損傷は脳挫傷であり，二次損傷は解剖学的に，①頭蓋骨と硬膜の間に生じる硬膜外血腫，②硬膜とクモ膜の間に生じる硬膜下血腫，さらに③脳内血腫などがある．

4 多発性硬化症

- 多発性硬化症は中枢神経の白質における脱髄疾患の1つであり，多発性に大小

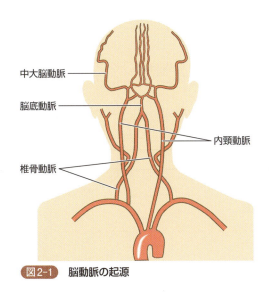

図2-1 脳動脈の起源

さまざまな脱髄巣が散在し，症状の寛解と増悪を繰り返すのが特徴である．
- 原因は自己免疫的機序が考えられるがいまだ不明である．神経軸索を覆う髄鞘と髄鞘を形成するオリゴデンドログリアが障害される．
- 病巣は側脳室周囲，視神経，脳幹，脊髄などさまざまである．

B 脳血管障害の理解のための脳の構造と機能

1 脳動脈の構造

- 脳は左右の**内頸動脈**および**椎骨動脈**の計四本の動脈により血流を受けている（図2-1）．
- 脳の多くの主幹動脈は脳表のクモ膜下腔にあり，高血圧により脳動脈瘤を形成した場合，クモ膜下出血にいたる．脳実質深部には穿通枝*が栄養しており，この部の閉塞は脳梗塞を発生させる．

*穿通枝　主幹動脈から分岐して脳の実質を穿通して通る動脈であり，間脳，基底核などを栄養する重要な動脈である．

a. 内頸動脈系（図2-2）

- 内頸動脈は総頸動脈から外頸動脈と分岐し，頭蓋底部を抜けて頭蓋内に入り，**頸動脈サイフォン**を形成して，硬膜を貫く．硬膜内部では**後交通動脈**と**前脈絡叢動脈**を出した後，**前大脳動脈**と**中大脳動脈**とに分かれる．
- 前大脳動脈は内頸動脈から分かれた後，大脳縦裂に沿って進む．左右の前大脳動脈は視交叉の直上で**前交通動脈**により連結される．
- 中大脳動脈は内頸動脈の直接の延長として，外方に水平に走る（水平部）．この部分で**レンズ核線条体動脈**が穿通枝として分かれる．その後，外側大脳裂内を後上方に進み放射状に広がる．

b. 椎骨脳底動脈系（図2-3）

- 椎骨動脈は鎖骨下動脈より分岐し，大孔を貫いて後頭蓋窩に入り，**後下小脳動**

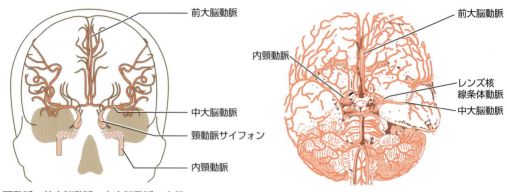

図2-2 内頸動脈，前大脳動脈，中大脳動脈の走行

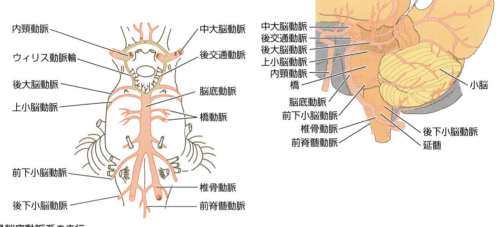

図2-3 椎骨脳底動脈系の走行

> **memo**
> 左右の前大脳動脈が前交通動脈により連結され，また内頸動脈と後大脳動脈とが左右それぞれ後交通動脈で結ばれているため，脳底部に視神経を取り囲むように輪ができている．これがウィリス(Wilis)動脈輪（大脳動脈輪）と呼ばれるもので，内頸動脈系—椎骨動脈系や左右の動脈系を結ぶ側副路として重要な役割を担い，1つの動脈が閉塞しても脳血流を維持しやすい構造になっている．しかしウィリス動脈輪は分岐部が多いため，脳動脈瘤ができやすい．

脈，前脊髄動脈を分岐した後，左右が合流して**脳底動脈**となる．

- 脳底動脈は橋の腹側正中部を上行し，**前下小脳動脈，上小脳動脈**を分岐した後，左右に分かれて**後大脳動脈**になる．脳底動脈から橋に**傍正中動脈**を出している．
- 後大脳動脈は後交通動脈と連結して後方に反転し，後頭葉に達する．

2 脳動脈の灌流分布領域

- 脳重量は体重の2%であるにもかかわらず，心拍出量のおよそ15%の血液が脳に灌流され，その多くが，大脳皮質を栄養している．
- 小脳テント上レベルの脳組織（大脳半球）では，**前，中，後大脳動脈**から血液供給を受け，後頭蓋窩レベルの脳組織（中脳，橋，延髄，小脳）では主に**椎骨動脈，脳底動脈**の分枝から血液供給される．

a. テント上レベル（大脳半球）（図2-4）

- 前大脳動脈は，大脳半球の内側面と前頭葉および頭頂葉の大脳縦裂に近い部分を血液供給する．

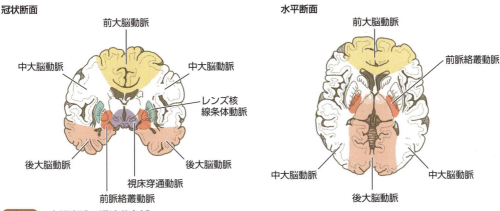

図2-4 大脳半球の灌流分布域

- 中大脳動脈は，大脳半球の外側部の大部分（前頭葉の外側部，側頭葉の上部と外側部）に血流を送る（皮質枝）．またレンズ核線条体動脈を介して，前頭葉，側頭葉の深部組織に血液供給する（穿通枝）．
- 後大脳動脈は側頭葉下面と後頭葉に血液を供給する．

b. 後頭蓋窩レベル（中脳，橋，延髄，小脳）
- 脳底動脈は，中脳，橋の腹側の正中部周辺に血液を送る．また上小脳動脈を介して中脳外側部と小脳上面に血液を送る．同様に前下小脳動脈を介して橋外側部と小脳前下面に血液供給する．
- 椎骨動脈は，前脊髄動脈を介して，下部延髄正中部に血液供給し，後下小脳動脈を介して延髄外側部と小脳後下面に血液を送る．

③ 錐体路と脳動脈の関係

a. 一次運動野
- 一次運動野は中心溝の前方の中心前回にあり，ブロードマンの第4領域にあたる．身体部位ごとに支配領域が決まっており，顔，手指，上肢などは大脳半球外側部の広い範囲を占め，下肢は大脳半球の内側面にある．
- 一次運動野の栄養血管は，正中位に近い部位（下肢の支配領域）は前大脳動脈，側方（体幹，上肢，顔面の支配領域）は中大脳動脈である（図2-5a）．

b. 内 包
- 一次運動野からの神経線維（軸索）は集合して放線冠を形成して下降し，内包に向かう．
- 内包は被殻の内側の白質*部分で上部の大脳皮質と下位脳，脊髄の間の連絡経路である．
- 内包は前脚，膝，後脚に分類され，皮質脊髄路からの投射線維は後脚を通る．上肢への線維は後脚の前方，下肢への線維は後脚の後方に位置する．さらに後方には視床からの上行性感覚経路が存在する（図2-5b）．
- 前大脳動脈の分枝は内包前脚，内頸動脈からの前脈絡叢動脈は内包膝部および

*白質　神経線維よりなる部分であり，神経細胞が集合した灰白質と区別される．白質の代表的なものには，内包のほか，脳梁などがある．

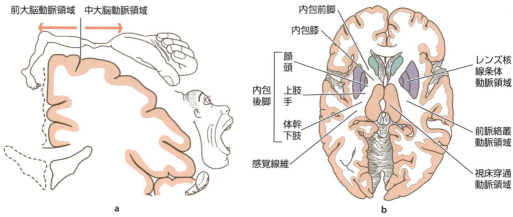

図2-5 灌流分布域と運動野の支配領域(a), および内包(b)

後脚などに血液供給する.

c. 錐体交叉

- 内包から, 中脳, 橋, 延髄の腹側を通った神経線維は, 延髄下部にて大部分の線維が反対側に交叉（**錐体交叉**）する. 交叉した線維は脊髄の外側を通る外側皮質脊髄路となり, 交叉しなかった線維は前皮質脊髄路となる.
- 橋, 延髄では椎骨脳底動脈系により血流を受ける.

memo
錐体路は大部分が交叉しているため, 随意運動は反対側の大脳半球の支配を受ける. しかし傍脊柱筋群のように左右両側が調和して働く必要のある筋は, 両側性の支配を受けることが多い.

C 脳血管障害とは

1 NINDSの分類

NINDS：National Institute of Neurological Disorder and Stroke

- 脳血管障害はその症状の発症様式や機序, 病態がさまざまな組み合わせで生じるため, その分類が困難であるが, 1990年に米国のNINDSが提唱した脳血管障害の分類（NINDS-III）が一般的にはよく知られている（**表2-2**）.
- NINDS-IIIでは脳卒中を機序の分類としての血栓性, 塞栓性, 血行力学性, 臨床的カテゴリーの分類として**脳出血, クモ膜下出血, 脳動静脈奇形に伴う頭蓋内出血, 脳梗塞**に分けている. 血管で形成された血栓によりそこの血管が閉塞された状態が血栓性, 他の部位で形成された血栓がその先の血管を閉塞させた状態が塞栓性となる. 血管における循環不全が生じ始めている状態で脳血流が何らかの原因で減少することにより生じるものは血行力学性と呼ばれる.

a. 脳出血

- 脳実質内での出血を脳出血（脳内出血）という.
- 脳内出血の原因としては, **高血圧性脳出血** hypertensive cerebral hemorrhageが最も多く, 脳出血全体の約60％を占める. 好発年齢は50〜60歳である.
- 出血部位としては, **被殻出血**が最も多く, ついで**視床出血**, 大脳皮質下出血, 小脳出血, 脳幹出血などがあるが, 大脳基底核（被殻と視床）で全体の70％

表2-2 NINDS-III

A. 無症候性	
B. 局所性脳機能障害	(1) 血栓性
1. 一過性脳虚血発作(TIA)	(2) 塞栓性
2. 脳卒中	(3) 血行力学性
a. 経過	b) 臨床的カテゴリー
1) 改善を示す	(1) アテローム血栓性脳梗塞
2) 悪化を示す	(2) 心原性脳梗塞
3) 不変	(3) ラクナ梗塞
b. 病型	(4) その他
1) 脳出血	c) 部位による症候
2) クモ膜下出血	(1) 内頸動脈
3) 脳動静脈奇形に伴う頭蓋内出血	(2) 中大脳動脈
4) 脳梗塞	(3) 前大脳動脈
a) 機序	(4) 椎骨脳底動脈系
C. 血管性認知症	
D. 高血圧性脳症	

TIA：transient ischemic attack（一過性脳虚血）

[Classification of Cerebrovascular Disease III, NINDS, 1990 より引用]

を占める．
- 危険因子は高血圧であるが，アルコール常飲者や肝機能障害，血小板減少症などがある場合，大出血になる傾向がある．

> **memo**
> 高血圧性脳出血の機序は，長期にわたる高血圧のために脳の細動脈壁に類線維素変性が生じ，血管壊死が起こり，微小動脈瘤が形成され，そこが破綻し，出血するとされている．好発部位は直径100〜200 mm程度の終末血管で，代表的な血管としてはレンズ核線条体動脈，視床穿通動脈などがあげられる．被殻や視床での出血が多いのはこのためである．

脳血管障害の危険因子（高血圧，糖尿病など）が，どのように脳血管障害に関係しているのか調べてみよう．

b. クモ膜下出血

- 髄膜の1つであるクモ膜は中枢神経系の陥凹部や脳溝を飛びこえて広がるため，脳実質表面に密着して広がる軟膜との間に隙間ができる．これをクモ膜下腔といい，この部分に出血が生じる病態が**クモ膜下出血**（SAH）である．
- クモ膜下出血の最も多い原因は**脳動脈瘤の破裂**（70〜80％）である．ついで脳動静脈奇形（5〜10％），その他に脳腫瘍や脳血管炎，血液疾患などがある．
- 脳動脈瘤は太い血管の分岐部，つまり血流が激しく衝突する動脈壁に生じやすく，内頸動脈，前大脳・前交通動脈，中大脳動脈で好発する（**図2-6**）．
- 危険因子は高血圧，飲酒および喫煙習慣などがある．
- クモ膜下出血の症状の特徴は突然の頭痛，一過性意識喪失，および脳の局所症状を欠くことであり，通常では片麻痺の原因とはならないが，脳内血腫などを合併する場合，顕著な局所症状を示す．
- 主幹動脈の血管攣縮による広範梗塞となることが多い．また，正常圧水頭症も続発症として知られている．

SAH：subarachnoid hemorrhage

> **memo**
> 脳動脈瘤は，脳血管分岐部の中膜欠損部もしくは内弾性板欠損部に圧力がかかることにより一部が瘤状に膨れたものである．さらにストレスがかかることにより，破裂するとクモ膜下出血を引き起こす．

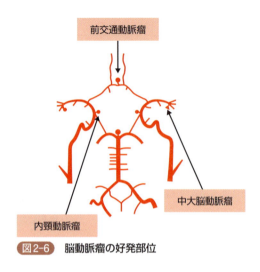

図2-6 脳動脈瘤の好発部位

c. 脳動静脈奇形に伴う頭蓋内出血

- **脳動静脈奇形**（AVM）は，胎生3週に発生する先天奇形であり，通常，脳の動脈から静脈にいたる間の毛細血管が欠損している状態である．脳動静脈奇形に伴う頭蓋内出血の好発年齢は20〜40歳であり，脳内出血，クモ膜下出血の原因となる．
- 脳動静脈奇形は**流入動脈**，**ナイダス**といわれる異常血管が腫瘤状にとぐろを巻いた部分，**流出静脈**からなる．
- 脳動静脈奇形はどこでも発生するが，80〜85%までがテント上で，片側の大脳半球に偏在する．5〜10%はテント下で発生する．脳表部に存在することが多い．

d. 脳梗塞

- 脳動脈の閉塞性脳血管障害の1つであり，狭窄や閉塞による血流障害が生じ，脳組織が虚血，壊死を引き起こした状態をいう．
- 脳梗塞を起こす原因は，動脈硬化症が基礎にあり血管の内腔が狭窄している部分に血栓が生じた場合や，心臓で形成された血栓などが脳血管に流れて閉塞させた場合などがある．
- 脳梗塞前には脳血流の低下によって，<u>一過性脳虚血発作（TIA）が前兆として起こる可能性がある</u>．
- 脳梗塞の臨床病型として**アテローム血栓性脳梗塞**，**心原性脳梗塞**，**ラクナ梗塞**の3種類がある．

①アテローム血栓性脳梗塞

- **アテローム硬化***による主幹動脈の狭窄，閉塞性変化を原因とする脳梗塞．
- 好発部位は内頸動脈起始部，同サイフォン部，中大脳動脈水平部，後大脳動脈近位部，椎骨動脈終末部，脳底動脈である．
- 危険因子は高血圧，糖尿病，脂質異常症がある．
- 血栓性のものが多いため，症状が徐々に進行したり，起床時に麻痺に気づいた

AVM: cerebral arteriovenous malformation

memo
脳動静脈奇形では，酸素や栄養などの物質交換が行われるべき毛細血管がないために，周辺脳組織における栄養障害や酸素欠乏が発生する．さらに毛細血管による動-静脈間の圧調節ができないため，静脈系に過大な圧が加わり，出血する．

*アテローム硬化　動脈の内膜に脂質が蓄積し，細胞が増殖する状態をいう．このため内膜が肥厚し，血管の内腔が狭窄する．また血栓を形成することで狭窄が強くなり，ついに閉塞を生じる．このようなアテローム硬化が自壊し動脈血中に遊離した場合には，塞栓性の脳梗塞を起こす．

りすることがある.

②心原性脳梗塞
- 心腔内で生じた血栓が遊離して脳血管を閉塞する脳梗塞である.
- 好発部位は，内頸動脈遠位端，中大脳動脈主幹部遠位端，脳底動脈遠位端などである.
- 危険因子は心疾患である.
- 症状の進行は突発的であり，意識障害や重度の片麻痺を伴った重篤な症状をきたすことが多い.

③ラクナ梗塞
- **ラクナ梗塞**とは，脳内主幹動脈から分岐する穿通枝動脈の閉塞により生じる病巣で，径15 mm以下の小梗塞を指す.
- 好発部位はレンズ核線条体動脈，視床穿通枝領域，脳底動脈傍正中動脈領域である.
- 危険因子には高血圧，糖尿病がある.
- 発症はゆっくりと進行する．1～2日かけて症状が進行する場合が多い．症状は梗塞の大きさによるが，内包のラクナ梗塞による純粋運動性不全片麻痺が多いとされる.

2 脳血管障害の神経学的所見

- 脳出血，クモ膜下出血，脳塞栓症*は，発症が急激で，進行も速い．これに対して，血栓性脳梗塞の症状は進行が遅く，症状の完成まで数日を要する.
- 脳血管障害の症状は，病巣の位置や大きさ，病巣部位の機能により決まる.

*脳塞栓症　塞栓（血栓の一部）によって脳血管が閉塞することにより発症する．心臓由来の場合，心原性脳梗塞という.

a. 意識障害
- 意識の障害は，脳幹，小脳，視床を含む領域の障害で強くなる．意識障害の程度は日本昏睡尺度（JCS），グラスゴー昏睡尺度（GCS）などにより評価される（p.35，**表3-2**参照）.

JCS : Japan Coma Scale

b. 運動麻痺
- 運動野，放線冠，内包後脚，脳幹などの錐体路の障害で出現する．錐体路障害は運動麻痺，表在，深部反射や病的反射（バビンスキー［Babinski］反射など）により判断される.

c. 感覚障害
- 感覚野，放線冠，内包後脚，視床，脳幹などの感覚路の損傷で出現する．表在，深部感覚や複合感覚（2点識別覚など）により判断される.

d. 構音障害と嚥下障害
- 延髄部に損傷が生じると，延髄から出る舌咽，迷走，舌下神経の機能障害による咀嚼筋，顔面筋や頸部筋の麻痺が生じ，構語障害，嚥下障害が起こる．このような症状は延髄の別名である「球」をとって，球麻痺と呼ばれる.

e. 高次脳機能障害
- 高次脳機能障害としては失語，失行，失認がある.
- 右半球損傷では半側空間無視と注意障害や病態失認，左半球損傷では失語やゲ

＊優位半球 言語中枢のある大脳半球であり，右利きの95％以上，左利きの70〜80％が左半球にあるとされる．反対側を劣位半球という．

ルストマン症候群（左右障害，手指失認，失算，失書）などが生じやすい.

■ 優位半球＊のブローカ（Broca）領域の障害では他人の言葉は理解できるが話すことが不明瞭な運動性失語が生じ，ウェルニッケ（Wernicke）領域では話すことは滑らかであるが，他人の言葉や書かれた内容がわからず話す内容が混乱する感覚性失語が生じる.

■ 後頭葉障害により，見えてはいるがそれが何かわからない相ぼう失認が生じる.

■ 側頭葉障害により聴覚失認，内側側頭葉障害により記憶障害が生じる.

■ 前頭葉障害，とくに前頭前野損傷では遂行機能障害，注意障害が生じる.

③ 脳血管障害と運動麻痺

■ 片麻痺症状は直接的に皮質脊髄路が損傷されるだけでなく，脳出血における血腫や脳浮腫による圧迫，クモ膜下出血後の血管攣縮による（脳）虚血によっても生じる.

■ 前大脳動脈閉塞では皮質の内側面と大脳縦断を支配していることから，反対側の下肢の麻痺を生じやすい.

■ 中大脳動脈閉塞では顔面や上肢の麻痺が下肢よりも強くなる.

■ 内包のラクナ梗塞では純粋不全片麻痺が生じる.

■ 橋のラクナ梗塞では腹側で不全片麻痺に背側で小脳失調を伴った失調性片麻痺を呈することが多い.

■ 被殻出血では，中大脳動脈の分枝であるレンズ核線条体動脈が出血源であり，血腫が大きく内包が障害されれば，反対側の片麻痺が生じる.

■ 視床出血は視床穿通動脈などが出血源であり，血腫が大きく内包が障害されれば，反対側の片麻痺が生じるが，通常は運動麻痺よりも感覚障害が強い.

■ 橋出血では四肢麻痺を生じる.

学習到達度自己評価問題

以下の項目について説明しなさい.
1. 片麻痺の原因となる脳損傷部位は何か.
2. 大脳皮質から脊髄までの皮質脊髄路の走行はどうなっているか.
3. 脳動脈の内頸動脈系からの分岐は何か.
4. 大脳皮質一次運動野に血液供給する脳動脈は何か.
5. NINDSの臨床病型による分類とは.
6. 高血圧性脳出血の機序とは.
7. 脳梗塞の発生機序とは.
8. 脳血管障害のリスク因子は何か.
9. 脳出血，脳梗塞の各病型における好発部位はどこか.
10. 脳血管障害の神経学的所見は何か.
11. 内包障害が生じやすい脳血管障害は何か.

片麻痺

3 脳血管障害の診断，急性期治療

一般目標
1. 医師の診断のもと理学療法が進められることを理解し，脳血管障害の病型と特徴，急性期治療について学習する．
2. CT（computed tomography：コンピュータ断層撮影），MRI（magnetic resonance imaging：磁気共鳴画像）などの検査法のみかたについて学習する．
3. 専門医療スタッフとの情報交換，連携したリハビリテーションの進め方，理学療法を実践するうえでのリスク管理について学習する．

行動目標
1. 脳血管障害各病型の特徴や回復過程を理解する．
2. 脳血管障害の診断と急性期治療について説明することができる．
3. 脳血管障害の治療や急性期リハビリテーション，および理学療法を行ううえでのリスク管理を学び，実施することができる．

調べておこう
1. 脳血管障害の病型にはどのようなものがあるか，その特徴を調べよう．
2. 脳血管障害の病型ごとに，CTおよびMRI画像との関連を調べよう．
3. 脳血管障害の病型ごとに，内科的，外科的治療がどのように実施されるか調べよう．
4. CTやMRI所見と機能的な予後について調べよう．
5. 急性期リハビリテーションではどのようなリスク管理が必要か調べよう．

A 脳血管障害各病型の特徴

■本章では，脳血管障害の診断に必要とされる脳血管障害病型による特徴について簡単に述べる．詳細については第2章を参照してほしい．

1 脳出血

■脳出血は脳実質内への出血で，出血部位によって被殻出血，視床出血，皮質下出血，小脳出血，脳幹（とくに橋）出血に分類される．
■脳出血は日中活動時に発症することが多く，頭痛や高度の高血圧を伴う．出血に伴う血腫の増大，脳浮腫の進行に伴い，数分から数時間の経過で神経症状が増悪する．

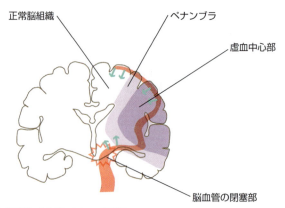

図3-1　虚血中心部と虚血性ペナンブラ部
脳虚血の中心部は脳梗塞に陥るが，その周囲は組織の壊死が起こらない程度の損傷をきたす．

2 クモ膜下出血

- クモ膜下出血は，**脳動脈瘤**によるものと**脳動静脈奇形**からの出血によるものに分類される．脳動脈瘤は脳底部のウィリス動脈輪（大脳動脈輪），近傍の動脈分岐部に好発する．
- 激しい頭痛で発症し，悪心，嘔吐を伴うことが多く，頭痛は「頭が割れるように」強く，後頭部から項部に放散することが多い．

3 脳梗塞

全身性低血圧，血行力学性について調べてみよう．

- 脳梗塞は，発症機序から①**血栓性**，②**塞栓性**，全身性低血圧などの③**血行力学性**による脳虚血に分類される．臨床病型としては，**アテローム血栓性脳梗塞**，**心原性脳梗塞**，**ラクナ梗塞**，その他に分類される．
- アテローム血栓性脳梗塞は，一過性脳虚血発作（TIA）の先行が約20〜30％にみられ，安静時に発症することが多く，段階状，進行性に症状が悪化することがある．
- 心原性脳梗塞は，心房細動などの心疾患によって心臓内に血栓が形成され，その一部が塞栓子となって閉塞するため，突発的に発症し，短時間で症状が完成する．側副血行路が形成されていないため広範囲な梗塞となり，重篤な症状を呈する．
- ラクナ梗塞は，軽度な半身の運動麻痺，感覚障害のみと症状が軽いことが多く，しばしば無症状である場合もあり，無症候性脳梗塞と呼ばれる．大脳皮質に病変がないため，意識障害，失語症などの症状はみられない．1回の発症の予後は一般的に良好であるが，繰り返すことが多い．多発すると脳血管性認知症，パーキンソン症候群などを呈することがある．
- 脳梗塞の神経症候は血管閉塞の部位，閉塞のスピード，閉塞の大きさ，側副血行路の程度によって決まる．
- 脳梗塞の虚血中心部の周囲には，**虚血性ペナンブラ**と呼ばれる発症後しばらく血流が低下している部位が存在する（図3-1）．この領域は，血流再開などの

治療により回復の可能性を見込める部位である．

B 脳血管障害の画像診断

- 脳血管障害の診断には，病型の鑑別と病巣部位の把握が求められ，神経学的所見に加え，CT，MRI，脳血管撮影をはじめとする種々の補助検査法に関する知識が必要である．
- CTはX線を照射し，物質の吸収度を画像化している．出血のような高吸収の組織は白く，低吸収の組織は黒く描出されるため，CT画像により出血と梗塞の判別が可能となる．正常な脳のCT画像を図3-2に示す．
- MRIは核磁気共鳴信号を使用し，人体の水分中に含まれるプロトン（水素原子）の状態を画像化している．高信号の組織は白く，低信号の組織は黒く描出される．脳血流など流れのあるものに対しては，MRA（MRアンギオグラフィー）が用いられる．

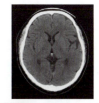

図3-2　脳単純CT画像水平断（正常像）
[水間正澄ほか編：リハビリテーション医療に活かす画像のみかた，p43，南江堂，2019より引用]

1 脳出血

- CTでは，出血による血腫が高吸収域に映し出され（白くなる），容易に診断できる（図3-3）．
- CTの高吸収域は，発症後数日が経過すると辺縁部から低吸収化し，亜急性期になると血液成分が血管外に漏出されるため，低吸収域となる．維持期になると低吸収域の範囲は縮小する．
- MRIは，血液が凝固してからであれば，T1強調画像は高信号，T2強調画像は低信号としてはっきり描写されるため，経過をみるのに役立つ．

2 クモ膜下出血

- 急性期のクモ膜下出血（図3-4）は，CTでほぼ確実に診断できるが，軽いクモ膜下出血ではCT上異常所見を認めないこともある（血腫が髄液と混じるため，高吸収を示すとは限らない）．
- MRIのT1強調画像では，亜急性期のクモ膜下出血が高信号として描出される．
- MRIのT2強調画像では，急性期から亜急性期早期の病変が低信号として描出されることもある．
- 脳動脈瘤や動静脈奇形の描出はCTでは難しく，MRAや脳血管撮影にて確定診断が得られる．

3 脳梗塞

- CTで出血所見（急性期では高吸収域）がなければ，臨床的に脳梗塞の可能性を疑う．
- 脳梗塞のCTでは，X線吸収の低い（黒い）陰影（低吸収域）を示し，発症24時間頃から出現するため，発症数時間に異常所見を確認することが難しい．

memo

CTでは，出血，石灰沈着，脳腫瘍などを高吸収，嚢胞，梗塞，壊死，脂肪腫などを低吸収で描出する．MRIは画像の種類が多く，それぞれで信号強度のパターンが異なるが，髄液を低信号域とするT1強調画像と，多くの病変部を高信号域とするT2強調画像を臨床的によく使用する．

memo

脳画像の左右差をみることが，異常所見を把握するうえで重要である．また，画像をみて神経症状を理解するためには，灰白質からなる主な中枢と，それらを連絡する白質からなる主な神経路に関する知識が必要である（第1章参照）．

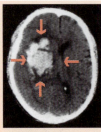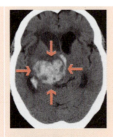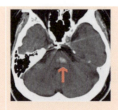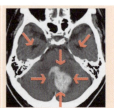
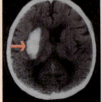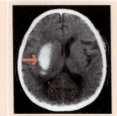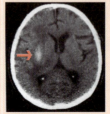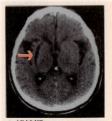

部位別CT所見

a. 右被殻出血
・大出血
・側脳室変形
・内包後脚圧迫

b. 右視床出血
・周囲に浮腫あり
・正中構造偏位
・脳室変形
・水頭症あり

c. 橋出血
・橋底部中央部に高吸収域

d. 小脳出血
・左小脳半球を主に高吸収域
・周囲に浮腫あり
・水頭症あり

CT所見の経過

a. 超急性期
・高吸収域

b. 急性期
・血腫辺縁より吸収値が低下する

c. 亜急性期
・等吸収域→低吸収域（血液成分が血管外に漏出）

d. 維持期
・低吸収域の範囲縮小

図3-3　脳出血画像

［(上段写真b〜c）日向野修一：脳出血．研修医必携救急で役立つ頭部CT・MRI（細矢貴亮，佐々木真理編），南江堂，p.65，2006より許諾を得て改変し転載．（上段写真a，下段写真）高木康行ほか（著）：脳卒中ビジュアルテキスト，第2版，医学書院，p.121-122，1994より許諾を得て改変し転載］

- 中大脳動脈領域における急性期脳梗塞のCT所見では，early CT signが確認でき，5時間以内では81%，3時間以内では31%の検出ができる．
- early CT signとして，①レンズ核辺縁の不明瞭化，②島皮質の不明瞭化，③灰白質・白質の境界の不明瞭化，④脳溝の狭小化・消失，その他に中大脳動脈高吸収所見がみられる．
- 亜急性期では梗塞巣は不明瞭化し，維持期になると萎縮を伴うことが多い（図3-5）．
- MRIでは，梗塞巣はT1強調画像で低信号（黒），T2強調画像で高信号（白）を呈し，発症3時間ぐらいから病変として観察される場合もある．
- 急性期脳梗塞では，MRIの拡散強調画像（DWI）で病巣が描出される．
- 内頸動脈狭窄を知るには頸部血管雑音聴取も有用である．心原性脳梗塞では，超音波，CTなどにより心腔内血栓の存在の有無をみることが必要である．

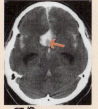
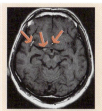
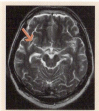

脳動脈瘤破裂

a. CT 像
・急性期前交通動脈瘤破裂
・大脳縦裂および両側シルビウス裂にクモ膜下出血（矢印）を認める

b. MRI（T1強調画像）
・亜急性期のクモ膜下出血
・右シルビウス裂，右視索周囲および大脳縦裂前下部域に高信号を認める（矢印）

c. MRI（T2強調画像）
・亜急性期のクモ膜下出血
・右シルビウス裂に低信号域を認める（矢印）

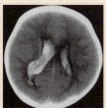
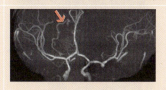
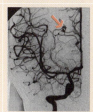

脳動静脈奇形破裂

a. CT 画像
・両側側脳室内に高吸収の血腫を認める
・水頭症あり

b. MRA
・右中大脳動脈の穿通枝の1本が拡張し，その遠位部にナイダスと思われる異常血管塊を認める（矢印）

c. 脳血管撮影
・右内頸動脈造影正面像
・右中大脳動脈の穿通枝の1本が拡張し，これから栄養されるナイダス（矢印）と静脈の早期描出をみる

図3-4　クモ膜下出血画像

クモ膜下出血の原因の多くは脳動脈瘤の破裂である（上段画像）．
下段は脳動静脈奇形の破裂により脳室内出血とクモ膜下出血をきたした症例．動静脈が短絡した先天性の血管奇形で，ナイダスと呼ばれる異常な血管塊を有する．
[（上段写真）野口京：クモ膜下出血．研修医必携救急で役立つ頭部CT・MRI（細矢貴亮，佐々木真理編），南江堂，p.82，88，2006より許諾を得て転載．（下段写真）日向野修一：脳血管奇形．研修医必携救急で役立つ頭部CT・MRI（細矢貴亮，佐々木真理編），南江堂，p.103，2006より許諾を得て転載]

C 脳血管障害の急性期治療とリハビリテーション

1 急性期の治療

- 急性期治療では，**脳浮腫改善，出血の吸収，脳循環の改善，脳血管攣縮の回避**を目指す．
- 脳出血の部位に関係なく血腫量10 mL未満の手術は行わない．また，意識レベルが深昏睡の場合は施行しない．
- 被殻出血では，神経学的所見が中等症で，血腫量が31 mL以上，血腫による圧迫がある場合に施行する．一方，視床出血，脳幹出血は急性期の治療として行わない．
- 脳動脈瘤が原因のクモ膜下出血では，ほとんどのケースで外科的治療が行われる．
- 脳梗塞の治療は，梗塞の周囲にある**ペナンブラ**領域の血流改善と脳保護を行う．

a. 脳出血

- 脳出血急性期では，血圧高値をできるだけ早期に収縮期血圧140 mmHg未満

病型別CT所見	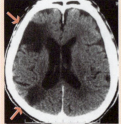 **a. アテローム血栓性脳梗塞** ・発生機序は血行力学性だけでなく塞栓性も考えられる	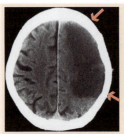 **b. 心原性脳梗塞** ・皮質と白質を含む広範で境界明瞭な梗塞を認める（矢印）	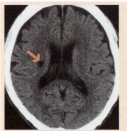 **c. ラクナ梗塞** ・右放線冠に10 mm大の小梗塞を認める（矢印）
CT所見の経過	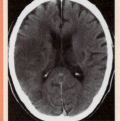 **a. 急性期（3日目）** ・右中大脳動脈領域に皮質を含む明瞭な低吸収域	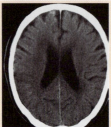 **b. 亜急性期（15日目）** ・梗塞巣は不明瞭化	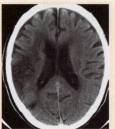 **c. 維持期（3ヵ月）** ・梗塞巣は明瞭化し，萎縮も伴っている

図3-5　脳梗塞画像
[（上段写真）前田正幸：脳梗塞．研修医必携救急で役立つ頭部CT・MRI（細矢貴亮，佐々木真理編），南江堂，p.35-36，2006より許諾を得て転載．（下段写真）及川博文：脳梗塞．研修医必携救急で役立つ頭部CT・MRI（細矢貴亮，佐々木真理編），南江堂，p.44，2006より許諾を得て転載］

> **memo**
> ポリファーマシーは多剤併用といわれているが，必要以上に薬剤が多く処方されている状態であるととらえた方が理解しやすい．ポリファーマシーとは，薬剤処方が不適切，または有害事象のリスクが潜在的にある状態であり，薬剤数がその目安になっている．服薬アドヒアランスとは，患者が薬剤の作用・副作用について十分な説明を受けて納得・理解し，主体的な治療を受けて継続した服薬を行うことである．

に降圧する．収縮期降圧の下限を110 mmHg超に維持することを考慮する．
- 脳出血急性期に用いる降圧薬としてカルシウム拮抗薬あるいは硝酸薬を選択し，血圧値に応じて投与量が調整可能な微量持続静注により安定的な降圧を行う．
- 降圧薬を含めて薬剤を必要以上に多く服用している**ポリファーマシー**では，服薬または処方・調剤の過誤の増加，薬物相互作用の増加，医療費の増大，服薬に伴うQOLの低下のみならず，転倒・骨折，食欲低下，認知機能低下などの老年症候群の出現にも関連する．
- また，高齢の高血圧患者は非高血圧患者に比べて多剤であることが多く，降圧薬の服薬アドヒアランスが不良となる要因として4剤以上の降圧薬服用が指摘されている．脳血管障害患者のポリファーマシーと服薬アドヒアランスは必ず確認する．
- 血腫が大きくて頭蓋内圧亢進をきたすような場合は，早期に血腫除去術が施行される．
- 血腫の大きさは意識状態と関連しており，意識が障害されない血腫は通常小さい血腫である．
- **急性水頭症**が生じた場合には，脳脊髄液を体外に排出する**脳室ドレナージ**が行われる．水頭症が持続する場合や，長期にわたり水頭症が持続することが予想される場合には，脳室内にたまった髄液を他の部位に流し込む**シャント術**が行われる．

b. クモ膜下出血

- クモ膜下出血軽症例においては再出血を予防することが重要であり，降圧，鎮静，鎮痛を十分に行う．
- 重症例においては脳循環動態の改善が重要であり，頭蓋内圧降下薬の投与，心肺合併症に注意した全身循環動態の管理が必要である．
- 破裂脳動脈瘤に対しては，破裂後早期に脳動脈瘤の柄部をクリッピングする根治手術が行われる．
- 脳動静脈奇形からの出血で脳内血腫が大きく，そのために頭蓋内圧が高度に亢進している場合には，緊急的に血腫の除去と異常血管塊の摘出が行われる．
- 水頭症が生じた場合には，脳圧をコントロールする目的で，脳室ドレナージもしくはシャント術が施行される．

c. 脳梗塞

- 抗凝固療法として，発症48時間以内の脳梗塞ではヘパリンなどが使用される．
- 脳保護薬として，脳梗塞の進展（症状の増悪）を抑制し，ペナンブラの脳機能を保護することができる**フリーラジカルスカベンジャー**＊（エダラボン）が使用される．アテローム血栓性脳梗塞，心原性脳梗塞に適用される．
- 血流改善には，抗トロンビン療法がある．これはアルガトロバンというトロンビンの作用を阻害する薬剤を用い，ペナンブラを含む虚血巣の微小循環を改善し梗塞巣の拡大を阻止する．アテローム血栓性脳梗塞，ラクナ梗塞に適用される．
- 抗血小板療法では，血流改善に有効であるオザグレルナトリウムとアスピリンが使用される．アテローム血栓性脳梗塞，ラクナ梗塞に適用され，とくにラクナ梗塞での有用性が確かめられている．
- 血栓溶解療法として，発症後4.5時間以内の超急性期に，**組織プラスミノーゲンアクチベーター（t-PA）** を静脈内投与することで，3ヵ月後の機能予後が有意に改善する．心原性脳梗塞に適用される．
- 脳浮腫の治療，再発予防として，グリセロールの静脈内投与がある．グリセロールは，脳浮腫や脳代謝を改善させ，脳血流量を増加させる働きがあり，心原性脳梗塞，ラクナ梗塞に適用される．
- 脳は虚血にならないように全身の血圧が変化しても脳血流を一定に保つ，脳血流自動調節機能がある．
- 急性期では，脳血流自動調節機能が病巣や周辺で破綻しており，降圧薬で血圧を低下させると虚血領域の血流がさらに低下，また血管拡張薬を投与すると健常部で血管が拡張して血流が低下することがある．著明な高血圧を呈さなければ降圧薬を使用しない．
- 収縮期血圧が＞220 mmHg，または拡張期血圧が＞120 mmHgの高血圧が持続する場合や，大動脈解離，急性期心筋梗塞，心不全，腎不全などを合併している場合に限り，慎重な降圧療法を行うことを考慮する．

② 病期とリハビリテーション

- 一般に脳血管障害後のリハビリテーションは，病期別に急性期，回復期，生活

＊**フリーラジカル** 壊死組織から放出される「活性因子」のことをいう．フリーラジカルは周囲の組織をも壊死させる働きがあるため，これらを抑制することが機能予後の向上につながる．

memo
脳血管障害の最近の傾向に，①脳出血より脳梗塞が多い，②重症例より軽症例が多い，③季節差がないなどがあげられる．治療では，とくに脳梗塞の治療について，新しいエビデンスが次々に示され，脳梗塞は「治せる病気」として注目を集めるようになってきている．

大動脈解離，急性心筋梗塞，心不全，腎不全の特徴と，なぜ慎重な降圧が必要なのか調べてみよう．

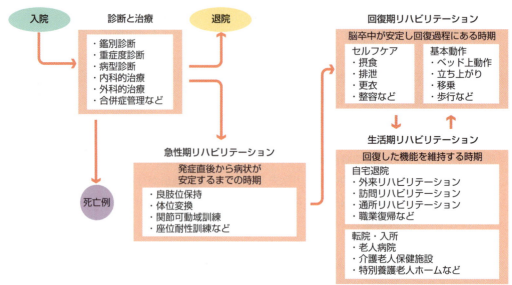

図3-6 医学管理とリハビリテーションの関係および病期の概念図
急性期では，廃用症候群の予防と早期からの運動学習によるセルフケアの自立を最大の目標とする．回復期では，最大の機能回復，ADL獲得を目指す．生活期においては，獲得した機能をできるだけ長期に維持する．

SU：stroke unit
SCU：stroke care unit

期に分けられる（図3-6）．

- **脳卒中ユニット（SU）** や **脳卒中ケアユニット（SCU）** などの組織化された包括的なリハビリテーションを行う専門病棟でのケアが，脳卒中患者の予後を改善する．

- 各病院には，特定の期間の枠組みの中で，医療スタッフや支援スタッフが行う1日の行動を一覧表にまとめたクリニカルパスがあり，脳卒中に対する標準的な治療を行うことができる．クリニカルパスは，患者のインフォームドコンセントや退院時指導に利用される（図3-7）．

- リハビリテーションの前に評価すべき項目は，全身状態の把握（呼吸状態，呼吸管理，不整脈の有無，点滴の頻度と種類，膀胱カテーテル，栄養摂取状況，心機能など），画像所見，各種検査所見，意識レベル，脳神経症候，高次脳機能障害，運動障害，感覚障害，四肢筋緊張，痙縮の有無，関節可動域，ADLなどである（第4章参照）．

- 微小梗塞などの脳卒中軽症例では片麻痺の回復は良好である．中等症から重症例の片麻痺では，後遺障害を残すことが多い．後遺障害を残した場合は，ADL自立を目指すリハビリテーションが重要となる．

- 発症後1ヵ月の間に最も機能障害の回復がみられ，その後も，緩やかな回復が発症後約1年近くまで認められるとされている．

a. 急性期

- 急性期リハビリテーションは，意識レベル，血圧，脈拍，心電図，呼吸状態，神経症候増悪の有無などをモニターしながら，個別に検討し，行っていく．とくに介入前後における呼吸・循環機能，意識状態の変化について注意深く観察

> **memo**
> 脳血管障害急性期では専門的集中治療が重要となる．専門医療スタッフから構成され，急性期から適切かつ濃厚な治療，リハビリテーションを計画し，組織的に実施する脳卒中専門治療病棟のSCUやSUは，死亡率の低減，在院期間の短縮，機能予後の改善，自宅退院率の増加，ADL・QOLレベルの向上において効果があるとされる．

病日	入院日	2病日	3病日	4病日	5病日	6病日	7病日	8病日から退院まで
日付	/	/	/	/	/	/	/	/
目標	脳梗塞の再発予防							
	転倒・転落の予防							
食事	嚥下機能を検査　食事内容を決定（絶飲食も有り）							
排泄	ベッド上で尿器	トイレ使用（尿道カテーテル）						
清潔	清拭		シャワー浴					入浴（15病日）
薬物療法	点滴治療（エダラボン，アルガトロバン，ヘパリン）							
	抗血栓薬，コレステロール改善薬，降圧薬，など							継続的に服用する抗血栓薬を処方
検査	頭部CT，胸部レントゲン，心電図	頸動脈エコー		必要に応じて頭部CT検査				頭部CT検査（13病日）
	採血	採血	採血				採血	
リハビリ		医師の診察後，血圧に注意しながらリハビリテーション（理学療法）を実施						
説明指導	医師より病状や検査の説明							医師による病状と今後の方針の説明
	入院時オリエンテーション							
	入院時治療計画書の説明							地域連携パスの説明

※症状，経過によってはスケジュール通りにならない場合がある．t-PA静注療法なし．

図3-7　脳梗塞クリニカルパス

すると同時に，医師・病棟スタッフとの連携が不可欠である．

- 急性期リハビリテーションの目的は，合併症に対する早期介入，臥床による廃用症候群の防止，早期離床，ベッド上動作の獲得，ADL能力の向上である．

b. 回復期

- 回復期リハビリテーションは，座位耐久性が高まり，より積極的なリハビリテーションが可能になった時期で，最大の機能回復を目指して理学療法や作業療法，言語療法などをより専門的かつ集中的に行う．
- 歩行などの移動手段を獲得し，ADLの自立性を高め，社会復帰の準備を行う．

c. 生活期

- 維持期リハビリテーションでは，回復期リハビリテーション終了後の慢性期脳卒中患者に対して獲得した機能を維持するように，訪問や外来でのリハビリテーションを行う．
- 家庭や職場での役割を担い，通所施設や機能訓練事業，患者会活動などの社会参加によりQOLの維持向上をはかる．

③ 廃用症候群とリハビリテーション

- 脳血管障害に伴う障害には，脳損傷と直接関連する一次障害のほかに，二次障害があり，その多くは廃用症候群としてまとめられる．

---

memo

理学療法士は医師，看護師，作業療法士，言語聴覚士，ケースワーカーなどと協働し，医療チームの一員として組織的にリハビリテーションにかかわることが重要である．それによって，患者の機能予後や社会参加，QOLの向上をはかることができる．

表3-1 廃用症候群と発生阻止のためのリハビリテーション

主な廃用症候群	予防としての主なリハビリテーション
起立性低血圧	■ 早期からの座位，立位訓練
廃用性筋萎縮	■ 可能な限りの自動運動
関節拘縮	■ 早期離床 ■ 良肢位保持，愛護的な関節可動域訓練
廃用性骨萎縮	■ 早期からの歩行
異所性骨化	■ 1日少なくとも4時間以上の立位，座位
深部静脈血栓症	■ 早期離床および積極的な歩行 ■ 間欠的空気圧迫法（メドマー）
体力（心肺機能）の低下	■ 早期からの座位，立位訓練
褥瘡	■ 早期離床 ■ 良肢位保持，愛護的な関節可動域訓練
精神機能低下	■ リハビリテーションの種類や環境に配慮

- 主な廃用症候群には，**起立性低血圧**，**廃用性筋萎縮**，**関節拘縮**，**廃用性骨萎縮**，**異所性骨化**，**深部静脈血栓症**，**体力（心肺機能）の低下**，**褥瘡**，**精神機能低下**がある（表3-1）．
- 運動麻痺などによって自ら運動を行うことが困難な脳血管障害では，容易に廃用症候群を発生するため，理学療法の役割がきわめて重要となる．
- 廃用症候群はいったん生じてしまうと機能の回復を妨げ，悪循環を引き起こす．
- 廃用症候群は疾患に直接由来するわけではない二次障害なので，十分な対策がとられれば，原理的には予防可能である．
- 十分な**リスク管理**のもとに急性期からの組織的かつ積極的なリハビリテーションを展開することで，廃用症候群を予防する．

4 理学療法（PT）の開始基準とリスク管理

a. 開始基準

- 脳血管障害では，重症例ほど種々の合併症が高率にみられ，リハビリテーションの阻害因子となる．
- 理学療法開始基準として，①意識レベルが**日本昏睡尺度**（JCS，表3-2）でⅠ桁，②神経症候の増悪がないこと，③運動禁忌の心疾患や全身合併症がないこと，とする考えが一般的である．

JCS：Japan Coma Scale

GCS：Glasgow Coma Scale

- 意識レベルの世界標準の尺度として，**グラスゴー昏睡尺度（GCS，表3-3）**も頻用されており，開眼，言葉による応答，運動による応答の状態で意識障害の程度を評価するものである．
- 実際の開始は，主治医の判断によって行われるため，理学療法士はこの要請に十分応えられる知識と技術を備えておく必要がある．

b. リスク管理

- 脳血管障害は多くのリスクファクターを基礎に発症するため，神経症状に加え，全身状態を管理しながら理学療法を実施する．
- 脳卒中急性期の理学療法では，血圧，脈拍，呼吸，経皮的動脈血酸素飽和度，

表3-2 日本昏睡尺度：Japan Coma Scale (JCS)

Ⅲ桁	刺激しても覚醒しない状態	
	300	まったく動かない
	200	手足を少し動かしたり顔をしかめたりする（除脳硬直を含む）
	100	はらいのける動作をする
Ⅱ桁	刺激すると覚醒するが刺激をやめると眠り込む状態	
	30	痛み刺激で辛うじて開眼する
	20	大きな声，または体をゆさぶることにより開眼する
	10	呼びかけで容易に開眼する
Ⅰ桁	刺激をしなくても覚醒している状態	
	3	名前，生年月日がいえない
	2	見当識障害あり
	1	大体意識清明だが，今ひとつはっきりしない

覚醒の程度によって分類したもの．3-3-9度方式とも呼ぶ．数値が大きくなるほど意識障害が重いことを示す．

表3-3 グラスゴー昏睡尺度：Glasgow Coma Scale (GCS)

大分類	小分類	スコア
1. 開眼 （eye opening：E）	自発的に開眼 言葉により開眼 痛み刺激により開眼 開眼しない	4 3 2 1
2. 言葉による応答 （verbal response：V）	見当識あり（正常） 錯乱状態 不適当な言葉 理解できない声 発声なし	5 4 3 2 1
3. 運動による応答 （best motor response：M）	命令に従う 痛み刺激の部位に手足をもってくる 痛み刺激により四肢を屈曲する 　逃避するような屈曲 　異常屈曲位 痛み刺激により四肢が伸展 痛み刺激によってもまったく動かさない	6 5 4 3 2 1

正常ではE・V・Mの合計15点，深昏睡では合計3点となる．

- 意識，体温などのバイタル徴候に配慮する．
- 急性期理学療法では，合併症を予防し，機能回復を促進するために，24～48時間以内に病態に合わせた理学療法を開始することは妥当と考えられている．
- 意識障害がある場合には，①舌根沈下，気道内分泌や吐物による気道閉塞，②呼吸中枢の障害による呼吸パターンの異常に注意する．
- <u>訓練の中止基準は，アンダーソン-土肥の中止基準がよく用いられる</u>（**表3-4**）が，何よりも医師・病棟スタッフとの連携・情報交換が重要である．
- 理学療法プログラムは，脳卒中の病態，個別の機能障害，日常生活動作の障害，社会生活上の制限などの評価およびその予後予測に基づいて計画する．
- 十分なリスク管理のもと，早期座位・立位，装具を用いた早期歩行訓練，摂食・嚥下訓練，セルフケア訓練などを含んだ積極的な理学療法を発症後できる

表3-4　アンダーソン-土肥の中止基準
1. 訓練を行わないほうがよい場合
1) 安静時脈拍120/分以上
2) 拡張期圧120 mmHg以上
3) 収縮期圧200 mmHg以上
4) 動作時しばしば狭心痛を起こす
5) 心筋梗塞発作後1ヵ月以内
6) うっ血性心不全の所見の明らかなもの
7) 心房細動以外の著しい不整脈
8) 安静時すでに動悸，息切れがある
2. 途中で訓練を中止にする場合
1) 運動中，中等度の呼吸困難が出現した場合
2) 運動中，めまい，嘔気，狭心痛が出現した場合
3) 運動中，脈拍が140/分以上になった場合
4) 運動中，1分間10個以上の不整脈が出現した場合
5) 運動中，収縮期圧40 mmHg以上，または拡張期圧20 mmHg以上上昇した場合
3. 途中で訓練を休ませて様子を見る場合
1) 脈拍数が運動前の30%以上上昇した場合
2) 脈拍数が120/分をこえた場合
3) 1分間10個以下の不整脈の出現
4) 軽い息切れ，動悸が出現した場合

だけ早期から行う．

5 急性期のベッドサイドでのリハビリテーション

a. 良肢位保持

■ **良肢位**とは，安静時臥床を余儀なくされ，拘縮など廃用症候の発生が予測されるときに，機能障害が最小限になるように考えられた肢位である（**図3-8**）．

■ 起こりやすい不良肢位は，肩関節の内転・内旋位，肘関節屈曲・前腕回内位，手関節掌屈・手指関節屈曲位，股関節屈曲・外転・外旋位，膝関節屈曲位，足関節の内反尖足位である．

■ 下肢の伸展緊張が高い場合には，麻痺側骨盤の下から大腿にかけて枕を置き，下肢の外旋を防ぎ，膝関節を軽度屈曲位に保つ（**図3-8a**）．

■ 下肢の弛緩性の状態が長く続く場合，足板を使用して，尖足を予防する．

■ 体位変換は，バイタルサインに重篤な変化がなければ発症直後から2時間に1回以上，こまめに行う（**図3-8bc**）が，可能なかぎり早期離床をはかる．

b. 関節可動域訓練

■ 意識障害の有無にかかわらず，関節の拘縮を予防するために，各関節をゆっくりと疼痛の起こらない範囲で他動的に動かす（**他動運動**）．

■ 病状が安定したら，非麻痺側の手で麻痺側の手をもち，自力で関節運動を行わせる．下肢も同様に非麻痺側で麻痺側を動かす（**自己他動運動**）．

■ わずかでも随意運動が出現すれば運動を介助して随意運動を促通し，徐々に自動運動を強化する（**自動介助運動**，**自動運動**）．

c. 座位耐性訓練

■ 意識障害がJCS Ⅰ桁では，積極的に座位耐性訓練を行うことができる．

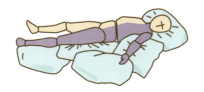

a. 背臥位姿勢（図は左片麻痺）
①頭は枕で支える
②麻痺側上肢は肩甲骨を前方に引き出すため，枕を使用する
③非麻痺側上肢は自由にする
④麻痺側骨盤下から大腿にかけて枕を置き，下肢外旋を防ぐ

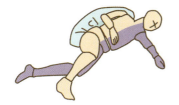

b. 麻痺側を下にした姿勢（図は左片麻痺）
①頭は頸椎上部で屈曲
②体幹は後方に軽度回旋して後ろの枕で支える
③麻痺側上肢は前方に引き出し肩関節屈曲 90°位を保つ
④前腕は回外位とする
⑤非麻痺側上肢は身体の後ろまたは枕上に置く
⑥麻痺側下肢は股関節伸展と軽度膝関節屈曲位を保つ

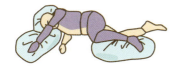

c. 麻痺側を上にした姿勢（図は左片麻痺）
①頭は枕で支える
②体幹はベッドに直角になるようにする
③麻痺側上肢は前方に引き出し肩関節屈曲 100°位で枕を支持する
④非麻痺側上肢は自由にする
⑤麻痺側下肢は股・膝関節屈曲位として枕で支える
⑥非麻痺側下肢は股関節伸展位，軽度膝関節屈曲位とする

図3-8 良肢位保持

- JCS Ⅱ，Ⅲ桁では，医師，看護師などと緊密に連携し，注意深い観察（顔色，表情，あくび）と，バイタルサインのチェックを的確に行いながら，実施する．
- 座位耐性訓練は，ギャッチ座位30°から始め，45°，60°，最高位（80～90°），そして車いすと順に，それぞれ30分保持可能となればつぎの段階に進む．
- 一般に，車いすで30分以上の座位耐性が獲得できれば，リハビリテーション室での各種訓練を開始する．
- 早期離床により，深部静脈血栓症や褥瘡，関節拘縮，体力低下，誤嚥性肺炎などの合併症を予防する．

学習到達度自己評価問題

以下の項目について説明しなさい．
1. 脳血管障害の病型と，それぞれの特徴
2. 脳血管障害の病型と画像（CTやMRI）所見の特徴，およびその経過
3. 急性期の内科，外科的治療と目的
4. 発症からの医学管理とリハビリテーションの流れ
5. 各病期（急性期，回復期，維持期）におけるリハビリテーションの目標と内容
6. 急性期リハビリテーションの意義
7. 廃用症候群と，その予防
8. 急性期リハビリテーションのリスク管理
9. 急性期リハビリテーションの中止基準
10. ベッドサイドでのリハビリテーションの目標と内容，および方法

片麻痺

4 片麻痺患者の評価①

一般目標 GIO

1. 脳血管障害で生じるさまざまな機能障害が，活動制限や参加制約にどのように関連しているのかを理解する.
2. 理学療法評価が，最終的な目標を果たすうえで必要となる，患者の状況や問題の把握，目標の設定，治療プログラムの立案を行うための連続的な過程であることを理解する.

行動目標 SBO

1. ICFの概念モデルを用いて脳血管障害によって生じる機能障害と活動制限，参加制約の関係を説明できる.
2. 脳血管障害による機能障害を一次障害と二次障害に分け，その関係性を説明することができる.
3. 脳血管障害の理学療法評価の流れや，各種の評価方法の意義と方法を説明することができる.

調べておこう ?

1. 「評価」「検査」「測定」という用語のそれぞれの定義について調べよう.
2. 国際障害分類（ICIDH）と国際生活機能分類（ICF）の違いについて調べよう.
3. 脳血管障害に伴い出現する機能障害の種類とその原因を調べよう.
4. 基本動作，ADL，QOLについて調べよう.

A 評価の考え方

1 機能障害発生の経緯と障害の特徴

- 脳血管障害は，死因別死亡率の第4位で要介護の原因の第2位となっている.
- 危険因子には，高血圧や糖尿病，脂質異常症や心房細動（心疾患）などの基礎疾患および喫煙や大量飲酒，肥満，運動不足といった生活習慣があげられる.
- このような背景をもつ脳血管障害患者は，再発のリスクを有しており，とくに発症早期の急性期での理学療法評価は，この点に十分留意したうえで疾患の治療内容や運動負荷の許容範囲などのリスク管理基準を把握して実施する.
- 脳血管障害の機能障害は，一次障害と二次障害に分けられる.
- 運動麻痺や感覚障害といった一次障害の多くが永続的に続く障害であり，この

表4-1	廃用症候群
1.	筋萎縮，筋力低下
2.	関節拘縮，関節可動域制限
3.	代謝障害 　a. 骨粗鬆症 　b. 尿路結石
4.	循環障害 　a. 起立性低血圧 　b. 静脈血栓 　c. 沈下性肺炎 　d. 褥瘡
5.	括約筋障害 　a. 尿失禁 　b. 便秘
6.	心理的荒廃

[Hirschberg GG（著），三好正堂（訳）：リハビリテーション医学の実際—身体障害者と老人の治療技術，第2版，日本アビリティーズ社，p.32-45，1980より引用]

ことを前提に理学療法評価と理学療法の実施をしなければならない．
- 二次障害の代表的なものには，一次障害が原因の活動性低下によって生じる廃用症候群（**表4-1**）があり，片麻痺患者では自ら運動することが困難であることから，高頻度に発生する．
- そのため，関節可動域テストや徒手筋力テストなどの検査は麻痺側肢だけでなく，非麻痺側肢も含めた評価も行う必要がある．
- その他に，不適切な身体活動などによって生じる誤用症候群や過度の身体活動による過用症候群にも注意する必要がある．
- 脳血管障害からの機能回復の機序としては，脳浮腫の改善や虚血性ペナンブラの改善，血腫の吸収，機能解離（diaschisis）の消失などがあげられる．
- このような機能回復過程を理解するとともに，当面の目標である自宅復帰に必要な機能を獲得するという現実的対応も視野に入れた治療プログラムの立案が必要となる．

② 国際生活機能分類（ICF）と理学療法

ICF：International Classification of Functioning, Disability and Health
ICD：International Statistical Classification of Diseases and Related Health Problems
ICIDH：International Classification of Impairments, Disabilities, and Handicaps

- 国際生活機能分類（ICF）は，国際疾病分類（ICD）を補完する形で1980年に誕生した国際障害分類（ICIDH）の改訂版として2001年に採択された（**図4-1，表4-2**）．
- ICIDHは，疾病の諸帰結を「機能障害」「能力低下」「社会的不利」という3つの次元で定義し，生活機能障害をきたす原因の否定的側面を明確にすることを重視した．
- 一方，ICFは障害といった否定的側面よりも肯定的側面を重視するという方針から，個人・環境因子なども重要な項目となっている．しかし，障害を3つのレベルでとらえているという点では不変であることは知っておく必要がある．
- 片麻痺患者をICIDHの概念でとらえると，①脳血管障害による運動障害として片麻痺（機能障害）が生じ，②その片麻痺が原因で，「座る」「立つ」「歩

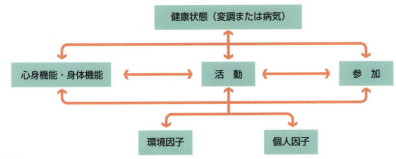

図4-1　ICF構成要素の相互関係

表4-2　ICF概念モデルにおける肯定的側面と否定的側面

肯定的側面	機能的・構造的統合性	活動・参加
	生活機能	
否定的側面	機能障害（構造障害を含む）	活動制限 参加制約
	障害	

- く」などの活動に制限（活動制限）をきたし，③さまざまな場への参加が困難（参加困難）となる，といった障害構造となる．
- 一方，ICFの概念でとらえると，上述した内容は否定的側面として同様であるが，肯定的な側面として残存機能や意欲，また個人因子（年齢，性格など）や環境因子（家族構成や家屋構造，社会的資源など）なども考慮して，家庭・地域への復帰，社会参加を目指すことになる．

3 理学療法評価の着眼点

- ICIDH，ICFいずれの概念モデルであっても，理学療法の目的は，機能障害によって生じた活動制限や参加制約を軽減させるため，日常生活活動（ADL）の基盤となる基本動作を改善させることである．
- 理学療法評価は，その達成に向けた一連の過程であり（図4-2），理学療法の目標（ゴール）設定，治療プログラムの立案，実施した治療プログラムの効果判定などの意義をもつ．
- 脳血管障害は，運動麻痺をきたす運動器系の問題があると同時に，中枢神経系や循環器系の問題も認める（図4-3）．
- そのため，まずはリスク管理基準といった循環器系および中枢神経系の問題に対する情報をカルテなどから事前に収集しておく．
- そのうえで，運動器系の問題が主となる機能障害を把握するための検査・測定を行い，その結果と活動制限，参加制約との関係性を明らかにし，治療プログラムの立案に活用する．
- 治療プログラムへの展開に際しては，まずは実施した各種の検査・測定結果を統合して対象者の状況を解釈し，問題点を抽出する（「統合と解釈」）．

ADL：activities of daily living

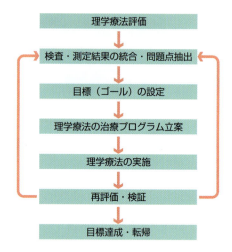

図4-2 理学療法の実行過程

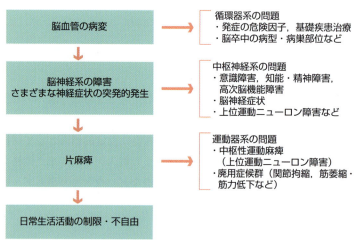

図4-3 複合臓器疾患としての脳血管障害

- そして的確な「目標設定」を行い，その達成に向けた「理学療法の治療プログラムの立案」をするといった思考過程を経る（**図4-2**）．
- なお，治療プログラムの立案では，脳血管障害による機能障害の回復をみすえながらも，同時に残存機能の強化や補装具の活用などをすることで活動制限の改善を目指したものとする．
- また，家庭や地域社会への復帰を延長線上にみすえ，参加制約に対しても考慮が必要である．

B 脳血管障害の総合的な評価

- 脳血管障害では多様な運動障害が生じる．その症状は損傷部位や大きさだけでなく，脳血管障害の病期（急性期，回復期，生活期）により変化する場合があ

る.
- そのため，理学療法評価は脳血管障害の病期に応じた確認も必要となる.

1 リスク管理

- 脳血管障害の治療では，脳卒中の病型（梗塞・出血）に応じた治療だけでなく，その背景（危険因子）にある高血圧や糖尿病，脂質異常症，心房細動などの基礎疾患に対する治療内容や投薬状況，コントロール状況を確認する必要がある.
- また，MRIやCT画像などの確認を行い，脳損傷の部位や脳浮腫の程度なども事前に確認する.
- まず，全身状態を把握するため，バイタルサイン（呼吸，体温，脈拍，血圧など）の確認を行う.
- 通常，脈拍は橈骨動脈，血圧は上腕動脈で測定をする. 呼吸については，呼吸リズムや回数，深さ（換気量）を測定し，必要に応じてSpO$_2$の確認もする.
- また，視診にて，顔色や皮膚色調などの観察や自覚症状などの聴取も行う.
- とくに急性期では，意識障害を有し循環動態など全身状態が不安定な患者も多いことから，生命維持にかかわるリスク管理は最重要事項となる. 検査・測定を実施する前に必ず，医師（主治医やリハビリテーション医）の指示内容や病棟での状態などの情報を看護師に確認する.

2 検査・測定の成立条件

- 理学療法評価に用いられる検査・測定の大半は，円滑なコミュニケーション能力を介した患者の協力が必要となる.
- そのため，その前提となる意識状態や精神・認知機能，言語機能，コミュニケーション能力などを事前に確認しなければならない.
- とくに意識状態は脳血管障害において最も重要な指標であり，意識障害をきたすとリハビリテーションの進め方や機能的予後に大きく影響する.
- 定量的評価法としては，日本昏睡尺度（JCS）やグラスゴー昏睡尺度（GCS）などが一般的に用いられる.

JCS : Japan Coma Scale
GCS : Glasgow Coma Scale

- JCSは簡便な評価であり国内で広く使用されている（**表4-3**）.
- GCSは，開眼，言葉による応答，運動による応答の3項目で構成され（**表4-4**），JCSより詳細に評価できることから国際的に広く使用されているが，気管挿管患者や失語患者では正確に評価しづらいといった欠点がある. また，精神・認知機能に問題がある場合においても，指示理解が必要となり検査・測定結果の信頼性が失われるので注意が必要である.
- 言語機能やコミュニケーション能力については，少なくとも単文レベルの理解と表出する能力が必要であり，これらに障害がある場合は，その後の検査・測定のみならず理学療法の実施にも支障をきたす可能性がある.
- なお，評価において各種の検査スケールを用いることも可能であるが，会話の内容や行動を観察することで察知することも可能であり，その記録が重要となる.

表4-3　日本昏睡尺度：Japan Coma Scale（JCS）

Ⅲ桁	刺激しても覚醒しない状態	
	300	まったく動かない
	200	手足を少し動かしたり顔をしかめたりする（除脳硬直を含む）
	100	はらいのける動作をする
Ⅱ桁	刺激すると覚醒するが刺激をやめると眠り込む状態	
	30	痛み刺激で辛うじて開眼する
	20	大きな声，または体をゆさぶることにより開眼する
	10	呼びかけで容易に開眼する
Ⅰ桁	刺激をしなくても覚醒している状態	
	3	名前，生年月日がいえない
	2	見当識障害あり
	1	大体意識清明だが，今ひとつはっきりしない

覚醒の程度によって分類したもの．3-3-9度方式とも呼ぶ．数値が大きくなるほど意識障害が重いことを示す．

表4-4　グラスゴー昏睡尺度：Glasgow Coma Scale（GCS）

大分類	小分類	スコア
1. 開眼 （eye opening：E）	自発的に開眼 言葉により開眼 痛み刺激により開眼 開眼しない	4 3 2 1
2. 言葉による応答 （verbal response：V）	見当識あり（正常） 錯乱状態 不適当な言葉 理解できない声 発声なし	5 4 3 2 1
3. 運動による応答 （best motor response：M）	命令に従う 痛み刺激の部位に手足をもってくる 痛み刺激により四肢を屈曲する 　　逃避するような屈曲 　　異常屈曲位 痛み刺激により四肢が伸展 痛み刺激によってもまったく動かさない	6 5 4 3 2 1

正常ではE・V・Mの合計15点，深昏睡では合計3点となる．

③ 脳血管障害の総合評価

■ 脳血管障害の病態は意識障害だけでなく運動障害や感覚障害，高次脳機能障害など多岐にわたるため，患者を多面的に評価してその障害の全体像を把握する必要がある．以下に客観的な総合評価について代表的なものを紹介する．

a. mNIHSS

■ 脳卒中患者の急性期臨床試験に利用するために開発された神経学的重症度を測る尺度で，病巣の大きさや転帰先の予測，治療効果と関連があり，2001年に改訂がなされたものである．

■ 旧版NIHSSの評価項目は，意識水準，意識障害（質問・従命），注視，視野，顔面麻痺，上肢運動（左・右），下肢運動（左・右），運動失調，感覚，言語，

mNIHSS：modified National Institutes of Health Stroke Scale

構音障害，消去現象と注意障害の各項目を，0～2点，0～3点，0～4点のいずれかで評価する．合計点数は0～42点となり，点数が低いほど機能が良好であることを示し最重症が42点となるが，意識障害が重度の場合は失調の項目が評価できないため，臨床上の最大値は40点となる．

- mNIHSSでは，上記項目のうち意識水準，顔面麻痺，運動失調，構音障害の4項目は信頼性が低い，または重複しているという理由から削除されている．評価も0～1点，0～2点，0～3点，0～4点のいずれかで行い，合計点数も0～31点となっている．
- 評価を行ううえで，必ず判定表に記載された順番通りに評価を行うこと，一度評価した項目の点数は修正しないこと，患者を誘導しない（指示されている部分を除く）ことなどの注意点がある．

b. JSS

JSS：Japan Stroke Scale

- 日本脳卒中学会が提唱した評価方法で，脳血管障害の重症度評価である．
- 意識，言語，無視，視野欠損または半盲，眼球運動障害，瞳孔異常，顔面麻痺，足底反射，感覚系，運動系（手・腕・下肢）の12項目について，2または3段階で評価し，その後定められた計算式にあてはめて合計点を算出する．点数が高いほど，重症であることを示す．
- 急性期の病態を評価するものがJSSであるが，それ以外に脳卒中運動障害重症度スケール（JSS-M）や脳卒中高次脳機能スケール（JSS-H），脳卒中感情障害（うつ・情動障害）スケール（JSS-D・JSS-E）がある．すべて脳卒中学会のホームページよりダウンロード可能である．

c. Fugl-Meyer Assessment

- 運動機能（上肢：66点，下肢：34点）とバランス（14点），感覚（24点），他動的関節可動域と関節痛（88点）の3分類113項目からなる．各項目0～2点で判定し，合計点数（0～226点）を算出する．高得点であるほど機能良好であることを示す．
- 項目数は多いが，後述するブルンストロームステージより身体機能を詳細に評価することが可能であり，国際的な評価法として世界的に広く用いられている．

d. SIAS

SIAS：Stroke Impairment Assessment Set

- わが国で開発された評価法であり，運動機能，筋緊張，感覚機能，関節可動域と疼痛，体幹機能，高次脳機能，非麻痺機能の7分類22項目からなる．
- 各項目0～3点，0～5点のいずれかで判定し，合計点数（0～76点）を算出する．高得点であるほど機能良好であることを示す．
- 運動機能については，上肢近位（膝・口テスト），上肢遠位（手指テスト），下肢近位（股屈曲テスト），下肢遠位（膝伸展テスト），下肢遠位（足パットテスト）の5項目（0～5点）で構成され，25点が最高得点となる（表4-5）．

表4-5 Stroke Impairment Assessment Set Motor（SIAS-M）

上肢近位（膝・口テスト）	
座位において患肢の手部を対側膝（大腿）上より挙上し，手部を口まで運ぶ．この際，肩は90°まで外転させる．そして膝上まで戻す． これを3回繰り返す．肩，肘関節に拘縮が存在する場合は可動域内での運動をもって課題可能と判断する．	0：まったく動かない 1：肩のわずかな動きがあるが手部が乳頭に届かない 2：肩肘の共同運動があるが手部が口に届かない 3：課題可能．中等度のあるいは著明なぎこちなさあり 4：課題可能．軽度のぎこちなさあり 5：健側と変わらず，正常

上肢遠位（手指テスト）	
手指の分離運動を，母指〜小指の順に屈曲，小指〜母指の順に伸展することにより行う．	0：まったく動かない 1：1A：わずかな動きがある．または集団屈曲可能 　　1B：集団伸展が可能 　　1C：分離運動が一部可能 2：全指の分離運動可能なるも屈曲伸展が不十分である 3：課題可能（全指の分離運動が十分な屈曲伸展を伴って可能）．中等度のあるいは著明なぎこちなさあり 4：課題可能．軽度のぎこちなさあり 5：健側と変わらず，正常

下肢近位（股）（股屈曲テスト）	
座位にて股関節を90°より最大屈曲させる．3回行う．必要ならば座位保持のための介助をして構わない．	0：まったく動かない 1：大腿にわずかな動きがあるが足部が床から離れない 2：股関節の屈曲運動あり，足部は床より離れるが十分ではない 3〜5：膝・口テストの定義と同一

下肢近位（膝）（膝伸展テスト）	
座位にて膝関節を90°屈曲位から十分伸展（−10°程度まで）させる．3回行う．必要ならば座位保持のための介助をして構わない．	0：まったく動かない 1：下腿にわずかな動きがあるが足部が床から離れない 2：膝関節の伸展運動あり，足部は床より離れるが十分ではない 3〜5：膝・口テストの定義と同一

下肢遠位（足パットテスト）	
座位または臥位，座位は介助しても可．踵部を床につけたまま，足部の背屈運動を協調しながら背屈・底屈を3回繰り返し，その後なるべく早く背屈を繰り返す．	0：まったく動かない 1：わずかな背屈運動があるが前足部は床から離れない 2：背屈運動あり，足部は床より離れるが十分ではない 3〜5：膝・口テストの定義と同一

［千野直一ほか（編著）：SIASの具体的評価方法．脳卒中の機能評価—SIASとFIM［基礎編］，金原出版，2012を参考に著者作成］

C　片麻痺患者の機能障害に対する理学療法評価

- ここでは，上位運動ニューロン障害（片麻痺など）をはじめとする脳血管障害の一次障害に直接関連する検査・測定，一次障害が原因の活動性低下によって生じる二次障害に対する検査・測定，身体運動の遂行状況に対する検査・測定などを説明する．

- とくに片麻痺患者における運動機能は，質的側面（関節の分離運動といった運動様式の変化）と量的側面（筋出力低下）に変化をきたすため，それぞれの判定方法や基準を十分に理解する必要がある．

表4-6 ブルンストロームステージ Brunnstrom stage

stage	内容	検査課題 上肢（腕）	検査課題 手指	検査課題 体幹・下肢
I	随意運動がみられない	■弛緩麻痺	■弛緩麻痺	■弛緩麻痺
II	共同運動が一部出現 連合反応が誘発される	■わずかな屈伸筋共同運動	■全指屈曲がわずかに出現	■わずかな屈伸筋共同運動 ■Raimiste現象の出現
III	十分な共同運動が出現	■関節運動を伴う屈筋共同運動	■全指屈曲で握ることが可能だが，離すことができない	■関節運動を伴う屈筋共同運動
IV	分離運動が一部出現	■腰の後ろに手をもっていく ■肘伸展位で肩屈曲90° ■肘屈曲90°での前腕回内外	■不十分な全指伸展 ■横つまみが可能で母指の動きで離すことができる	■（座位）膝を90°以上屈曲した足の後方への移動 ■（座位）踵接地での足背屈（3種類の補助テスト）
V	分離運動が全般的に出現	■肘伸展位・前腕回内位での肩外転90° ■肘伸展位で手を頭上まで挙上 ■肘伸展肩屈曲90°での前腕回内外	■対向つまみ ■円柱または球握り ■全可動域の全指伸展	■（立位）股伸展位での膝屈曲 ■（立位）踵接地での足背屈（3種類の補助テスト）
VI	分離運動が自由にできる やや巧緻性に欠ける	■ステージV間での課題がすべて可能だが，非麻痺側と比し円滑さに欠ける	■ステージVまでの課題すべてと個別の手指運動が可能	■立位での骨盤挙上の範囲をこえた股外転 ■足内反と外反を伴う膝を中心とした下腿の内外旋

1 脳血管障害の一次障害に対する検査・測定

a. 運動麻痺の評価

- 脳血管障害により生じる運動麻痺はさまざまな動作制限の要因となるため，運動麻痺を客観的に評価することは，予後予測をするうえで大変重要である．
- 『脳卒中治療ガイドライン2021』では，運動麻痺評価としてブルンストロームステージ（BS），総合評価として，先述したNIHSS, JSS, SIAS, Fugl-Meyer Assessmentのうち少なくとも1つを用いることが推奨されている．

BS：Brunnstrom Stage

- わが国では片麻痺の重症度評価としてブルンストロームステージ（表4-6）が広く普及している．
- これは，中枢神経障害による運動麻痺の回復過程で出現する連合反応や病的共同運動に焦点を当てた検査法であり，関節の分離運動という質的要素を評価する．
- 判定は，上肢，手指，体幹・下肢それぞれ6段階（Stage I～VI）で評価する．

4章の動画一覧

動画4-1

> **memo**
>
> **共同運動**
>
> 　錐体路障害による片麻痺患者が随意運動を試みた際に麻痺側上肢・下肢の諸筋に収縮が同時に起こる現象．特徴的な運動パターンを呈する．
>
> 　上肢は屈曲パターン（**動画4-1**），下肢は伸展パターン優位となることが多い．
>
> | 上肢 | 肩甲帯 | 肩 | 肘 | 前腕 | 手首 | 手指 |
> |---|---|---|---|---|---|---|
> | 屈曲パターン | 挙上・後退 | （伸展）・外転・外旋 | 屈曲 | 回外 | 掌屈 | 屈曲 |
> | 伸展パターン | 前方突出 | （屈曲）・内転・内旋 | 伸展 | 回内 | 背屈 | 伸展 |
>
> | 下肢 | 股 | 膝 | 足部 |
> |---|---|---|---|
> | 屈曲パターン | 屈曲・外転・外旋 | 屈曲 | 背屈・内反 |
> | 伸展パターン | 伸展・内転・内旋 | 伸展 | 底屈・内反 |

- 実際の検査に際して，<u>Stage Ⅳ・Ⅴでは，それぞれ2～3項目の課題動作があり，その可・不可によって判定する</u>．
- 各Stageの運動がすべて可能となる前に，次のStageの運動が可能となる場合もあるため，1つ以上の課題が可能な最も高いStageを判定する．
- なお，判定の結果は，単にStageの数値のみを記述するのではなく，各課題動作の遂行状況についても具体的に併記しておくことが重要である．そうすることで，ブルンストロームステージの原理を基にした12段階片麻痺回復グレード法への対応も可能となる．
- 分離性がよく（Stageが高く）ても，筋出力が弱い患者も存在する．日常生活活動との関連性を考えると，質的な側面に加え，後述する筋力という量的側面の把握も不可欠である．

MMT：manual muscle test

- このような必要性に対応するため，ブルンストロームステージやDanielsの徒手筋力テスト（MMT）に基づいて，上肢（指尖つまみ動作，肘屈曲，肩外転），下肢（足背屈，膝伸展，股屈曲）の動きを6段階で評価するMotricity Indexなども応用的に利用する．

b. 筋緊張・深部腱反射および病的反射の評価

- 脳血管障害では，上位運動ニューロン障害として運動麻痺だけでなく，筋緊張や腱反射の亢進，病的反射の出現などがみられる．
- これらの検査は，一般的には錐体路障害の診断に用いられるが，それだけでなく，錐体路障害の症状や程度，関節可動域や基本動作への影響などを確認する目的としても重要である．
- 脳血管障害における筋緊張の異常は，通常，痙縮や強剛痙縮を呈するが，急性期で運動麻痺が重度の場合は筋緊張が低下し弛緩性となる場合もある．
- 検査では，静止時の筋緊張を視診や触診で観察したり，他動運動による被動抵抗を検査したりする方法がある．

mAS：modified Ashworth Scale

- 他動運動による筋緊張検査の代表的なものに<u>改訂アシュワース尺度（mAS）（**表4-7**）があり，対象となる筋の筋緊張の状態を6段階で点数化することで</u>

表4-7　改訂アシュワース尺度 modified Ashworth Scale

0	筋緊張増加なし
1	軽度の筋緊張増加あり 屈曲，伸展運動で引っかかる感じと消失感を受ける．もしくは最終域でわずかな抵抗感を受ける
1+	軽度の筋緊張増加あり 明らかに引っかかる感じがある．もしくは可動域2分の1以下の範囲でわずかな抵抗感を受ける
2	はっきりとした筋緊張の増加あり 可動範囲全域で抵抗感を受けるが容易に可動させることができる
3	かなりの筋緊張増加あり 他動運動は困難である
4	患部は固まり，屈曲，伸展運動ができない

客観的な評価が可能となる．
- 腱反射は単シナプスの伸張反射であり，筋緊張の程度とよく相関するとされている．
- 一般的に，上肢では上腕二頭筋や上腕三頭筋，腕橈骨筋反射，下肢では膝蓋腱やアキレス腱反射などが実施される．
- 亢進を認める場合は，腱→筋腱移行部→筋腹の順に打腱器で叩打する部位を変えて，亢進の程度を確認する．
- 判定の方法は，反射の出現程度によって消失（−）から著明な亢進（＋＋＋＋）の6段階で評価し，判定結果を記載する．
- また，クローヌス（間代）は腱反射の著明な亢進を意味しており，膝クローヌス（膝蓋腱）や足クローヌス（アキレス腱）を検査するのが一般的である．
- 病的反射は，正常では認められないもので，その出現は病的意義を有し，錐体路障害を意味することが多い．
- 代表的な病的反射はBabinski反射であり，最も信頼できる錐体路障害である．
- 陽性の場合は，母趾は伸展し，他の4趾には開扇徴候を認める．
- 上肢の病的反射には，Hoffmann反射，Tromner反射，Wartenberg反射があり，陽性であれば母指の内転・屈曲を認める．

c. 感覚の評価
- 脳血管障害による感覚障害は，頻度の高い神経症候の1つである．
- 感覚障害を呈することで感覚フィードバックが障害されるため，運動の巧緻性の低下が認められる．
- また，感覚障害が重度となると麻痺側肢の管理が不十分となり，けがや熱傷などの原因にもなりうる．
- 感覚検査では触覚や痛覚，温度覚といった表在感覚（脊髄視床路），関節覚（位置覚・運動覚）や振動覚といった深部感覚（後索路），2点識別覚といった複合感覚を確認する．
- 本検査は，常に患者の主観に依存するため，意識状態やコミュニケーション能力が不良な場合や認知機能障害が認める場合は，正確な検査の実施が困難とな

る．
- また，評価をする際は，**視覚代償が生じないように目隠しなどで遮蔽する**必要がある．
- 表在感覚の検査部位は，身体感覚分布図に則った詳細なものではなく，麻痺側上下肢それぞれの部位（上腕，前腕，手部，大腿，下腿，足部など）の感覚について，「正常・鈍麻・脱失」で判定する．
- まず，麻痺側上下肢に刺激を与え，応答がなかった場合は「脱失」と判定する．
- 応答があった場合は，非麻痺側にも同様の刺激を与え，非麻痺側の正常を10とした時に，麻痺側の同じ部位の感覚の程度を点数で答えさせる．
- 位置覚では，評価者が麻痺側の関節を他動的に動かし非麻痺側で模倣させる方法と，麻痺側の関節を動かした後にどの位置にあるかを口頭で答えさせる方法がある．
- 運動覚では，手指や足趾の側面を評価者がつまみ，上下に動かしてどちらに動いたかを答えてもらう方法を実施する．
- 振動覚は，体幹や四肢の骨突出部に音叉（128 HzのC音叉）の振動刺激を与える方法を実施する．
- 各検査には専用の器具を使用すると便利である．
- 触覚検査では筆やブラシ，痛覚検査では痛覚計や安全ピン，振動覚では音叉，2点識別覚ではコンパスなどを使用する．
- 器具を持ち合わせていない場合は，代用として触覚ではティッシュペーパー，痛覚では爪楊枝などを用いることもある．

② 脳血管障害の二次障害に対する検査・測定

- 脳血管障害の患者を評価する場合，一次障害が原因の活動性低下によって生じる二次障害の評価も重要であり，とくに非麻痺側肢で関節可動域テストや徒手筋力テストに異常が認められる場合は**廃用症候群の発生**を疑わなければならない．
- また，脳血管障害で必発する機能障害ではないものの，疼痛は動作遂行に影響を及ぼす可能性が高いため，疼痛検査の実施も必要となる．

a. 関節可動域テスト

- 脳血管障害における関節可動域制限の要因は，一次的障害である痙縮や強剛痙縮といった筋緊張異常が持続することで生じる筋短縮や，不使用・不動などによって二次的に発生する．

- とくに筋緊張亢進は上肢では屈筋群，下肢では伸筋群が優位となるため，それらを考慮して検査の測定ならびに関節可動域制限の原因となる要因（<u>筋短縮・疼痛など</u>）を確認する．
- 関節可動域は，他動運動によるものと自動運動によるものがあるが，脳血管障害の場合は，自動運動では病的共同運動の影響を受ける可能性があるため，他動運動による測定を行う．
- 注意点として，急性期の麻痺側肩関節で弛緩性を呈している場合は容易に関節

損傷を生じる可能性があるため，屈曲・外転運動を全可動域で確認する必要はなく，90〜120°程度以内にとどめる必要がある．
- 関節可動域制限の原因の1つである筋短縮は，とくに下肢では，腸腰筋やハムストリングス，腓腹筋で生じやすく，基本動作やADLに影響を与えるため，それぞれの短縮の程度を確認する．

b．徒手筋力テスト（筋力評価）

- わが国の臨床場面では筋力評価としてDanielsの徒手筋力テスト（MMT）が頻繁に用いられている．
- 一般的に検査対象は非麻痺側肢であるが，原法通りの肢位で実施できないことが多いため，原法にこだわらず実際に行った測定肢位や方法について評価基準に準じた判定法を利用して結果を表す．
- とくに下肢筋力は基本動作能力やADL動作能力への関連が強いため，測定の必要性が高い．
- しかしながら，MMTでは，Grade4と5の段階づけにおいて，信頼性の問題（セラピスト間で再現性が乏しい）が指摘されている．
- そのため，Grade4以上の場合は，徒手筋力計（ハンドヘルドダイナモメーター）などを利用して客観的数値を測定することが有用である．
- 一方，上肢についてはMMTでの判定表示を利用するとともに，握力計による数値を用いることが実用的である．
- 麻痺側肢の測定において，MMTは基本的に単関節運動による筋力を測定するため，四肢の分離運動が困難な片麻痺患者では，麻痺側肢の評価を原法通りに実施することは困難である．
- ブルンストロームステージがⅣ以上の軽症片麻痺であれば，非麻痺側肢と同様の方法で実施する．

c．疼痛検査

- 脳卒中発症後の疼痛は障害側で認められることが比較的高く，理学療法の阻害因子となることも多い．
- 検査は，感じる痛みの強度を測定する量的評価（<u>視覚的アナログスケール（VAS）</u>や数値評価スケール（NRS））だけでなく，その痛みがどのような性質なのかを測定する質的評価も必要となってくる．

VAS：visual analogue scale
NRS：numeric rating scale

- 質的な評価では，疼痛の発生について「**部位はどこか**」「**どのような時に発生するか**」「**いつ頃から発生しているか**」「**どの程度の痛みで，日常生活に支障をきたしているか**」「**どのような痛みか（患者の言語表現）**」などを確認し，その痛みが安静時痛・運動時痛，および急性疼痛・慢性疼痛かを鑑別する必要がある．
- その際，痛みが発生する部位を視診・触診することで炎症所見などがないかについても確認をしておく必要がある．
- 脳血管障害患者ではコミュニケーション障害をきたしている場合も多いため，上述した内容を聴取できない可能性がある．
- そのような場合には，患者の姿勢や姿勢変換時，動作時の表情などを確認して

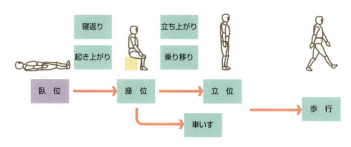

図4-4 基本動作と各姿勢・動作の特徴

おく必要がある．
- 脳血管障害患者では，麻痺側の不動が原因で生じる痛みだけでなく，視床痛を代表とした中枢痛や末梢と中枢の要因で生じる肩手症候群などを合併する場合があるため，それぞれの病態を理解しておく必要がある．

3 身体運動の遂行状況に対する検査・測定

- 身体運動を行う際の安定性や円滑性，効率性，耐久性，持続性について，ADLを遂行する際に用いる基本動作を中心に確認する．
- なお，この検査・測定は身体運動がある程度可能でなければ実施が困難である．
- 基本動作は，一般的に基本的ADLや社会的行動など目的のある動作や行動を遂行するために用いられる．
- また，基本動作テストを中心としたこれらの評価は，機能障害と密接に関連するため，治療プログラムの立案に必要な項目となる．

a. 基本動作テスト・動作分析

- 基本動作とは，ADL諸活動を遂行するための姿勢や動作で，寝返り・起き上がり，座位，立位，立ち上がり，乗り移り，歩行，車いす動作の8種があり（図4-4），起居動作，移乗動作，移動動作という表現が用いられる場合もある．
- 基本動作能力が低下した状態が機能的制限（機能障害の帰結として生じる障害）であり，理学療法の主要な介入対象であるため，基本動作テストは必須の検査となる．
- 基本動作テストは，ふらつきや転倒などの十分配慮したうえで，**一般的な日常生活上の物理的環境下で可能な限り人的介助を除外した状態で**，各姿勢や動作の遂行能力や安定性を確認する（最大限の能力の確認）．
- それぞれの基本動作は，**身体分節**の位置関係によって決まる**身体重心**と**支持基底面**で構成され，その遂行には適切な**力源**と**関節機能（可動性・支持性）**が不可欠である．
- このテストを分析的に行う（動作分析）ことで，機能障害と活動制限との関係性を明らかにすることができ，治療プログラムの立案にも役立つ．
- 一方，ADLテスト（実生活で行っている動作）と混同されることがあるため，注意が必要である．

表4-8 Trunk Control Test

評価項目（ベッド上）	採点方法
1. 麻痺側への寝返り	0点：介助なしでは行えない
2. 非麻痺側への寝返り	12点：動作可能であるが，正常ではない*
3. 背臥位からの起き上がり	25点：正常に遂行可能
4. 座位の保持	

*寝具やひも，またはモンキーポールを引っ張ったり，座るときに腕を使って自分を支えたりする．

[Collin C, et al：Assessing motor impairment after stroke：a pilot reliability study. J Neurol Neurosurg Phychiatry 53：576-579, 1990を参考に著者作成]

- 基本動作の遂行能力をみるうえで，その**安定性**や**円滑性**，**効率性**を評価することは重要であり，これらは広義の意味で運動の協調性としてとらえることができる．
- 座位や立位といった姿勢保持が中心の基本動作では**安定性**を確認し，起き上がりや立ち上がり，歩行といった重心移動や支持基底面の変化を伴う基本動作では**安定性**に加え，**円滑性**や**効率性**も確認する．
- 一般的に片麻痺患者においては，機能障害などによる一次的な逸脱運動と，その逸脱運動を補うための二次的現象である代償運動の出現が認められる．
- 重心移動や支持基底面の変化を伴う基本動作では，時間的な連続性をいくつかの相に区分して，観察することで，どのタイミングで逸脱した運動が起こっているのかを把握することができ，問題点を絞り込むことが可能となる．
- その際，正常運動機能とどの程度違いがあるのかを明らかにするのではなく，運動麻痺の存在を前提にしたうえで，実際に行っている動作の遂行状況に影響を与える問題点を観察し客観的に記録する．
- 寝返りや起き上がりは，基本動作の評価として最初に取り上げられることが多いが，両者とも重心移動や支持基底面の変化を伴う動作であるため，運動麻痺が重度な片麻痺患者にとっては難易度の高い動作になってしまう．
- そのため，基本動作テストは患者の運動麻痺に応じて，姿勢保持の確認から優先して行なった方がよい場合もある．
- 座位や立位保持，歩行などの基本動作は，運動失調検査の一側面であるバランス機能という観点からも，必要に応じて検査を実施する．
- 代表的なものに，FRTやTUG，BBS，10MWTなどがあり臨床現場でもよく用いられている．さらにバランス機能に関連する体幹機能評価としては，TISやTCTなどがあり，ここでは急性期のベッド上で使用でき起居動作で構成されるTCTについて解説する．
- TCTは，麻痺側と非麻痺側への寝返りと起き上がり，座位バランスの4つの動作について，3段階（0点，12点，25点）で判定する100点満点の指標である（表4-8）．簡便であるが，難易度が低いため軽症例では天井効果がでる可能性がある．

FRT：functional reach test
TUG：timed up and go test
BBS：Berg balance scale
10MWT：10 meter walk test
TIS：trunk impairment scale
TCT：trunk control test

表4-9 修正ボルグBorgスケール

0	感じない (nothing at all)
0.5	非常に弱い (very very weak)
1	やや弱い (very weak)
2	弱い (weak)
3	
4	多少強い (somewhat strong)
5	強い (strong)
6	
7	とても強い (very strong)
8	
9	
10	非常に強い (very very strong)

b. 耐久性テスト

- 耐久性には，座位や立位といった抗重力姿勢に対する**重力耐性**や身体運動負荷に対する**運動耐容能**など多様な側面がある．
- 病期に応じて，どのような側面の耐久性を評価するかを明らかにしておく．
- 重力耐性については，廃用症候群を予防するためにできる限り早期から抗重力姿勢を取ることが重要であるため，急性期といった発症早期に評価する機会が多い．
- 具体的には，座位姿勢を保持した際の意識レベルやバイタルサインの変化（血圧低下など），自覚症状（気分不良などの訴え），持続可能な時間，その時の姿勢の特徴などを確認する．
- 運動耐容能の評価は安定した身体運動がある程度可能にならなければ困難であるが，評価をすることで効果的な運動処方が可能となる．

- 運動耐容能の評価として，6分間歩行テスト（6MWT）が用いられる場合があるが，本来，この検査は呼吸器疾患や心疾患といった運動器に問題のない内部障害症例を対象とした検査であり，歩行距離や呼吸困難感などを評価するものである．

6MWT：6 minutes walking test

- そのため，片麻痺患者といった運動機能低下を認める患者への適応する場合は，慎重に検討をしなければならない．
- 実際の臨床場面においては，エルゴメーターやトレッドミル，反復運動を用い，その運動の実施時間や心拍数の増加率，主観的疲労度（表4-9）などで評価する．

c. 活動量の評価

- 近年，脳卒中患者における身体活動量が注目され，その低さが問題となっている．
- 身体活動量の低下は，活動制限や参加制約にも影響を及ぼすため評価が必要である．評価には，機器を用いた方法と質問紙による評価する方法がある．

LSA：life-space assessment

- 質問紙評価として，LSAは生活空間を測定する代表的な尺度であり，対象者の生活範囲を5段階（居室内，敷地内，近隣，町内，町外）の5段階に分類し，

表4-10　日本語版 life-space assessment

生活空間レベル1
a：この4週間，あなたは自宅で寝ている場所以外の部屋に行きましたか
生活空間レベル2
a：この4週間，玄関外，ベランダ，中庭，（マンションの）廊下，車庫，庭または敷地内の通路などの屋外に出ましたか
生活空間レベル3
a：この4週間，自宅の庭またはマンションの建物以外の近隣の場所に外出しましたか
生活空間レベル4
a：この4週間，近隣よりも離れた場所（ただし町内）に外出しましたか
生活空間レベル5
a：この4週間，町外に外出しましたか

- 上記aの設問について，①はい，②いいえで回答する．
- さらにaで①「はい」を選択した場合，生活空間レベル1〜5で同一に設けた3つの質問とその回答の選択肢を回答に示す．

b：この4週間，上記生活空間に何回行きましたか．①週1回未満，②週1〜3回，③週4〜6回，④毎日
c：上記生活空間に行くのに，補助具または特別な器具を使いましたか．①はい，②いいえ
d：上記生活空間に行くのに，他者の助けが必要でしたか．①はい，②いいえ

［一般社団法人日本理学療法学会連合：E-SAS評価用紙，https://www.jspt.or.jp/esas/pdf/e-sas-s-hyouka.pdf（2024年12月24日アクセス）を参考に著者作成］

各範囲での移動の有無と頻度，自立度によって過去1ヵ月間の個人の活動量を得点化し評価する（表4-10）．総合得点が高いほど生活空間が広いことを示す．

D　活動制限・参加制約などの観察と調査

1 活動制限（ADL能力）の観察と調査

- 脳卒中の理学療法の目的は基本動作能力の自立度の向上であることから，関連するADLの評価は最重要事項である．
- ADLの代表的な評価方法としては，バーセルインデックスと機能的自立度評価法（FIM）があり，リハビリテーションのアウトカムの指標として用いられている．

FIM：functional independence measure

- バーセルインデックスは10項目（食事，移乗，整容，トイレ動作，入浴，歩行，階段昇降，着替え，排便コントロール，排尿コントロール）から構成され，合計点は0〜100点で点数が高いほど自立度が高い（表4-11）．
- 簡便に使用できるため使用頻度が高い評価指標であるが，尺度が2〜4段階と大まかであり，介護負担度の詳細が反映されない．
- FIMは，バーセルインデックスの改良版として1983年に米国で考案され，1991年に日本語版が作成された．
- 運動項目13項目と認知項目5項目の18項目で構成されており，介助の程度を7段階（完全自立7点から全介助1点）で評価する（表4-12）．合計点は18〜126点で点数が高いほど，自立度が高い．
- FIMは採点基準が7段階と細かく，運動項目のみならず認知項目（コミュニケ

表4-11 バーセルインデックス

項　目	点　数	記　述	項　目	点　数	記　述
食　事	10	自　立	階段昇降	10	自　立
	5	部分介助		5	部分介助
いすとベッドの間の移乗	15	自　立	更　衣	10	自　立
	10	最小限の介助		5	部分介助
	5	移乗の介助	排便自制	10	自　立
整　容	5	自　立		5	部分介助
トイレ動作	10	自　立	排尿自制	10	自　立
	5	部分介助		5	部分介助
入　浴	5	自　立			
移　動	15	自　立			
	10	部分介助			
	5	車いす使用			

表4-12 機能的自立度評価法（FIM）

	7　完全自立（時間，安全性含めて） 6　修正自立（補助具使用）	介助なし
レ ベ ル	部分介助 　5　監　視 　4　最小介助（患者自身で75％以上） 　3　中等度介助（50％以上） 完全介助 　2　最大介助（25％以上） 　1　全介助（25％未満）	介助あり

	入院時	退院時	フォロー アップ時
セルフケア			
A. 食　事	箸 スプーンなど		
B. 整　容			
C. 清　拭			
D. 更衣（上半身）			
E. 更衣（下半身）			
F. トイレ動作			
排泄コントロール			
G. 排尿コントロール			
H. 排便コントロール			
移　乗			
I. ベッド，椅子，車いす			
J. トイレ			
K. 浴槽，シャワー	浴槽 シャワー		
移　動			
L. 歩行，車いす	歩行 車いす		
M. 階　段			
コミュニケーション			
N. 理　解	聴覚 視覚		
O. 表　出	音声 非音声		
社会的認知			
P. 社会的交流			
O. 問題解決			
R. 記　憶			
合　計			

注意：空欄は残さないこと．リスクのために検査不能の場合はレベル1とする．

Copyright 1990　Research Foundation of the State University of New York

表4-13 日本版 modified Rankin Scale (mRS) 判定基準

	modified Rankin Scale	参考にすべき点
0	まったく症候がない	自覚症状および他覚徴候がともにない状態である
1	症候はあっても明らかな障害はない 日常の勤めや活動は行える	自覚症状および他覚徴候はあるが，発症以前から行っていた仕事や活動に制限はない状態である
2	軽度の障害： 発症以前の活動がすべて行えるわけではないが，自分の身の回りのことは介助なしに行える	発症以前から行っていた仕事や活動に制限はあるが，日常生活は自立している状態である
3	中等度の障害： 何らかの介助を必要とするが，歩行は介助なしに行える	買い物や公共機関を利用した外出などには介助を必要とするが，通常歩行，食事，身だしなみの維持，トイレなどには介助を必要としない状態である
4	中等度から重度の障害： 歩行や身体的要求には介助が必要である	通常歩行，食事，身だしなみの維持，トイレなどには介助を必要とするが，持続的な介護は必要としない状態である
5	重度の障害： 寝たきり，失禁状態，常に介護と見守りを必要とする	常に誰かの介助を必要とする状態である
6	死亡	

ーション，社会的認知）を含み，ADLの変化を細やかにとらえることができるため脳血管障害患者には有用である．

- しかし，評価基準が詳細であるため，評価に習熟していないと多くの時間を要してしまう．
- また，最小介助4点と中等度介助3点など区別が不明瞭なりがちであるため，利用者間で判定基準の理解を共有しておく必要がある．
- 一般的にADLの評価は，実生活の中で行っている「しているADL」を判定する．また，できるADL（最大限の能力で行えること）も評価することで，患者の実生活における課題も抽出しやすくなる．
- 脳血管障害患者の生活自立度を評価する方法として，mRS（**表4-13**）が国際的に広く使用されている．

mRS：modified Rankin Scale

- grade 0（無症候）〜grade 5（重度の障害），grade 6（死亡）の7段階で評価し，機能的予後の評価項目として使用されている．

2 参加制約の評価

- 参加は，生活や人生場面へのかかわりなど社会的状態であり，家庭での役割や仕事，地域社会との関わりなども含まれ，生活の質（QOL）に関わる要素である．

QOL：quality of life

- 理学療法においては，個人の健康状態に起因する健康関連QOLを評価することが多い．
- ここでは，健康関連QOLの代表的な包括的尺度（特定の疾患患者に限定しな

SF-36® : MOS Short-Form
36-Item Health Survey

い）として用いられることの多い，SF-36®について解説する．

- SF-36®は，①身体機能，②日常役割機能（身体），③体の痛み，④社会生活機能，⑤全体的健康感，⑥活力，⑦日常生活機能（精神），⑧心の健康の8つの下位尺度36項目の質問で構成される．
- なお，SF-36v2®には国民標準値が設定されており，それを基準にして得られた点数が高いのか低いのかを評価できる．なお，使用には使用登録申請が必要となる．

学習到達度自己評価問題

以下の項目について説明しなさい．

1. ICFとICIDHのそれぞれの概念モデルの特徴を踏まえ，脳血管障害患者の機能障害，活動制限，参加制約の関係性を説明しなさい．
2. 脳血管障害患者の評価時におけるリスク管理について，事前に確認すべき項目と評価時に確認する項目をそれぞれあげなさい．
3. 脳血管障害による代表的な機能障害の二次障害を挙げ，その原因を説明しなさい．
4. ブルンストロームステージおよびSIASの運動麻痺の判定において，用いられる課題動作をそれぞれあげなさい．
5. 基本動作テスト・動作分析実施において，それらの遂行能力をみるうえで確認しなければならない点について説明しなさい．

片麻痺

5 片麻痺患者の評価②

一般目標　GIO

1. 理学療法プロセスにおける目標設定の重要性と予後予測の情報の活用方法を理解する.
2. 理学療法評価に基づき，目標達成のために展開する理学療法，運動療法の在り方について理解する.

行動目標　SBO

1. 検査・測定実施時のリスクや実施条件を説明できる.
2. 代表的な予後予測方法に基づいて，歩行能力やADL等を予測できる.
3. 個別性を反映した目標設定を行う方法について説明できる.
4. 評価，予後予測，目標設定に基づいた理学療法の進め方について説明できる.
5. 結果に基づいて自己の理学療法プロセスを振り返る重要性を説明できる.

調べておこう

1. 脳卒中治療ガイドラインで推奨されている評価法の評価項目・内容を調べよう.
2. 身体機能・動作能力の改善や自宅退院の可・不可に影響を与える因子を調べよう.
3. 予後予測に関する情報を調べ，集めよう.
4. 代表的な運動療法の手段について調べよう.

A 理学療法評価の実際

1 理学療法評価の目的

- 理学療法評価は，患者の有する機能障害，活動制限，参加制約を構造的に把握し，適切な理学療法を提供するために行われる.
- 理学療法評価は初めて患者を担当した際の初期評価として，また，理学療法の経過や効果を確認するための中間評価，最終評価として行われる.
- 中間評価や最終評価は，治療経過を把握し，理学療法の介入効果を判定することで，問題点の仮説やプロセスの正誤を振り返るために行われる. これにより，理学療法プログラムの修正や今後の方針が決定される.

2 評価項目の選定と事前情報収集

- 前章（第4章「片麻痺患者の評価①」）で記載したように，多種多様な障害を呈する脳卒中患者を評価する際には，脳卒中治療ガイドライン2021で推奨さ

表5-1	脳卒中治療ガイドラインで推奨されている評価法	
評価対象		評価尺度
機能障害	総合評価	Fugl-Meyer Assessment (FMA)
		National Institutes of Health Stroke Scale (NIHSS)
		Stroke Impairment Assessment Set (SIAS)
		脳卒中重症度スケール (JSS)
	麻痺	Brunnstrom Recovery Stage (BRS)
	痙縮	(modified) Ashworth Scale (mAS)
活動制限・参加制約	ADL	Functional Independence Measure (FIM)
		Barthel Index (BI)
	成果指標	modified Rankin Scale (mRS)
		Glasgow outcome scale (GOS)

[日本脳卒中学会脳卒中ガイドライン委員会：脳卒中治療ガイドライン2021［改訂2023］，pp44-45，協和企画，2023より許諾を得て改変して転載]

れている評価尺度を優先的に用いる．これにより機能障害，活動制限，参加制約の各要素に対応した評価を行う（**表5-1**）．

- 脳画像情報などから合併が予測される機能障害（たとえば半側空間無視や運動失調など）があれば，検査・測定項目を追加する．
- 検査・測定の実施にはさまざまなリスクを伴うため，疾患，合併症の情報を事前に収集し**リスク管理**に努める必要がある．とくに循環器疾患（心疾患や高血圧），代謝性疾患（糖尿病や脂質異常症）のコントロール状況，さらに脳血管障害の病型や治療状況を把握しておく必要がある．脳出血か脳梗塞か，また脳梗塞ではアテローム性か心原性かで血圧管理法，投薬，また安静度が変わるためとくに注意を払う必要がある．
- 意識障害や高次脳機能障害は検査・測定の信頼性に影響するため，脳画像などからその合併を予測し，検査・測定項目の選定や実施順序の計画に反映させるとよい．
- 高齢者では変形性膝関節症などの運動器疾患を合併していることも多いため，既往歴，手術歴，病前の歩行能力などを聴取しておき，必要に応じて整形外科的検査も考慮する．加齢の影響によりサルコペニア，認知機能低下を合併している可能性も考慮しておく．
- 臥床期間が長い場合は廃用症候群をすでに合併している可能性もある．

③ 評価の手順

- 初回理学療法では十分な説明を行い，患者の心情の理解や不安を和らげる対応を心がける．
- 全身状態の変化を把握するため適宜バイタルサインを計測し，リスク管理に努める．
- 計画した検査・測定（SIASやmASなど）の実施だけではなく，患者の表情や姿勢アライメント，また意欲や疲労感などにも注意を払い，検査・測定のペースや負荷量を調整する．

SIAS：Stroke Impairment Assessment Set
mAS：modified Ashworth Scale

表5-2	動作における実用性
安定性	転倒せずに動作を遂行する能力
協調性	滑らかに動作を遂行する能力
持久性	繰り返して動作を遂行する能力
速度性	ある程度の速さで動作を遂行する能力
応用性	さまざまな環境に適応して動作を遂行する能力

[木村貞治：理学療法における評価の考え方と進め方．理学療法学 **47**：93-101, 2020 より引用]

表5-3	SMART ゴール
Specific	具体的である
Measurable	測定可能である
Achievable	達成可能である
Realistic/Relevant	現実的/問題と関連がある
Timed	期限がある

- 実施した評価は診療記録として残し，経過を追えるように整理しておく必要がある．
- 患者の状態や経過に合わせて初期評価，中間評価，最終評価などの実施時期を計画しておくとよい．
- 得られた結果をもとに，問題点の抽出と整理，予後予測，目標設定，さらにそれらに基づいた理学療法プログラムの立案を行う．

4 統合と解釈

- 得られた検査・測定結果を解釈し，当該症例が有する障害をICFのカテゴリー（第4章，**図4-1**参照）に基づいて整理する．
- 心身機能・構造，活動，参加の各階層間の問題がもつ因果関係を考察し，当該症例において影響の大きな障害が何かを考察する必要がある．
- 症例のニーズ，家族構成，社会背景，生活環境など，さまざまな個人因子，環境因子が活動レベル，参加レベルの問題をどのように修飾しているのかを考察する必要がある．
- 当該症例のリハビリテーション目標の達成を阻害している因子が何かに着目して問題点をまとめるとよい．

5 目標設定

- 検査・測定や社会背景の聴取によって得られたあらゆる情報を活用し，患者の個別性を考慮した目標を設定するためには，**表5-2**, 5-3に示した**実用性を重視した目標**や**SMARTを基準とした目標**（SMARTゴール）を考えることが重要である．
- 動作における実用性の一例としては，安定性，協調性，持久性，速度性，応用性の5つの要素がある（**表5-2**）．歩行能力を例にあげるならば，安定性や協調性の向上に加え，個々の患者が社会生活を可能な限り自立して営むためには，どのような環境下で（応用性），どれくらいの距離を（持久性），どれくらいの速さで（速度性）歩く必要があるのか，これらの点を踏まえて理学療法の目標を設定するとよい．
- SMARTゴールとは，5つの要素（具体的，測定可能，達成可能，現実的/問題と関連がある，期限がある）が組み込まれた目標のことである（**表5-3**）．前述の動作における実用性とあわせて考えることで，具体的（S）かつ測定可能

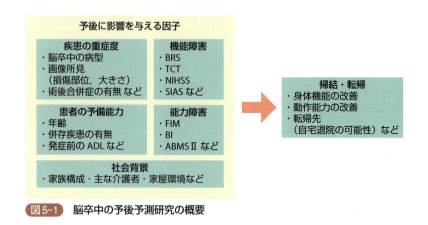

図 5-1 脳卒中の予後予測研究の概要

な（M），問題点と関連性の高い（R）目標を設定することができる．
- しかしながら，臨床経験の少ない理学療法士や学生には，とくに達成の可能性（A）や達成にかかる時間（T）を予測し，詳細な目標を設定することは困難である．そのため，この2つの要素に関しては，予後予測に関する情報を収集し，その情報を活用して考える必要がある．

6 目標設定に必要な予後予測

- SMARTゴールを設定するためには，その目標が達成可能であるかを検討する必要がある．そのためには精度の高い予後予測が必要となる．
- 予後予測で重要なことは，何を何で予測するかである（図5-1）．たとえば，将来の歩行能力を予測したい場合，入院時の基本的ADLの評価結果を用いる．また発症3ヵ月後のFIM（ADLの自立度）を予測したいのであれば，発症2週間のFIMスコアを用いる．その他にも予後に影響を与える因子があるため，複数要因を考慮して予測する必要がある．

FIM：functional independence measure

- 運動麻痺や感覚障害，高次脳機能障害の回復の予測に脳画像情報は有用である．
- 運動麻痺の症状を画像から予測する際は，まず錐体路に出血や梗塞などの病変がないかを確認する．<u>錐体路は，中心前回から始まり，放線冠，内包後脚，中脳の大脳脚，橋，延髄の錐体へと続く</u>．画像上でこれらの部位が同定でき，錐体路の通り方を三次元的にイメージできることが重要である．

- 感覚障害の症状を画像から予測する際は，中心後回，放線冠，視床の後外側腹側核，脳幹内の内側毛帯や脊髄視床路に出血や梗塞などの病変がないかを確認する．詳細な部位の同定が難しい場合は，錐体路との位置関係からおおまかに同定する．

*カットオフ値　ある検査や測定の結果に基づき，陽性・陰性を識別する数値のことである．

- FIMや10m歩行テストの自立・非自立を分けるカットオフ値*はSMARTゴールの設定にも有用である．

a. 歩行能力の予後予測

- わが国では，脳卒中後の歩行能力の予後予測法として古くから二木の予後予測が用いられている．臨床現場で簡便に用いられることから，現在も多くの臨床家が目標設定時の参考にしている．そのため，予後予測の導入として必ず押え

ておきたい方法である.

- 二木が提唱した予後予測法は，入院時，入院後2週時，入院後1ヵ月時のベッド上生活の自立状況や基本的ADL（食事・尿意の訴え・寝返り）の実行状況，下肢の運動麻痺の程度，発症前の歩行能力，年齢，意識障害，認知症，両側障害（体幹のバランス障害を含む），高度の心疾患の9項目を用いて，入院後1ヵ月，2ヵ月，3ヵ月での歩行能力を予測している（**図5-2**）.
- 二木の予後予測法により，前述のSMARTゴールでいう**達成にかかる時間**（**T**）を「入院〇ヵ月後」の時点とし，「歩行自立」の**達成の可能性**（**A**）を見通すことで，目標設定に必要な情報として活用できる.
- 二木は歩行能力に関連する運動麻痺の予後を推定するために，重症度（ブルンストロームステージ）別の経時的変化を示した（**図5-3**）.
- **体幹機能**と**麻痺側の下肢機能**（**筋力**）の2項目の評価結果により将来の歩行能力を予測する方法が複数報告されている（**図5-4**，**表5-4**）.なお，本表の麻痺側の下肢筋力のスコアであるMIは**表5-5**のようにMMTの合計で求められる.

MI：Motricity Index
MMT：manual muscle test

- その他に歩行能力の予後を予測する方法を表にまとめた（**表5-6**）.対象（急性期，回復期）の違いや予測因子（座位保持能力1項目から，最大9項目を用いるもの）の違いがあるため，症例に応じてうまく活用したい.

b. ADLの予後予測

- 回復期リハビリテーション病棟における退院時FIMの予後予測式がある.
  回復期の退院時FIM予測式＝33.04＋（−0.34×年齢）＋（−3.88×合併症あり）＋（−0.11×発症後入院病日）＋（2.44×入院時GCS）＋（−1.68×発症前mRS）＋（0.53×入院時運動FIM）＋（1.25×入院時認知FIM）

GCS：Glasgow Coma Scale
mRS：modified Rankin Scale

- この式は，①年齢が若いほど，②合併症がないほど，③発症後入院病日が早いほど，④入院時GCSが高いほど，⑤発症前mRSが低いほど，⑥入院時運動FIMが高いほど，⑦入院時認知FIMが高いほど退院時FIMの得点が高くなることを示している.
- 小山らの**対数曲線による予後予測法**（**図5-5**）とFIM運動関連の各項目の難易度を示した**ADL構造解析図**（**図5-6**）は有用である.算出方法を平易に改変したFIM予測式もあるのでそれを用いるとよい（**図5-5**）.

c. 転帰先の予後予測

- 急性期病院の理学療法士は，**転帰先をみすえた目標設定と理学療法の提供が必要**となる.ここでは，NIHSSを用いた急性期以降の転帰先の予測に関する情報を整理した表（**表5-7**）と病型別の転帰先のデータ（**図5-7**）を示す.

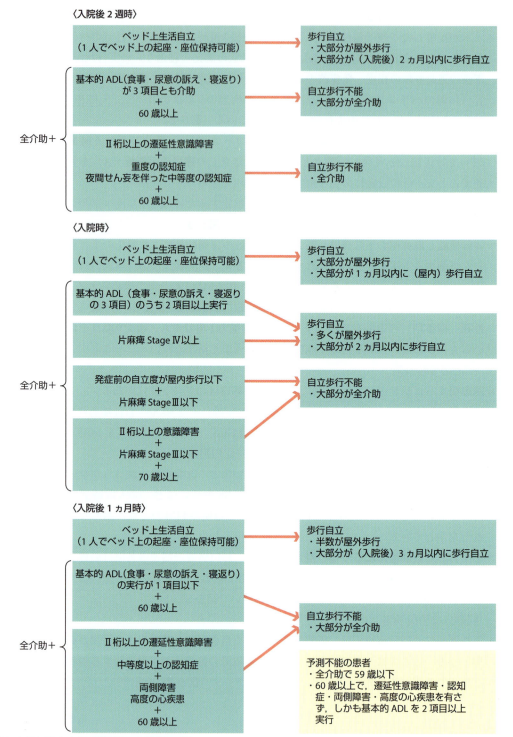

図 5-2 二木による最終自立度予測基準の視覚的図式化
[二木　立：脳卒中リハビリテーション患者の早期自立度予測．リハ医学 19：201-223，1982 を参考に著者作成]

A 理学療法評価の実際　065

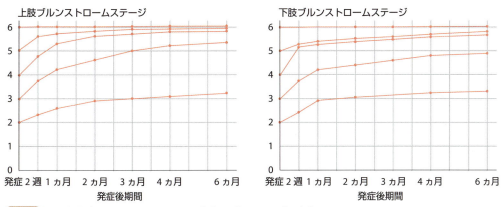

図5-3 発症時ブルンストロームステージ別，平均ステージの変化
[二木立：脳卒中患者の障害の構造の研究―(第1報)片麻痺と起居移動動作能力の回復過程の研究．総合リハ 11：465-476，1983 より引用]

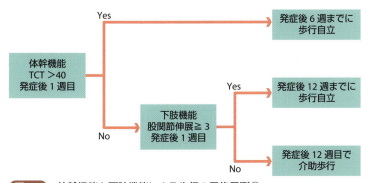

図5-4 体幹機能と下肢機能による歩行の予後予測①
[Smith MC, et al：The TWIST Algorithm Predicts Time to Walking Independently After Stroke. Neurorehabil Neural Repair 31：955-964, 2017 を参考に著者作成]

表5-4 体幹機能と下肢機能による歩行の予後予測②

	発症後6ヵ月でFACが4以上（平地歩行自立）						
	TCT-s	MI leg	真陰性	偽陰性	偽陽性	真陽性	p（確率）
カットオフ	25	≧25					
発症後72時間以内	\multicolumn{7}{c}{$P = 1/(1 + (\exp^{(-0.982 + 2.691*TCT\text{-}s + 2.083*MI\ leg)}))$}
	+	+	24	9	8	112	.98
	−	−					.27
発症後5日目	\multicolumn{7}{c}{$P = 1/(1 + (\exp^{(-1.236 + 2.815*TCT\text{-}s + 1.609*MI\ leg)}))$}
	+	+	20	7	12	115	.96
	−	−					.23
発症後9日目	\multicolumn{7}{c}{$P = 1/(1 + (\exp^{(-2.226 + 3.629*TCT\text{-}s + 1.854*MI\ leg)}))$}
	+	+	24	5	8	117	.96
	−	−					.10

体幹機能（Trunk Control Test-sitting：TCT-s）と麻痺側の下肢筋力（Motricity Index leg：MI leg）の2項目の評価結果により，発症後6ヵ月の歩行能力を予測している．発症後72時間以内，5日目，9日目に30秒間の端座位保持が可能（25点）で，かつ下肢の3関節すべてに筋収縮が認められるか，下肢3関節のうち1関節でも比較的強い筋力を発揮できる場合（25点以上）は，Functional Ambulation Categories（FAC）が4（平地歩行自立）以上である確率は96％以上である．一方で，発症後72時間以内，5日目，9日目に両者を満たさない場合は，6ヵ月後のFACが4以上である確率はそれぞれ27％，23％，10％と低下する傾向にある．
[Veerbeek JM, et al：Is accurate prediction of gait in nonambulatory stroke patients possible within 72 hours poststroke? The EPOS study. Neurorehabil Neural Repair 25：268-274, 2011 より引用]

表5-5 各種筋力評価法の対応表

基準	MMT	Motricity Index（得点）	Medical Research Council スケール
動きがない（筋収縮がない）	0	0	Grade 0
筋収縮を認めるが運動は起こらない	1	9	Grade 1
重力を除いた状態でほぼ全可動域にわたる運動ができる	2	14	Grade 2
重力に抗してほぼ全可動域にわたる運動ができるが，抵抗に抗すことはできない	3	19	Grade 3
抵抗に抗してほぼ全可動域にわたる運動ができるが，反対側（正常）と比較し弱い	4	25	Grade 4
正常	5	33	Grade 5

Motricity Index：下肢では（1）足関節背屈，（2）膝関節伸展，（3）股関節屈曲の筋力検査を行う．
下肢得点は，（1）と（2）と（3）の合計点に＋1をして算出される．

表5-6 歩行能力の予後予測研究

著者	対象	年齢（歳）	初期評価	予測時期	予測因子
樋口ら（2008）	梗塞，出血，SAH 79例	63.1±14.2	急性期 発症10日以内	発症20日後および30日後	座位保持能力
藤野ら（2012）	梗塞，出血137例	67.5±12.1	急性期 発症5日以内	退院時（入院日数：19.4±6.5）	TCT，JSS-M，疾患，年齢
平塚ら（2021）	梗塞，出血612例	74.1±12.1	急性期 発症3日以内	発症15日後	SFBBS，SIAS下肢遠位テスト，10 m歩行，麻痺側握力，下肢感覚障害，認知FIM合計点，年齢，TUG-R，SIAS合計点
Kinoshitaら（2017）	梗塞，出血374例	70	回復期入院時 入院までの日数：33.0±13.1（歩行自立群）40.9±33.1（非自立群）	退院時（約4ヵ月後）	ABMSⅡ
吉松ら（2018）	梗塞，出血251例	68.4±11.1	回復期入院時 入院までの日数：32.0±12.7	入院から3ヵ月後	BBS，起居動作能力，認知機能低下の有無
橋本ら（2018）	梗塞，出血143例	69±12	回復期入院時 入院までの日数：34.6±12.2（歩行自立群）35.9±11.3（非自立群）	退院時	動作レベルスコア（起居動作自立度＋BBS）

SAH：subarachnoid hemorrhage，TCT：Trunk Control Test，JSS-M：Japan Stroke Scale-Motor，SFBBS：Short Form Berg Balance Scale，TUG：Timed Up and Go Test，ABMSⅡ：Ability for Basic Movement ScaleⅡ

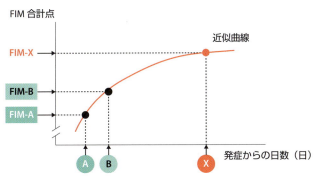

早見表	
Y	表の値（Y）
1.0	0.000
1.1	0.095
1.2	0.182
1.3	0.262
1.4	0.336
1.5	0.405
1.6	0.470
1.7	0.531
1.8	0.588
1.9	0.642
2.0	0.693
2.2	0.788
2.4	0.875
2.6	0.956
2.8	1.030
3.0	1.099
4.0	1.386
5.0	1.609
6.0	1.792
7.0	1.946
8.0	2.079
9.0	2.197
10.0	2.303

1. Y_1とY_2を求める（$Y_1=B\div A, Y_2=X\div A$）
2. Y_1とY_2に対応する自然対数を早見表で確認し，得られた値を表の値（Y_1）と表の値（Y_2）とする
3. 発症後 A 日と B 日の FIM の得点をそれぞれ FIM-A と FIM-B とする
4. FIM-A，FIM-B，表の値（Y_1），表の値（Y_2）を予測式に代入し，発症後 X 日の得点 FIM-X を予測する

　FIM-X（発症後 X 日の FIM 予測値）＝FIM-A＋(FIM-B－FIM-A/Y_1)×Y_2

図5-5　対数曲線による予後予測法

使い方の例をあげると，発症後30日目のFIMの運動項目（以下，運動FIM）が40点，発症後60日目の運動FIMが50点だった場合，発症後120日目の運動FIMの予測値は，次の順序で求める．まず，Y1とY2を求めるため，Y1＝60÷30＝2.0，Y2＝120÷30＝4.0と計算をする．次に，求めた値Y1とY2に対応する自然対数を早見表で確認し，得られた値を表の値（Y1）と表の値（Y2）とする．そして，発症後30日目と60日目の運動FIMの得点および表の値（Y1）と表の値（Y2）を予測式に代入をし，発症後150日目の運動FIM予測値を求める．実際の計算は，運動FIM-150＝50＋(50－40/0.693)×1.386＝70.0（点）となり，発症後150日目の運動FIMは70点と予測できる．

[Koyama T, et al：A new method for predicting functional recovery of stroke patients with hemiplegia：logarithmic modeling. Clin Rehabil **19**：779-789, 2005を参考に著者作成]

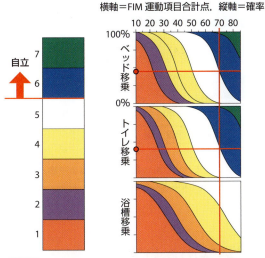

図5-6　FIM運動関連合計点と各項目自立度の関係

使い方の例をあげる．このADL構造解析図を用いて，図5-5で求めた運動FIMの予測値70点のときの移乗動作の各項目の自立度と点数を予測すると，ベッド移乗は自立度約60％（予測点数：5〜7点），トイレ移乗は自立度約65％（予測点数：5〜7点），浴槽移乗は自立度0％（予測点数：3〜5点）と予測できる．

[Koyama T, et al：Relationships between independence level of single motor-FIM items and FIM-motor scores in patients with hemiplegia after stroke：an ordinal logistic modelling study. J Rehabil Med **38**：280-286, 2006を参考に著者作成]

表5-7 NIHSSを用いた急性期の予後予測研究

著者	対象	年齢（歳）	結果
Satoら (2008)	脳梗塞 310例	・前方循環部（前頭葉・頭頂葉・側頭葉）の損傷群：72±10 ・後方循環部（後頭葉・小脳・脳幹）の損傷群：68±12	発症後3ヵ月の予後（良好：mRS 0〜2）との関連 ・前方循環部の損傷 　発症時NIHSSのカットオフ値は8点 ・後方循環部の損傷 　発症時NIHSSのカットオフ値は5点
上野ら (2010)	脳梗塞，脳出血 95例	67.7±10.0	・軽症48例（0≦NIHSS≦6） 　8割以上（40例）が自宅退院 ・中等度23例（7≦NIHSS≦14），重症24例（15≦NIHSS） 　10割近く（45例）が回復期病院や維持期病院，施設に転院
八木ら (2012)	脳梗塞 215例	自宅退院群：70.4±10.8 回復期転院群：72.0±10.2	自宅か回復期病棟か転院先を判別するための最重症時NIHSSのカットオフ値は3.5点
富井ら (2012)	脳梗塞 100例	70.3±11.7	転帰先が自宅となる入院時NIHSSのカットオフ値は2点
田中ら (2021)	回復期病院に転院した脳梗塞，脳出血，SAH 126例	自宅退院群：72 (65-80) 非自宅群：79 (71-84)	最終転帰先が自宅となる発症1週目NIHSSのカットオフ値は5点

監修	対象	年齢（歳）	結果
安保 (2017)	脳卒中 208例	記載なし	転帰時のADL（BI）との関連 ・（1≦NIHSS≦7）約80％で転帰時のBIが80以上 ・（8≦NIHSS≦16）約63％で転帰時のBIが40以上 ・（17≦NIHSS≦23）約28％で転帰時のBIが40以上 ・（24≦NIHSS）約5％で転帰時のBIが40以上

mRS：modified Ranking Scale，BI：Barthel Index

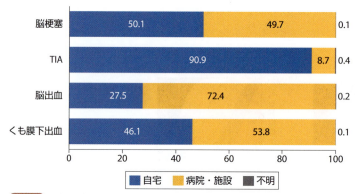

図5-7 病型別退院先
[日本脳卒中データバンク：「脳卒中レジストリを用いた我が国の脳卒中診療実態の把握」報告書，2023年より許諾を得て改変し転載]

B 評価に基づいた理学療法のあり方

1 評価に基づいた理学療法プログラムの考え方

■ 将来到達可能な歩行能力やADLを予測することで，理学療法プログラムは大きく変わる．本テキストでも自立歩行の獲得が困難でADLに多くの介助を要

することが予想される重症片麻痺（第6，7，8章）と，将来の自立歩行が期待される軽症片麻痺（第9，10，11章）に分けて，それぞれの理学療法を詳細に説明している．

■ 心身機能レベルの問題，および機能障害の改善のみを目指した理学療法では，活動や参加レベルの問題解決やQOLの向上には十分つながらない．そのため，実施した評価の結果に基づいてICFのカテゴリーに整理した問題点に対し，その階層間の関係に着目しながら理学療法プログラムを計画する必要がある．

■ 各障害に対して最適な介入方法を選択する必要があるが，前提として廃用症候群を予防し，早期から身体活動を維持しておく必要がある．『脳卒中治療ガイドライン2021』では，早期離床や早期からの歩行練習，下肢筋を使った訓練量を増加させることが推奨されており，症例の能力に合わせて筋収縮を伴う運動を早期から実施することを検討する．

■ 活動レベルの問題（歩行障害やADL障害）の主要な原因となる機能障害レベルの問題に片麻痺がある．麻痺筋の筋力や協調性の改善を目指した神経筋再教育は起立・着座や歩行，段差昇降といった動作訓練とともに行われることが多く，下肢装具や電気刺激などが併用される．また上肢の運動麻痺，運動障害についてはCI療法などが適用される．これらの介入の根幹となる考え方は，麻痺側の上下肢をしっかりと繰り返し使用することであり，ガイドラインでも推奨されている．理学療法の対象となる基本動作に対する具体的な介入方法については別章（第6〜11章）を参照し十分に学習したい点である．

■ 第4章（図4-2参照）でも示した通り，理学療法介入後には必ず再評価を行い，目標は達成されたのか，問題となる障害は改善したのか，動作の実用性は向上したのか，また介入は効果的であったのかを検討する．

② 介入後の再評価の重要性

■ 理学療法介入の効果を検証するために，必ず再評価を行う．設定した目標を達成できていない場合は，理学療法プログラムを見直し介入方法を検討する必要がある．他方，機能障害や活動制限の改善がこれ以上は困難であると予想される場合は，転帰先での生活をみすえて環境因子への介入を検討する他，目標の再設定なども行う．

■ また，自己が行った介入が期待通り，つまり予後予測通りの回復をもたらしたのか，それとも予測を下回る結果だったのかを振り返ることも重要である．

■ リハビリテーション医療において回復期を担う病院では，質の高い医療を提供することが求められている．医療の質を向上するための1つの手法として，ベンチマーク（基準となるもの）を利用した方法があり，このベンチマークに予後予測が応用可能であると考えられている．予測した得点をベンチマークとすることで，**質の高い医療を提供できているのか否かをみえる化**できる（図5-8）．また，自院と他院との医療の質の比較も可能となる．

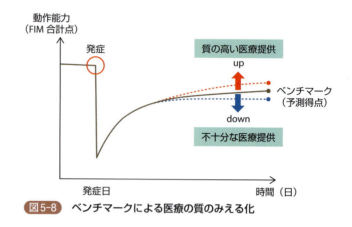

図5-8 ベンチマークによる医療の質のみえる化

3 評価と治療の振り返り

- 理学療法士が患者とともに目標設定を行う重要性や必要性については，**PDCAサイクル**を用いて理学療法のプロセスを考えてみると理解が容易である．
- PDCAサイクルとは，「計画（Plan）」→「実行（Do）」→「確認（Check）」→「行動（Act）」の循環型サイクルであり，計画した物事の成否を確かめる仮説検証プロセスが含まれる．
- 理学療法のプロセスにも仮説検証プロセスが含まれるため，理学療法のプロセス自体をPDCAサイクルに落とし込み，実践すれば，客観的に自身の臨床思考過程を振り返ることができる．
- 実際の理学療法プロセスでは，患者の評価結果や社会背景に関する情報と予後予測に関する情報とを照合し，患者の個別性を重視した最適な目標を考え，設定する（**計画**）．そのうえで，目標達成に向けた理学療法プログラムが立案され（**計画**），実施される（**実行**）．実施後は，中間・最終評価を行うことで目標を達成できたかどうか，理学療法の効果検証を行う（**確認**）．目標を達成できなかった場合には，①**目標設定**，②**患者の問題点の仮説**，③**理学療法プログラム**のそれぞれが適切であったかを再検討し，今後の方針を立てる（行動）（図5-9）．
- 患者の到達度の予測を行い，実際の患者の到達度と比較照合することで有益な効果判定が可能となる．効果判定により生じた**誤差**を**修正**する過程そのものが理学療法士の学習の機会となるため（図5-10），理学療法スキルの向上には必須であるといえる．

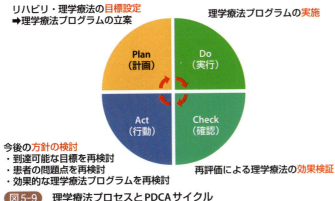

図 5-9 理学療法プロセスとPDCAサイクル

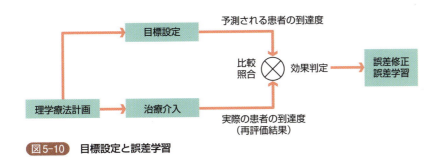

図 5-10 目標設定と誤差学習

学習到達度自己評価問題

以下の項目について説明しなさい．
1. 脳卒中治療ガイドラインで推奨されている評価法をあげなさい．
2. 患者の個別性を考慮した目標を設定するために重要なポイントを述べなさい．
3. 二木の予後予測法で用いられている項目をあげなさい．
4. 歩行やADLの予後に影響を与える因子をあげなさい．
5. 回復期におけるFIM予測値の算出方法について説明しなさい．
6. 評価に基づいた理学療法プログラムを立案する際のポイントを述べなさい．
7. 自己の理学療法の振り返りは何に役立つのかを述べなさい．

片麻痺

6 重症片麻痺例に対する回復期理学療法の実際（その1）

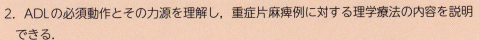

一般目標
1. 片麻痺症例には重症度の違いがあり，その原因には病態の程度による全身状態の違い，麻痺の程度を含んだ身体の機能障害の程度の違いなどが考えられる．理学療法において重症度に応じた方法が必要であることを理解する．
2. 重症片麻痺例における問題の本質を知り，廃用症候群と理学療法の役割，その有力な手段である運動療法の基本，優先項目，実際の方法などを理解する．

行動目標
1. 重症片麻痺例における理学療法の目的と廃用症候群の関係を説明できる．
2. ADLの必須動作とその力源を理解し，重症片麻痺例に対する理学療法の内容を説明できる．
3. 抗重力位への変換が最優先項目であることの意義と実施方法を説明できる．

調べておこう
1. 脳卒中片麻痺の機能的予後を不良とする因子を調べよう．
2. ADLの諸動作には何があり，その構造はどうなっているのか調べよう．
3. 重症片麻痺例に活用される機器や補装具を調べよう．
4. 抗重力位姿勢への変換に伴うリスクを調べよう．
5. 重症片麻痺例に対する運動療法の考え方を調べよう．

A なぜ重症度別の理学療法が必要なのか？

- 近年では，在院日数の関係から回復期に重症片麻痺例が転院する事例も増えており，回復期における重症片麻痺例に対する理学療法が必要となってきている．
- 理学療法士として，麻痺側肢の機能回復をはかり，またこのことを願う患者の心情に共感することは重要なことである．しかし同時に，客観的，科学的に物事を把握し，whole body*の観点から対象者に対して現実的対応を行うことが理学療法の重要な役割である．

* **whole body** 片麻痺患者の麻痺肢のみ，あるいは非麻痺肢のみを診るのではなく，また障害だけを診るのではなく，一人の人間として全身を診ていくという意味である．

1 重症片麻痺例とは
- 最終自立度予測基準（p.64，図5-2参照）に示された，歩行自立の条件を備えていない症例である．また二木は，脳卒中患者の早期自立度予測基準を1982年に示しており（表6-1），そのうち自立歩行不能のされる症例に相当する．

表6-1 脳卒中患者の早期自立度予測基準（案）

■発症後第30病日以内に入院し，ただちにリハビリテーションを開始した場合

入院時の最終自立度予測基準	（95%信頼区間）
(1) ベッド上生活自立なら，歩行自立 　　　—その大部分が，屋外歩行 　　　　その大部分が，1月以内に（屋内）歩行自立	（82〜99%）
(2)-① 全介助でも，「基礎的ADL」（食事・尿意の訴え・寝返りの3項目）のうち2項目以上実行なら，歩行自立 　　　—その多くが，屋外歩行 　　　　その大部分が，2月以内に歩行自立	（85〜100%）
(2)-② （起居・移動動作が）全介助でも，片麻痺　Stage Ⅳ〜Ⅵなら，歩行自立 　　　—その多くが，屋外歩行 　　　　その大部分が，2月以内に歩行自立	（79〜100%）
(3)-① 全介助で，しかも，今回の発症前の自立度が屋内歩行以下＋運動障害が軽度ではない（片麻痺　Stage Ⅳ〜Ⅵではない）＋60歳以上なら，自立歩行不能 　　　—その大部分が，全介助	（85〜100%）
(3)-② 全介助で，しかも，Ⅱ・Ⅲ桁の意識障害＋運動障害が軽度でない（片麻痺Stage Ⅳ〜Ⅵではない）＋70歳以上なら，自立歩行不能 　　　—その大部分が，全介助	（79〜100%）

注：個々の患者について各時期の予測基準が"矛盾"している時は，遅い時期のものを採用する．
［二木 立：脳卒中リハビリテーション患者の早期自立度予測．リハビリテーション医学 19：201-223, 1982より引用］

- 脳卒中患者における生命・機能予後による再分類に関するデータ（図6-1）から，理学療法の対象という観点から見てみると，死亡例，完全自立（正常歩行），歩行が介助なしで行えるレベルを除く約30%が重症片麻痺例としての対象になり，理学療法士が入院患者として接する機会の多い対象である．
- 歩行自立を阻害する要因として，片麻痺の重症度（とくに下肢の麻痺の重症度）は大きな要因であるが，それだけでなく，廃用がもたらす非麻痺側下肢の筋力低下，認知機能，高次脳機能障害などによっても歩行困難となる．

2 理学療法の目的を理解する

- 理学療法の対象は**片麻痺を有する個人**であり，まずその個人が被る生活上の不自由を解消する．

- 重症片麻痺例では，生活上の不自由の解消を麻痺側肢の回復だけに期待するのではなく，麻痺側，非麻痺側にこだわらずに実行可能性を最優先に考える．
- 理学療法の目標は，基本動作能力の獲得によるADL自立である．これは，**身体的要因**のみならず，患者本人の**精神的要因**およびさまざまな援助や社会資源など患者以外の**環境的要因**などが相互に補完しあって成り立つ．さらに，その過程は**介助量の軽減**を積み重ねることである．
- 理学療法の具体的目標は，基本動作のうち人的介助の負担の大きな**立ち上がり・乗り移り動作**，および**車いす動作**の自立，あるいは介助量軽減となることが多いが，歩行の自立を目標とすることも当然ある．

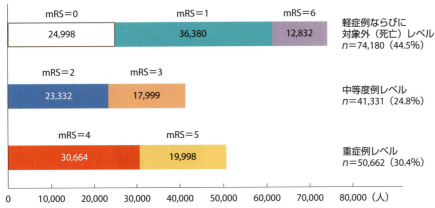

図6-1 「脳卒中データバンク2021」の脳卒中患者（166,653名）における生命・機能予後による再分類

［豊田一則，中井陸運：日本総卒中データバンクー17万例の臨床情報解析結果ー．脳卒中データバンク2021（国際脳卒中データバンク2021編集委員会），中山書店，p20-27，2021の図中のデータを参考に著者作成］

③ 廃用症候群の問題

- 廃用症候群は，過度の安静臥床によって生じる**二次的合併症**で，筋萎縮・筋力低下，関節拘縮，代謝・循環障害など多岐にわたる悪影響を引き起こす（p.40，**表4-1**参照）．
- 原因となる安静臥床とは，重力刺激が欠如した状態であり，廃用症候群を招く大きな要因である．廃用症候群を予防する対処，すなわち，頭部を起こした座位や立位，筋収縮を伴う運動が重要となる．
- 重症片麻痺例は自ら運動することが困難であり，何らかの働きかけがない限り，容易に廃用症候群を生じる．いったん廃用症候群が発生すると，いっそう運動が困難になるという悪循環に陥る．
- 重症片麻痺例に対して，まず**廃用症候群の発生阻止**を最優先に考えて，運動療法を行うことが重要である．

B ADLの必須動作，動作遂行の力源

- 人間が人間らしく生活を送るためには，日々の活動を自らの意思と力で，自らが必要とするときに，自ら行えることが不可欠である．しかし，重症片麻痺例では，この当然であるべきことが困難となっている．
- 理学療法士は，ADL構造を分析的に理解して，患者の限られた能力を最大限に活用できるように対処しなければならない．

① ADLと基本動作

- ADLの構造は，生命維持のために不可欠な動作を中心として，その周囲に他

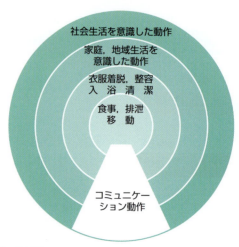

図6-2　ADL（日常生活活動）の同心円構造

者を意識した動作，そして家庭，地域，社会生活を意識した動作などが配置された**同心円構造**である（図6-2）．

- 中心に位置する食事，排泄，移動動作のうち，食事，排泄動作は**生物学的生存**に不可欠であり，ここに移動動作が加わることで**主体的生存**＊という意味が発生する．
- 移動動作にはさまざまな方法がある．**寝返り・起き上がり**，**座位・立位**，**立ち上がり・乗り移り**，そして**歩行**と**車いす動作**など8種の基本動作（p.52，図4-4参照）が必要最小限のものであり，他のADL動作すべてに必須の要素でもある．

＊**主体的生存**　主体的とは，自分自身の意思や判断に基づいて行動を決定することを表し，また英訳はindependentである．つまり，身体面だけでなく，精神面でも他者に依存しない自立状態であることを指す．

2 基本動作の力源

- 基本動作のうち，立ち上がり，乗り移り動作は，下肢による**体重支持**と**重心移動**が必要である．その力源として，非麻痺側下肢が最も確実な身体部位であり，運動療法に対する機能向上も十分に見込める．
- 麻痺側肢は，その時点で基本動作遂行の力源となりうるかどうかの客観的事実が問題であり，麻痺肢の回復という不確定要素を，その後の実行可能性の要因に考えてはいけない．麻痺側肢の回復は，当然期待するところではあるものの，理学療法士はそのような患者の心情を理解しておくことが重要である．
- 活用可能な力源に加えて，基本動作の遂行には，**支持基底面**，**重心投影点の位置**（重心位置），**体分節**（頭頸部，肩甲帯，骨盤帯，上肢，下肢）の**位置関係**などの相互関係も重要な因子となる（第7章参照）．

> **memo**
> 　麻痺側肢の機能回復の根拠として，脳の非損傷部の神経機能再組織化，つまり脳の可塑性があげられ，各種の神経筋再教育手技の根拠となっている．過去には，実験動物や正常脳の細胞レベルで確認されたものであったが，近年は磁気刺激や電気刺激，ロボットを用いたニューロリハビリテーションが実践され，その効果が実証されてきている．また，同時にニューロリハビリテーションと，これまで伝統的に行われてきた運動療法との比較など，運動療法の効果判定についても徐々に実証されてきている．いずれにしても，科学という観点から，臨床医学として，一定レベル以上で効果を提供するという理学療法の責務は非常に重要なことである．ただし，理学療法実施に際しては，麻痺肢のみに着目するのではなく，身体機能全体として患者の運動療法に尽力する必要があると思われる．

③ 介助量軽減の意義

- 重症片麻痺例に限らず，脳卒中片麻痺例の多くは，発症直後に何かしらの介助を要する状態であり，その後，医学的許容範囲と運動障害の重症度に応じて自立状態に向かう．
- 軽症片麻痺例のADL自立までの過程は，容易に理解可能である．しかし，重症片麻痺例では自立にいたることが困難なため，理学療法の目標も不明瞭となりやすい．
- 全介助から自立までの過程は，介助量の軽減を積み重ねることであり，重症片麻痺例では理学療法が関与することで，その過程の途上に位置していると解釈すべきである．
- 重症片麻痺例における**介助量軽減**という目標は，日常生活における位置づけと具体的動作を明確化すれば，決してネガティブな目標ではない．しかし，安直な使用を避けるべきであることも事実である．

④ 各種補装具，訓練用機器の活用

- 理学療法の各種補装具や機器（**図6-3**）は，大半が立位，歩行を補助するためのものであり，重症片麻痺例ではこれらを最大限に活用する．
- 斜面台などは，立位という抗重力位姿勢の保持を可能とし，また下肢装具と平行棒，各種杖などの組み合わせは，歩行動作という動的な抗重力位姿勢の遂行を可能にする．これらと理学療法士の人的介助を組み合わせることで，各患者に応じた課題設定と運動機会を提供することができる．
- 杖，装具は，当初，理学療法室などの備品を使うことになるが，理学療法の治療手段の一環であることから，機を失することなく，各個人に適した装具を作製することが重要である．
- 近年は，運動量確保の観点ならびに理学療法士の身体への負担軽減を目的とした歩行支援ロボット機器が積極的に導入され始めている．

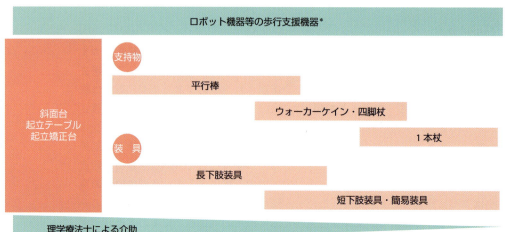

図6-3 立位，歩行実行のための各種機器，補装具
患者の重症度に応じて機器，補装具を配列し，左方向に向かうほど重症，逆右方向に向かうほど軽症である．
このうち，理学療法士の介助量が軽減すれば，自立方向に向かうこととなる．
＊ただし，ロボット機器に関しては理学療法士の介助量は一定である．

> **memo**
> 下肢装具の作製とその時期については，複数の論点からさまざまな議論がある．それは，装具に治療用，生活用という2つの使用目的があることが根底にあり，そこに機能回復の可能性や患者の障害受容，経済的負担，あるいは理学療法士の価値観までもが加わることから混乱を招いている．しかし，重症片麻痺例において下肢装具は，治療手段として重要な役割を担っている．そのため，その時点の必要性と客観的事実に基づいて作製の判断をすべきである．

C 運動療法の実際（重力との関係）

- 重症片麻痺例では，運動療法を遂行するための運動そのものが困難であることから，理学療法中の介助量が多くなる．
- 「発達段階に対応した肢位」「基本動作の難易度」などに従って配列された運動課題は，軽症片麻痺例では問題なく遂行できるかもしれないが，重症片麻痺例ではそのような方法への固執が患者に不利益をもたらすことになる．

1 重症片麻痺例に対する運動療法の基本

- 運動療法は，①**抗重力位姿勢への変換**，②**筋収縮を伴う運動**，③**筋収縮を伴わない運動**，④**基本動作訓練**，⑤**ADL訓練**の順序で行うことが重要である．軽症片麻痺例ではこの①〜⑤を容易に行うことができるため，神経筋再教育，つまり麻痺側肢の回復に焦点が当たることになる．
- 重症片麻痺例では麻痺側の問題に加え，自ら運動することが困難であることから，常に**廃用症候群**と隣り合わせている．そのため，運動療法はこの優先順序

2 最優先項目は抗重力位姿勢への変換

- 日常生活を自立的に過ごすためには，重力に対抗した姿勢，すなわち**座位，立位，歩行**などを安定して行えることが基本である．
- 運動課題としてどの姿勢を選択するかは，**運動機能障害の重症度ではなく，医学的許容範囲と姿勢変換時の循環応答の状況**で決定し，患者の残存機能と各種補装具，訓練機器などを活用する．たとえば，長下肢装具装着，平行棒内での歩行訓練（図6-7参照）では，結果的に「血圧調節機能への刺激」「非麻痺側肢の積極的使用」がなされる．
- さらに，理学療法室来室時，大半の患者はすでに車いす座位となっているため，必然的に立位，歩行を最優先の抗重力位姿勢として運動療法を進める．

3 抗重力位姿勢とリスク管理

- 抗重力位姿勢への変換とは，重力負荷を加えることであり，起立性低血圧などの**循環機能不全**というリスクを伴う．実施に際しては，負荷に対する**バイタルサイン**（脈拍，血圧，呼吸状態，自覚症状，顔色など）の反応を確認するなど，的確なリスク管理が必要である．
- また，重症片麻痺例では，立位，歩行に困難を伴うことが多いが，非麻痺側肢機能と各種補装具，訓練機器，人的介助などを活用すれば大半は実行可能となることが多い．しかし同時に，**転倒**というリスクも存在するため，安全性の確保には十分に注意する．
- さらに，運動療法の進め方で，寝返り，起き上がり，座位など低位の課題から開始してつぎのステップに進むという考え方もあるが，それでは患者の運動機会が減少し**廃用症候群発生**というリスクが高くなることも知っておく．

4 抗重力位姿勢への変換

- 重症片麻痺例に対して，有効な運動課題や負荷を提供するためには，予後良好な典型例に対する運動療法を理解し，その内容を深めて発展させることが不可欠となる．理学療法士のさまざまな工夫と応用，柔軟な発想力が求められるところでもある．

a．他動立位

- 対象は，意識障害や体幹機能障害などを合併し，非麻痺側肢機能の活用も困難な重症例である．斜面台，スタンディングテーブル，起立矯正台などを利用して立位保持を行う．場合によってはロボット機器などの導入も考慮することができる．
- ただし，他動立位であっても，そこには自動運動のできる余地を可能な限り取り入れるように工夫する（図6-4）．
- 斜面台による立位のように，他動的，依存的要素が多くなると，下肢筋の収縮（ポンプ作用）による静脈還流量*が減少し，**起立性低血圧**を生じる可能性が高くなるので注意を要する．

***静脈還流量** 血液循環は，左心室を発した動脈血が大動脈や毛細血管などを経由して組織に達し，役目を果たした後，毛細血管や大静脈などを経て右心房に還ってくる．このときの右心房に還ってきた血液量を静脈還流量といい，血圧を決定する重要な因子である．

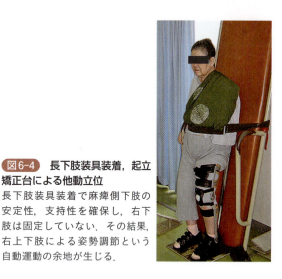

図6-4 長下肢装具装着，起立矯正台による他動立位
長下肢装具装着で麻痺側下肢の安定性，支持性を確保し，右下肢は固定していない．その結果，右上下肢による姿勢調節という自動運動の余地が生じる．

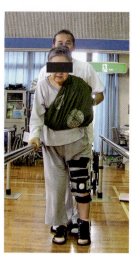

図6-5 長下肢装具装着，平行棒利用による自動立位
長下肢装具装着で麻痺側下肢の安定性，支持性を確保し，右上下肢による立位保持のための姿勢調節の自由度を残している．同時に，理学療法士は必要に応じた介助，および適切な体分節の位置関係を保持するようフィードバック情報を与える．

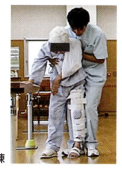

図6-6 簡易膝装具を利用した立位訓練

b. 自動立位

- 重症片麻痺例でも大半は，非麻痺側肢機能を活用すれば立位は可能であり，長下肢装具および平行棒などを利用して可能なかぎり立位保持を行う（図6-5）．
- 理学療法士が姿勢保持のためのフィードバック情報を与え，患者自身の筋力と自己修正能力で姿勢保持の調節ができるような自由度を設定する．
- また，簡易膝装具（図6-6）を利用して立位（保持）訓練を行うことも可能である．

c. 歩 行

- 自動立位能力が向上すると，**他動的な介助歩行**へ進める．操り人形のような状態かもしれないが，立位姿勢の動的バランス訓練という位置づけで行う．
- まずは，麻痺が重度な症例では長下肢装具装着下で実施する．動作遂行中の力源は，非麻痺側肢の機能に求め，麻痺側肢の機能は，患者に努力はしてもらうけれども，そのことだけに固執はしない．理学療法士は後方から支持し，神経筋再教育の観点から2動作歩行を行わせ，麻痺側下肢への荷重を促しながら，2足歩行を意識させながら介助下での歩行訓練を遂行していく．理学療法士は，一動作ごとに，**支持基底面，重心位置，体分節の位置関係**を確認し，姿勢調節のためのフィードバック情報と必要な人的介助を提供する（図6-7）．とくに，

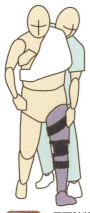

図6-7 長下肢装具装着での歩行訓練
2動作歩行を基本とする．理学療法士は，後方から支持し，体分節の位置関係，支持基底面，重心位置を介助動作中に確認し，姿勢制御のためのフィードバック情報と必要な介助を提供する．

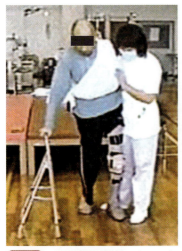 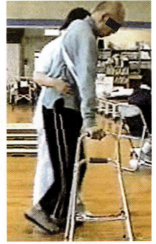

図6-8 長下肢装具装着，ウォーカーケインによる歩行訓練
重心の後方・麻痺側方向への偏位，麻痺側下肢振り出し困難を理学療法士の口答指示，あるいは人的介助によって対応し，歩行を遂行している．

麻痺側の立脚相（非麻痺側肢の振り出し期）では重心移動の拙劣さによる骨盤の後方偏位，遊脚相では振り出し困難などを認めるため，しっかりと介助しながら実施すべきである．
- 患者の能力向上に応じて，ウォーカーケイン，四脚杖などを利用して平行棒外で実施する（図6-8）．また，便宜的に，簡易膝装具と短下肢装具を組み合わせて行うことも可能である．

d．座位

- 理学療法室における座位保持訓練は，運動療法課題としての目的を明確にした適応が必要である．大半の患者は，車いす座位で来室していることから，循環器系に対する重力負荷の手段としての有効性は高くない．
- また座位保持困難や体幹協調機能障害の合併例では，課題の遂行自体が困難で

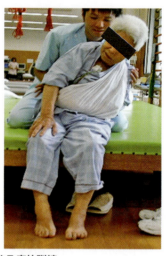

図6-9 重症片麻痺例に対する座位訓練
座位保持困難例では保持そのものが困難であり，座位保持能力の確立を優先するのではなく，むしろ，他動的介助歩行を優先的に行い，この動作がある程度可能となった例において端座位保持も可能となっていることが多い．

あり，運動機能の改善という点では効果的でない．とくに，背もたれなどの支持物のない状態の座位保持訓練は，条件を整えた立位・歩行訓練よりも困難であり，患者にとっては難しい運動課題になる場合もある（図6-9）．
- 座位保持は，運動療法の点では重力耐性や立位保持能力が不十分な症例に対する課題動作としての活用があげられ，その蓄積と能力向上の延長に立位・歩行訓練があると考える．そのほかに，評価項目として，基本動作能力および立位・歩行訓練の成果を確認する項目と理解する．

memo
生活期をみすえた理学療法の実際

　重症片麻痺例に対する回復期理学療法においては，主に機能回復という点に意識が向く傾向になるが，将来的に重度な後遺症を抱えたまま自宅生活（あるいは施設生活）を送らざるを得ない症例も少なからず存在する．そのような状況を想定し，理学療法士は生活期での生活をみすえ，重度な後遺症を抱えたままでも生活が可能となるよう，家族への介護指導，実生活の場面での環境整備の支援について行う必要がある．介護保険制度を利用したさまざまな調整を行いながら，自宅生活を想定した運動療法の展開を行う必要がある．同時に，加齢による身体機能の低下を考慮し，さらなる重症化予防の観点から症例に対して抗重力姿勢での移動を行わせ，それらを生活の中に組み込んでいく必要がある．常に移動する生活空間をつくる，更衣動作を毎日行いメリハリのある生活様式となるよう病棟看護師，あるいは家族に指導するなどの対策が必要となる．理学療法士は訓練のための訓練にならないよう生活期の状況をみすえた理学療法の展開を行うべきである．同時に再発予防に対する対策も医師，看護師，管理栄養士，薬剤師，介護職と連携をとりながら生活期の支援体制を構築していくことが重要になる．

memo

　各感覚受容器から感覚情報を受けて，第一次感覚皮質領域，第一次特殊感覚領域，第二次・第三次連合野に情報を送る中で，さまざまな感覚刺激が認識される．その情報を運動野，運動系出力部に送ることで運動が起こるのである．われわれ理学療法士が対応できる部分としては，運動出力に関する領域であり，感覚系そのものにアプローチし，感覚障害を改善することは困難である．このように，中枢神経について正しい理解を示すことが重要であり，理学療法士は片麻痺患者の理学療法において感覚障害を改善するアプローチは存在しないということを理解すべきである．

学習到達度自己評価問題

以下の項目について説明しなさい．
1. 歩行自立を阻害する因子には何があるか．
2. 重症片麻痺例においてADL自立を達成するために不可欠の要因は何か．
3. 廃用症候群の原因と対策を説明しなさい．
4. ADLの構造を説明しなさい．
5. 重症片麻痺例に対する理学療法の目標は何か．
6. 基本動作の遂行に際して理学療法的観点からの注意点は何か．
7. 活用される機器や補装具には何があるか．
8. 重症片麻痺例において最重要の運動療法項目は何か．
9. 重症片麻痺例の運動療法に関連するリスクとは何か．
10. なぜ他動的介助歩行が重要か．

片麻痺
7 重症片麻痺例に対する回復期理学療法の実際（その2）

一般目標
1. 重症片麻痺例に対する運動療法の具体的方法や工夫点を理解する．
2. そこで獲得した機能，能力を生活面へ反映する手順を知り，重症片麻痺例に対する理学療法の重要性と意義を確認する．

行動目標
1. 重症片麻痺例における起立，歩行動作の重要性を理解し，理学療法実施に際しての具体的な活用方法を説明できる．
2. 重症片麻痺例において，筋収縮を伴う運動・伴わない運動を行うための具体的方法や工夫点を説明できる．
3. 各種セルフケア動作の作業過程を理解し，理学療法の果たすべき役割を説明できる．

調べておこう
1. 安定した立位姿勢，歩行動作において，体分節はどのような位置関係になっているか調べよう．
2. 片麻痺者の典型的な歩行パターンを調べよう．
3. 運動療法に用いられる運動の種類には何があるのかあげてみよう．
4. 片麻痺者に特有な基本動作の方法を調べよう．
5. 脳血管障害に合併する高次脳機能障害には，どのようなものがあるのか調べよう．

A 運動療法の実際（筋収縮の関与）

- 前章において，重症片麻痺例における問題と理学療法の役割を知り，とくに，運動療法では抗重力位姿勢への変換の重要性を学習した．
- さらに，筋収縮を伴う運動，筋収縮を伴わない運動，基本動作訓練，ADL訓練なども不可欠の項目である．
- 重症片麻痺例では，このうち，抗重力位姿勢への変換と筋収縮を伴う運動・伴わない運動を適切に組み合わせることが重要となる．これは，基本的な知識や技術に基づいた，理学療法士の柔軟な発想力に依存するところが大きい．
- 人は二足歩行を行う動物であり，重力の影響に対して循環応答している．よって，いかに歩行の予後不良例といえども，二足での立位姿勢を取らせることは非常に重要であり，さらに歩行訓練を行うことで筋収縮を伴った運動を遂行することができる．その結果，廃用症候群を予防できる．

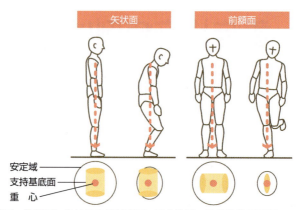

図7-1　矢状面，前額面における支持基底面，重心位置，体分節位置関係
支持基底面内に重心位置が入っていることで，姿勢の安定性が保持されている．体分節の位置関係が不適切な場合，支持基底面は狭小化して運動の自由度が減少する．その結果，姿勢保持は不安定なものとなる．

- 理学療法として基本動作の確立を目指すべきである．そのために，起立・歩行能力の改善を最優先させるべきである．この際，重症片麻痺例といえども，麻痺側下肢への改善を軽視せず，筋再教育の観点から麻痺側・非麻痺側両方へのアプローチを行っていくべきである．ただし，麻痺肢の改善の程度により，装具などの歩行補助具を活用し，起立・歩行動作の改善を求めていく．

1 抗重力位姿勢と筋収縮を伴う運動

- 抗重力位姿勢への変換は，そこに筋収縮を伴う運動の要素を取り入れることで，いっそう効果的となる．とくに，他動的介助歩行は，重心移動を伴う身体運動と自発的な筋収縮努力を誘導できるが，前提条件として，一定レベルの重力耐性と運動耐容能を備えていることが不可欠である．
- 他動的介助歩行は，一動作ごとに変化する**支持基底面**内に，**重心位置**を投影させるため，**体分節の位置関係**（図7-1）を逐次構成し直す必要がある．
- 実施に際して理学療法士は，分析的な観察に基づいて必要な人的介助と姿勢保持のためのフィードバック情報・アドバイスを提供し，しかも安全性も確保しなければならない．つまり，理学療法士としての高度な技術が要求される．
- さらに，麻痺側下肢に対しては，荷重刺激による神経筋再教育の意義も有している．多くの場合，大腿四頭筋活動が促通されることで，下肢の支持性向上を認め，長下肢装具を短下肢装具に変更できるようになることが多い．
- 一方で，過剰な筋緊張亢進の誘発，回復や分離運動の阻害を指摘する意見もあるが，その根拠は乏しく証明もされていない．むしろ，運動不足による**廃用症候群発生という危険性**を見落とすことのほうが，重大な問題といえる．

> **memo**
> 「筋緊張」は頻繁に使われる語だが，その意味はきわめて曖昧である．「筋緊張亢進，痙縮の出現」は上位運動ニューロン障害の神経徴候で，「筋緊張亢進（hyper tone）」とは他動的な筋伸張に対する抵抗の亢進，「痙縮 spasticity」とは速度依存性伸張反射の亢進である．しかし，これらの同意語的な使用，あるいは随意性低下の原因，非麻痺側肢の不都合な筋活動など多岐にわたる意味で用いられ，理学療法の遂行内容を混乱させる原因となっている．いずれも，ある課題遂行の不利要因を指しているが，原因の説明となっていない．そのため，可能な限りこの語を用いずに現象を説明すべきであり，そうすることで有効な理学療法の方策を見出すことができる．

② 他動的介助歩行の留意点

- 他動的介助歩行は，歩行動作を運動療法の手段として活用しており，歩行能力の獲得が主目標ではない．実行に際しては，理学療法士の人的介助を必要とし，その介助量の大小が患者の能力を表すことになる．近年は歩行支援ロボットを使用し，理学療法士の身体的負担を軽減でき，かつ運動量を増加させることも可能となっている．

- 基本動作には，最低限の要素として，両側あるいは一側下肢による**体重支持***と下肢を交互に降り出すための**重心移動***が求められ，立ち上がり・移乗動作に必要な要素とほぼ同一である．したがって，他動的介助歩行訓練における介助量が減少していくことは，患者の基本動作能力の向上につながると考えられる．

- 多くの場合は，介助歩行訓練における介助量が減少することで，同時に座位保持能力も向上していく．介助歩行訓練の結果として，歩行能力の獲得につながれば，良好な結果といえる．他動的介助歩行訓練は，歩行能力の獲得につながらない場合もあるが，あくまで運動療法の手段であり，歩行能力の獲得だけを目的とするものではないことを念頭に置くことを考慮すべきである．

- 長下肢装具（歩行支援ロボットの併用も含む）を使用した他動的介助歩行では，2動作歩行（2足歩行）を基本とし，Central Pattern Generator（CPG）の賦活をはかることが重要である．長下肢装具から短下肢装具へカットダウンでき，ある程度自力での歩行（介助量軽減した歩行）となれば，杖を用いた歩行へ移行していく．症例の歩行安定性によって，3動作歩行，さらに2動作歩行へ移行していく．3動作の場合，①**手（杖）を出す，両脚支持**（図7-2①→②），②**麻痺側下肢を出す，上肢-健脚支持**（図7-2②→③），③**非麻痺側下肢を出す，上肢-患脚支持**（図7-2③→④），の順序で行う．2動作の場合，①**手（杖）と麻痺側下肢を出す，健脚支持のみ**（図7-3①→②），②**非麻痺側下肢を出す，上肢-患脚同時支持**（図7-3②→③）．各動作とも一動作ごとに，体分節の位置関係，支持基底面，重心位置の相互関係を確認し，これらが適切な関係となるように対応する．

*体重支持と重心移動
- **体重支持**には，体重という身体の質量を支持するための「力」が求められ，重症片麻痺例では，非麻痺側下肢の**筋力**と**その増強**が重要となる．
- **重心移動**には，十分な体重支持性を前提に，各動作過程中の支持基底面内に重心位置を投影できるように体分節の位置関係を適切に構築する必要があり，これは運動の**協調性**を学習して獲得することになる．

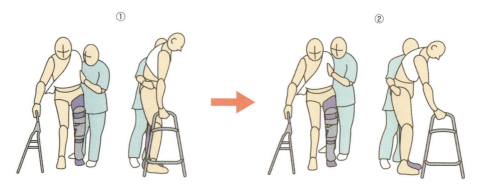

他動介助歩行（手［杖］を出す，両脚支持）
支持基底面は，両脚で構成される．杖の挙上，前方への運びに際して，頭部の前屈，股関節の軽度屈曲を認め，その結果重心が後方へ偏位する．麻痺側（左）方向へ重心が偏位する傾向となる

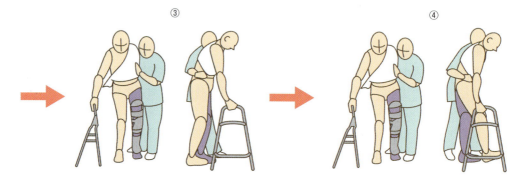

他動介助歩行（麻痺側下肢を出す，上肢 - 健脚支持）
支持基底面は，上肢（杖）と非麻痺側下肢で構成される．麻痺側下肢の振り出しが困難なことが多いため，理学療法士が適宜介助する．その際，重心が支持基底面内に位置するように骨盤などを誘導したうえで，麻痺側下肢の振り出しを行うことがポイントである．また，頭部前屈，股関節屈曲の傾向，および重心の後方・麻痺側（左）方向への偏位はいっそう強くなるので，その十分な修正を行う

他動介助歩行（非麻痺側下肢を出す，上肢 - 患脚支持）
支持基底面は，上肢（杖）と麻痺側下肢で構成される．非麻痺側下肢の振り出しに際して，重心の大きな移動も伴うため，転倒の危険性が最も高い時期である．この時期のポイントは，非麻痺側下肢の振り出しの以前に可能な限り重心を支持基底面内に移動しておくことである．そのためには，頭部前屈，股関節屈曲の傾向，および重心の後方・麻痺側（左）方向への偏位を，よりいっそう十分に修正しておくことが強くなるので，その十分な修正を行う

図7-2 3動作歩行（常時2点支持歩行）での他動的歩行

③ 筋収縮を伴う運動

- 運動の種類は，**自動介助運動**，**自動運動**，**抵抗運動**に相当し，負荷量，頻度の組み合わせで，**筋力（収縮力）**，**持久性**，**運動協調性**への効果をもたらす．これらの要素の多くは，他動的介助歩行に包含されている．
- 筋収縮を伴う運動は，麻痺側・非麻痺側肢のどちらも対象となるが，重症片麻痺例では，麻痺側肢による運動は困難である．そのため，非麻痺側肢を中心とした運動によって当面の筋力維持，増強を行い，これを基本として全身的な機能向上をはかる．

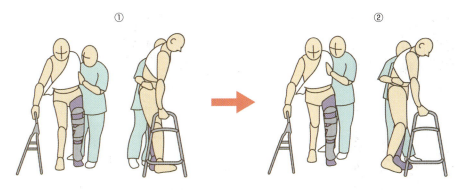

他動介助歩行（手［杖］と出す，麻痺側下肢を出す，健脚支持）
支持基底面は，健脚のみで構成される．杖の挙上と麻痺側下肢の振り出しに際して，麻痺側下肢の振り出しが困難な場合，理学療法士が適宜介助することもある．頭部の前屈，股関節の軽度屈曲を認め，その結果重心が後方へ偏位する．健脚のみでの支持となるため，バランスを崩して転倒させないように留意して介助する必要がある

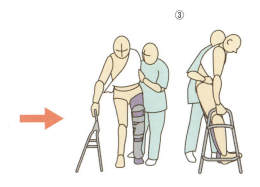

他動介助歩行（非麻痺側下肢を出す，上肢-患脚支持）
支持基底面は，上肢（杖）と麻痺側下肢で構成される．非麻痺側下肢の振り出しに際して，重心の大きな移動も伴うため，**転倒の危険性が最も高い時期である．** この時期のポイントは，非麻痺側下肢の振り出しの以前に可能な限り重心を支持基底面内に移動しておくことである．そのためには，頭部前屈，股関節屈曲の傾向，および重心の後方・麻痺側（左）方向への偏位を，よりいっそう十分に修正しておくことが強くなるので，その十分な修正を行う

図7-3　2動作歩行（2点1点支持交互歩行）での他動的歩行

- 具体的には，<u>肋木などを利用した起立着座訓練（**図7-4**）が，最も確実に下肢の筋力増強効果を提供できる方法であり，車いすや各種台の座面高と患者の肋木把持位置，理学療法士の介助などによって負荷量の調整も可能である．この際，筋再教育の観点から，麻痺側下肢への荷重も意識しながら行わせることが重要である</u>．
- また，簡単な機器と背もたれ・アームレスト付いすを利用したペダル動作（**図7-5**）なども，重症片麻痺例に対して応用可能である．これは，非麻痺側下肢へは持久性運動，麻痺側下肢へは自動介助運動を提供することになる．
- 麻痺側肢に対する神経筋再教育は，以上のような全身運動を介して自発運動を誘発する刺激を提供し，必要に応じて徒手的刺激を加える場合もある．

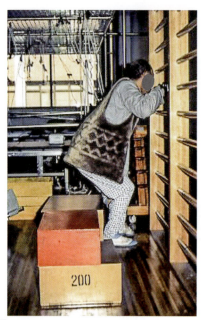

図7-4 肋木を利用した起立着座訓練

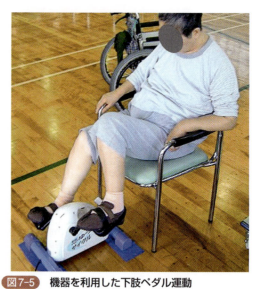

図7-5 機器を利用した下肢ペダル運動
市販の健康器具と背もたれ・アームレスト付いすを利用して両下肢交互の屈伸運動の反復運動を行う．麻痺側足部はベルトでペダルに固定している．立位が確立していない段階において下肢のペダル運動を行わせることは，両下肢交互の屈伸運動の反復運動を繰り返し行わせ，歩行における下肢の振り出しをイメージさせることが可能となる．

4 筋収縮を伴わない運動

SLR：straight leg raising

- 運動の種類は，**他動・伸張運動**であり，主に関節可動域の維持，改善が目的となる．尖足拘縮，膝屈曲拘縮，下肢伸展挙上（SLR）制限などが下肢関節で生じやすいが，他動的介助歩行を積極的に行うことで，これらの多くは予防が可能となる．
- なかでも，尖足は比較的生じやすい拘縮で，歩行動作を阻害することも多い．これに対し，起立矯正台（図7-6）を利用した腓腹筋，ヒラメ筋の持続伸張が有効であり，拘縮の発生以前から予防的に実施しておくことも重要である．
- 本来，関節は筋収縮とともに運動しており，関節可動域訓練も自動，自動介助または**自己他動運動**＊として行うことが理想的である．滑車などによる上肢運動や機器による下肢ペダル運動などのように，可能な限り自動運動の要素を取り入れた方法が効果的である．
- ベッド上臥位で上下肢関節に対して徒手的に他動・伸張運動を行う場合もあるが，これだけを関節可動域訓練と考えるようなことは避けないといけない（図7-7）．

＊**自己他動運動** 他者によって行われる他動運動ではなく，患者本人が残存する非麻痺側の上下肢機能を使って麻痺側上下肢を動かす運動である．他動・伸張運動などが必要な場合でも，このような運動と組み合わせることで目標とする効果を得やすくなる．

B 運動療法の実際（ADLへの反映）

- 運動療法で向上した機能は，生活の中に反映されなければいけない．そのため，

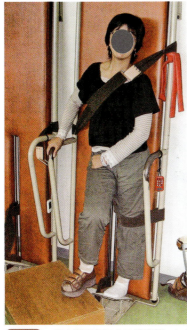
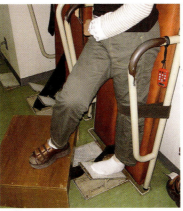

図7-6 起立矯正台による腓腹筋，ヒラメ筋の持続伸張
非麻痺側下肢を台上にのせることで，麻痺側への荷重を確実に行うようにする．

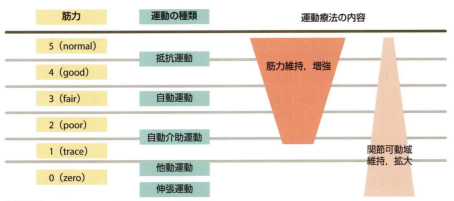

図7-7 筋力，運動の種類と運動療法の関係
筋力の維持，増強には筋収縮の有無が関連する．しかし，関節可動域の維持，拡大にはあらゆる運動が関与しており，他動・伸張運動だけではないことに注意する．

ADLの具体的場面に即した**動作スキル（技能）***の向上が必要となる．
- まず，あらゆるADL動作の基本となる起居移動（基本）動作に始まり，食事・排泄動作，そして衣服着脱・整容・入浴動作などへと視点を拡大する．つまり，スキル（技能）向上の重点が，ADL同心円構造（p.76，図6-2参照）の中心から，外側へと向かうことになる．

1 基本動作（起居移動動作）訓練

- 各動作能力の獲得には，**片麻痺者特有の方法，機器類の活用，人的介助**を組み

*動作スキル（技能） 運動課題を正確に，すばやく，合理的に，巧みに行う能力のことであり，環境変化に応じた適切で効率的な運動を遂行する熟練した運動活動ということができる．これはまた，一定レベルの筋力，耐久力を基盤としている．

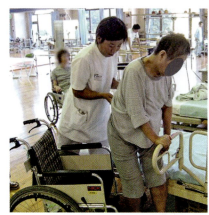

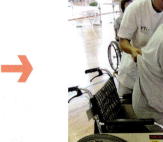

図7-8 ベッドから車いすへの乗り移り動作
L-型手すりの利用と理学療法士の人的介助によって，動作スキルの向上をはかる．

合わせることが重要である．なかでも，「特有の方法」を習得するためには，まず片麻痺となった身体を，ある程度自由に使いこなせることが必須であり，その目安に他動的介助歩行の習熟度があげられる．

- そのうえで，患者の各動作を分析的に観察し，患者自身の動作改善や，適切な機器の選定・活用などの対策を講じる．
- **立ち上がり・乗り移り動作**は，ADL上の必要度が高く，かつ実用化の可能性も高い．そのため，重症片麻痺例では，最優先で獲得すべき動作である（図7-8）．また，この動作は，機器による代替が困難で**人的介助の依存度**も大きいため，患者の主体的生存に大きく影響を及ぼす．
- **車いす駆動**は，病棟内，病院内の移動手段として利便性が高いので自立を目標とするが，乗り移り動作を獲得していないと十分な活用が困難となる．また同時に，ブレーキやフットレスト操作の習得も不可欠であり，これが不十分な場合は転倒事故などの危険性が増大する．
- **寝返り・起き上がり動作**は，実際の病棟ベッド上において，周辺機器を工夫した条件下で練習することが効果的である．理学療法室のマット上のように，把持，支持物など何もない状態で行う練習は，重症片麻痺例にとってはきわめて難度が高く非効率的なものである．

memo
　立位姿勢を必須とする動作では，「バランス」の問題を避けて通れない．「バランス」とは，ある物体の重心が支持基底面内にあり，そこを中心とした釣り合いのことである．そのことに加えて，ヒトでは体分節の位置関係が適切に調節されていることが必須となる．「バランス機能障害」「バランス不良」などの語が，安易に姿勢保持困難あるいは動作困難の原因であるかのように用いられているが，そのような使用は避けるべきである．動作困難の原因は，一動作ごとの体分節の位置関係，支持基底面，重心位置などの相互関係のいずれかの破綻に求めるべきであり，そのような分析的な観察から有効な対策を講じることが可能となる．

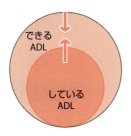 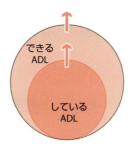

a. 乖離を解消する　　b.「できるADL」を拡大することで「しているADL」を伸ばす

図7-9 「できるADL」と「しているADL」に対する理学療法の2つのとらえ方
［江西一成：基本動作練習のコツ―片麻痺者の移乗動作と運動療法のコツ．PTジャーナル**44**：78-80, 2010より引用］

② ADL訓練と理学療法

- ADL動作のなかで，理学療法の関与がとくに求められるのは，立位保持と体重移動を必要とする動作であり，この動作が確立することで，**食事・排泄動作**と**入浴動作**が安定的に遂行できる．
- ところで，ADLには実生活のなかで無理なく遂行している「**しているADL**」と，理学療法室などで，実用的目標とは別に，可能な限り最大限の能力を引き出す「**できるADL**」とがあり，この両者の間には乖離（**図7-9**）が存在する．
- この乖離を解消する方法として，理学療法士が「しているADL」の場である病棟において運動療法を行うという考え方もある．しかし，この乖離は「しているADL」を無理なく遂行できるための**予備力**といえ，むしろ「できるADL」を改善することで，結果的に「しているADL」を伸ばすととらえるべきである（**図7-9**）．
- 動作スキル向上のために，ADLに即した動作を反復することも必要である．ただし，これを行う場所は理学療法室と生活場面（病棟）とがあるが，理学療法室では動作の確認と要素的動作の反復を行い，生活場面では実際の動作を反復することが効果的である．
- 生活のなかの移動手段は，「歩行」「車いす」のいずれかとなるが，重症片麻痺例では「車いす」となることが多い．しかし，状況によっては病棟と理学療法室間を介助または監視歩行で移動すること，病棟生活上でのさまざまな場所への移動時も介助または監視歩行を行わせることも選択肢の1つである．
- このほかに，衣服着脱・整容・清潔動作などもあり，これらを含めた身のまわり動作が**セルフケア動作**である．ただしこれらの動作は，理学療法士を含んだ他職種と協力して対応することも重要である．

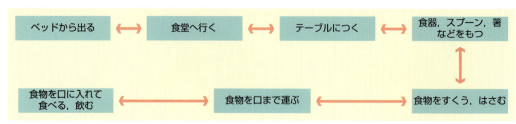
図7-10 食事動作における一連の作業過程

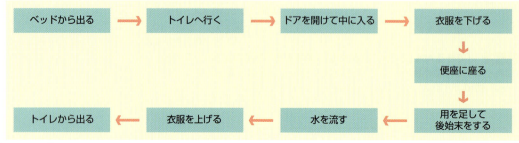
図7-11 トイレ動作における一連の作業過程

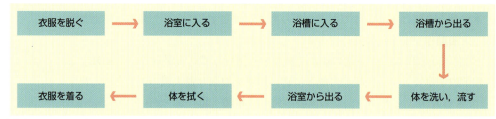
図7-12 入浴動作における一連の作業過程

③ 立位姿勢を含む複合的動作

- ADL動作は各種の動作が複合したものであり，各動作項目も一連の作業過程によって構成されている．そのため，各作業過程を知り，そこに含まれる動作，なかでも立位保持，体重移動を伴う動作を分析的に観察することが重要である．
- **食事動作**では，摂食に直接関連する諸動作とは別次元の問題として，可能な限り，寝起きの場所とは別のところで食事を行うように配慮する．そのために，**ベッドを離れ，食事場所へ向かう手段**などを検討する必要がある（図7-10）．
- **トイレ動作**も同様に，寝起きの場所とは別の場所で行えるように配慮すべきだが，その過程は複雑である．とくに，**立位保持と同時に，上肢による衣服の操作**も要求される（図7-11）ため，身体機能と機器類を含めた十分な検討が必要である．
- **入浴動作**は，最も困難な動作の1つである（図7-12）．そのため，身体機能と**機械・機具類**の関係に加え，人的介助も含めて検討する必要がある．

C 高次脳機能障害，体幹機能障害に対する工夫

■ 高次脳機能障害（巣症状）には失語，失認，失行などがあり，それぞれの概念と症状を理解することが重要である．なかでも理学療法では，その合併が運動および動作遂行に重大な影響を及ぼすものが問題となる．

■ とくに，右半球損傷において高頻度に出現する**半側無視**（半側空間無視）は，**視空間認知の障害**にとどまらず，**病態認識の欠如**，**意識集中の低下**，**動作遂行の維持困難** motor impersistence，**注意障害**，**身体軸の偏り**，**体幹機能障害**などの問題を合併することが多い．

■ 理学療法に際しては，高次脳機能障害や体幹機能障害そのものの改善，あるいは特別な方法による対応を中心に考えるのではなく，ここまでに学習してきた運動療法の内容を基本に，そこにさまざまな創意工夫を加えて日常生活（病棟での生活含む）に応用することが重要である．以下に，とくにポイントとなる事柄をあげる．

① 姿勢の安定化，課題動作の単純化

■ 抗重力位姿勢への変換，とくに他動的介助歩行を最優先で行う．その際，患者には不必要な恐怖感，失敗感，挫折感を与えないこと，なおかつ，実現可能性の手応え，ある程度の具体的達成感を体現できるように配慮することが不可欠である．

■ 課題動作（起立，歩行）は，患者に自身の姿勢など身体状況を認識させることができるように，姿勢の安定化を最優先ではかり，同時に，当面取り組んでいる動作の目標を単純化，簡略化したうえで患者に対して反復フィードバックする．

■ 患者の多くは，動作遂行中の自身のボディーイメージを把握することができず，「頭の中が真っ白」「ともかく怖い」「どのような動作か覚えていない」という感想をもつ．この解消には，患者の能力に応じた課題と条件設定が重要であり，また理学療法士の能力，言動に影響されるところも大きい．

② 確実な力源の活用

■ 他動的介助歩行をはじめとした抗重力位姿勢は，基本的に物理的には不安定なものである．そのため，課題動作の遂行に際して，不必要あるいは無意味な**重心線の変動**を可能な限り少なくすることが重要である．

■ したがって，課題動作は**非麻痺側肢を中心**として組み立て，その力源も非麻痺側肢に求める．単に，健常状態を模倣した「重心の正中化」や「麻痺側荷重」は，患者に混乱をもたらすだけであり最も避けなければならないことである．ただし，非麻痺側のみという考えでなく，両側肢を意識した重心の正中化や姿勢の改善を行う．

■ 利用可能な補装具，訓練機器類は最大限に活用する．とくに，下肢装具は麻痺

側肢の支持性を補強し，非麻痺側肢の機能発揮を支援することで，**当面解決すべき目標（抗重力位姿勢の安定化）**と自らの課題を患者自身が認識しやすくなる．

D　病棟との連携，社会復帰に向けた諸調整

1 価値観の共有

- 重症片麻痺例は，必然的にADL能力が低く，毎日の生活場面では病棟スタッフの介助に依存せざるをえない．理学療法は，この介助量軽減を最優先で行い，患者の依存状態を少しでも自立方向へと向かわせることを目標とする．
- 同時に，これは病棟スタッフにおける介助の負担量軽減を意味しているため，このことを理学療法士自身が自覚しなければならない．そのうえで，病棟スタッフを含む他の医療スタッフとともに理解，確認し，価値観を共有することが重要となる．
- とくに注目すべきは食事・トイレ動作であり，それぞれを寝起きの場所と別の場所で行うという具体的目標を目指す．ただ単に，「できないことをできるようにする」「動かないものを動くようにする」というような漠然としたものでは，他の医療スタッフからの理解を得ることは難しい．
- 将来の自宅（施設）での生活状況を想定した対応をしていくことが重要となる．

2 社会資源の活用

- 片麻痺者に対する理学療法を施行すると，やがて社会復帰の方法，すなわち，どのようなかたちで退院するかという問題に直面する．
- これを決定する要因は，身体機能，生活能力はもちろん，生活環境・家族問題，経済問題など多方面にわたるため，所得保障から医療・介護保障までの幅広い制度やサービスの利用も必要となる．そのため，患者を取り巻く多職種との連携が重要となる．
- 多職種の専門家チームの中で，理学療法にしかできない貢献とは何かを常に考えておく必要がある．少なくとも，重症片麻痺例では獲得した機能の維持，すなわち廃用症候群の発生阻止，それ自体が大きな課題となっているという事実を，急性期，回復期の時点から意識しなければならない．急性期や回復期での入院期間よりも圧倒的に長期間を要する在宅生活では，現在の身体機能の重症化の予防・活動能力の低下の予防に務める方策を念頭に置き，社会資源含め，多職種協働での対応を行っていくことが重要となる．

学習到達度自己評価問題

以下の項目について説明しなさい.

1. 重症片麻痺例に対する他動的介助歩行において，期待される効果は何か.
2. 他動的介助歩行の実施に際して，とくに注意や工夫を要する点は何か.
3. 重症片麻痺例における筋収縮を伴う運動にはどのような方法があり，またどのような工夫が必要か.
4. 重症片麻痺例に対する神経筋再教育は，どのように考えるべきか.
5. 関節可動域の維持，改善にはどのような方法があるか.
6. ADL上，立ち上がり・乗り移り動作の必要度が高い理由を説明せよ.
7. 車いす駆動を日常の移動手段とするために必要な条件には何があるか.
8. 理学療法で最大限のADL能力を引き出さなければならない理由を説明せよ.
9. セルフケア動作全般に対して，理学療法が果たすべき役割を述べよ.
10. 高次脳機能障害のうち，理学療法でとくに重点的に対応する機会の多くなるものは何か，またそれはなぜか.

片麻痺

8 演習1

A　グループ討議

　以下のテーマについて，各用語の意味をグループで討議し，その評価方法についても説明しなさい．

1 重症片麻痺例と廃用症候群の関係

a. 抗重力位姿勢をとる意義について説明しなさい．
b. 廃用症候群と重症片麻痺例の関係について説明しなさい．
c. 抗重力位姿勢をとる際のリスク管理について説明しなさい．
d. 下肢の関節拘縮が，片麻痺患者の機能的予後に与える影響について説明しなさい．
e. 重症片麻痺例の理学療法における補装具などの使用目的について説明しなさい．

B　症例の提示によるロールプレイ

　まずは基本情報および情報Aに基づき，情報収集，問診，検査，測定の技術を実践しなさい．その後，情報Bをみて評価からゴール設定の課題を，さらに情報Cをみて治療プログラムの作成から治療技術に関する課題を実践しなさい．

［症例］重症片麻痺例回復期

基本情報（指示箋情報）

　以下の基本情報だけをみて，情報収集，問診技術を実践しなさい．

［年　齢］76歳
［性　別］女性
［身　長］148 cm
［体　重］43.2 kg
［疾患・診断名］脳出血（右被殻血腫）（図8-1）
［障害名］左片麻痺
［保　険］後期高齢者医療保険
［現病歴］夕食後に左上下肢脱力にて発症，C病院へ救急入院．緊急開頭血腫除去術施行．1ヵ月後リハビリテーション目的で当院へ転院．

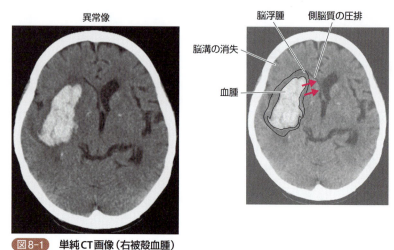

図 8-1　単純 CT 画像（右被殻血腫）
［水間正澄，川手信行（編）：リハビリテーション医療に活かす画像のみかた，p.70，南江堂，2019 より引用］

情報 A（カルテ，画像および医療スタッフ，患者情報）

基本情報および情報 A だけをみて，必要な情報収集，検査，測定項目を列挙し，それぞれの技術をロールプレイで実践しなさい．

［障害歴（発症前 ADL）］自立．近所への買い物，ゲートボールなどの活動あり
［合併症］なし（もしくは随時想定する）
［既往症］高血圧症，心不全，白内障，喘息
［治療方針］高血圧と喘息を薬でコントロール．ADL 改善を目的に理学療法処方
［看護情報］真面目な性格．指示にはよく従っていただける
［服　薬］カルシウム拮抗薬（降圧，頭部血流増加），喘息発作予防薬
［禁忌事項］随時設定
［家族構成］夫（79 歳，農業）と二人暮らし．長男（54 歳，会社員）夫婦が自宅から車で 5 分の場所に住んでおり，定期的に交流している
［経済基盤］本人と夫の老齢年金．農業収入
［家屋・周辺環境］ベッド使用，和式浴槽・便所，敷居段差 2〜5 cm が多い，上がり框 40 cm 段差あり．農村部
［職　業］無職
［学　歴］高等学校卒
［病棟 ADL］
①基本動作：寝返り可能，起き上がり部分介助，端座位保持不安定，車いす−ベッド−ポータブルトイレ間移乗要介助．左側のブレーキやフットレストの操作忘れあり
②セルフケア：整容・更衣要介助．摂食自立（左側の食物を残す傾向あり）．入浴動作全介助，排泄介助（移乗と衣服着脱を介助）
［主　訴］身の回りのことは自分でできるようになりたい．長男夫婦にあまり負担をかけたくない．

情報 B（理学療法評価）

基本情報，情報 A，および情報 B だけをみて，評価（統合と解釈）および問題点，ニーズ，リハビリテーションゴール，理学療法ゴール（障害回復予後），理学療法プログラム，相互の関係，理学療法の進め方を討議しなさい.

［全体像］車いす駆動可（実用性は低い）. 移乗動作は要介助

［感染症］なし

［全身状態］病棟での安静時血圧 140/80 mmHg，脈拍 80/分

［意　識］JCS I-1

［精神・知能］GDS15（高齢者うつ病評価尺度）*8 点，HDS-R（長谷川式簡易知的能力評価スケール改訂版）17 点（減点項目：引き算，数字の逆唱，記銘）

［コミュニケーション］失語症なし. 発音が明瞭ではないが会話に支障はない.

［高次脳機能障害］左半側空間無視あり

［摂食嚥下］すべての食事摂取可能（左側の食事を残す傾向あり，声掛けが必要）

［姿勢・形態障害］なし

［感　覚］左上下肢痛覚・触覚脱失，深部知覚鈍麻〜脱失（位置覚：肩 0/5，肘 0/5，股 1/5，膝 1/5）

［反射・反応］左上下肢深部腱反射亢進，左手指屈筋反射（＋），左バビンスキー反射（＋）

［筋緊張］mAS：左上肢 1

［ROM］左肩屈曲 130°・外転 95°・外旋 40°，左股内外旋 20°，左足背屈 5°

［粗大筋力］右下肢 3〜4，体幹 4

［運動麻痺］ブルンストロームステージ：上肢(U/E)II. 手指(F)II. 下肢(L/E)II

［ADL］

①基本動作

- 右側への寝返り可（左上肢が後方へ取り残される）. 時間はかかる.
- 起き上がり部分介助.
- 端座位保持可. 安定した座面であれば座位を保てるが動作や外乱によってバランスを崩しやすい. 頭部右回旋し，右方向を注視. 重心が左に偏位.
- 移乗動作. 車いす−ベッド−ポータブルトイレ間移乗要介助. 左側のブレーキやフットレストの操作忘れあり.
- 車いす駆動可. スピードが遅く，左側にある障害物にぶつかりやすい. 実用性は低い.
- 平行棒内立ち上がり要介助. 右手でバーを握り引き寄せるように立ち上がる. 介助者が後方からベルトを引き上げるように補助.
- 平行棒内立位要介助. 頭部右回旋し，右方向を注視. 重心がやや左に偏位. 左下肢での体重支持不可. 右膝折れがみられることがあり，介助者は後方からベルトを把持して支える. 重心移動範囲が狭く，動作や外乱によって

＊高齢者うつ病評価尺度 Geriatric Depression Scale (GDS)　高齢者のうつ病をスクリーニングする目的で開発された自記式評価尺度で，15 項目からなる短縮版がよく用いられる. 質問事項に「はい」「いいえ」で回答し，配点の合計値で評価する. 短縮版（GDS15）では，0〜4 点を正常，5〜9 点をうつ傾向，10〜15 点をうつ状態と判定する.

mAS：modified Ashworth Scale

バランスを崩しやすい．左下肢振り出し不可，振り出そうとすると左足尖部が床に引っかかる．

- 平行棒内歩行は転倒リスクが高いため実施せず．

②セルフケア：更衣・整容要介助，摂食見守り，入浴全介助，排泄要介助（移乗と衣服着脱を介助）

情報C（障害情報に基づく統合と解釈）

基本情報および情報A，B，Cをみて，理学療法プログラム相互の関係，理学療法の具体的な進め方や実施方法，理学療法プログラム実施上のリスク管理を実践しなさい．また，不足する情報があれば指摘しなさい．

▷ **問題点**

［機能障害］左上下肢重度の麻痺，認知機能低下（認知症の疑い），左上下肢重度感覚障害，左足関節背屈制限，右下肢筋力低下，左半側空間無視

［活動制限］立位・座位保持不良，立ち上がり・移乗要介助，歩行不能，ADL要介助（食事見守り，整容・更衣・排泄要介助，入浴全介助），車いす駆動の実用性不十分

▷ **リハビリテーションゴール**

家庭復帰

▷ **リハビリテーションプログラム**

身障手帳申請，介護認定申請，装具作製（金属支柱付長下肢装具）

▷ **理学療法ゴール**

［短期目標］病棟内で端座位が自力で15分間以上保持できる．ベッド・車いす間の移乗が見守りで1分以内にできる．

病棟内の車いす駆動が障害物にぶつかることなく50 m以上可能．1ヵ月以内に達成する．

［長期目標］自宅内で短下肢装具と手すりを用いた歩行が見守りにて可能，トイレまで移動できる．10 m歩行速度で25秒．4ヵ月以内に達成する．

▷ **理学療法プログラム**

①座位保持・立位保持訓練

②筋力訓練：体幹・左下肢筋力強化（とくに左膝周囲筋）

③ROM訓練：関節拘縮の予防，改善

④伸張運動：足底屈筋の伸張

⑤基本動作訓練：立ち上がり，移乗，平行棒内立位

⑥ADL訓練：排泄動作，車いす駆動訓練

（プログラムの具体例は巻末p.421参照）

9 片麻痺
軽症片麻痺例における回復期から生活期をみすえた理学療法の実際（その1）

一般目標
1. 脳卒中片麻痺患者の歩行とその理学療法実施の際の内容を理解する．
2. 軽症片麻痺では麻痺側肢の回復によるADLの向上がはかりやすく，重症例に比して早期の退院（社会参加）が可能で，生活期における社会参加が叶いやすいという特徴を知る．

行動目標
1. 正常歩行を理解して，片麻痺特有の歩行状態を説明できる．
2. 片麻痺歩行と装具の関係を説明できる．
3. 歩行訓練時の留意点を説明できる．
4. 運動療法の特徴と歩行の関係を説明できる．

調べておこう
1. 軽症例の片麻痺患者の特徴をまとめてみよう．
2. 歩行訓練に用いる補装具にはどのようなものがあるか調べよう．
3. 軽症片麻痺に対する理学療法と注意点をまとめてみよう．
4. 運動と栄養の併用療法について基本的な考え方を調べよう．

A 軽症片麻痺とは

- 軽症片麻痺は，床上動作や種々の移乗など実生活における支障は少なく，自立生活への恩恵も大きい（動画9-1）．

動画9-1

- しかし支持基底面が狭い二足歩行は，屋内外での異なる路面状況や足部のクリアランスなどの軽微な障害などが複合的な要因となり，転倒-骨折のリスクが高まる移動手段であることを，本人や家族へ丁寧に説明したうえで理学療法を進めることが大切になる．
- ヒトは，骨・関節で構成されている骨格系を随意的に動かすため，筋収縮を力源として合目的な運動を遂行して生活や文化を営む生命体である．
- 健常者は日常において「寝返り，起き上がり，座位，立ち上がり，立位，歩行」を基本動作として社会生活を営んでいる．
- 理学療法士はこの6つの基本動作（p.52参照）能力を獲得することを最大の目的とするべきである．なお，歩行が不可能な場合は，これに乗り移り動作，車いす駆動が加わり，基本動作は8つになる．

9章の動画一覧

- 脳卒中発症後の転帰は，重症，軽症，死亡，無症状の4つに類型化されるが，理学療法の対象は前二者である．
- 麻痺は軽症でブルンストロームステージが高いため（おおむね4以上），局所的な麻痺側肢の改善に集中的に取り組むことで，その多くは歩行が自立し退院することができる．そのことにより，移動を含めたADL能力も実用性を伴ったより高い目標設定ができ，個人の主観に呼応した社会参加が叶えやすくなるのが特徴である．

B　片麻痺患者における歩行

- 歩行は，両下肢の律動的な動きにより可能となる．軽症片麻痺では重症例に比して随意的な運動が可能であり，正常に近い歩容と安定性を獲得しやすい．
- 軽症片麻痺では，理学療法の目標を歩行動作能力の獲得・自立とすることが現実的であり，重要な位置を占める．この章では移動，歩行に関する理学療法を実施する前提として，特徴的な片麻痺の歩行様式を解説する．

1　「歩行」という運動のもつ意義

- 生命維持に摂食と排泄は不可欠である．
- ヒトの二足歩行は，豊かな人間生活において，摂食と排泄両方の生活空間を結ぶ移動手段として不可欠な機能である．
- したがって歩行の獲得は，排泄の自立と並び，患者・家族が望む重要な目的の1つである．
- 軽症片麻痺では麻痺の改善がはかりやすいので，理学療法士は客観的な判断に基づき，科学的で効率的な手段を用いて歩行を確立することが必要となる．

2　安定した歩行に必要な要素

- たとえば立脚相初期の両脚支持期では，支持基底面は広くなり，重心も低いために安定性は高いが，立脚中期では片脚支持となるため，支持基底面は狭く重心は高くなるので安定性が低下する．
- このときに下肢の各関節を含む体分節の適切な位置関係により歩行の安定化をはかり，運動の自由度と姿勢の安定性を高めている（図9-1）．
- 軽症片麻痺では，この要素の関係が一応の調和を保っているものの，完全または正常ではないことから，特徴的な歩行パターンを呈する．

3　代表的な歩行の特徴

　片麻痺患者の歩行周期において，各関節にみられる特徴を表9-1にまとめる．

a. 内反尖足歩行

- 立脚相で踵接地に必要な足関節の随意的な背屈が不可能なため，前足部から足踵部の外側にかけて接地する（図9-2）．前足部は内反位をとり，痙縮が強い

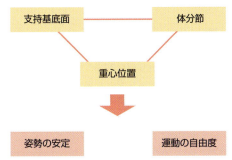

図9-1 安定した歩行を決定する要素
歩行時には，支持基底面，体分節，重心位置の3つの要素が互いに関係しながら変化することで，姿勢の安定性と運動の自由度を高めている．

表9-1 代表的な歩行の特徴

		矢状面	前額面/水平面
立脚相	足部・足関節	尖足	内反
	膝関節	膝折れ，反張膝・膝ロッキング	
	股関節	屈曲位（伸展不十分）	内転（ハサミ足），外旋位
	体幹・頭部	骨盤後方偏位，頭部前傾	麻痺側偏位・（非麻痺側偏位）
遊脚相	足部・足関節	下垂足・尖足・引きずり	内反
	膝関節	屈曲不十分	
	股関節	振り出し困難	分回し，内転（ハサミ足），外旋位
	体幹・頭部	骨盤後方偏位，頭部前傾	麻痺側偏位・（非麻痺側偏位）

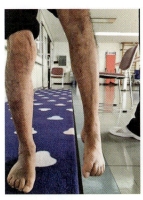
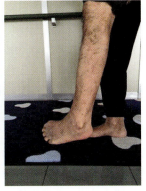

図9-2 内反尖足
60歳代男性．右視床出血による左片麻痺．ブルンストロームステージ上肢Ⅲ，下肢Ⅲ，手指Ⅲ．T字杖とプラスチックAFOを使用した3動作歩行が可能だが，装具なしでは，遊脚期の著明な尖足（左）と立脚中期に内反（右）を呈し，足底接地が不完全となる．

***反張膝** 矢状面で膝関節軸が大転子からの垂線に対して後方に位置している状態を指し，片麻痺患者の歩行では立脚中期にみられる．下腿三頭筋の痙縮が強い場合は足関節底屈位となり，その状態で膝関節軸より重心を前方に落とすことで歩行が成立するため生じやすい．また弛緩性麻痺（大腿四頭筋）では，膝折れ防止で同様の状態を招くために生じやすい．いずれも「後ろ型歩行（麻痺側が前になる）」を呈する．

***足部クリアランス** 正常歩行周期において，遊脚中期では足関節が背屈位0°をとり，減速期へと移行し，円滑に立脚期へと移行する．その際の足部の状況のことを指す．

と足趾の屈曲を伴った歩容を呈する．
- 立脚中期では足底接地が不十分となり，重心移動が円滑にいかず，膝をロックさせた「反張膝」*歩行を呈することもある．
- 遊脚中期では**足部クリアランス***が不良となり，過剰に股関節を屈曲させたり，分回し歩行（後述）を呈することがある．
- 歩行パターンは2動作・3動作歩行，前型・揃え型・後ろ型など種々の歩容を呈する（表9-2）．
- 軽症片麻痺では麻痺側下肢の支持性は高く，独歩や2動作歩行，前型による歩

表9-2 歩行パターン

歩行パターン	特徴
2動作歩行	杖と麻痺側下肢→非麻痺側下肢の2動作
3動作歩行	杖→麻痺側下肢→非麻痺側下肢の3動作
後ろ型	歩行時の麻痺側に対する非麻痺側の接地が「後方」をとる 重心移動が不十分．麻痺側の支持性が低い
揃え型	歩行時の麻痺側に対する非麻痺側の接地が「同じ位置」をとる
前型	歩行時の麻痺側に対する非麻痺側の接地が「前方」をとる 麻痺側の支持性が高い

いずれの歩行パターンであっても，その習熟度の高低が歩行の安定性を左右する．

行パターンが可能な場合が多い．

b．分回し歩行
- 立脚相では踵接地が不十分で，足部外側よりの接地が多くみられる．遊脚相で足部クリアランスは不良である．
- 立脚相では下肢全体が「棒状」ではあるが，立脚中期の膝関節の支持性は高い場合が多い．
- 股関節を外転ぎみにして足部クリアランスをするために，下肢全体を外側へ回しながら立脚相へと移行していく．
- 歩行パターンは前型，揃え型，後ろ型など種々の歩容を呈するが，2動作歩行が可能な場合が多い．

c．鶏状歩行
- 足関節周囲筋の弛緩性麻痺が原因で，足関節背屈の不十分な随意性から下垂位となり，足趾から床面へ接地する歩容を呈する．
- 遊脚中期の足部クリアランスが不良となるため過度に股，膝の屈曲を行い，足先から「パタン」と落下するように床接地をする．
- 歩行パターンは麻痺側の支持性や重心移動の程度に応じ前型から後ろ型などを呈するが，2動作歩行が可能な場合が多い．

d．その他の歩行パターン
- 膝関節の支持性が低いために麻痺側下肢を常に前方に配して，膝をロックして歩行する．股関節外旋を伴う場合もある．
- 歩行パターンは重心が後方に残るため，非麻痺側の「後ろ型」で3動作歩行を呈することが多い．
- 股関節は常に屈曲位にあり，踵接地はなく前足部より接地する（図9-3）．

memo

　理学療法士は，実用性の高い歩行の習得をはかる．成書には「片麻痺の異常歩行」という記述があっても，便宜的な名称ととらえておく．歩行訓練では，患者自身が正常な歩容の再獲得を希望していることに配慮しながらも，安全性に配慮した，実生活における安定性の高い移動能力の獲得が重要であることを認識させながら進めることが大切である．

C 理学療法の実際　107

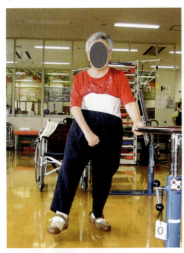
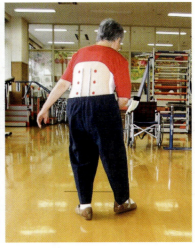

図9-3 分回し歩行を呈する片麻痺患者

70歳代女性，発症後約22年経過，ブルンストロームステージ上肢Ⅲ，下肢Ⅳ，手指Ⅱ．椎体圧迫骨折により，硬性コルセットを装着しているが，杖なし，AFO装着による後ろ型の歩行パターンによる独歩が可能である．

AFO：ankle foot orthosis

表9-3　AFOの処方目的

①立脚初期の内反尖足矯正効果による支持性の向上
②立脚中期の膝の安定性の向上
③遊脚中期の足クリアランス確保による異常歩行（分回しなど）の回避と安全性の向上

［大橋正洋：片麻痺歩行障害に対する装具と歩行補助具．脳血管障害の長期管理（矢崎義雄監），現代医療社，2000をもとに著者作成］

*Rieストラップ　オリジナルは革のみのストラップで，軽度の足関節内反尖足の矯正に用いたが，現在ではストラップの内面にプラスチックで補強した「改良型」が一般的に多用されている．

C　理学療法の実際

1 短下肢装具（AFO）の適応と留意点

- 片麻痺患者における下肢装具療法の意義は，関節運動を制限することで「運動を単純化」して立位・歩行機能の安定化をはかり，「歩行による移動能力の再建をすること」である（**表9-3**）．
- 軽症片麻痺患者は，近位関節に比して遠位足関節の随意的なコントロールが不十分な症例が多いため，AFOが処方されることが多い．
- 軽症片麻痺におけるAFOは，最も処方頻度が高く，プラスチックAFOは種類も多様で臨床的にも有用である．
- 軽度下垂足の足部や足関節のコントロールは，Rieストラップ*やプラスチックAFOで容易に行える（**図9-4**）．
- ただし，AFOによる麻痺側肢の足関節の固定が，歩行の安定をはかることとは逆に，歩行をしづらくする両面性があることを留意して処方する．
- 痙縮が強い場合は，金属支柱付AFOが強度でもプラスチックAFOより優れており，活動性の高い患者へは有用である（**表9-4**）．
- このようにAFOを内反尖足に対して用いること（推奨度B エビデンスレベル高）や，歩行機能を改善させるための頻回な歩行訓練（推奨度A エビデンスレベル高）は『脳卒中治療ガイドライン2021（改訂2023）』において推奨されている（p.117，表10-1参照）．
- また，処方しても使用せずに歩行している症例や入浴時など一時的に外す場合では，足部のクリアランスのため股や膝の代償的な運動が大きくなり，歩行速

表9-4　金属支柱付AFOを適応する症例

①重度の痙縮
②高度の変形
③感覚障害
④末梢循環障害による下肢周径の変動
⑤プラスチックのアレルギー
⑥訓練初期での足関節の調整が必要なとき
⑦フレアーやウェッジなどアライメントの調整が必要なとき
⑧若年で高活動での装具の耐久性

［千野直一ほか（編）：脳卒中のリハビリテーション（リハビリテーションMOOK），金原出版，2001より引用］

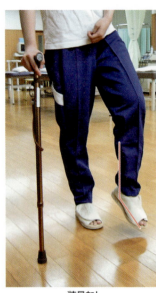 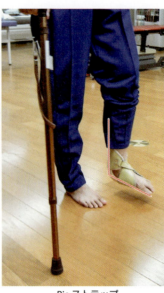 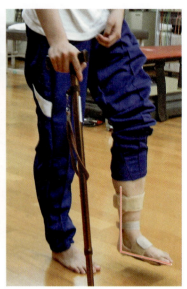

装具なし　　　　　　Rie ストラップ　　　　プラスチック AFO
下垂足　　　　　　　下垂足　　　　　　　　内反尖足

図9-4　足関節と装具の関係

度やエネルギー効率が落ちて，転倒への危険性も高まるので，患者へのインフォームド・コンセントと定期的な評価は大切となる．
- 患者の障害受容や経済的または職業的な問題と絡み合うこともあるので，リハビリテーション室に装具を常備して評価を行い，治療用装具から生活用装具（厚生装具）への処方と進めることが望ましい（図9-5）．
- AFOの処方の際にも，リハビリテーションチームによる病期や障害に応じた十分な検討と何より当事者が積極的に関与することで，装具の実用性もあがる（図9-6）．

2　歩行における理学療法

- 軽症片麻痺患者は自立歩行の条件を備えており，実用性の高い目標が十分に望める．
- 速やかな退院（自宅復帰）へ向けた目標を達成できるように，理学療法は抗重力位における動的な要素を多用した効率的な内容で進める．
- 特徴的な片麻痺歩行を呈し，かつ重症例より活動性が高いことによる転倒骨折の危険性や基礎疾患によっては運動負荷に伴うリスクが高いことを忘れてはならない．
- また糖尿病を合併している場合，装具装着時の接触やベルクロの締めつけによる皮膚潰瘍の発生など皮膚トラブル回避への配慮が必要である．

a．内反尖足歩行の場合

- 安定した歩行は可能であるが，必要に応じてT字杖なども使用してより安定性を高める工夫をする．
- AFOの使用頻度が低下している症例では痙縮が経時的に強くなる傾向があり，

C 理学療法の実際　109

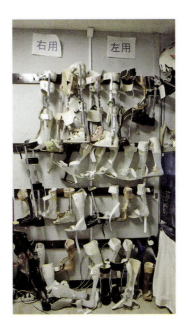

図9-5　評価用装具

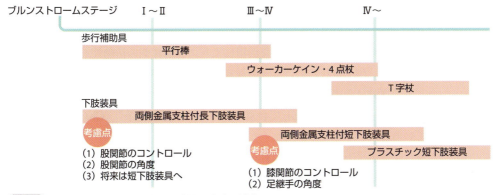

図9-6　早期歩行のための段階的下肢装具療法の基準
①人的介助も最終的に必要とすることは少なく，②支持物も開始当初は平行棒や手すりなどの安定したものから始めるが，最終的には杖なしもしくは1本杖で歩行自立することが多い．
［吉尾雅春ほか（編）：理学療法MOOK 1，脳損傷の理学療法 I，超早期から急性期のリハビリテーション，第2版，三輪書店，2005より引用］

不必要な拘縮を助長しAFOによるコントロールが不能となることがある．
- そのことは歩行能力全体の低下につながるので，インフォームド・コンセントを通じた適切な装着を促す．
- 歩行時の足先の内反傾向は，麻痺側斜め前方への転倒の危険が高まるので注意する．
- 足関節や前足部の可動性を保つためのストレッチは，ヒラメ筋と二関節筋（腓腹筋や後脛骨筋），足趾屈筋群などを分けて，丁寧に行うことが重要である．

b．分回し歩行の場合
- 伸展パターンを伴うときは，伸筋群の十分なストレッチを行う．

- 短縮位にある筋は筋出力を発揮しにくいため，日常的に股関節が屈曲位にある後ろ型歩行の症例では，とくに股関節の屈筋群や大腿四頭筋のストレッチを行い，拘縮を予防する．
- 亜型では，荷重痛など関節への問題がある以外，安易な歩容の矯正は，歩行機能全体に悪影響を及ぼすこともあるので避ける．

memo
下肢の「関節痛」への配慮

　高齢者では変形性関節症を有している症例も多く，荷重痛の程度が跛行を助長し安定性を低下させる一因となる．また，足趾の変形（槌趾 hammer toe，鷲趾 claw toe など）では靴や装具の不具合（サイズや装具装着のしかた）が原因で足趾が屈曲し，疼痛の原因となる場合がある．いずれも有痛性跛行のため立脚期が短く，「後ろ型」の歩行パターンをとる．
　このように跛行の影響が強くなる場合，一時的に人的介助を加え転倒予防をすることも大事である．また，必要に応じて物理療法の応用や杖などの補装具を使用して疼痛をコントロールすることが必要である．

3 軽症片麻痺の運動について

a. 筋力増強と歩行の関係

- 軽症片麻痺は，麻痺側の十分な活用により，非麻痺側の活動性も相乗的に期待できるが，理学療法における運動様式には安全性が求められる．
- ヒトの運動は骨関節で構成されたテコを，筋収縮を力源として営まれる．
- ADLの多くは，重力に抗して自重を利用した**閉鎖運動系**＊（CKC）により行っている．
- 歩行が「水平方向」の動作に対して，起立・着座などは「垂直方向」の動作であり，抗重力筋群を効率よく理学療法に取り込むことができる．
- 一般的に等尺性運動は不用意な「血圧の上昇」を招くとして敬遠されがちだが，片麻痺患者では健常者に比べて，交感神経活動による心拍数や血圧の上昇は緩やかであり，適切に運動負荷量の設定を行えば「安全性」は保たれる（図9-7）．
- 具体的には起立着座訓練を行う座面の高さや呼気相を利用して患者自身が回数を数えながら行うなど「息み」による**バルサルバ反応**＊へ留意しながら行えば，安全に実施できる．
- ハーフスクワット（図9-8）は，動作のリズム・回数などを変化させて負荷量調整をすることで，筋力増強を行う．また，一時的に止めた姿勢を保持させることで，ズボンの上げ下ろしの動作を円滑にし，トイレ使用時の安全性を高めることができる．

b. 持久性と体力向上

- ADLの各種動作は日々の生活に不可避であると同時に実用的な動作の保持と持続性が求められる．そのため，基本動作や起居移動動作を反復し，その確実性や安定性の向上をはかることが必要である．

＊**閉鎖運動系**　立位時のように下肢の末梢側（足部，足関節）が固定された状態において，膝や股などの中枢側の関節運動が自由に行われる運動形式のこと．

CKC : closed kinetic chain

＊**バルサルバ反応**　数秒ほどの息止めにより起こる一次的な血圧や血流の増加と，その後の胸腔内圧の上昇による，脳，心臓への流入血液量の低下と，その後の昇圧機序による血圧と心拍数の急激な増加という一連の反応．

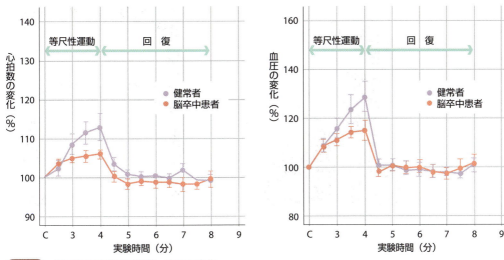

図9-7　等尺性運動時の心拍数，血圧の変化
心拍数，血圧ともに，健常者が脳卒中患者より急速に上昇している．脳卒中患者への等尺性運動は負荷量を適切に設定すれば安全に提供できる．
[Nakamura T, et al：Muscle Sympathetic Nerve Activity during Isometric Exercise in Patients with Cerebro-vascular Accidents. *Arch Phys Med Rehabil* **86**：436-441, 2005 より引用]

- とくに動作の開始時の立ち上がりや終了時の着座動作，目的地までの歩行動作の，安全性を高める持久性向上は重要となる．
- 階段昇降を反復することは，簡便で体力向上には有用である．その際，降下時に手すりによる把持ができない場合や下りの視覚的な不安を解消するために，後ろ向きに下りるとよい（図9-9）．
- また移動歩行の自立による生活行動範囲も広いので，ADLの向上や在宅生活のモチベーション維持のために，有酸素運動として，屋外歩行や自転車エルゴメータ，可能であればトレッドミルも有用である．とくに屋外歩行は，日光曝露によるビタミンDの生成が，小腸でのカルシウムの吸収を促して，骨ミネラル量の増加による転倒骨折予防効果も期待される．

c. 他動運動

- 他動運動は主に関節可動域の維持・改善を目的とし，随意的な筋収縮が不十分な軽症片麻痺においても重要となる．
- 軽症片麻痺では随意的な粗大運動は可能だが，拮抗筋間の不均衡による不必要な拘縮が存在することがあるので，徒手的な方法や機器を利用した方法を選択して運動を実施する．
- 臨床的には肩関節亜脱臼を呈する患者も多く，肩関節痛を伴うことがある．
- 歩行訓練時における疼痛の増悪が患者自身の意欲に少なからず影響を及ぼすため，歩行の自立度が高くても疼痛が歩行の安定性を損なう可能性がある．
- 歩行時にはアームスリング（三角巾）を用いて肩関節の保護（亜脱臼防止）と局所安静への配慮を行うことも考慮し（図9-10），他動運動は疼痛を引き起こさないように愛護的に行う．

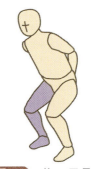

図9-8　ハーフスクワット
ポイントは麻痺側にも十分荷重させて行うことである．膝折れによる転倒などを回避するため，訓練開始初期は麻痺側への人的介助を行う．

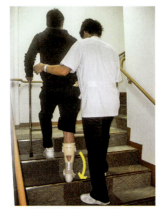

図9-9 階段後ろ降り

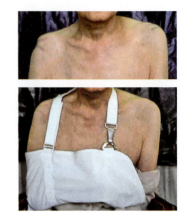

図9-10 アームスリングによる肩関節亜脱臼の改善
脳梗塞, 右片麻痺.

d. 運動と栄養の関係

- 近年, 運動機能や認知機能の回復には栄養状態が影響を及ぼすことがわかってきた. とくに栄養状態のスクリーニング, 摂取する栄養素のバランスや熱量と運動負荷量を考慮することの重要性が高まっており, 低栄養は『脳卒中治療ガイドライン2021』では, 1つの章として取り上げられている.
- 低栄養とは, 食欲が進まず摂取する熱量の不足による飢餓, 手術や感染などの急性炎症の発生などによる侵襲, がんや慢性心不全・COPDなどの慢性炎症性疾患による悪液質などが主な原因となり, 筋肉量や体重の減少を伴う状態である.
- このような低栄養の臨床像を示す片麻痺患者は多く, 適切な熱量とタンパク質を摂取する栄養療法は, 筋力や運動機能を高める理学療法と併用することで主に筋肉量を増やし, サルコペニア*の予防と改善において重要な手段となり得る.
- 昨今は, 栄養状態を良好に保つことで, FIM利得や自宅退院率も好転するなどの栄養と運動に関する研究やエビデンスも増えており, 脳卒中片麻痺患者のリハビリテーションにおける併用療法の視点は重要である (図9-11, 9-12).
- 今後, 軽症片麻痺における評価と理学療法プログラムの実践において, 運動負荷量の設定と熱量やタンパク質の摂取バランスなどの双方向のアプローチは, 今後ますます重要となっていく.

*サルコペニア sarcopenia
骨格筋減少症ともいわれる. 加齢による原発性サルコペニアと活動低下や栄養不足, そして疾患 (侵襲や悪液質) による二次性サルコペニアに分類される. 分類に応じた治療戦略を考えて, 摂取エネルギーと運動負荷による消費エネルギーの適切な栄養バランスを考えた理学療法を実施することが必要である. なおわが国で初となる『サルコペニア診療ガイドライン2017年版』(日本サルコペニア・フレイル学会/国立長寿医療研究センター発行) が出版されている.

FIM : functional independence measure

memo

持久力の向上性について

- 単一関節や肢節運動ではなく, 総合的で全身的な運動技能向上を目的として行う.
- 高齢者など持久性に問題がある場合の「運動負荷」の際は, 自覚症状 (疲労), バイタルサイン, SpO_2などの生体反応を頻回にチェックする.

C 理学療法の実際　113

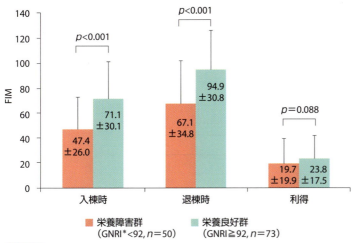

図9-11 栄養障害の有無とFIM

[西岡心大ほか：本邦回復期リハビリテーション病棟入棟患者における栄養障害の実態と高齢脳卒中患者における転帰，ADL帰結との関連．日本静脈経腸栄養学会雑誌**30**(5)：1148，2015より許諾を得て転載]

＊ GNRI：geriatric nutritional risk index　65歳以上の高齢者における栄養状態に関連したリスク分類の指標．[1.489×血清アルブミン値(g/L)＋41.7×理想体重比(％IBW)]で求められる．重大なリスクあり(82未満)，中等度のリスクあり(82以上92未満)，軽度のリスクあり(92以上98未満)，リスクなし(98以上)の4段階に分けられる．

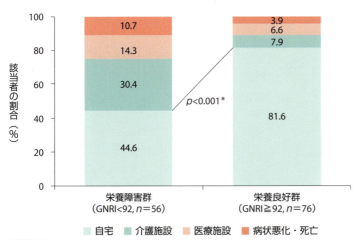

図9-12 栄養障害の有無と転帰先

栄養状態が良好であるとFIMもより優位に改善し，自宅退院が多くなる．
＊ χ^2検定．自宅 v.s. 自宅以外．
[西岡心大ほか：本邦回復期リハビリテーション病棟入棟患者における栄養障害の実態と高齢脳卒中患者における転帰，ADL帰結との関連．日本静脈経腸栄養学会雑誌**30**(5)：1148，2015より許諾を得て転載]

> **memo**
>
> **疼痛について**
> - 疼痛は生体の防御反応であり「不快な感覚」である．片麻痺患者に多い関節痛（肩や下肢）を起こす代表的な疾患や症状について理解し，歩行時における不安感の除去をはかることで，患者との信頼関係を構築することが重要である．

学習到達度自己評価問題

1. 安定した歩行を決定する要素を3つ述べなさい.
2. 代表的な片麻痺患者の歩行を述べなさい.
3. 歩行パターンについて説明しなさい.
4. 代表的なAFOの名前をあげなさい.
5. AFOを使用する際の留意点について説明しなさい.
6. 閉鎖運動系の運動の種類や自主的な訓練の種類を述べなさい.
7. 歩行時に多い疼痛とその対策について述べなさい.
8. 栄養と運動の関係について簡単に説明しなさい.

片麻痺
10 軽症片麻痺例における回復期から生活期をみすえた理学療法の実際（その2）

一般目標
1. 順調に推移する軽症片麻痺における理学療法プログラムのポイントを整理，理解する．
2. 麻痺の回復という患者の最大の願望と理学療法士の科学的根拠に基づいて現実を共有しながら支援していく姿勢を養う．
3. 片麻痺者が人生を安寧に暮らしていくうえでの社会復帰（家庭，就学，就労など）も視野に入れた，生活支援としての側面があることも学ぶ．

行動目標
1. いわゆる「神経筋再教育方法」の概略を説明できる．
2. 在宅復帰に向けて工夫した理学療法が提供できるようになる．
3. 転倒予防対策や意義について科学的根拠のある説明ができる．
4. リハビリテーションに関連する国の施策や医療・介護保険制度の現状を理解する．

調べておこう
1. 神経筋再教育法のエビデンスを調べよう．
2. 転倒の危険性と骨折について考えてみよう．
3. 「脳卒中治療ガイドライン2021」のリハビリテーションに関して調べよう．
4. 地域包括ケアシステムについて調べよう．

A 理学療法の実際（その1）

1 片麻痺に対する神経筋再教育法

a. 機能回復のメカニズム
- 脳損傷後の機能回復は，急性期では脳浮腫や脳循環の改善，慢性期では損傷を免れた脳における新たな神経機能の再組織化，つまり損傷を免れた神経細胞の可塑性発現によると考えられている．
- これらは実験動物における細胞レベルでの成果や，乳幼児の発達段階にある脳での現象を根拠として述べられている．脳血管障害後の脳で，このような現象が生じるかどうかは残念ながら何も実証はされていない．

b. 各種神経筋再教育法の概説
- 古くから，ブルンストローム法，ボバース法，PNFなどの各提唱者による概念や手技が知られており，このうち，ブルンストローム法，ボバース法は，脳卒

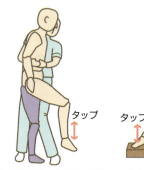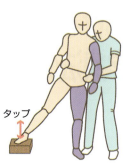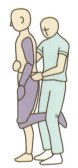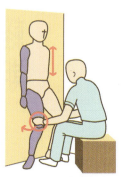

図10-1　軽症片麻痺における運動練習の例
[丸山仁司(編)：系統理学療法学 神経障害系理学療法学，医歯薬出版，2005より引用]

中後片麻痺や脳性麻痺から派生した神経発達学的治療である．
- 中枢神経系はそれぞれ低位から高位までの反射中枢によって階層的に構成され，高位中枢は低位中枢がもつ反射を組み合わせて（促進と抑制），合目的的な随意運動を行っているという随意運動の反射説を重視している．
- つまり中枢神経系の損傷は，脳からの促通低下（陰性徴候：筋力低下，巧緻性低下など），脳からの抑制低下（陽性徴候：病的反射，痙縮，共同運動，姿勢反射など）ととらえている．
- よって広義には「刺激→反応→効果」というトレーニング理論と同様の範疇のものであり，あくまでも運動療法の方法論の1つと考えるべきである．
- これら狭義の神経筋再教育法は麻痺側肢の回復をはかる方法とされ，ミラーセラピーやCI療法，ロボットを活用した訓練やボツリヌス毒素療法などの研究も進んでいるが，詳細は成書に委ねる．
- 軽症片麻痺では麻痺の回復に期待がもてるが，回復に限界があることも科学的に立証されている．よって1つの手技・方法に固執せずに，FITT（頻度・強度・回数・種目）に基づいた運動処方を行い，抗重力位での運動や動作訓練を多く取り入れることがより重要である（図10-1）．

c.「脳卒中治療ガイドライン」の変遷と「麻痺の改善」に対する患者の思い

- 麻痺側肢では，随意性の程度と麻痺の重症度，脳卒中に付随する諸症状が，その後の移動や動作能力に影響を与える．
- 軽症片麻痺を運動療法の順序に準じて述べると，一定の随意運動が期待できるので，基本動作やADLに直結する麻痺側肢の筋再教育がクローズアップされ，麻痺側肢の筋再教育には，ファシリテーションテクニック（神経筋促通手技）が多用されてきた経緯がある．
- わが国初となった「脳卒中治療ガイドライン2004」では，この手技も含めたわが国の脳卒中のリハビリテーション医療のあり方や手段の科学的立証が行われ理学療法士に大きなパラダイムシフトを求められた．

A 理学療法の実際（その1） 117

表10-1 脳卒中治療ガイドライン2021（改訂2023）の主な項目の推奨度とエビデンスレベル（EL）

項目	要点	推奨度	EL
運動障害	・課題に特化した訓練量や頻度を増すこと	A	高
運動障害	・自立している患者への集団でのサーキットトレーニングや有酸素運動	A	高
ADL障害	・姿勢保持能力や下肢運動機能改善を目的とした訓練	A	高
回復期	・歩行障害が軽度の患者への有酸素運動や筋力増強訓練	A	高
生活期	・ADLを改善するための歩行訓練・下肢筋力増強訓練など	A	高
歩行障害	・歩行機能を改善させるための頻回な歩行訓練	A	高
上肢機能障害	・軽度から中等度の上肢麻痺に対する麻痺側上肢の強制使用訓練など	A	高
摂食嚥下障害	・改善のための嚥下訓練	A	高
歩行障害	・下垂足に対する歩行機能を改善させるための機能的電気刺激（FES）	B	高
装具療法	・内反尖足に対する短下肢装具の使用	B	高
急性期	・汎用され，信頼性や妥当性が検証されている評価尺度を用いること	A	中
急性期	・リハプログラムは病態，ICFによる多面的な評価および予後予測に基づいて計画すること	A	中
急性期	・十分なリスク管理下での早期座位や立位，装具を用いた早期歩行訓練など発症後早期から行うこと	A	中
急性期	・血圧，脈拍，呼吸や意識などバイタル徴候に配慮して行う	A	中
生活期	・自動車運転再開の希望に対する可否は慎重に判断する	A	中
体力低下	・心肺持久力を高める有酸素運動と下肢筋力増強訓練の併用療法	A	中
ADL障害	・在宅リハビリテーション	B	中
排尿障害	・骨盤底筋群訓練や経皮的電気刺激，バイオフィードバックなど	B	中
回復期	・訓練時間を長くするのは妥当	B	中
歩行障害	・歩行不能の発症後3ヵ月以内の患者への歩行補助ロボットを用いた歩行訓練	B	中
痙縮	・装具療法を行う	B	中
摂食嚥下障害	・頭部挙上や頸部および舌の抵抗運動訓練や呼吸訓練	B	中
低栄養	・ADL向上のために必須アミノ酸の投与を行うこと	B	中
体力低下	・下肢筋力増加のための麻痺側下肢の筋力増強訓練	B	中
上肢機能障害	・患者の選択と安全面を考慮したrTMS（反復経頭蓋磁気刺激）など	C	中
装具療法	・膝伸展筋力が十分ではない患者への長下肢装具の使用	B	低
低栄養	・栄養状態を評価して十分なエネルギーを投与すること	B	低
生活期	・インターネットなどを用いた遠隔診療の導入	C	低

EL：エビデンスレベルevidence level
[日本脳卒中学会 脳卒中ガイドライン委員会（改訂2023）（編）：脳卒中治療ガイドライン2021（改訂2023）を参考に著者作成]

■ この流れは「脳卒中治療ガイドライン2009」でも，伝統的なリハビリテーションより有効であるという科学的根拠は出されなかった．この有用性に関しては，特定のコンセプトに基づく理学療法（促通反復療法，ボバースセラピー，PNF，認知神経リハビリテーション）として**理学療法ガイドライン第2版**にも掲載されており，成書を参考にされたい．

■ 「脳卒中治療ガイドライン2015」では，全般的にエビデンスとなる論文の増加のほかに，維持期リハビリテーションに関しては，メタアナリシスによる論文の増加・推奨グレードの高まりが認められた．さらに**脳卒中治療ガイドライン2021（改訂2023）**では，低栄養・精神症状・痙攣が新たな項目として追加され，生活期におけるエビデンスも増えている（**表10-1**）．

■ また歩行補助ロボットを用いた歩行訓練（推奨度Bエビデンスレベル中）も掲

memo

維持期における推奨グレードは，急性期や回復期など医療機関で実施される早期かつ集中的に行われるリハビリテーションのみならず，地域・在宅においても，引き続きリハビリテーションを行うことの重要性を裏付けており，2009年版よりグレードアップされた．

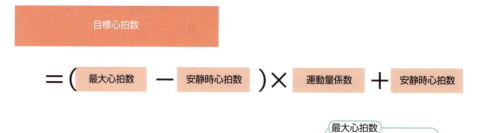

図10-2　カルボーネン Karuvonen の式

載されているが，脳卒中患者への現段階で保険適用はされていないものの，微弱な骨格筋活動や外部力源などを変換・利用したロボットスーツなどの開発も盛んであり，保険適用への拡大が期待される分野である．
- 脳卒中片麻痺者への「麻痺の改善」という命題に対する理学療法士の責任とは，結果期待を煽ることなく，課題の抽出と高い科学的エビデンスに裏付けされた理学療法による解決策を提示・実践することであり，患者や家族の「希望と現実」を整理した効力期待を高める説明責任が重要である．

2 在宅復帰へ向けた理学療法における留意点

a. 片麻痺患者の体力

- 体力と易疲労性の把握は，麻痺の程度にかかわらず，理学療法を実施するうえで重要な視点となる．在宅復帰後の活動量に見合った体力を補うには，入院中の集中的なリハビリテーションのみでは不十分な場合が多い．自立支援の目標として，在宅生活における体力を高め，個々人の身体機能に応じた介助量の軽減や継続的な理学療法は重要となる．
- 体力低下の改善には，抗重力下での麻痺側下肢筋力トレーニングは重要で，立位の閉鎖運動系（CKC）による運動様式を多用するとよい．
- 片麻痺患者の活動性の低下が体力低下の原因となることが，1回心拍出量（SV）や酸素摂取量などからわかる．
- 運動負荷時の酸素消費量と心拍数の増加は相関関係が高いので，心拍数を簡便なパラメーターとして用いたカルボーネンの式（図10-2）による運動負荷の設定は有用である．
- 運動には疲労が伴うので，実施の際には「自覚的疲労強度」（表10-2）への配慮が重要となる．

b. 転倒による骨折

- 住み慣れた自宅であっても活動性が高いために転倒機会も多く，骨折を起こすこともまれではない．転倒が契機となり恐怖感の高まりにより活動量が低下し，骨折に至らずとも再入院を強いられることは多い．入院時の運動機能やADLの改善は，あくまで「模擬的」な場での改善である．軽症片麻痺者の多くは，自宅復帰が可能なので，実生活の環境適合について「できるADL」と「して

CKC : closed kinetic chain

SV : stroke volume

表10-2	自覚的疲労強度（ボルグBorgの指数）
6	
7	非常に楽である
8	
9	かなり楽である
10	
11	楽である
12	
13	ややきつい
14	
15	きつい
16	
17	かなりきつい
18	
19	非常にきつい
20	

表10-3　転倒防止対策

①転倒のリスクチェック
②転倒記録と情報連絡
③環境整備（服装，装具使用，家屋改造など）
④患者，家族への指導・教育
⑤薬剤のコントロール
⑥リハビリテーションの継続（筋力強化，バランス訓練）
⑦ヒッププロテクターの使用
⑧社会資源の導入

いるADL」のギャップを埋めるための試験的な外出や外泊などを通じた当事者や家族を交えた助言や指導を入院時より実施しておくことは重要である.
■ 転倒の主な原因として転倒回避能力の低下があり，骨折の多くは麻痺側の大腿骨近位部骨折（頸部：内側，転子部：外側）である.
■ 頸部（内側）骨折では人工骨頭置換術，転子部（外側）骨折では骨接合術が代表的な術式であり，周術期のリスク管理と理学療法実施上の留意点を理解しておく.
■ 転倒，骨折という身体的・精神的ストレスと手術侵襲による局所の炎症や疼痛による影響で活動性が低下し，軽症とはいえ片麻痺と相まって廃用症候群発生のリスクも高まる．閉じこもりを防ぐためのデイケア利用などの介護保険によるサービスを活用し，家族も取り込んだ包括的な在宅ケアが大切である．また高齢者では，複数の疾患を有していることもまれではないため，退院前の転倒リスクに関する入念な協議が必要となる.
■ 在宅復帰後の理学療法士による，基本動作や移動・歩行の評価と訓練などの訪問リハビリテーションの利活用とともに居住区内の住環境の評価や助言は有益となる．仮に転倒しても骨折にいたらないように，多面的な対策をはかることが有効である（**表10-3**）.

memo

持久性向上のためには，運動負荷に対する心肺機能を高めることが必要である．そのために，運動負荷時の生体応答を丁寧に捕捉する能力を具備することが，安全に実施するためには必須である．したがって各指標（**表10-4**）の意味を理解し「今どの程度の負荷量となっているのか」を常に念頭において対応することが必要である.

表10-4　理学療法実施上の生体応答の指標

①心拍数　（HR）
②血圧　（DBP，SBP）
③呼吸数
④体温
⑤血中酸素飽和濃度（SpO$_2$）
⑥自覚症状（ボルグの指数）

マルチモービディティ multimorbidity（多疾患併存）

　一個人に2つ以上の慢性疾患が併存している状態のことであるが，明確な定義付けはされていない．

　医療では，主に疾患別の診療ガイドラインに基づいた治療が行われるが，高齢者は複数の疾患を有していることから，疾患ごとの処方薬により生じる副作用などのポリファーマシーや患者自身の健康への悪影響，治療に関する医療・経済的負担などが超高齢社会の我が国において問題視されてきた．

　今後理学療法士として，地域における理学療法実践にあたり，優先的に考慮する疾病や症状などを整理するうえで用語の認識と理解は大切である．

B　理学療法の実際（その2）

1 社会復帰に向けた理学療法

a．在宅生活を豊かにするために

- 回復期リハビリテーションに引き続き行われる「生活期」のリハビリテーションにおいて，回復した心身機能の維持向上をはかりながら，在宅生活を営むこととなる．
- 実生活において求められる「基本動作能力」を，対象者が安全かつ確実に行えるように取り組むことが大切である．
- そして，実生活に即した屋外歩行や段差ごえ，和式生活などの応用動作能力の向上を目標とした理学療法を集中的に行う．
- 在宅では，患者自身の意思決定による「生活行為」が持続できる環境整備を含んだ介護保険制度の活用による積極的なケアプラン計画を促す．
- 具体的には，訪問リハビリテーションや通所リハビリテーション（デイケア）の活用をはかり，筋力強化（マシーントレーニングを含む），歩行トレーニングなどによる体力向上をはかるとともに閉じこもりを防ぎ，社会参加に積極的に取り組めるよう支援する．このことは復職を目的とした場合でも重要な通過ポイントになる．
- また，「老老介護」により起こる介護者の介護負担感などの心身の抑圧の回避を心がけ，健康寿命の延伸や継続的な在宅生活を支援する．
- 理学療法士として，当事者の自助や家族の支援に加えて，地域にある「集いの場」へ出向いたり，高齢者を対象とした地域支援事業などを通じて（共助），地域資源の有効な利活用を促す助言と指導は，具備すべき大切なスキルである．

> 自助・互助・共助・公助を調べてみよう

B 理学療法の実際（その2） 121

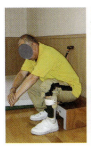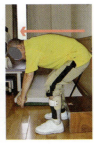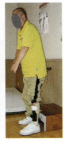

図10-3 軽症片麻痺における起立着座訓練
動作開始時には非麻痺側の足部を，麻痺側より座面に少し近づけておく．重心を前方へ移動しながら起立動作を行い，動作終了時には立位姿勢（アライメント）に気をつける．

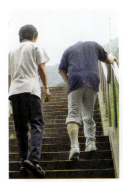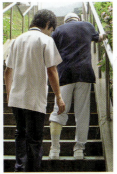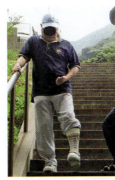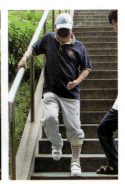

昇るとき　　　　　　　　　　　　　　　降りるとき
非麻痺側→麻痺側　　　　　　　　　　　麻痺側→非麻痺側

図10-4 屋外での階段昇降訓練
80歳代，男性，発症後約7年経過（ブルンストロームステージ：上肢Ⅱ　下肢Ⅳ　手指Ⅱ）

memo

　住み慣れた地域での生活を営むには，自立支援を目的としたサルコペニアやフレイルなどの予防が重要となる．それには退院後の基本的な運動機能の維持向上に加えて，社会生活機能を高めることも重要であり，運動機会の拡大に有用なことは何でも取り入れるが，片麻痺者であるための工夫と注意が必要となる．

b. 写真でみる具体的な理学療法の工夫

　リハビリテーション施設とは違い，専門的な機材のない在宅では，片麻痺の障害レベルに応じた，種々の訓練における工夫と留意点が求められる．

▷**起立着座訓練（20 cm高）**（図10-3）

［ポイント］低い位置からの立ち上がり動作が可能ではあるが，安全性を高めるためには，バルサルバ（Valsalva）反応（p.110参照）への留意や重心の十分な前方移動が必要．立ち上がり動作時は，麻痺側肢に比して非麻痺側肢はやや後方に位置して開始する．同時に麻痺側肢への十分な荷重を行う．

▷**屋外での階段昇降訓練**（図10-4）

［ポイント］非麻痺側肢を支持軸にして，麻痺側肢の確実な接地を促す．理学療法士の人的介助は，患者の視線や手すりの把持程度などで，患者の自信度合いをみながら増減する．安全性と適切な補装具の選択が必要．

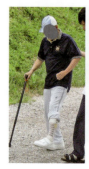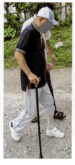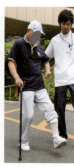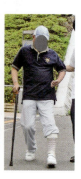

図10-5　屋外での歩行，坂道訓練

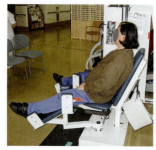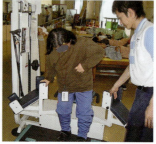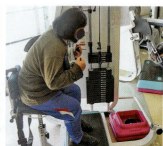

a. 股関節外転　　　　　　　b. 起立着座動作　　　　　　c. 体幹屈曲

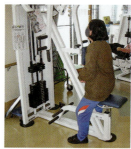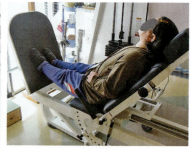

d. 上肢伸展　　　　　　　e. 下肢伸展

図10-6　マシーンによる自主的な運動
左片麻痺患者（ブルンストロームステージ：上肢Ⅱ　下肢Ⅳ）

▷**屋外での歩行，坂道訓練**（図10-5）

［ポイント］砂利道などでは，アスファルト路面より機敏な応能が求められる．下り坂では下腿の強い前方トルクが膝折れ傾向に働くので，注意しながら歩行する．平地歩行より人的介助量の増減は慎重に行う．

大きな歩幅 step length で，前型・2動作歩行が可能．

▷**マシーンによる自主的な運動**（図10-6）

［ポイント］
（a）左右均等になるように行う．
（b）理学療法士は麻痺側に立つ．立位時のアライメントを整える．
（c）マシーンバーを非麻痺側上肢で抱え込み屈曲する．
（d）麻痺側上肢の痙縮の増加にならないよう負荷量を調整する．

（e）伸展筋の痙縮を助長するので，完全伸展位にまでしないよう指導する.

■ いずれも不必要に息まず，ゆっくりと呼吸をして，血圧の変動を最小限に抑えるように留意する.

■ またマシーンによる筋力訓練では，複数の抗重力筋が参加する運動パターンの設定が困難なことや施設に出向かなければ利用できないなどの欠点を補うため，家庭でもできる筋力訓練として，自重を利用したいすからの立ち上がりやハーフスクワットなどの指導も合わせて行うとよい.

■ 軽症片麻痺においても，体力低下が，在宅生活における転倒，骨折のリスクを高める一因となりうる.

■ 体力低下対策としての麻痺側下肢の筋力増強訓練が，推奨度（B）・エビデンスレベル（B）と「脳卒中治療ガイドライン 2021（改訂 2023）」に記載されている.

■ また地域住民を対象とした縦断研究（糸島フレイル研究・久山町研究など）では，TV視聴時間や座位時間が長く，認知機能との関連や活動強度の低さなどが指摘されている.

■ 体力維持向上のためにも，実生活における活動やその量に見合ったエネルギー補充などの運動と栄養を合わせた指導・助言は重要である.

C 社会の要請に応える「理学療法士」であるために

a. 軽症片麻痺と医療・介護制度の関係

■ 脳血管障害の急性期リハビリテーションにおける脳卒中ケアユニット（SCU）の普及拡大は，昨今の医療機関における在院日数の短縮とともに，理学療法士の可及的早期からの治療への介入を後押ししてきた.

SCU : stroke care unit

■ その後の回復期リハビリテーションも常態化したことから，医療経済的にも早期介入と連携の重要性が求められている.

■ 軽症片麻痺は，在宅復帰が比較的容易ではあるが，医療機関の在院日数の短縮や疾患別のリハビリテーション日数制限などにより，十分な理学療法の恩恵を享受できずに退院する可能性もあることから，入院時からの入念な退院後計画が重要となってくる.

■ 理学療法士は固有の価値観を尊重し，在宅生活を好転させる支援を怠ってはいけない. 在宅復帰後の生活期における目標設定では，不要な医療依存へつながることは避けなければならないが，麻痺側肢の改善へのこだわりを他者が否定することはできない. 理学療法士は，患者に対して現状への受容や有している運動能力が，多様な生活様式へ反映させるための選択肢の提示や将来展望について説明する力量も求められる.

■ 対象となるのは片麻痺を有する独立した人間であり，あくまでも個の尊厳を大事にする理学療法士が求められる.

■ 国は医療のあり方として「病院完結型」から「地域完結型」へ，「治す医療」

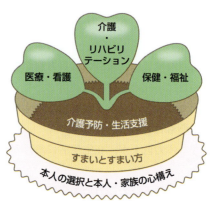

図10-7 地域包括ケアシステムの植木鉢
[三菱UFJリサーチ＆コンサルティング「〈地域包括ケア研究会〉―2040年に向けた挑戦―」(地域包括ケアシステム構築に向けた制度及びサービスのあり方に関する研究事業), 平成28年度厚生労働省老人保健健康増進等事業, 2017年より引用]

ICF：International Classification of Functioning, Disability and Health

＊5疾病・5事業および在宅医療　超高齢社会に対応するため，これからのわが国の医療供給体制計画・整備をはかるために出された重点施策である．5疾病（がん，脳卒中，急性心筋梗塞，糖尿病および精神疾患）ならびに5事業（救急，災害時，へき地，周産期および小児救急を含む小児医療）に，在宅医療が新たに追加された．（厚労省医政局通達，平成24年3月）

から「治し支える医療」への「医療と介護」の連携強化を進めると同時に，介護予防に力を入れている．
- したがって脳卒中片麻痺者においても，退院後も自らの活動性を高めながら，社会参加を促していくICFに準拠した社会づくりが，超高齢社会を迎える国の重要な方向性となってきている．
- 脳卒中と在宅医療は，国策である **5疾病・5事業および在宅医療**＊の中に含まれており，脳卒中片麻痺者への在宅における訪問あるいは通所リハビリテーション事業による予防の普及，拡大などが希求されている．

b. 地域包括ケアシステムにおける理学療法士の役割
- 地域包括ケアシステムは2025年を目標に整備を進めている国の政策である．
- この地域包括ケアシステムを表現している「植木鉢の図」（図10-7）は，受け皿（優先される本人の意思と家族の同意）や植木鉢（地域づくり）の整備を基本としながら，土（介護予防や生活支援）への積極的な取り組みを，葉っぱ（各種専門職）による専門的な支援を重ねることで，健康寿命の延伸をはかりながら，住み慣れた地域で，できる限り住民の希望に叶った生活が送れるようにする仕組みである．とくに2020年から約3年間に及ぶコロナ禍は，行動制限による社会活動の停滞が，高齢者の体力低下を招き，生活不活発を引き起こしている．介護予防における自立支援と重度化防止は，2025年以降の地域包括ケアシステムの整備において大きな社会的課題といえる（図10-8）．
- またコロナ禍の日常は，通所や訪問リハビリテーション利用者の活動自粛による影響で生活範囲を狭くし，著しいIADLの低下を招いていた（表10-5）．
- 近年，在宅医療・介護サービスに関する先行研究も増えており，「高齢者在宅医療・介護サービスガイドライン2019」（日本老年医学会ほか編集）によると，脳卒中患者に対する在宅サービスでは，訪問リハビリテーションと通所リハビリテーションに関して，ADLの悪化予防に対する効果がある（推奨強い・エビ

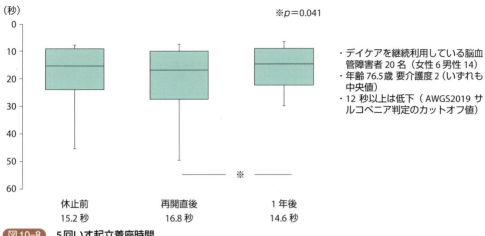

図10-8　5回いす起立着座時間
- 下肢筋力の低下は早く回復までに時間を要した.
- 感染対策による休止（14日間）で高齢者の早期の脚力低下を招き，回復に1年を要しても正常域には達してはいない.

表10-5　デイケアおよび訪問リハビリテーション利用者118名の年齢，要介護度，FIM，FAIの比較

		年齢	要介護度	FIM	FAI	FIM/FAI 相関係数
男性	45名	77歳	2	103	3	0.609
女性	73名	86歳	1	107	6	0.546
p値	118名	<0.01	<0.01	n.s	<0.01	

ADL：FIMスコア（満点126），IADL：FAIスコア（満点45）
- 男女ともにADLは維持されているが，女性より年齢が若く要介護度の高い男性のIADL低下は顕著である.

デンス高）としている．まだエビデンスにばらつきのある領域でもあるが，超高齢社会の到来による在宅医療推進の観点から，質の高い在宅医療におけるリハビリテーションの提供が期待されている（表10-6）.

- このようにわが国が長寿社会を迎えるにあたり起こり得る，多様な課題の解決には，当事者の自助と理学療法士などの医療専門職による共助に加え，地域の方々を取り込んだ相互扶助による社会づくりが急がれている．軽症片麻痺においては，単に心身機能の向上に終始しないよう「片麻痺を有した住民」の自立支援をはかるために，ADLとIADLを連動させながら，生活者が望む生活支援や就労支援を通じてQOLを高めていくことが期待されている.

表10-6 脳血管障害の在宅医療のエビデンス

内容	推奨レベル
CQ：在宅脳卒中患者の介護者のQOLに影響を与える因子は？	I
患者の障害の程度だけでなく，介護者自身の身体的・心理的・社会的側面が大きく関与している	
CQ：在宅脳卒中患者の合併症予防に効果のあることは？	II
身体的後遺症を持つ脳卒中患者が後遺症によっておこる合併症を防ぐためには，地域でのフィットネスプログラムが有用である	
CQ：脳卒中患者に対する外来リハビリと訪問リハビリの効果にどのような差があるか？	II
身体機能，感情面，社会的活動，に対する効果，および費用に差はない．しかし，介護者のストレスは訪問リハビリ患者の介護者の方が低く，また再入院のリスクは訪問リハビリ患者の方が低い	
CQ：在宅脳卒中患者に対する訪問リハビリの実施で問題になることは何か？	IVa
やる気・自己効力感と潜在的な活動能力と実際に行っている活動レベルとの差（ADL差）との間には双方向の因果関係がある	
CQ：在宅脳卒中患者の閉じこもりに関連する因子は？	IVb
連続歩行距離・介護サービスの有無・手段的自立	
CQ：在宅脳卒中患者の精神状態に影響を与える因子は？	IVb
在宅脳卒中患者の自尊感情には，ADLの客観状態よりもコミュニケーション能力が強く影響する	
CQ：在宅脳卒中患者のQOLに影響を与える因子は？	IVb
身体的レベルよりも聴覚・視覚などの感覚器の衰えがQOLに強く影響する．さらに，介護者の職業や，健康，疲労感などが大きく影響を与える	
CQ：在宅脳卒中患者の受けるインフォーマルケアに関する因子は？	IVb
インフォーマルケアを受ける人の割合は脳血管障害の重症度に応じて増える．また，脳血管障害後の後遺症と1週間のケア時間の長さは関連がある	

CQ：Clinical Question
［日本老年医学会ほか：在宅医療に関するエビデンス：系統的レビュー，平成27年3月をもとに著者作成］

学習到達度自己評価問題

1. 筋再教育方法の代表的なものを説明しなさい．
2. 理学療法の際に用いる生体応答のインジケーターを説明しなさい．
3. 転倒により骨折を起こしやすい部位はどこか説明しなさい．
4. 転倒の原因とその防止対策について説明しなさい．
5. 地域包括ケアシステムを簡単に説明しなさい．

11 片麻痺 日常生活における身体機能の活用（生活機能の向上）

一般目標

- 片麻痺患者における基本動作（寝返り，起き上がり，立ち上がり，移乗，歩行，車いす駆動，階段昇降）とセルフケア（食事，整容，トイレ動作，更衣，入浴）の特徴を理解し，身体機能の活用や機器類の利用をもとに日常生活活動（ADL）向上を目指した指導ができる．

行動目標

1. 片麻痺患者のADLにおける理学療法士の役割を理解する．
2. 片麻痺患者の基本動作とその指導方法を理解する．
3. 片麻痺患者のセルフケアとその指導方法を理解する．
4. 片麻痺患者のADL向上を目指した指導ができる．

調べておこう

1. ADLの概念を調べておこう．
2. ADL評価である機能的自立度評価法（FIM）とバーセルインデックス（BI）を調べておこう．
3. 片麻痺患者の運動障害の特徴を調べておこう．
4. 正常な基本動作を調べて，演じておこう．
5. 正常なセルフケアを調べて，演じておこう．

A 片麻痺患者の日常生活活動における理学療法士の役割

- 日常生活活動（ADL）は，人が生きていくために必要不可欠な活動であり，生活の質（QOL）の維持・向上がリハビリテーションの目標であれば，**心身機能に見合ったADLの自立，機器類を活用したADL向上を目指すことはきわめて重要な目的**である．
- 片麻痺患者は，損傷半球と反対側の上下肢に運動麻痺を生じ，目的動作に応じた筋収縮が行いにくい状態にある．
- また，感覚障害，筋緊張異常，姿勢反射障害などを伴っていることが多く，発症初期には，**寝返り，起き上がり，立ち上がり，移乗，歩行，車いす駆動，階段昇降**といった**基本動作**や**食事，整容，トイレ動作，更衣，入浴**といった**セルフケア**に支障をきたし，ADLが困難になる．

ADL : activities of daily living
QOL : quality of life

11章の動画一覧

*脳の可塑性　損傷を受けた中枢神経の形態的な再生，失った機能を障害周辺の神経が代償し機能することをいい，近年の研究により損傷脳にも可塑性があることが証明されている．

FIM：functional independence measure
BI：Barthel index

- ADL困難は，脳損傷部位と大きさ，代償機能などの脳の可塑性*，不動による機能低下が影響する．

> **memo**
> 脳卒中治療ガイドライン2021で推奨されるように**機能的自立度評価法（FIM）とバーセルインデックス（BI）は代表的ADL評価**である．FIMは運動領域13項目，認知領域5項目を1点（全介助）〜7点（自立）で合計18〜126点の範囲で，「しているADL」を評価する．BIは10項目で構成され，自立10点，部分介助5点，全介助0点で採点され，すべて自立しているときは100点で，「できるADL」を評価する．この両者は，「しているADL」と「できるADL」，**認知項目を含む，含まない**の点で**違い**があり，それらの特徴を踏まえ使用するとよい．
> 通常，「しているADL」と「できるADL」には差が生じることが多く，「できるADL」が高いレベルにある．差の原因は，対象者の**日常的に遂行するための筋力・運動耐容能の不足，意欲や認知機能低下，介助者の有無，手すりなどの環境整備の有無**が知られている．差が生じている場合，その原因を調べ，多職種間で情報共有し，対策することで，生活場面で「できるADL」と「しているADL」の差を縮小できる可能性がある．

- 理学療法では，残存機能の強化と再学習，筋力増強訓練，歩行訓練，生活の場でのADL訓練，機器の活用，環境整備によりADL向上や介助量の減少が期待できる．
- とくに，病院，施設，在宅生活では環境や人的援助が異なり，日によって体調は変化することがある．
- 環境や対象者に合わせた**実用的な動作獲得を目的とした訓練・指導が行える理学療法士の果たす役割は大きい**．
- さらに，家事や復職，スポーツや地域交流の場へつながるようサポートし，活動やQOLを維持・拡大することが理学療法士に求められる．

B　基本動作

- 発症早期では，**非麻痺側を使用し，下肢への体重支持，支持基底面内の重心移動**が動作獲得に重要である．
- 麻痺側は，各動作の安定性や麻痺の回復状況に応じ活用する．
- 片麻痺患者への指導は，高次機能障害や加齢の影響もあり理解できていない場合もあるため，各動作をセラピストが実際に行い模倣してもらうことなどをゆっくり説明し，ジャスチャーなど交え反応をみながら行うことも重要である．

1 寝返り

- 寝返りから起き上がりにつなげることや麻痺側肩関節を痛める可能性を踏まえ，原則として**非麻痺側への寝返りを指導する**．
- 片麻痺患者の寝返りは，麻痺側の肩甲帯や股関節の動きが不十分なことが多く，

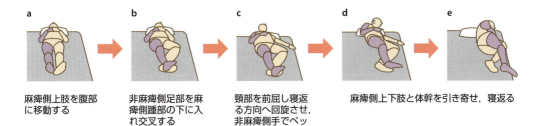

図 11-1　非麻痺側へ寝返り（右片麻痺）

*ベッドではない場合，頸部を前屈し，麻痺側手関節を非麻痺側で把持し両上肢を寝返る方向へ移動させながら寝返る．

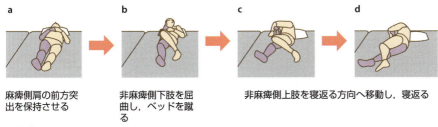

図 11-2　麻痺側へ寝返り（右片麻痺）

非麻痺側上下肢を使用し麻痺側の動きを引き出す必要がある．

a. **非麻痺側への寝返り**（図 11-1，動画 11-1）

- 寝返り時，あらかじめ**非麻痺側手で麻痺側上肢を腹部や非麻痺側に移動させ**，**非麻痺側足部を麻痺側踵部の下に入れておく**と，体幹を回旋しやすく，努力性の代償運動を防ぐ意味でも有効である．
- 動作は，頸部を前屈，非麻痺側へ回旋し，体幹・下肢を回旋し寝返る．
- 麻痺側の肩甲帯や殿部を軽く寝返る方向へ促すよう介助すると寝返りが行いやすい．

動画 11-1

b. **麻痺側への寝返り**（図 11-2，動画 11-2）

- 麻痺側への寝返りは，麻痺側肩の損傷を防ぐために肩甲帯の前方突出を誘導すると安全である．
- 寝返りの推進力を得るために非麻痺側下肢でベッドを蹴る方法，または股関節を屈曲し寝返る方向へ移動する方法がある．
- また，麻痺側のベッド柵を非麻痺側の手で把持し，上体を引き寄せ寝返る方法もある．

動画 11-2

2 起き上がり

- 起き上がりは，**寝返りから側臥位を介し行うことが多い**．
- 高齢者の場合，体幹や膝関節に屈曲拘縮を起こしているため長座位が困難なことも多く，端座位への起き上がりのほうが容易である．
- ベッドの利用など環境整備も重要となる．

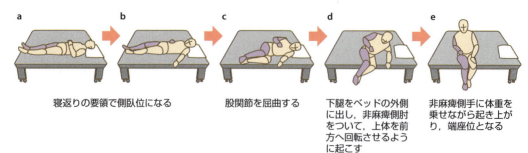

図11-3 起き上がりからの端座位（右片麻痺）
a, b, c：ベッドではない場合，頸部を前屈し，麻痺側手関節を非麻痺側で把持し，両上肢を寝返る方向へ移動させながら寝返る．

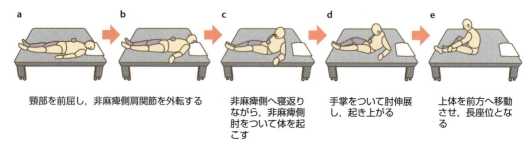

図11-4 起き上がりからの長座位（右片麻痺）
d, e：ベッドではない場合，非麻痺側手掌と肘を床面に接地した後，肘を支点に上体を前方に回転させるように起こす．非麻痺側肘を伸ばし，手で床面を支持し上体を起こし長座位となる．

動画11-3

a. **起き上がりからの端座位**（図11-3，動画11-3）
- 起き上がりの初動作は，非麻痺側への寝返りと同様の動作で，側臥位をとり，頸部・体幹を屈曲させながら，股関節を屈曲し**下腿をベッドの外側へ出すと同時に非麻痺側肘，手をついて起き上がる**．
- 下肢の重さを利用して，殿部を支点に，非麻痺側上肢を伸展させ起き上がる方法は，負担も少なく効率的だが，側臥位から非麻痺側肘支持位の動作は難易度が高く，練習が必要なことが多い．
- 介助する場合，側臥位から両下腿をベッドから出した時に体幹を起こす介助，肘で支持するように誘導，また起き上がる途中に麻痺側肩甲帯が後方に移動しないよう支えると誘導しやすい．

動画11-4

b. **起き上がりからの長座位**（図11-4，動画11-4）
- 初動作は，寝返りと同様である．
- 非麻痺側前腕に荷重できるよう十分に体幹を回旋させ，肘伸展すると上体を起こしやすい．
- 高齢者の長座位では，膝関節屈曲拘縮により不安定になりやすいため，麻痺側後方へバランスを崩さないよう注意する．

3 座 位

- 座位は，ADLの基本的姿勢であり，とくに食事，整容，トイレ，更衣，洗体・

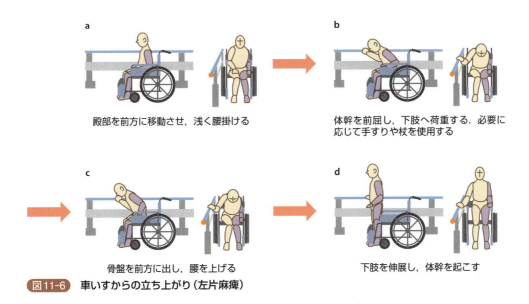

図11-5 端座位
座位保持が困難な場合，台を使用し，非麻痺側上肢で支える．

図11-6 車いすからの立ち上がり（左片麻痺）
a 殿部を前方に移動させ，浅く腰掛ける
b 体幹を前屈し，下肢へ荷重する．必要に応じて手すりや杖を使用する
c 骨盤を前方に出し，腰を上げる
d 下肢を伸展し，体幹を起こす

- 清拭といったセルフケアでは前後左右への重心移動や前下方へのリーチ動作が必要である．
- セルフケアが目的でベッドや車いすに腰掛ける場合，重心が後方にかかりやすいため，背もたれに寄りかかる姿勢を避け，**両足底を床につけ，背筋を伸ばし骨盤前傾位の座位**をとることが実用的である．
- 自力で端座位が保持できない場合，台を利用し非麻痺側上肢で支え（図11-5），クッションを殿部に入れるなどして，姿勢を保つようにする．

4 立ち上がり

- 立ち上がりは，移乗動作を行う際に必要な動作である．一方，重心が高く不安定になるため転倒などのリスクに注意する．

a．車いすからの立ち上がり（図11-6，動画11-5）

- 座位姿勢で，**両足底が十分接地していること，浅く腰掛けていること，足部を後方へ引き寄せていること**を確認してから行う．

動画11-5

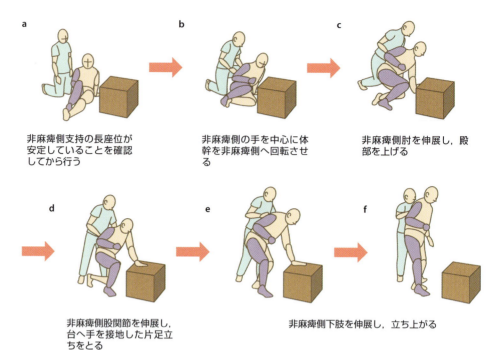

図11-7 床からの立ち上がり(右片麻痺)

a 非麻痺側支持の長座位が安定していることを確認してから行う
b 非麻痺側の手を中心に体幹を非麻痺側へ回転させる
c 非麻痺側肘を伸展し,殿部を上げる
d 非麻痺側股関節を伸展し,台へ手を接地した片足立ちをとる
e 非麻痺側下肢を伸展し,立ち上がる
f

- 次に,**重心が前方に移動するよう体幹を前屈し,足底への荷重を増やし,立ち上がる**.
- 手すりや平行棒を使用する際は,引っ張るのではなく,平行棒に向かってお辞儀をするよう伝え足部・足底の荷重を促す.
- 荷重は非麻痺側から行い,介助なしで立ち上がることができれば,麻痺側への荷重を行う.麻痺側を使用した立ち上がりは,両側足部・足底への均等荷重を意識して行う.
- 立ち上がる際は,麻痺側に連合反応*や膝折れ*がないか確認しゆっくり行う.
- 練習初期は,高めのベッドやいすを用いると立ち上がりやすい.
- 麻痺側の支持性が低い場合,麻痺側下肢を非麻痺側下肢より前方に置くと,安定して行いやすい.

*連合反応　片麻痺患者の麻痺側上下肢の運動障害で,非麻痺側の運動に伴って麻痺側の運動が生じる.または,上肢の運動に伴い同側下肢の運動(下肢の運動に伴い同側上肢の運動)が生じる運動のこと.

*膝折れ　起立,着座,歩行時に荷重している下肢の膝関節が急に屈曲してしまう現象.大腿四頭筋の機能低下が原因であることが多い.

b. 床からの立ち上がり (図11-7, 動画11-6)

動画11-6

- ポイントは,最初の殿部を上げる動作であり,重心を上げつつ,床との接地面が急に減少するため不安定になりやすい.
- 非麻痺側の手支持と麻痺側下肢の接地が安定することで殿部が持ち上げやすくなる.
- 片膝立ちの後,**非麻痺側足関節を背屈し**,つま先を立てておくと立ち上がりやすい.
- 立ち上がることが難しい場合,台を置き,そこに手を置いて立つと負担が少なくなる.

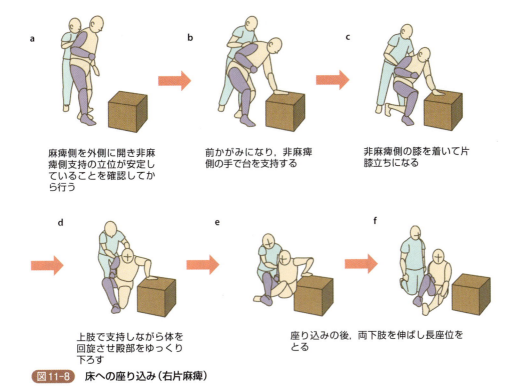

図11-8　床への座り込み（右片麻痺）

a 麻痺側を外側に開き非麻痺側支持の立位が安定していることを確認してから行う
b 前かがみになり，非麻痺側の手で台を支持する
c 非麻痺側の膝を着いて片膝立ちになる
d 上肢で支持しながら体を回旋させ殿部をゆっくり下ろす
e
f 座り込みの後，両下肢を伸ばし長座位をとる

c. 床への座り込み（図11-8，動画11-7）

動画11-7

- 難易度の高い動作で，いすや台を利用すると行いやすい．
- 立位時に麻痺側をやや外側に開いて，非麻痺側足部に荷重し，徐々に前かがみになり，非麻痺側手で台を支持する．
- 非麻痺側の膝を着いて片膝立ちになり，上肢で支持しながら，体を回旋させ殿部をゆっくり床に下ろし，座位をとる．可能であれば，片膝立ちの後，麻痺側膝をやや伸ばすと座り込みが行いやすい．
- 重心を降ろすほど，非麻痺側下肢への負荷が高まることや痙縮により麻痺側の膝の屈伸が難しくなることから片膝立ちからの座り込みは不安定になりやすく，転倒に十分に注意する．
- 初めて練習を行う場合，座り込みで殿部に強い衝撃や麻痺側への転倒がないように麻痺側の腋窩から体幹を支えて介助できるようにする．

5 立　位（図11-9）

- 立位は，歩行やドアの開閉，下衣の更衣などに必要な姿勢である．
- 麻痺側下肢は支持性が低いため，非麻痺側に重心を移動させ支持基底面内で安全に移動できる範囲を広げることが重要である．
- 麻痺側足関節に背屈や内がえしの反応が生じている場合，後方重心で不安定な可能性があるため，殿部を後ろに引かないよう脊柱や膝を伸ばし，つま先に荷重するなどバランス訓練を行い，安定性を高める．

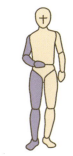

図11-9　立位（右片麻痺）

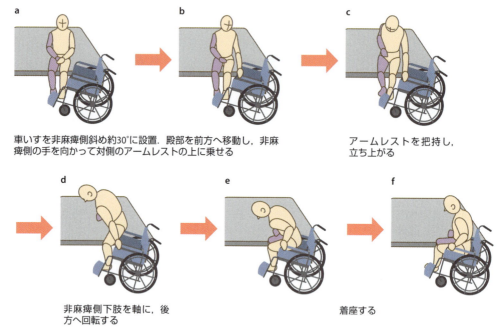

車いすを非麻痺側斜め約30°に設置．殿部を前方へ移動し，非麻痺側の手を向かって対側のアームレストの上に乗せる

アームレストを把持し，立ち上がる

非麻痺側下肢を軸に，後方へ回転する

着座する

図11-10 ベッドから車いすへの移乗（右片麻痺）

6 移 乗

- 原則として**非麻痺側に車いすを近づけて**，**車いすはベッドに対して斜め30°に設置**，ベッドの高さと車いすの座面を同じ高さにする．

動画11-8
- 安全に行うために，必ずブレーキをかけ，車いすからベッドへ移乗する際はフットレストから足を下ろしておく．

a. **ベッドから車いすへの移乗**（図11-10，動画11-8）

- **殿部を前方に移動**させ，**非麻痺側の手でアームレストを把持**し，立ち上がる（体幹は前屈位でもよい）．**非麻痺側を軸に方向転換**（右片麻痺では時計回り）し，座る．
- 介助を必要とする場合，麻痺側の腋窩から体幹を支え，非麻痺側下肢へ重心が移動するよう誘導する．
- 必要に応じ，両手で両腰部を支えて行うこともある．
- 非麻痺側下肢の筋力が弱い場合は，安全性に配慮して殿部を車いすに近付けて移動距離を短くする．

動画11-9

b. **車いすからベッドへの移乗**（図11-11，動画11-9）
- 殿部を前方に移動させ，**非麻痺側の手でベッドを支持**し，立ち上がる．
- **非麻痺側下肢を軸に体幹と麻痺側下肢を後方へ回転させ，着座する**．

7 歩 行

- **歩行様式は，杖と麻痺側を同時に前方へ出す2動作歩行**と，**杖→麻痺側下肢→非麻痺側下肢の順で前方へ出す3動作歩行がある**（図11-12）．前者は速度が

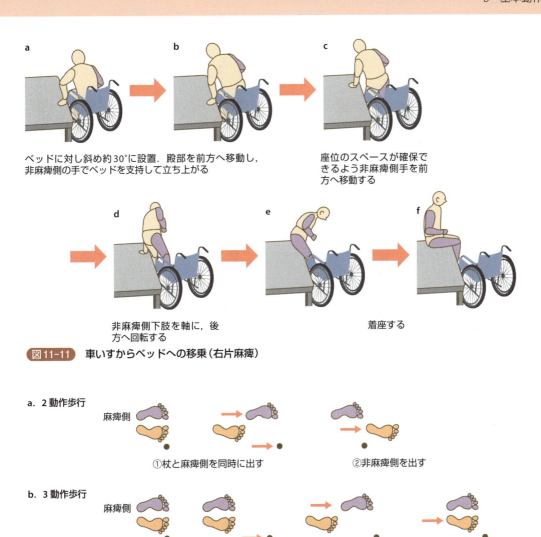

図11-11 車いすからベッドへの移乗（右片麻痺）

図11-12 歩行様式

速く，後者は安定性が高い特徴がある．
- 麻痺側前方にバランスを崩しやすく，**理学療法士は麻痺側後方へ位置**し，介助する際は，**麻痺側肩の前方と腰（介助ベルト）を後方から支え**，動きを妨げないよう必要な量だけ介助する．

a. **杖歩行：2動作歩行**（図11-13，動画11-10，11，12，13）
- 片麻痺患者において**屋内で実用性のある歩行は，T字杖と短下肢装具を使用す**ることが多い．
- 短下肢装具は，室内用の両側支柱付きのもの（内反矯正力が強い）やプラスチック製のもの（内反矯正力が弱い）を内反尖足などの状況に応じ使用する．
- 屋内では，食事やトイレの際，移動を伴うため，歩行頻度も多く，毛足の長い絨毯や敷居の段差などは可能であれば取り除き，夜間に足元が見えにくい場所は足灯をとりつけるなど環境整備は重要である

動画11-10, 11, 12, 13

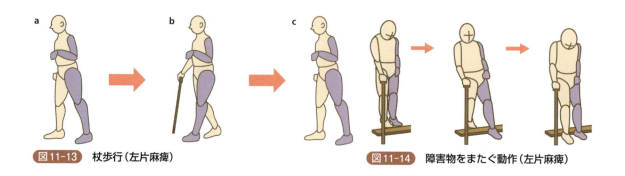

図11-13　杖歩行（左片麻痺）　　　図11-14　障害物をまたぐ動作（左片麻痺）

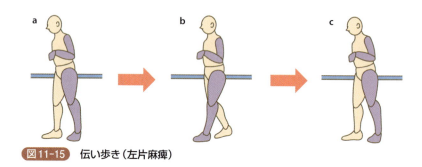

図11-15　伝い歩き（左片麻痺）

- 低い障害物がある場合，杖→麻痺側→非麻痺側の順にまたぐと安全である（安定したまたぎ動作が行える場合，非麻痺側からでもよい）（図11-14）．
- 高い段差やスロープ，バスのステップを上る場合，非麻痺側から行う．

b．**伝い歩き：2動作歩行**（図11-15，動画11-14）

動画11-14

- 重度片麻痺患者では転倒リスクが高いため，安全な歩行としてベッド柵，テーブル，壁，手すりなど固定性の高いものを支持・把持し，伝い歩きすることが実用的である．
- 伝い歩きで把持する際，キャスターがついているものは，転倒リスクがあるため使用しない．また，家屋の廊下などは狭いことが多く，たとえばバランスを崩しても壁によりかかるなどして転倒を回避することが可能となるため，廊下には余分なものを置かないようにするなど環境整備は重要である．

動画11-15

⑧ **車いす駆動**（図11-16，動画11-15）

- <u>介助歩行の状態や歩行困難な場合</u>，<u>車いすの自走は実用的な移動方法</u>である．
- 車いすへは浅く腰掛け，麻痺側下肢はフットプレートに載せ，**非麻痺側上肢によるハンドリム操作**と**非麻痺側下肢**で舵をとりながら床の蹴り出しで推進力を得られるよう指導する．
- 屋内の車いす駆動では，数cmの段差乗り越えが困難なことやハンドリムを家具へぶつけることがあるため，段差のスロープ化や家具にフェルトをつけカバーするなどの対策を行うとよい．

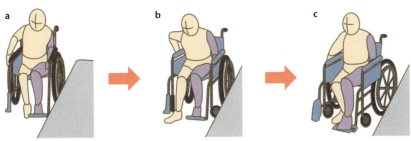

図11-16 車いす駆動（左片麻痺）
非麻痺側上肢と下肢で方向転換，推進力を得て車いすを駆動する．

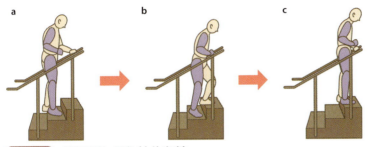

図11-17 階段昇降：昇段（右片麻痺）

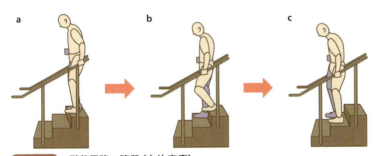

図11-18 階段昇降：降段（右片麻痺）

9 階段昇降

- 階段昇降時の昇降方法は，1段ごとに両足を揃える2足1段の方法と片足ずつで昇降する1足1段の方法がある．
- **2足1段の方法**は1段ごと非麻痺側に十分に体重をかけることができるため**安定性が高い**．
- 昇段は，手すり（杖）→非麻痺側下肢→麻痺側下肢の順に行い（図11-17，動画11-16），降段は手すり（杖）→麻痺側下肢→非麻痺側下肢の順に行う（図11-18）と常に非麻痺側下肢が上段にありバランスを保ちやすい．
- これらは安定性があれば2動作での実施も可能である（動画11-17）．
- エスカレータの乗り降りも階段昇降と同様の手順で行う．

動画11-16, 17

C　セルフケア

1 食　事

- 食事は早期から片手で自立を期待できる動作である.
- 背もたれ座位がとれる場合, 自分で摂取できるよう, 病棟スタッフと連携し練習機会を設ける.
- **座位の安定性**のためクッションの使用, テーブルの高さなどを調整する.
- 非麻痺側が利き手の場合は箸, 利き手が麻痺側であり**非利き手を使用する場合はスプーンやフォークを用いる**と自立することが多い.
- 栄養摂取や誤嚥予防には嚥下機能にあった形状の飲み物や食べ物の選択, 使用器具や方法を多職種のスタッフと協議し行うことが重要である.
- 半側空間無視*がある場合, お膳の食器の位置を一定にすること, 食器の色分けや無視側への注意を促す工夫も重要である.

> **＊半側空間無視**　麻痺側に置かれたものに気付かない, 認識できない症状で, たとえば歩いていて麻痺側にある壁や障害物にぶつかったりする症状がみられる. 主に脳の右半球損傷(左片麻痺)に多い.

2 整　容

- 洗顔, 歯磨き, 髭剃りや髪をとかすなどの整容動作は片手でも可能である.
- 整容時の車いす使用または立位の姿勢に応じ, **洗面台やいすの高さ, 座面の広さなど環境面の整備を行う**ことで動作が容易となる.
- 歯磨きは歯ブラシを洗面台に置き, その上に歯磨き粉をつける.
- または, 吸盤付きの歯ブラシを利用すると片手でも可能である.
- 義歯は市販の洗浄用薬剤を使用すると片手での手入れが可能である.
- 困難な動作に, 非麻痺手の洗浄, 爪切りや, 両手を使用するタオル絞りがあり, 自助具を利用することが適当である.
- 半側身体失認*がある場合, 髭を半分剃り残し, 髪を半分とかさないことがあり, 失認側への注意を促すことが大切である.

> **＊半側身体失認**　麻痺側の身体を自分で認識できなくなることで, たとえば麻痺側の手足を自分のものである認識ができなくなるため, 麻痺が軽いのに手足を使おうとしない症状がみられる. 主に脳の右半球損傷(左片麻痺)に多い.

3 トイレ動作

- トイレ動作は**便器への移乗, 立位保持, ズボンや下着の上げ下ろし, 局所の清拭**が求められる.
- また, 日常生活において自立に対するニーズがきわめて高い行為である.
- 家庭用のトイレは洋式化がすすんでおり, 座位バランスが安定すると排泄行為そのものは可能となる.
- 温水洗浄便座の普及もあり局所の清拭も容易となっている.
- そのため, 便座への移乗と下衣の着脱動作はトイレ動作が自立するための要点になる.

a. 尿器使用

- 長座位が可能な場合, ベッド上での尿器使用は自立に近い状態で可能となる.
- 女性の場合, 個々にあった尿器を選択し, また座位が可能であれば手持ち型収

尿器（座位用）を用いるとよい．
- 排泄後の後始末や尿器の管理には介助を要する．

b. **ポータブルトイレ使用**（図11-19, 11-20）
- つかまり立ちと移乗動作が求められる．
- ベッドやポータブルトイレに手すりがあることを確認する．
- ベッドからポータブルトイレへの移乗は，**トイレを麻痺側に置き，非麻痺側上肢でベッド柵につかまって行う**．
- 立ち上がった後，ズボンを降ろし，座る．
- 立位での下衣更衣が難しい場合，ベッド上であらかじめ下げておき，排泄後にベッド上で上げる．

c. **トイレ使用**
- 洋式トイレを使用する．
- <u>トイレの片側または両側にL字型手すりを取り付ける</u>（図11-21）と便座への移乗や方向転換が行いやすい．
- 立位が安定している場合，片手動作で自立が可能である．
- **下衣更衣**はバランスを崩しやすいため，**手すり側に立ち，壁に寄りかかり行う**．
- 下衣更衣や清拭の訓練では，立位の体幹前屈位で腰の周りに手が届くようリーチ訓練や排尿便後に腰を後方にずらして清拭を行う訓練が実用的である．
- ペーパーは非麻痺側手の届きやすい場所に設置すること，便座の高さも患者の

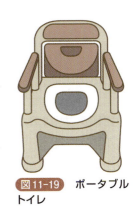

図11-19 ポータブルトイレ

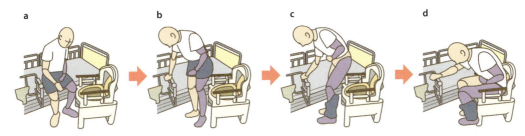

a ポータブルトイレは麻痺側に置き，ポータブルトイレのふたを開ける．ベッド柵の手すりを把持し，立ち上がる

c 下衣を降ろし，座る

図11-20 ベッドからポータブルトイレへの移乗（左片麻痺）

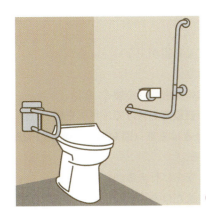

図11-21 L字型手すり

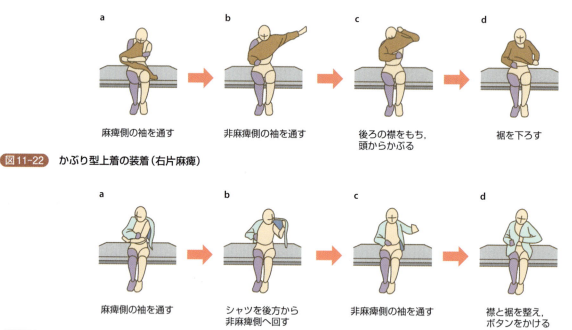

図11-22　かぶり型上着の装着（右片麻痺）
a 麻痺側の袖を通す
b 非麻痺側の袖を通す
c 後ろの襟をもち，頭からかぶる
d 裾を下ろす

図11-23　前開き型上着の装着（右片麻痺）
a 麻痺側の袖を通す
b シャツを後方から非麻痺側へ回す
c 非麻痺側の袖を通す
d 襟と裾を整え，ボタンをかける

立ち上がり動作にあわせ設定することも有効である．
- 日本家屋のトイレ環境は，入口から便座まで数歩歩く場合も多い．
- それぞれの環境に適応できるように，たとえば数歩でも歩けるように訓練すること等は，在宅におけるトイレ動作自立のために重要となる．

4 更衣動作

- 食事と整容と比べ難度の高い動作であり，衣服の形態により脱着の難易度が異なる．

- とくに，**座位の安定性**が求められ，**着るときは麻痺側から，脱ぐときは非麻痺側から行う**のが原則である．

動画11-18, 19, 20, 21

- 衣服は伸縮性のある少し大きめのものが行いやすい．
- 留め具の操作が困難な場合，かぶり型上着（図11-22，動画11-18，19）やボタンが大きいものを選び．介助の必要性や肩の亜脱臼を伴う場合，前開き型上着（図11-23，動画11-20，21）を選ぶとよい．
- ズボン類はゴムの入っているものが履きやすく負担が少ない．

- **立位が不安定な場合，下衣の装着は座位で行う．**
- まず，麻痺側足を組んで麻痺側より履き，次に非麻痺側を履く．
- 大腿部までたくしあげた後，体幹を傾け麻痺側殿部をあげてズボンを履く．

動画11-22, 23

- 立位が安定している場合，ズボンを上げるときは立位（図11-24，動画11-22，23），または壁に寄りかかると安定して行える．
- 背臥位で腰上げが可能であればベッド上でも安全に行える．
- **靴下，装具の装着は座位で足を組んだ姿勢**，またはあぐら座位で行い，それで

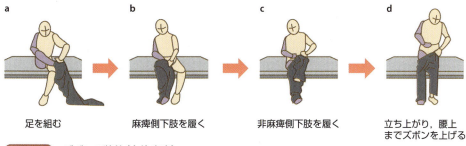

a	b	c	d
足を組む	麻痺側下肢を履く	非麻痺側下肢を履く	立ち上がり，腰上までズボンを上げる

図11-24　ズボンの装着（右片麻痺）

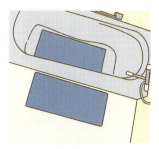 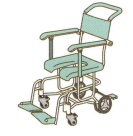 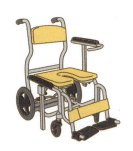

　　a．滑り止めマット　　　　b．シャワーキャリー　　　c．シャワー用車いす

図11-25　滑り止めマット，シャワーキャリー，シャワー用車いす

も困難な場合は自助具の利用を考える．
- 高次脳機能障害とともに意欲低下，依存傾向が強いと自立できないことが多い．

5 入　浴

- 入浴は，**浴室内移動**，**浴槽の出入り**，**洗体・清拭**の3つの動作に分けることができ，難易度の高い動作である．

a．浴室内移動

- 素足で安定した歩行が可能であれば問題はないが，内反尖足などを伴う場合は入浴用プラスチック下肢装具を利用すると安定性が得られる．
- 環境整備では，浴室内の**手すりの設置**，入口の**段差解消**，**滑りにくいタイルや滑り止めマット・テープの活用**を考慮すると安全である．
- 浴室内の移動が困難な場合はシャワーキャリー，シャワー用車いすを利用する（図11-25）．

b．浴槽の出入り（図11-26，動画11-24，25）

- 浴槽の出入りは，**安定した立位やまたぎ動作**が求められる．
- 不安定な場合，**シャワーチェアを置くか**，浴槽の両縁にかけて**バスボードを置き**（図11-27），そこに<u>腰掛けてから浴槽の出入りを行う</u>と安全である．
- <u>非麻痺側下肢から浴槽内へ入れて</u>，次に<u>麻痺側下肢を入れる</u>ようにする．
- 浴槽から出る場合は，麻痺側下肢を出してから非麻痺側を出す．
- 感覚障害を伴う場合，火傷を予防するためにも手で温度を確認する．
- また，浴槽のタイプは半埋め込み型が片麻痺患者に最適である．

動画11-24，25

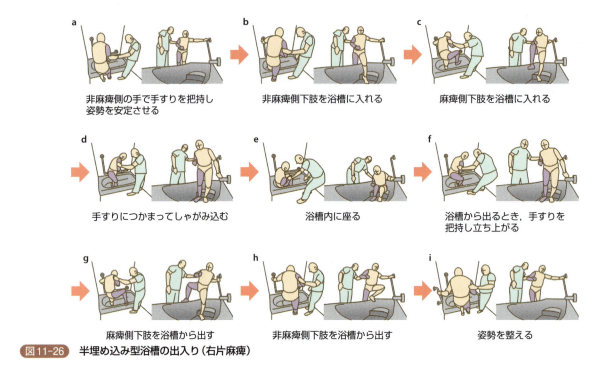

図11-26 半埋め込み型浴槽の出入り（右片麻痺）

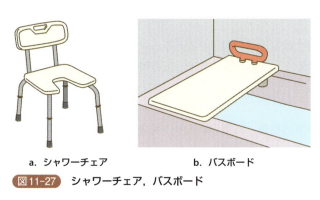

図11-27 シャワーチェア，バスボード

c．洗体・清拭

- 体を洗う際，シャワーチェアを使用し**安定した座位**で行う．
- **洗うことが難しく，洗い残しが多い非麻痺側上肢と背中には，柄の長いブラシやループ付きタオルの使用**，洗髪には**カフ付き洗髪ブラシ**を使用すると容易に行える（図11-28，動画11-26）．
- 一方，入浴動作は，ほかADLと比べると自立度が低く，介護者への負担が多くなる場合があるため，その際は，サービスの利用も検討する．

動画11-26

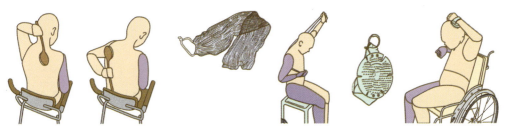

a. 柄の長いブラシ　　b. ループ付きタオル　　c. カフ付き洗髪ブラシ

図11-28　柄の長いブラシ（右片麻痺），ループ付きタオル，カフ付き洗髪ブラシ（右片麻痺）

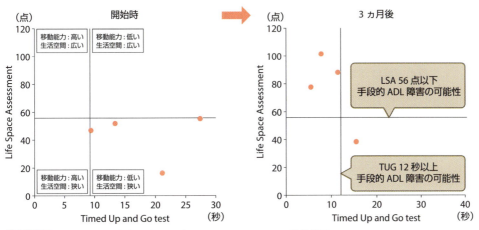

図11-29　通所型短期集中予防サービスによるLSAとTUGの改善効果
神経筋疾患を有する高齢女性4名（73.3±2.6歳）を対象に運動プログラムと面談を週1回，3ヵ月間実施．LSAは平均42.8点から76.8点へ，TUGは平均17.9秒から10.2秒へ改善を示している．

D 生活期の神経筋疾患患者における介護予防・自立支援を目的とした通所型短期集中予防サービスの必要性

- 介護予防はわが国全体の重要な課題であり，生活期における高齢者の自立支援が求められている．
- とくに神経筋疾患（例：パーキンソン病や脊髄小脳変性症）を有する高齢者は，移動能力が低下しやすく，家事や買い物が困難になることで生活空間が縮小する傾向があり，要介護リスクが高まる．
- 生活期における介護予防に，通所型短期集中予防サービスが注目されており，内容は理学療法士などリハビリテーション専門職が要支援者や要介護リスク者を対象に，3～6ヵ月間，週1回の運動プログラムや生活支援の面談を通じて，自立生活を継続できるよう支援するものである．
- 具体的には，体操や起立訓練，バランス訓練，有酸素運動などが実施され，生活空間（LSA）の拡大や移動能力（TUG）の向上ならびに介護予防が期待されている（図11-29）．

LSA：life space assessment
TUG：timed up and go test

- 2023年3月時点で自治体の約42％が導入しており，今後の普及と発展に理学療法士の専門性が大きく貢献すると考えられる．

memo

　脳卒中治療ガイドライン2021（改訂2023）より**ADL向上を期待できる介入方法**が紹介されている．以前のガイドライン同様に，発症6ヵ月以上経過した生活期の片麻痺患者に対し，**トレッドミル訓練，歩行訓練，下肢筋力増強訓練，姿勢保持訓練**はADL向上を期待できる（強い推奨）と示されている．

　新たな推奨では，ADL向上に**遠隔リハビリテーションを導入**（弱い推奨），**在宅リハビリテーションを行うこと**（中等度の推奨），**麻痺側上肢を強制使用させる訓練，課題志向型訓練，鏡像を用いた訓練，ロボットを用いた訓練**（中等度の推奨），**反復性経頭蓋磁気刺激，経頭蓋直流電気刺激，電気刺激療法を用いた訓練**（中等度の推奨）が追加されている．従来の内容に加えて，これら治療の選択肢が増えたことは対象者の利益につながる．医工連携が求められる現代，対象者のニーズに応じ，ロボットの活用やインターネットを使用した遠隔リハビリテーションは，今後積極的な導入が考えられる．それらをうまく活用することが理学療法士に求められ，さらに役割が広がる可能性がある．

学習到達度自己評価問題

1. 片麻痺患者のADLにおける理学療法士の役割について述べよ．
2. 片麻痺患者の基本動作の特徴と指導方法を述べよ．
3. 片麻痺患者の各セルフケアの特徴と指導方法を述べよ．
4. 片麻痺患者の典型的な基本動作とセルフケアを演じよ．

片麻痺

12 演習2

A グループ討議

　以下のテーマについて，学生各グループごとに討議し，各用語の意義について説明し，その評価方法についても説明しなさい．

1 各評価項目の意義

a. 共同運動と連合反応の違いは何か．
b. 腱反射と筋緊張の違いは何か．
c. 平衡機能（バランス）の構成要素とは何か．

B 症例の提示によるロールプレイ

　以下の基本情報，情報A，B，Cのうち提示された情報のみから，情報収集，評価，治療技術に関する課題について学生間で討議した後，模擬患者に対してロールプレイしながら実践し，実施技術上の問題点について考察しなさい．

[症例] 軽症片麻痺回復期（予後良好例）

基本情報（指示箋情報）

　以下の基本情報だけをみて，情報収集，問診技術を実践しなさい．

- [年　齢] 55歳
- [性　別] 男性
- [診断名] 右被殻出血
- [障害名] 左片麻痺
- [現病歴] 1ヵ月半前，職場にて午後の作業中に左下肢の脱力としびれを感じ転倒，そのまま意識消失する．
　　　すぐ救急車にて急性期病院へ救急搬送され頭部CTにて上記診断，緊急入院となる．入院翌日よりベッドサイド理学療法を開始し，発症4日目に傾眠状態まで回復．1週間後訓練室での理学療法へ移行となる．今回，在宅復帰および職業復帰を目指したリハビリテーション目的にて当病院へ入院となる．
- [リスクファクター] 高血圧（BP 200/100 mmHg以下にて訓練を行うように！もしくは随時設定）
- [保　険] 国民健康保険

12章の動画一覧

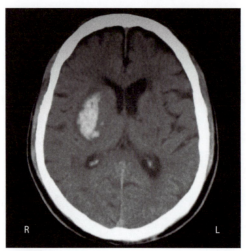

図12-1　右被殻出血のCT像

情報A（カルテ，画像および医療スタッフ，患者情報）

基本情報および情報Aだけをみて，検査，測定技術を実践しなさい．

［画像所見］CTにて右被殻出血を認める（図12-1）．
［合併症］なし（もしくは随時想定する）
［既往歴］高血圧，狭心症（3年前）
［看護情報］せっかち，生真面目な性格
［服　薬］入院前まで降圧薬，抗血小板薬
［禁忌事項］（随時設定）
［家族構成］妻（主介護者）と二人暮らし
［家屋・周辺環境］
- 畳上で寝ていた．敷居段差2〜5 cmが多い．
- 玄関には20 cm，18 cmの段差あり．
- 和式便所

［職　業］クリーニング店店長（自営業）
［病棟ADL］
①基本動作：寝返り・起き上がり，端座位保持：自立
　車いす-ベッド間移乗：物的介助下にて要小介助
　車いす駆動可
②セルフケア：上衣衣服着脱，摂食，整容は自立．尿意，便意はあるが排泄介助が必要．入浴動作介助が必要

［主　訴］元どおり歩きたい．車の運転をして仕事を続けたい．
［家族希望］トイレ動作は自分でしてほしい．店番ぐらいはできないだろうか．
- 脳血管障害者の病態や機能障害は多岐にわたるため，動作異常をとらえるためには，麻痺側の随意性だけでなく，腱反射および筋緊張，可動域制限，疼痛，非麻痺側の筋力などが重要となる．

表12-1	SIASによる総合評価		

分類	項目	初期評価(転院時)	得点
1. 麻痺側運動機能	上肢近位テスト(膝・ロテスト)	1	5
	上肢遠位テスト(手指テスト)	1	5
	下肢近位テスト(股曲テスト)	3	5
	下肢近位テスト(膝伸展テスト)	2	5
	下肢遠位テスト(足パット・テスト)	1	5
2. 筋緊張	上肢腱反射(上腕二頭筋・上腕三頭)	1	3
	下肢腱反射(膝蓋腱・アキレス腱)	0	3
	上肢筋緊張	0	3
	下肢筋緊張	1	3
3. 感覚	上肢感覚	1	3
	下肢感覚	2	3
	上肢位置覚	3	3
	下肢位置覚	3	3
4. 関節可動域	上肢関節可動域	2	3
	下肢関節可動域	3	3
5. 疼痛	疼痛	1	3
6. 体幹機能	腹筋力	3	3
	垂直性テスト(静的座位保持)	3	3
7. 視空間認知	視空間認知	3	3
8. 言語機能	言語機能	3	3
9. 非麻痺側機能	非麻痺側大腿四頭筋筋力	3	3
	非麻痺側握力	3	3
	合計	43	76

情報B（理学療法評価）

　基本情報および情報A，Bだけをみて，障害情報に基づいて評価（統合と解釈）および問題点，ニーズ，リハビリテーションゴール，理学療法ゴール（障害回復予後），理学療法プログラム，相互の関係，理学療法の進め方を実践しなさい．

［全体像］院内移動を車いすで行い，よく他の患者とも話をする．

［感染症］なし

［全身状態］

■ 病棟での安静時血圧150/90 mmHg，脈拍75/分
■ 理学療法最大負荷訓練直後血圧190/100 mmHg，脈拍95/分
■ リスク管理情報：（随時設定）

［意　識］清明

［精神・知能］MMSE（簡易知能試験）30点，感情失禁＋

［コミュニケーション］問題なし

［高次脳機能障害］問題なし

［摂食嚥下］すべての食事摂取可能

［姿勢・形態障害］身長170 cm，体重70 kg，BMI 24.2 kg/m^2　腹囲87 cm

［総合評価（SIAS）］表12-1参照

BMI：body mass index

［筋緊張］mAS（右/左）上腕二頭筋（0/2），足背屈（0/2：クローヌス＋）

ROM：range of motion

［ROM（passive）］
■左肩屈曲150°，外転120°，手指伸展屈曲1/3制限あり，それぞれ最終可動域で疼痛あり
■左肩関節亜脱臼，肩手症候群第1期
■左足関節背屈10°（膝伸展位）

［筋　力］MMT非麻痺側5レベル，麻痺側2レベル，握力右41 kg

［随意性］ブルンストロームステージ：上肢Ⅱ，手指Ⅱ，下肢Ⅲ

［参　考］FMA：127/226（運動機能：上肢9/66，下肢17/34，バランス5/14，感覚20/24点，ROM・疼痛76/88点）

ADL：activities of daily living

［ADL］
①基本動作
■寝返り・起き上がり・端座位保持は自立，40 cm高のいすよりの起立は物的介助（手すり把持）にて可.
■寝返り：麻痺側へは非麻痺側上肢のリーチングによって可能であり，また非麻痺側下肢の動きも利用する．非麻痺側へは，非麻痺側上肢で麻痺側上肢を把持し動作を誘発する.
■起き上がり：非麻痺側へ寝返ったあと，非麻痺側下肢で麻痺側下肢をすくいあげ，ベッドから下ろし，非麻痺側上肢の肘を支点として頸部を屈曲し上半身を起こしていく．このとき，腹筋も利用しており，また麻痺側上肢には連合反応が現れる.
■起立：手すりを把持し，十分に体幹を前屈させてから非麻痺側に重心を寄せて立ち上がっている．この時，非麻痺側下肢には伸展の共同運動が出現している.
■車いす-ベッド間移乗は物的介助下にて監視，車いす駆動自立
②平行棒内歩行：中等度介助（起立：可だが麻痺側膝折れ著明．麻痺側振り出しは引きずりで要介助．両側支柱付き靴型長下肢装具装着で要小介助）
③セルフケア：上衣衣服着脱・摂食・整容は自立，入浴動作介助，尿は尿瓶，大便はポータブルトイレ．衣服の上げ下ろし，後始末に介助が必要

［動作分析］内反尖足，ひきずり，分回し

［その他］（随時設定）

情報C（障害情報に基づく統合と解釈）
　基本情報および情報A，B，Cをみて，理学療法プログラム相互の関係，理学療法の進め方，理学療法プログラム実施上のリスク管理を実践しなさい.

▷問題点
［機能障害］左片麻痺，肩手症候群による左肩の痛み，左肩亜脱臼，ROM制限（左上肢，左足関節），感覚障害（表在，深部）

［ADL］移乗動作監視，歩行困難，下衣着脱困難，装具着脱困難，排泄・入浴介助

▷リハビリテーションゴール
　1本杖歩行にて自宅復帰

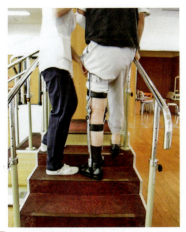

図12-2　長下肢装具装着下での階段昇降歩行訓練

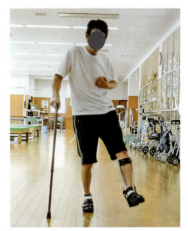

図12-3　短下肢装具での分回し歩行

▷理学療法ゴール

[短期目標] 移乗動作の獲得

[長期目標] 院内移動を杖歩行にて行える

▷リハビリテーションプログラム

自宅での自立生活

▷理学療法プログラム

①起立着座訓練（**動画12-1**）：非麻痺側，麻痺側，体幹強化，起立動作の安定

②移乗動作訓練：車いす，トイレへ

③歩行訓練：平行棒→ウォーカーケイン→四脚杖→杖（**図12-2，12-3**）

④ADL訓練：トイレ動作訓練，装具装着訓練（**動画12-2, 3**），上衣着脱（**動画12-4**），浴槽出入り*（**動画12-5**）

⑤温熱療法：肩手症候群に対して対症療法

⑥ROM訓練：維持・改善，肩手症候群に対しては愛護的に行う

⑦伸張訓練：起立台にてアキレス腱，足底筋のストレッチ

⑧補装具処方：三角巾，室内用短下肢装具

⑨自転車エルゴメータ：メタボリックシンドローム改善のための有酸素運動（**図12-4**）

■ 歩行の改善に合わせて，自宅で継続可能なウォーキングへ

⑩環境調整アプローチ（**動画12-6, 7**）：段差解消（居室出入り口，玄関上がり框），手すりの設置，トイレを洋式へ，浴槽周辺（シャワーチェアーや手すり）

■ 退院後車から玄関ではなく，導線を変更して，掃き出し窓から室内に入るようにした．掃き出し窓の下にはマットを敷いて不整地を調整している．

■ 退院時の調整では，室内から出る際には，室内で座位になってから足を下ろすように指導していた．また，室内に入る際には靴を脱いだらそのまま座位のまま室内に移動するように指導していたが，退院後に動作を繰り返すうちに自分でやりやすい方法をみつけていた．

動画12-1～5

＊本来は非麻痺側下肢から浴槽に入れることが正しい方法であるが，本症例は麻痺側の随意性の高さ，および浴室の構造上の理由（①浴槽がそれほど深くない，②洗体後に浴室で，また浴室から出る際に浴槽内で180°の方向転換が必要）からこの方法で自立している．本人の残存機能と環境に合わせて効率よく行われている．

動画12-6, 7

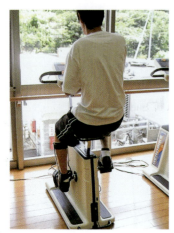

図12-4 自転車エルゴメータによる有酸素運動

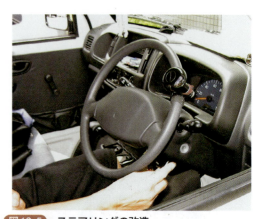

図12-5 ステアリングの改造
左麻痺であるため，ステアリングにノブを取り付けるだけでオートマチック車であれば運転可能．

動画12-8, 9

- 自動車については自動車学校や専門業者への仲介を行う（図12-5）
  ⑪車の乗り降り（動画12-8, 9）
- 車の乗りでは，退院前にお尻を座面に乗せてから麻痺側→非麻痺側の順に足を入れる．降りでは，非麻痺側，麻痺側の順に下肢を降ろしてから立つように練習・指導をしていた．しかし，実際の自動車が軽ワゴンで座面が高いこともあり，手すりを上手に使い，実際に自分が乗り降りしやすい方法で行っている．教科書通りにいかない場面も臨床にはあるというよい見本であろう．
- これらの事例にみられたように，基本的な乗り移り動作方法よりその移乗環境によっては，より合理的な方法があることを示した事例といえる．つまり，その復帰環境の適切な評価に基づいたより的確な種々の方法を試行しながら指導していくことの重要性を示している見本といえよう．

（解答例は巻末 p.424 参照）

13 片麻痺 実習1

一般目標
- 脳卒中片麻痺者における典型的な動作方法の例，および動作を阻害する要因について体験により理解する．また，動作に介助が必要な場合の介助方法について理解する．

行動目標
1. 片麻痺者に特徴的な寝返り，起き上がり，立ち上がり，移乗（トランスファー），杖歩行の動作例を模擬的に行い説明ができる．
2. 最大介助での移乗介助方法例を模擬的に行い説明ができる．
3. 車いす駆動，補装具の装着方法例を模擬的に行い説明ができる．
4. 重度片麻痺者に対する半他動的介助歩行を行い説明ができる．

調べておこう
1. 動作に影響すると考えられる脳卒中の症状を調べておこう．
2. 物体の安定性について，重心，支持基底面，質量との関係を調べておこう．
3. 麻痺側下肢に作用する歩行時の床反力と関節モーメントについて調べておこう．
4. 寝返り，起き上がり動作に全面的介助が必要な場合における介助方法，立ち上がりや移乗に軽介助が必要な場合における介助方法を調べておこう．

A 片麻痺者の動作における特徴

- 体幹を含めた運動障害の程度に加え，感覚障害や高次脳機能障害などの程度，ベッドや車いすの高さなどの環境により動作の方法が異なる．
- 麻痺側上下肢，および体幹の重力に抗した運動や荷重が困難になる．さらに，全身動作としては姿勢保持や動作時に左右半身の非対称性が目立つことになる．

実習時のポイント

① 体験では麻痺側上下肢は随意性が低く，体重の支持性が低い場合を想定している．動作はゆっくり行い麻痺側の重さ，非麻痺側や体幹に起こる代償的な筋収縮を意識する．重錘バンドなどを麻痺側とする上下肢に巻いて行うのもよい．
② 麻痺側上下肢の随意性や支持性が高いほど非麻痺側による代償が少なく，通常の様式に近くなる．
③ 実習は，以下の各項目について動作方法例の提示（教員による），提示された例の反復練習（グループごとに），実習時のポイントに提示した内容のディスカッション（グループごとに），ディスカッション内容に対するフィード

バック（教員による）の順に進める．

B　片麻痺の基本動作

1 寝返り

a. 背臥位から非麻痺側を下にした側臥位へ
❶非麻痺側下肢を麻痺側下肢の下に差し入れて組む．
❷顎を引きながら（頭頸部屈曲）非麻痺側を向き，肩甲帯→体幹→骨盤→下肢の順に回旋させて寝返る（p.129，図11-1参照）．

実習時のポイント
①ベッドを壁につける場合には，寝た状態で麻痺側が壁になるようにする．
②麻痺側を下にした側臥位になる寝返りのほうが楽な場合が多いが，側臥位から麻痺側上肢をベッドについての起き上がりが困難になる．
③非麻痺側への寝返りにおいて，提示した方法以外の方法を検討してみよう．その際には，体幹と非麻痺側上下肢の動かし方がポイントとなる．

2 起き上がり

a. 背臥位から端座位へ
❶寝返りの要領で非麻痺側を下にした側臥位になる．
❷非麻痺側下肢を麻痺側下肢に差し入れたまま下腿部をベッド端から下ろす．
❸非麻痺側肘，そして手をマットにつき体幹を起こす（p.130，図11-3，動画11-3参照）．

実習時のポイント
①背臥位から長座位に直線的に起き上がることは，困難な場合が多い．「寝返る，下肢をベッドから出す，起き上がる」の3つの動作からなり，それらを組み合わせて同時に行うこともある．
②起き上がる際に，起き上がりやすい麻痺側の肩の位置（水平面における両肩を結ぶ線とマット面の角度）や非麻痺側の肘をつく位置を検討してみよう．

3 ベッドからの立ち上がり

❶非麻痺側の手をマットにつくまたはベッド柵につかまり，殿部を前にずらして浅く腰掛ける（図13-1a）．
❷必要に応じて両足の位置を整える．
❸非麻痺側の踵を膝よりも後方に引く（図13-1b）．
❹非麻痺側の膝の方向に体幹を前傾させ非麻痺側の足部に荷重しながら，非麻痺

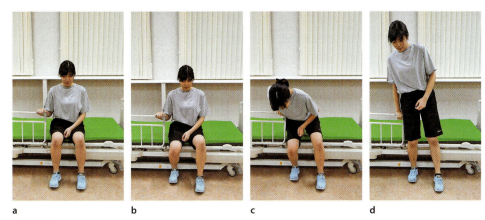

a　　　　　　　b　　　　　　　c　　　　　　　d

図13-1　ベッドからの立ち上がり

側の下肢に力を入れ，非麻痺側手でベッドまたはベッド柵を押して立ち上がる（図13-1c）．
❺非麻痺側に重心をおき姿勢を安定させる（図13-1d）．

実習時のポイント

①立ち上がる前に足を引かず，立ち上がるときに膝を前に出すようにする方法もある．ただし，難易度は足を引いておく方が低い．
②麻痺側とした下肢を浮かせ，低めの高さから体幹の前傾の程度や方向を変えて，ゆっくりと立ち上がり，そして座り，安定性について検討してみよう．
③また，立つことができるか，立位での麻痺側下肢の筋活動や支持性はどの程度かを簡便に見極める方法を検討してみよう．

4 移乗動作

- 非麻痺側方向に移動（回転）するように行うのが基本とされている．
- 車いすは非麻痺側30°程度に位置させ，車いすのブレーキをかけ，フットレストは上げておく．レッグレストは外しておく．

a. ベッドから車いすへ（非麻痺側方向へ）

❶端座位で殿部を少し前にずらす．
❷両足を肩幅くらい離し，膝関節を90°より大きめに屈曲した位置に引く（麻痺側下肢の麻痺が重度の場合には，非麻痺側の足だけを引く）．
❸非麻痺側の足部を膝よりも後方に引く．
❹非麻痺側の手で奥（遠い方）のアームレストをもつ．
❺非麻痺側の膝の方向に体幹を前傾させながら，非麻痺側の下肢に力を入れて立ち上がる．
❻アームレストを把持したまま，体を車いすのほうに回転する．
❼非麻痺側方向に体幹を前傾させながら車いすに座る．
❽必要に応じて殿部を深く座り直す（p.134，図11-10，動画11-8参照）．

b. 車いすからベッドへ（非麻痺側方向へ）

❶車いすに座った状態で殿部を少し前にずらす．
❷両足を肩幅くらい離し，膝関節を90°より大きめに屈曲した位置に引く（麻痺側下肢の麻痺が重度の場合には，非麻痺側の足だけを引く）．
❸非麻痺側の足部を膝よりも後方に引く．
❹非麻痺側の手でベッドのマット面または非麻痺側のアームレストをもつ．
❺非麻痺側の膝の方向に体幹を前傾させながら，非麻痺側の下肢に力を入れて立ち上がる．
❻座るスペースを空けた向こう側に非麻痺側手をつき（ベッド柵がある場合は，ベッド柵をもってもよい），体をベッドのほうに回転する．
❼非麻痺側方向に体幹を前傾させながらベッドに座る．
❽必要に応じて殿部を深く座り直す（p.135，図11-11，動画11-9参照）．

> **実習時のポイント**
>
> ①アームレストが脱着式あるいはスウィング式の介助型車いすを使用すると，完全に立ち上がらずにすむ．
> ②麻痺側下肢の支持性が低く非麻痺側下肢を踏み出すことが困難であったり，立位バランス低下により方向転換が困難な場合の方法を検討してみよう．その際には，立ち上がる前の殿部や足の位置，非麻痺側足部の使い方，アームレストのもち替えの有無などがポイントとなる．

5 床からの立ち上がり

- 非麻痺側の手，麻痺側の足部，非麻痺側の膝（足先）が三角形になるように床について立ち上がる（p.137，図11-7，動画11-6参照）．
- 動作が困難な場合は，非麻痺側の手をいすや台などに置き，体を持ち上げたり，一度いすに座り，それから立ち上がる方法もある．

6 杖歩行

- 麻痺側下肢の随意性，体重の支持性やバランスにより，杖の種類や歩行様式が変わってくる．
- 杖歩行において前に出す順が，杖→麻痺側足→非麻痺側足の3動作（常時2点支持歩行），あるいは，杖および麻痺側足→非麻痺側足の2動作（2点1点交互支持歩行）が基本とされる（p.135，図11-12，動画11-10，11，12，13参照）．
- 非麻痺側の立脚時に，足の位置が麻痺側を越えていれば前型，揃っていれば揃え型，後にあれば後型となる．
- 安定性は3動作，後ろ型が一番高いとされる．
- 杖歩行において，麻痺側下肢には以下のような特徴がみられることが多い．
  ①立脚相：片脚支持時間は非麻痺側より麻痺側が短い，歩隔（左右の足の開き）が広い，骨盤後退，体幹前傾，股関節屈曲，膝過伸展（図11-13参照）．
  ②遊脚相：麻痺側の膝屈曲角度は非麻痺側より小さい，分回し（股関節外転外

旋), 内反尖足 (**図11-13**参照).

■ 急な坂道では, 非麻痺側下肢を山側にして横歩きのようにする.

■ 階段昇降において, 昇りは杖 (または手すりをもつ非麻痺側の手)−非麻痺側下肢−麻痺側下肢, 降りは杖 (または手すりをもつ非麻痺側の手)−麻痺側下肢−非麻痺側下肢の順にして, 一段一段で両足をそろえるように行う二足一段のほうが難易度は低い (p.137, **図11-17**, **11-18**参照).

■ 敷居, 溝, 障害物をまたぐときは, 高さが高い・幅が広い場合は杖−非麻痺側下肢−麻痺側下肢, 高さが低い・幅の狭い場合は杖−麻痺側下肢−非麻痺側下肢の順に行う (p.136, **図11-14**参照).

■ エスカレーターは, 上り・下りとも, 乗るときも降りるときも非麻痺側下肢から行うが, 難易度が高い動作である.

実習時のポイント

①前述の特徴的な杖歩行となる原因と対策について考えてみよう.
②敷居, 溝, 障害物において, どちらの足を先に出すかについては, 体格や麻痺側下肢機能により異なるため, 実際に比べてみる必要がある.
③10 m歩行時間と歩数から, 速さと重複歩距離(ストライド長)と歩行率(ケイデンス)を求めてみよう.

C 移乗の最大介助法の習得, 車いすの駆動

1 最大介助 (非麻痺側下肢の支持性も低い) の移乗

■ ベッドに座っている被介助者からみて車いすは非麻痺側で斜め約30°に置き, **ブレーキをかけ, フットレストは上げておく**.

❶ 被介助者は, 最大介助を必要としている重度片麻痺者を想定した姿勢をとる. 無意識のうちに, 健常機能を発揮することが多いため, (下肢の力を発揮して体重を支持するなど) **安直に協力的姿勢をとることのないように注意する**.

❷ 介助者は, 被介助者の殿部を前方に少し引き出し(できれば, 移動する方向に殿部を回転して斜めに座る), 被介助者の両足はしっかり床につけておく.

❸ 介助者は, 被介助者の両膝を両膝で挟むようにして固定する.

❹ 介助者は, 被介助者の体幹を保持する (**図13-2a1**).

❺ 介助者は, 被介助者の膝が前に移動しないように固定した状態で, 被介助者の体幹を前傾させて重心が足部に乗るようにしながら立ち上がらせる (**図13-2a2**).

❻ 立位になったら介助者は, 被介助者の膝の固定を保持しながら, 被介助者の向きを変える.

❼ 被介助者は, 車いすに座り, 必要に応じて姿勢を整える.

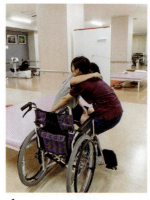 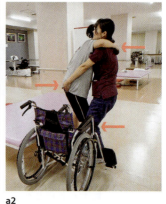
a1　　　　　　　　　　　a2

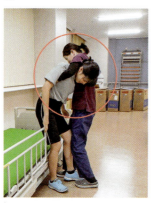 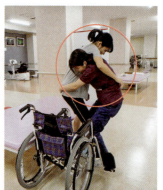
b　　　　　　　　　　　c

図13-2　最大介助での移乗（立ち上がる部分のみ）

実習時のポイント

①**図13-2a**に示した移乗は，介助者の支持基底面が狭く，難度が高く介助負担も大きい．体重差が大きく，被介助者に比べて介助者の体重が軽い場合には，より難しい．被介助者の両膝を面ファスナーつきのソフトなベルトなどで固定して，両膝の間に介助者の下腿をあてがう方法なども考えられる．

②介助が行いやすい環境（ベッドの高さや車いすの種類など）について検討してみよう．また，腋下から背中に手をまわすなど体幹をもつ位置を変えて比較を行ったり，（身長の異なる対象において）写真の方法以外の方法で体幹を保持する方法を検討してみよう（**図13-2b**のように被介助者の頭を介助者の腋の下に位置させる，**図13-2c**のように介助者の頭を被介助者の腋の下に位置させるなどの方法が考えられる）．

③トランスファーボードやアームレスト脱着式の車いすを用いれば，立ち上がらせる力（程度）が最小限となる．

2 車いすの駆動（普通型の車いすを使用）

■標準型の車いすを使用した場合を体験する．

D 装具の装着　157

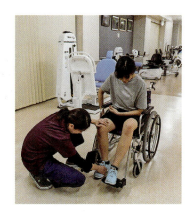

図13-3　車いす操作

- 車いすの座面の高さは，フットレストに足を乗せたときに膝窩部が 0〜2 cm 程度浮く高さが目安であるが，低めに設定した方が駆動しやすい場合もある．
- 非麻痺側の足を引く妨げとなるためレッグレストは外しておく．
❶ ブレーキをかけた状態で，非麻痺側の足はフットレストを上げて床につく．
❷ ブレーキを外す．
❸ 非麻痺側の足を床についてうしろに引く（膝を屈曲する）ようにしながら，非麻痺側の手で非麻痺側のハンドリムを回して進む（p.137，図11-16，動画11-15参照）．初めは介助者が足部への荷重と膝屈曲を誘導して前進させるのもよい（図13-3）．

> memo
> 非麻痺側にハンドリムが2本（非麻痺側大車輪と麻痺側大車輪用の2本）あり，片手で駆動できるタイプの車いすもある．

実習時のポイント
① バックレストに体幹をつけた状態では，体幹の筋活動による固定性が低いと殿部が前方にずれやすい．
② 非麻痺側の足による操作練習の後，上肢での操作練習を加えて行うほうが習熟しやすいことが多いが，その理由を検討してみよう．

D　装具の装着

1　下肢装具の装着

- 端座位は安定している場合を想定する．
❶ 装具［金属支柱付き AFO（短下肢装具）］の各ベルトを外し，履き口を広げる（図13-4）．
❷ 端座位で，麻痺側下肢を非麻痺側下肢の上に組む．組んだ麻痺側下肢が前に落ちやすい場合には，非麻痺側の踵を浮かせるとよい．
❸ 非麻痺側の手で装具をもち，麻痺側の足部と下腿を装具に差し入れる（図13-5a）．

AFO：ankle foot orthosis

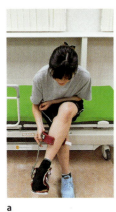 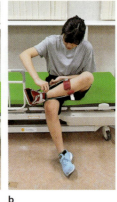 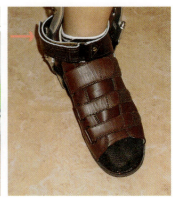

a　　　　　　　　　　b　　　　　　　　　　c

図13-4　装具の装着

❹麻痺側の足を床に下ろす（下ろした際に装具がはずれる場合は，足を下ろす前にある程度ベルトをとめるとよい）．
❺ベルトをとめる（足を下ろす前に軽くとめた場合は締め直す）．足部内反をコントロール（抑止）するストラップは，外果を装具の内側支柱に引き寄せるようにとめる．
■プラスチックAFO（短下肢装具）の場合は，足を下ろす前にできるだけしっかりとめておく．なお，ベルトは，①足関節部のベルト，②前足部のベルト，③下腿カフのベルトの順にとめる．

実習時のポイント

①装具の種類，麻痺側下肢の随意性や関節可動域などによって装着の方法は異なる．
②装具の継ぎ手の可動域を調整する方法を確認してみよう．

E　重度片麻痺者に対する半他動的介助歩行

KAFO：knee ankle foot orthosis

■麻痺側下肢の支持性が低く，代償としてKAFO（長下肢装具）などにより足と膝関節を固定した状態での平行棒歩行において，歩行中の**姿勢保持**，**体重移動**，**麻痺側の振り出し**に**介助が必要**な場合を想定して行う．
❶立ち上がる前に装具などを装着する．KAFO（長下肢装具）を利用してもよい．非麻痺側の靴を補高するのもよい．立ち上がる際には，被介助者には平行棒を引っ張るのではなく，押すようにさせる．
❷被介助者は座ったまま非麻痺側の手で平行棒につかまり，介助者は前方あるいは麻痺側の側方から非麻痺側に体重が乗るように介助しながら立ち上がり，立位となる（図13-5a）．
❸介助者は被介助者の後方に回り込み，片手で麻痺側から体幹を抱えて姿勢を保

E 重度片麻痺者に対する半他動的介助歩行　159

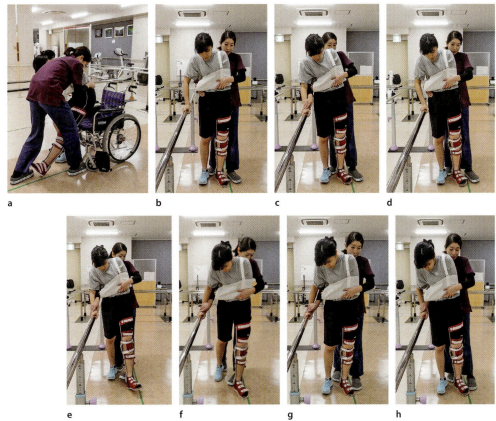

図13-5　半他動的介助歩行

つ．介助者のもう一方の手は，平行棒につかまったり，被介助者の体幹を支えるなど，介助が行いやすい位置におく．被介助者の体幹が前傾したり，殿部が後方に大きく突き出るようになり股関節の屈曲が目立つようであれば，介助者の体を被介助者の殿部にあてがうようにして股関節を中間位に保つようにする（図13-5b）．

❹被介助者はバランスが崩れない程度に非麻痺側上肢を前に出して平行棒を握る．このとき，必要に応じて非麻痺側の手の位置を介助者が誘導する（図13-5c）．

❺被介助者の体重が非麻痺側下肢に乗り，麻痺側がほぼ非荷重になるように体幹を非麻痺側に寄せる（図13-5d）．

❻介助者の足で被介助者の麻痺側下肢を一歩前に出す（図13-5e）．

❼介助者は，被介助者の麻痺側下肢にある程度体重が乗るように体幹を介助で移動する（図13-5f）．

❽被介助者の麻痺側下肢に体重が乗ったら，被介助者は非麻痺側下肢を一歩前に出す（図13-5g）．

❾介助者は，被介助者の非麻痺側下肢に体重が乗るように体幹を介助で移動する（図13-5h）．

❹〜❾を繰り返して前に進む．

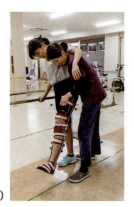

図13-6　半他動的介助歩行（側方から介助）

実習時のポイント

①半他動的介助歩行には，図13-5に示した方法のほか，介助者が被介助者の麻痺側に位置して，麻痺側下肢を片方の手で振り出すなどの方法もある（図13-6）．

②半他動的介助歩行を含めた片麻痺者の歩行において，非麻痺側下肢を先に踏み出し，非麻痺側下肢への体重移動に伴う股関節伸展を利用して麻痺側下肢を振り出すことにより，麻痺側股関節屈曲を代償する方法もある．この際には，非麻痺側足底を補高する，あるいは非麻痺側で背伸びをするように踵をもち上げる（足関節を底屈する）と，さらに麻痺側下肢の振り出しが容易となる．歩行様式としては前型歩行となり，歩行速度の向上も期待できる．

③歩行や立位のときに，手すりなどにつかまった非麻痺側上肢を突っ張り，麻痺側に強く押すような症状（pusher症状）を認めることがある．このような場合，鏡で姿勢の傾きを認知させる，点滴棒などの垂直指標に体幹を合わせる，歩隔（左右の足の開き）を広くして支持基底面を大きくさせることなどが有効な場合がある．手で平行棒を引っ張るような指示，介助者が麻痺側から繰り返し押すのは不適切である．押すものがあるから押すともいえ，平行棒をもたせないで行うことも試してみるとよい．なお，座位の場合，座面を上げて両下肢を浮かせる，非麻痺側上肢を前方のテーブルに乗せる．

④見えているのに麻痺側の物に気づかず，常に非麻痺側に顔を向け，麻痺側からの呼びかけにも反応が乏しい半側空間無視（unilateral spatial neglect：USN，またはhemispatial neglect）は左麻痺に多い．座位や立位では非麻痺側に注意が向き顔を向け，麻痺側に倒れやすくなる．右に視野が10～20°程度ずれてみえるプリズムレンズ付きのメガネを使うプリズム順応，麻痺側僧帽筋に対して振動刺激や経皮的電気刺激を加える，介助歩行など麻痺側上下肢を積極的に使用する，傾きをフィードバックして修正する，視線を非麻痺側から麻痺側へ連続的に探索していく，麻痺側の手足を触らせる・みせる，体幹を麻痺側に15°くらい回旋する，非麻痺側の視野を遮断するなどが練習中に用いられる．また，車いすの麻痺側ブレーキのレバーを延長する，話しかけるのは非麻痺側からにするなど代償的な対応がなされることもある．

片麻痺

14 片麻痺者にみられる合併症とその対策

一般目標
- 脳卒中片麻痺者にみられる合併症について理解し，その予防や対策について学ぶ．

行動目標
1. 脳卒中片麻痺者にみられる合併症をあげることができる．
2. 脳卒中片麻痺者で廃用症候群が生じやすい理由について説明できる．
3. 各合併症の発生原因について説明でき，廃用性，誤用性，その他の要因に分けることができる．
4. 各合併症の危険因子について説明できる．
5. 各合併症の予防についての対策を説明できる．

調べておこう
1. 廃用症候群について調べよう．
2. 体力を維持，向上させるための運動強度について調べよう．

A 片麻痺者にみられる合併症

- **合併症** complication とは，ある疾患の経過中に生じる新たな疾患または症状である．
- 脳卒中片麻痺者（以下，片麻痺者）にみられる合併症としては，活動性の低下など廃用性の要因による**廃用症候群** disuse syndrome，誤った運動（動作）など誤用性の要因による**誤用症候群** misuse syndrome，さらにそれ以外の要因によるものがある（**表14-1**）．
- 片麻痺者の理学療法においては，脳損傷に伴う一次的な機能障害の改善を目指すのみでなく，合併症による二次的な機能障害の予防や改善も重要な目標となる．

1 廃用性の要因による合併症 —— 廃用症候群

- 廃用症候群は安静臥床や活動性の低下を原因として発生するもので，**体力低下**，麻痺側および非麻痺側の**筋萎縮・筋力低下**，**深部静脈血栓症**などがある．
- 明らかな運動麻痺のない内科疾患の高齢者において，入院に伴って能力低下が生じることがある．これは入院関連能力低下（HAD）と呼ばれ，近年注目されている．高齢者では入院という特別な環境に置かれることで，個人の日常の役割が奪われ，そのため活動が制限され，結果として廃用症候群による機能低

HAD：hospital acquired disability

表14-1	片麻痺者にみられる要因別合併症
廃用性の要因	筋萎縮(筋力低下) 関節拘縮 体力低下 深部静脈血栓症 骨萎縮 褥瘡 起立性低血圧
誤用性の要因	誤嚥性肺炎 肩関節痛 肩手症候群 反張膝 異所性骨化 腰痛
その他の要因	肩関節亜脱臼 関節拘縮 脳卒中後うつ 転倒骨折 低栄養

下が生じることが原因と考えられる.

■ 片麻痺者では運動麻痺などによってさらに活動が制限されるため,廃用症候群がより生じやすくなる.以下に,脳卒中片麻痺患者における廃用症候群が生じやすい疾患特有の特徴を記す.

①その病態が脳血管に由来するため,発症の初期には症状の進行や再発の予防のため一時的に活動が制限される.

②急激に生じた半身の運動麻痺のため,日常生活における動作が困難となる.

③もともと予備能力の低い高齢者に発症しやすく,わずかな身体機能の低下が重大な活動制限を引き起こす.

■ したがって,片麻痺者のリハビリテーションにおいては早期から理学療法を開始し,いかに廃用症候群の発生を予防できるかがその成果を左右することになる.

② 誤用性の要因による合併症 ── 誤用症候群

■ 誤用症候群としては,麻痺側の肩関節を不適切に動かす(または動かされる)ことにより生じる**肩関節痛**や**肩手症候群**,誤嚥性肺炎さらには麻痺側の膝関節に過伸展位で荷重を続けることにより生ずる**反張膝**などがある.

③ その他の要因による合併症

■ 片麻痺者にみられる合併症は,廃用性または誤用性の要因のみでなく,それ以外の要因や複数の要因の組み合わせによるものもある.

■ たとえば,片麻痺者にみられる**関節拘縮**は単に廃用性の要因のみではなく,上位運動ニューロン障害に伴う筋緊張の亢進がその要因に大きく関与している.また,麻痺側の肩甲上腕関節にみられる亜脱臼は肩関節周囲筋群の運動麻痺が要因で生じる.

4 合併症による重複障害

- リハビリテーションの普及に伴い，障害をもってもなお地域社会で活発に生活することにより，新たな合併症による重複障害を生じる症例も増加している．
- たとえば，片麻痺者は転倒しやすく，大腿骨近位部骨折や脊椎椎体骨折，肋骨骨折などが生じやすい．
- このように片麻痺者が大腿骨近位部骨折や脊椎椎体骨折を受傷すると，重複障害によりさらに起居移動動作能力が低下する．

5 合併症に対する予防的理学療法の重要性

- 合併症はまずその発生を予防することが重要であるが，いったん発生した場合には，できるだけ早期に発見し，対応する必要がある．
- 合併症を予防するための**予防的理学療法**を的確に行うには，合併症の生じる原因やその**危険因子** risk factorを熟知し，また，合併症の発生による不利益を理解したうえで対策の必要性を考慮することが重要である．

> **予防的理学療法**
> 　検査・測定の結果から問題点を抽出する臨床思考過程において，すでに発生している運動麻痺などの一次的機能障害については注意が向きやすい．しかしながら，二次的障害については，現状では発生していないため検査・測定の結果からはみえないので，学生や経験の浅い理学療法士では，その予防についての配慮が不十分となる．予防的理学療法を的確に実施するためには，合併症などの二次的障害の発生を予測し，その予防を目標に設定することが大切である．そのためには，なぜその合併症が生じるか原因を理解したうえで，危険因子としてどんな人に，いつ発症するのかといった知識が重要となる．

B　合併症の特徴

　以下に片麻痺者にしばしばみられる合併症をあげ，その原因と危険因子，合併症による不利益，さらに合併症への対策として，その予防，評価（診断）および発生後の治療について述べる．

1 肺　炎 pneumonia

- 急性期の脳卒中の合併症として高頻度で発生する．

a. 肺炎の原因と危険因子

- 口腔内細菌を誤嚥してしまうことにより生じる．
- そのため危険因子としては，嚥下障害や意識障害があり誤嚥の危険性が高い患者や，もともと呼吸器疾患を有し呼吸機能の低い者，口腔内の衛生が不良な者，高齢者などがある．

b. 肺炎による不利益

- 死亡率を増加させるだけでなく機能予後を悪化させる.
- 肺炎により体力が消耗されるのに加え，リハビリテーションの中断を余儀なくされ，臥床期間が延長するため，廃用症候群も加わり身体機能が悪化する.

c. 肺炎への対策

- 肺炎の予防としては口腔ケアをしっかりと行うことに加え，理学療法として体位変換や呼吸介助，咳嗽訓練などで排痰を促し，深呼吸や腹式呼吸などで換気量の増大をはかる.
- 肺炎の症状として発熱や咳などがあるが，高齢者では症状がはっきりしない場合もあるので注意が必要である.
- 炎症が強い時期には積極的な理学療法は困難で，拘縮の予防などを目的とした受動的な関節可動域運動や排痰，換気増大を目的とした呼吸理学療法を行う.

② 筋萎縮muscular atrophy・筋力低下muscle weakness

- 片麻痺者においては，発症早期から麻痺側のみならず非麻痺側上下肢にも筋萎縮が発生し，筋力低下を認める.とくに下肢では歩行困難な症例にその進行が著しい.
- 上下肢筋群では非麻痺側に比べ，麻痺側での筋萎縮が著しいが，両側性神経支配といわれる体幹筋群では非麻痺側と麻痺側の差ははっきりとしない.

a. 筋萎縮・筋力低下の原因と危険因子

- 筋萎縮や非麻痺側の筋力低下は，活動性の低下による廃用性を要因として生じる.
- 筋萎縮や筋力低下を生じやすい危険因子としては歩行不能など活動性の低下，低栄養状態および高齢などがあげられ，こうした場合はとくに注意を要する.

b. 筋萎縮・筋力低下による不利益

- 筋萎縮は筋力を低下させADLを制限する.とくに下肢筋群の筋力低下は，起立や歩行などの基本動作能力を低下させる.

c. 筋萎縮・筋力低下への対策

- 病棟での車いすまたは歩行による移動動作を可及的早期に自立させ，日常生活全般の活動量を増加させる.
- 筋力増強を目的とした運動療法では，個別の筋に対する徒手的な抵抗運動よりも，起立や段差昇降などの動作による運動のほうが神経系の興奮を高め，効果的である（**図14-1**）.

③ 体力低下

- 片麻痺者においては，いわゆる体力を示す指標である**最大酸素摂取量**[*]$\dot{V}O_2$max，心拍数が100/分にいたる運動負荷時の酸素摂取量$\dot{V}O_2$ 100，あるいは**嫌気性（無酸素性）代謝閾値**[*]（AT）が，健常者に比べ低下していることが報告されている.

＊最大酸素摂取量　運動中の酸素摂取量は運動の負荷量にほぼ直線的に比例して増加するが，ある時点より呼吸・循環機能が限界となり増加しなくなる.このときの酸素摂取量を最大酸素摂取量といい，有酸素運動の最大能力を表し，全身持久力や体力の指標となる.
＊嫌気性（無酸素性）代謝閾値　運動の負荷量が少ない場合には，十分な酸素が供給されるため有酸素性代謝で運動が行われるが，負荷量が増加すると酸素供給が不足し，嫌気性代謝も動員される.このような代謝の変化の生じる運動強度を嫌気性代謝閾値という.全身持久力や体力の指標としたり，運動処方の目安となる.

AT：anaerobic threshold

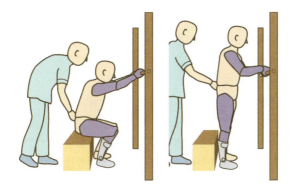

転倒などの危険のある場合は肋木などの手すりを利用する．最初は 40 cm 程度の台やいすを用い，50〜100 回を目標に休息を入れながら行わせる．筋力，体力が向上してくれば，①台の高さを低くする，②回数を増す，③スピードを速くするなどの方法で負荷を増して実施する．

図 14-1　筋力増強・体力改善を目的とした起立動作訓練

a. 体力低下の原因と危険因子

- 体力の低下は心臓の1回拍出量の低下に起因し，これには活動性の低下による廃用性の要因が考えられている．
- 危険因子としては，もともと体力低下のある高齢者や低栄養状態にある者，合併症で肺炎など炎症性疾患を合併し，その影響で体力を消耗している者などに加え，起居動作が自力で困難で活動性の低下している者などがあげられる．

運動と栄養

　運動はエネルギーを消費する活動であり，一方で栄養は食物を摂取してエネルギーを産生する過程である．そのため，低栄養では運動療法の効果が十分に期待できず，機能予後が不良となる．脳卒中を発症する高齢者の中には，発症前から低栄養状態である者が多く，さらに脳卒中による嚥下障害などで発症後に栄養状態が悪化する者もいるため，運動を行う際には注意が必要である．したがって，効果的な運動療法を行うためには，栄養状態の評価や対策も重要となる．栄養状態の評価としては，体重やBMI，インピーダンス法などで測定した四肢の筋肉量の合計を身長の2乗で割った骨格筋量指数（SMI）を把握しておくとよい．低栄養が認められる場合の対策としては，医師，看護師，管理栄養士，言語聴覚士，作業療法士など，多職種で原因を協議することが重要である．そのうえで，たとえば嚥下障害が原因の場合，嚥下訓練だけでなく，ポジショニングや食形態の調整，食事介助の方法など，多面的なアプローチが必要となる．また，直接栄養介入を加え，運動と併用することも大切である．

BMI：body mass index

SMI：skeletal muscle mass index

b. 体力低下による不利益

- 体力の低下は運動の持久性を低下させADLを制限する．また**易疲労性**easy fatigabilityを増し，活動の意欲を低下させ，**廃用症候群の悪循環**のもととなる．
- 片麻痺者における体力向上はADLの拡大のみならず，再発の予防や生命予後

の改善に関連することが明らかになってきている．

c. 体力低下への対策

- 筋萎縮への対策と同様に，できるだけ早期に病棟での起居移動動作を自立させることが重要である．
- 急性期などで運動麻痺やバランス障害が重度な場合，一般的な有酸素トレーニングで用いるトレッドミルや自転車エルゴメータで運動負荷を加えることが困難なことが多い．このような場合には，筋力増強を目的とした運動と同様に，重心の上下移動を伴う起立や段差昇降などの運動方法を用い，心拍数を目安にして繰り返し回数と運動スピードを調節して行う（図14-1参照）．
- 回復期や生活期で歩行が可能であれば，トレッドミルや自転車エルゴメータなどを用いた有酸素運動が効果的である．

4 深部静脈血栓症（DVT）

DVT : deep vein thrombosis

- DVTは下肢や骨盤内の深部静脈に血栓が形成され血流を阻害し，下肢の腫れや痛みなどが生じる疾患である．

a. DVTの原因と危険因子

- 片麻痺者におけるDVTは，運動麻痺や安静臥床により筋のポンプ作用が低下することで血流の停滞が起こることにより生じる．したがって，廃用症候群の1つとして位置づけられている．

PTE : pulmonary thrombo-embolism

- 多くは麻痺側に発生するが，非麻痺側に発生することもあるので注意が必要である．
- 危険因子としては重度の運動麻痺，歩行不能や肥満などがあげられる．

b. DVTによる不利益

- 静脈内で形成された血栓が遊離し，静脈血に乗って右心房，右心室を経由した後，肺動脈の閉塞をきたすのが**肺血栓塞栓症**（PTE）である．塞栓を生じた動脈の支配領域にある肺胞ではガス交換が不可能となり，**低酸素血症**で突然死を引き起こすこともあるので注意が必要である．

*ホーマンス徴候　膝関節伸展位で足関節を他動的に背屈し，腓腹部に疼痛が出現すれば陽性である．

*D-dimer　血栓形成時，生成されたフィブリンにプラスミンが作用し，フィブリンを溶解する線溶現象の際に生成される産物で，線溶系分子マーカーである．したがってこの値が高値であればDVTを疑う．

c. DVTへの対策

- DVTの予防としては，麻痺側肢の挙上，他動運動（可能なら自動運動），**間欠的空気圧迫法**などの対策がある．また筋のポンプ作用を効果的に働かせるためにも，早期に離床させ，立位をとることが重要となる．
- 下肢に生じるDVTの臨床症状として患肢の腫脹や疼痛，**ホーマンス（Homans）徴候***などがあるが，無症状の場合もあるので臨床症状のみに頼らないことが重要である．
- 検査法としては静脈造影や超音波検査があるが，簡便な血液検査として**D-dimer***の定量がスクリーニング検査として用いられている．
- DVTと診断されたら迅速な対応が必要で，まずPTEの要因となる血栓の遊離を予防するため，いったんDVTが生じた肢の他動や自動運動，および間欠的空気圧迫法などを中止する．
- PTEの自覚症状としては呼吸困難や胸痛があるが，これらは決して特異的な症

memo
急性期のベッドサイド理学療法における他動運動は，単に関節可動域の維持のためではなく，DVTの予防も目的にしている．したがって，弛緩性麻痺の状態でもとくに麻痺側下肢の他動運動は，十分に実施する必要がある．

B 合併症の特徴　167

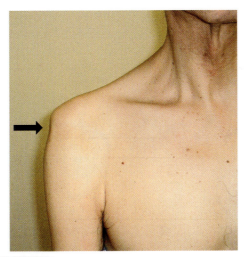

図14-2　麻痺側肩関節亜脱臼
肩峰と上腕骨骨頭との間に凹みが観察される.

状ではないので，常にPTEの発生の危険性を念頭に置き，わずかでもその疑いを察知したら，**パルスオキシメーター***を用いて**酸素飽和度***（SpO₂）を測定し，低酸素血症の有無を確認し，低酸素血症があれば緊急対応をしなければならない.

5 肩関節亜脱臼 subluxation of shoulder joint

- 片麻痺者に発生する麻痺側肩関節の亜脱臼は非外傷性で，座位や立位など上半身を直立することにより，上腕骨骨頭が重力の影響を受けて下方に亜脱臼する（図14-2）．さらに大胸筋の筋緊張が亢進すればその影響を受けて骨頭は前方にも移動する.

a. 肩関節亜脱臼の原因と危険因子

- 肩関節亜脱臼の原因としては，①肩関節周囲筋（三角筋や棘上筋）の弛緩性麻痺，②麻痺側上肢にかかる重力による下垂，③肩関節包や靱帯の伸張（弛み）が考えられる.
- 危険因子として，重度な麻痺（上肢ブルンストロームステージⅡ以下）や筋緊張の低下があげられる.

b. 肩関節亜脱臼による不利益

- 肩関節亜脱臼自体が直接的に疼痛を引き起こすわけではない.
- 脳卒中の好発年齢となる高齢者では，もとより肩関節の軟部組織が退行変性で脆弱化している．さらに亜脱臼した状態すなわち不良なアライメントのまま運動する（または運動させる）ことによって，肩関節の軟部組織に過度な伸張や肩峰下における**衝突**impingementなどの力学的負荷が加わり，微細損傷を引き起こし肩関節痛に発展する危険性が増す.

c. 肩関節亜脱臼への対策

- 関節包や靱帯がいったん伸張されてしまうと，その改善は困難となるので，ま

***パルスオキシメーター pulse oximeter**　指にセンサーを取り付け，光を使って非侵襲的に動脈血の酸素飽和度を測定する装置のこと.

***酸素飽和度 oxygen saturation**　血液中の酸素量を示すもので，ヘモグロビンに結合可能な酸素量（飽和状態）と実際に結合している酸素量の割合のこと．パルスオキシメーターで測定された動脈血酸素飽和度は，動脈血を採血して直接測定しているわけではないので，SpO₂（oxygen saturation by pulse oximeter）と表示する.

> memo
>
> **肩峰下での衝突 impingement**
> 正常では上肢の挙上に伴い大結節は肩峰と烏口肩峰靱帯の下面を通り抜けるが，何らかの原因で上肢の挙上時に大結節が肩峰や烏口肩峰靱帯に衝突すると，その間に介在する棘上筋腱や肩峰下滑液包が損傷され，腱板損傷や肩峰下滑液包炎を生じることになる.

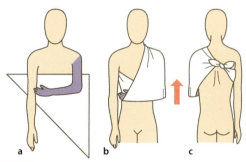

図14-3 三角巾の装着方法
(a) 三角形の頂点を肘関節部に合わせる．
(b) 非麻痺側の腋窩から背中に回した布と麻痺側上肢前方を覆い背部にまわした布を背中で結ぶ．この際，麻痺側肘関節部を下方より押し上げ，麻痺側上肢を十分に引き上げた状態で装着し，亜脱臼が改善していることを確かめる．
(c) 後面からみるとたすき掛けになっている．

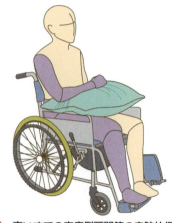

図14-4 車いすでの麻痺側肩関節の良肢位保持

ず予防が重要である．

- 肩関節周囲筋の運動麻痺が重度な症例（上肢ブルンストロームステージⅡ以下）では，座位や立位姿勢をとることで上肢が下垂されるようであれば，**三角巾**（図14-3）や**アームスリング** arm sling を装着し，上腕骨頭の下方移動を制限する．また車いす座位の場合には，クッション（図14-4）などを用いて良肢位保持をはかる．
- 肩関節周囲筋の麻痺に対しては，肩関節の外転や屈曲の自動運動または自動介助運動を積極的に行わせる．電気刺激を利用した運動の有効性も報告されている．

> **memo**
>
> **電気刺激療法**
>
> 　片麻痺者では下位運動ニューロン（末梢神経）には障害がないため，電気刺激に対する反応性は下位運動ニューロン障害とは異なり保たれている．そのためおおよそ30 Hz程度の周波数で刺激すれば，持続的な収縮である強縮が得られる．これを利用して，運動麻痺や痙縮の改善，廃用性の筋萎縮や亜脱臼の予防や改善といった，治療を目的とした**治療的電気刺激**（TES）が適用される．また歩行など機能の改善を目的とした**機能的電気刺激**（FES）では，総腓骨神経への電気刺激とフットスイッチを組み合わせて，遊脚期の内反尖足を改善して歩行訓練が行われる．

TES：therapeutic electrical stimulation
FES：functional electrical stimulation

- 不良なアライメントでの運動により生じる軟部組織の損傷を予防するため，肩関節運動を行う際には，①過度な運動を避け疼痛のない範囲での運動にとどめる，②運動時には上腕骨骨頭部を把持し，関節窩との運動学的位置関係を正しく保ちながら行うなどの注意が必要となる（図14-5）．

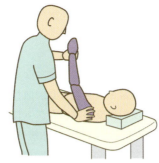

図14-5 肩関節他動運動の方法
対象者の上腕骨骨頭部を把持し，関節窩との位置関係を正しく保ちながら，ゆっくりと愛護的に運動を行う．

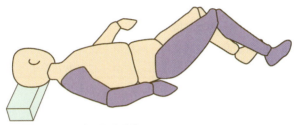

図14-6 寝返り時の麻痺側上肢の危険肢位
非麻痺側（左）への寝返りの際，麻痺側（右）上肢を身体の後方に残したまま寝返ると麻痺側肩関節の過度な伸展を強制させ，その部位に過大な負荷が加わる．

6 肩関節痛，肩手症候群

- 脳卒中発症後しばらくして麻痺側の肩関節に疼痛を訴える症例は少なくない．多くは外旋や外転の他動運動時に疼痛を訴えるが，自発痛を伴う者もあり，重篤な場合には上肢に触れるだけで強い疼痛を訴える者もある．
- こうした麻痺側肩関節の疼痛や運動制限と共に，同側の手部にも疼痛，浮腫および皮膚温上昇などの血管運動異常を示す特異的な症状を示すものを**肩手症候群**（SHS）と呼ぶ．
- 肩手症候群は脳卒中発症後2〜6週後に出現し，疼痛は数ヵ月から半年ほど続きその後軽減していくが，骨萎縮や強い拘縮が残ることもある．
- 手部の浮腫に伴って手関節では掌屈と背屈時，手指では屈曲時に強い疼痛を伴う運動制限を認め，手関節は中間位，MP関節中間位，PIP関節軽度屈曲位，DIP関節ほぼ伸展位で拘縮となる．

a. 肩関節痛，肩手症候群の要因と危険因子

- 運動麻痺に半側身体失認や注意障害などの高次脳機能障害および感覚障害を伴うと，麻痺側上肢に対する注意力が低下し，寝返りや起き上がり動作時に，麻痺側上肢を身体後方に残したまま無理な体勢で動作を遂行してしまうことになる（図14-6）．この際，肩関節に過大な負荷がかかり，とくに高齢者では，肩関節の軟部組織がすでに脆弱化しているため，容易に損傷を引き起こすことになる．

> **memo**
>
> **視床痛 thalamic pain**
> 片麻痺者において，肩手症候群とは別の頑固な疼痛として視床痛がある．これは視床などの病変により起こり，病変と反対側の顔面や上下肢に，自発的な強いしびれや灼熱痛を訴え，触ると不快感や痛みが増強する（痛覚過敏）．難治性でリハビリテーションを進めるうえで阻害因子となる．

SHS：shoulder hand syndrome

RSD : reflex sympathetic dystrophy
CRPS : complex regional pain syndrome

- また上着の更衣や体位変換，移乗を介助する際に，介助者が麻痺側上肢を乱暴に扱うことで，損傷を引き起こすこともある．こうした誤用性の結果，肩関節周囲の軟部組織に炎症を生じ，疼痛を誘発する．
- 肩手症候群はこうした何らかの病変が引き金となって交感神経が過剰に興奮することで，末梢の血管運動異常を引き起こし，血行障害と疼痛を助長し悪循環を引き起こす病態として，**反射性交感神経ジストロフィー（RSD）**の一種とされていた．最近では，国際疼痛学会の提唱する**複合性局所疼痛症候群（CRPS）TypeⅠ**と呼ばれる．
- 日常生活で自身の可動範囲以上に動かす（動かされる）といった誤用性の危険因子としては，先にも述べたように高次脳機能障害や感覚障害を伴っている症例では，麻痺側上肢への注意が低くなり，誤用のリスクが高くなるので注意を要する．また，すでに関節可動域制限がある場合，日常生活場面で相対的に過剰な可動性を求められる機会が増すため損傷のリスクが高くなる．
- 上肢の動作時筋緊張が高い症例では，麻痺側上肢は常に体の前にあり比較的保護されるが，弛緩性麻痺では体側にぶらさがって移動しやすく，保護されにくいため注意を要する．
- 肩手症候群の危険因子としては，重度の麻痺や**半側身体失認**，**注意障害**，知覚障害，高齢などが報告されている．

b．肩関節痛，肩手症候群による不利益

- 疼痛そのものが患者にとって不利益であるばかりでなく，疼痛のためにADLが制限されて十分な運動が行えず，拘縮が進行することにもなる．また時にこうした疼痛はうつ状態の原因にもなる．

c．肩関節痛，肩手症候群の対策

- 患者自身で適切に麻痺側上肢の管理（以下，患手管理）ができることが，その予防に効果的である．

> **memo**
>
> **患手管理**
> 　患手管理の具体例としては以下のようなことがある．
> ①ベッド上臥位や車いす座位で，患手を適切な肢位に保つこと．
> ②寝返りや起座動作時に，患手を体の後ろに忘れるような動作をしないこと．
> ③更衣動作の際，可動域制限に配慮して，疼痛を起こさない範囲で動作が行えること．
> ④その他の日常生活場面で，肩関節や手部などに配慮して安全に動作が行えること．
> ⑤自己練習が無理なく適正に行えること．　　など

- 患手管理を定着させるには理学療法士，作業療法士，看護師，介護職員それぞれが随時指導を繰り返すことが重要である．
- 半側身体失認や注意障害などの高次脳機能障害を有する者では患手管理が困難な場合が多く，職員や付添い家族の援助が必要である．また麻痺側上肢の保護

表14-2 筋緊張の亢進による関節の拘縮肢位

関　節	拘縮肢位
肩関節	内転位，内旋位
肘関節	屈曲位
前　腕	回内位
手関節	掌屈位
手　指	屈曲位
股関節	内転位
足関節	底屈位，内反位
足　趾	屈曲位

のため，ベッド臥床中にも三角巾を用いることが有用である．この際，亜脱臼防止のための麻痺側上肢を引き上げる必要はなく緩く装着すればよい．
- 更衣動作の自立判定では，本人が自身で肩関節保護に関する適切な管理が行えるかが重要である．また，朝は肩関節可動域が減少している症例もあり，こうしたときには更衣動作前に準備運動として肩関節の自己自動介助運動を行ってから更衣動作を行うと疼痛を誘発せず安全に行える．
- 環境因子への対策として，かぶりシャツよりも前開きシャツを選び，さらにシャツのサイズをゆったりとしたものにすると，更衣動作で肩関節に負担をかけない．
- 肩関節の可動域制限の予防のための運動を行う際には，肩関節亜脱臼の対策で述べたように愛護的に運動を行う必要がある．
- 疼痛に対しては**温熱療法**や**経皮的神経電気刺激法**（TENS）などの物理療法の効果が期待できる．また，肩手症候群に対しては**光線療法**や**温冷交代浴**の有効性が報告されている．

TENS：transcutaneous electrical nerve stimulation

7 関節拘縮 articular contracture

a. 関節拘縮の原因と危険因子
- 片麻痺者にみられる拘縮は，急性期では廃用性の要因が大きく，回復期や生活期では筋緊張の亢進による要因が大きくなる．
- 廃用性を要因として生じる拘縮には，弛緩性麻痺にみられる股関節外旋位，肘関節伸展位や手指関節伸展位での拘縮などがあげられる．
- 筋緊張亢進の要因により生じる拘縮は**表14-2**に示す関節肢位をとり，これは一般的に**ウェルニッケ-マン**（Wernicke-Mann）**肢位**と呼ばれる．
- また広範な大脳の損傷の場合，両下肢ともに屈曲位となり**屈曲性対麻痺** paraplegia in flexion の状態となる．
- 肩関節の亜脱臼予防やその保護のため三角巾やアームスリングなどを使用している場合にも，拘縮を生じやすいので注意が必要である．

b. 関節拘縮による不利益
- 関節拘縮は関節運動や動作の阻害因子となる．とくに足関節に内反尖足拘縮が

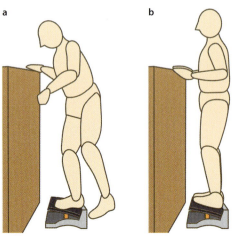

図14-7 ストレッチボードを用いた自己訓練
(a) 安全のために前方の台を非麻痺側手で支持し，ストレッチボードに乗り降りするようにする．
(b) 適切な足関節の角度と膝関節・股関節の伸展，麻痺側への荷重，麻痺側の踵をつけることを指導し，実際に確認して問題なければ自己訓練として指導する．

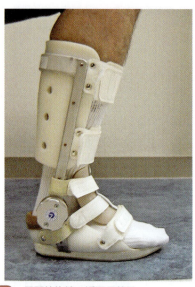

図14-8 足関節拘縮の矯正用装具
両側支柱付短下肢装具で足関節にタウメル式継手を用い，段階的に背屈させ尖足拘縮を矯正する．

あると，足底接地が困難となり立脚期の安定性が低下し，歩行能力が障害される．
- 生活期において顕著な拘縮は関節屈側での皮膚の汚染を引き起こし，感染症の原因となる．また更衣やオムツ交換時の介助に際し，介護者の身体的な負担度や患者自身の苦痛を増し，時には無理に関節を動かすことが骨折の原因になることもある．

c. 関節拘縮への対策
- 弛緩期には関節可動域の維持を目的として，愛護的な他動運動や自動介助運動，ポジショニングを行う．筋緊張が亢進している場合には，持続的なストレッチを加えることで，筋緊張の抑制をはかる．
- 生活期では理学療法士がかかわる時間が少なくなるため，適切な自己訓練を指導することが大切である（**図14-7**）．
- 手指関節の屈筋群や足関節底屈筋群の筋緊張が著しく亢進した症例では，**矯正用装具**を用いて拘縮の改善をはかることもある（**図14-8**）．

8 反張膝 genu recurvatum/back knee

a. 反張膝の原因と危険因子

- 片麻痺者の歩行においては，<u>麻痺側立脚期にしばしば膝関節が過伸展位をとることが認められ，これを**反張膝**と呼ぶ</u>（**図14-9**）．

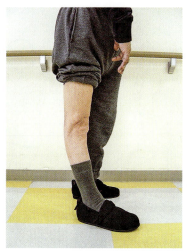

図14-9 高度反張膝の症例

 memo
反張膝の主な原因
①足関節の底屈位拘縮や下腿三頭筋の筋緊張の亢進が著しい場合（足底接地に伴い下腿の後方傾斜が生じるため）
②膝関節の安定性が不十分な場合（膝過伸展位により安定性を確保しようとするため）
③膝伸筋群の活動が過剰な場合

- 反張膝は不適切な歩行の結果として生じる．
- 下肢装具を自己の判断で装着を中断することや，長期に使用することによる部品の破損や消耗により，底屈制限（制動）が不十分になっていることに気づかず歩行を続けることが反張膝の要因となる．
- また回復期で下肢装具を作製する場合に，その後の筋緊張亢進や加齢による機能低下を考慮せず，作製時点の最高の機能に合わせた装具が，その後の機能変化に対応することができずに反張膝の要因となることもあるので注意が必要である．
- 危険因子としては，重度な感覚障害や装具の使用を順守できないことなどがあげられる．

b. 反張膝による不利益
- 荷重時に膝関節が過伸展することで時に膝関節部痛が出現するため，歩行能力が低下する．
- 高度の反張膝を呈する症例では感覚障害を伴っていることもあり，こうした場合には強い疼痛を訴える者は少ないが，膝関節の伸展可動域が過大となり，立脚期における膝関節の不安定性が増加して歩行能力が低下する．

c. 反張膝への対策
- 原因に対する対策が重要で，下腿三頭筋の筋緊張が亢進している場合にはスト

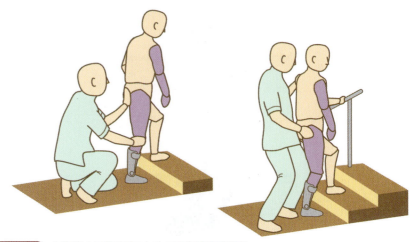

図14-10　反張膝の予防改善のための麻痺側荷重練習
麻痺側（右）の股関節を伸展し，膝関節を軽度屈曲位に誘導し，非麻痺側（左）下肢で段差昇降のステップを行わせ，麻痺側下肢での安定した荷重を促す．

レッチ運動や拮抗筋である前脛骨筋への電気刺激療法で下腿三頭筋の筋緊張を抑制する．尖足拘縮の場合には関節可動域運動や矯正装具を用いその改善をはかる．膝関節の安定性が不十分な場合には麻痺側下肢の安定性を高める荷重訓練（図14-10）で膝伸筋群の活動を賦活する．膝伸筋群の活動が過剰な場合には歩行時の過剰な努力を軽減させる歩行補助具の選択や筋緊張抑制のためのストレッチ運動で活動を抑制する．

- 歩行時に膝関節が過伸展になっていることを認識させ，その予防に留意させる．
- これは理学療法の場面だけではなく，日常生活においても意識的に予防する努力が重要なことを指導する．
- 軽度の反張膝に対しては，足関節の底屈制限（制動）をつけた短下肢装具（AFO）を用いることでその改善が期待できるが，重度の場合には長下肢装具（KAFO）の適応となる．
- 回復期で下肢装具を作製する場合には，その後に生じる筋緊張の亢進や加齢による機能低下など個々の要因も考慮して，装具を作製するべきである．
- たとえば若年者で屋外歩行などにより活動量の増加が予測されれば，繰り返される力学的負荷に耐えられるような両側支柱付き短下肢装具など，より制動力の強い装具を処方しておくべきである．
- 生活期では現状の身体機能と装具の適合について注意し，調整可能な装具であれば随時適切に調整する必要があり，装具の修理や変更が必要な場合には適切に援助する必要がある．

AFO：ankle foot orthosis
KAFO：knee ankle foot orthosis

学習到達度自己評価問題

1. 脳卒中片麻痺者が廃用症候群をきたしやすい理由を，疾患のもつ特性より説明しなさい．
2. 麻痺側の肩関節に疼痛が出現しやすい理由を説明しなさい．
3. 肩関節亜脱臼の原因を3つあげなさい．
4. 反張膝の原因を3つあげなさい．
5. 以下の文の【　　】を埋めなさい．

■脳卒中片麻痺者の関節拘縮の原因は，単に【　　　　】性の要因のみでなく，【　　　　】の亢進の要因が関与している．

■脳卒中急性期の理学療法における，麻痺側上下肢の他動運動の治療目的は【　　　】と【　　　】の予防である．

■肺血栓塞栓症の自覚症状としては【　　　】と【　　　】があり，疑いがあればまずパルスオキシメータで【　　　】を測定する．

15 高次脳機能障害・摂食嚥下障害と理学療法

片麻痺

一般目標
1. 代表的な高次脳機能障害と摂食嚥下障害についてその概要を理解し，基本的な評価法やリハビリテーションの手段を理解する．
2. 高次脳機能障害と摂食嚥下障害に対する理学療法のかかわりについて理解する．

行動目標
1. 代表的な高次脳機能障害の症状と評価法について説明できる．
2. 失語症について基本的な分類について説明できる．
3. 摂食嚥下障害に対する代表的な評価方法が説明できる．
4. 摂食嚥下障害に対する直接訓練と間接訓練が説明できる．

調べておこう
1. 高次脳機能障害の各種検査方法の具体的な内容について調べよう．
2. びまん性軸索損傷について調べよう．
3. 嚥下のしくみとそれにかかわる器官について調べよう．
4. 嚥下造影検査（VF）と嚥下内視鏡検査（VE）について詳細を調べよう．

A 高次脳機能障害患者の理学療法

- 作業療法士や言語聴覚士などの職種が揃っている施設では，高次脳機能障害に理学療法士が直接アプローチする機会は少ない．しかし中枢神経障害患者の理学療法を行う際，注意障害や記憶障害，失語症などは理学療法のスムーズな進行を阻害する．また，半側無視（半側空間無視）などが原因となり，機能障害や各種動作に負の影響を及ぼす場合もある．転倒や転落といった理学療法を行ううえでのリスクファクターにもなるので注意したい．
- 高次脳機能障害としては分類できないものの，うつも片麻痺者の高次脳機能や身体機能に影響を及ぼす因子として重要である．脳卒中後のうつは発症からの時期，調査する患者層によっても異なるが，全体の15～60％にみられるとされている．障害部位としては，左半球病変でうつを生じやすいとする報告が多いが，左右差はないとする報告もある．
- 本章ではとりわけ理学療法場面で問題になることが多い，注意障害，失認（半側無視を中心に），記憶障害，失語症を中心に記載する．

表15-1 注意障害検査

等速打叩検査	1秒に1回の速さで机などを5分間叩いてもらい，30秒ごとの叩打数をみる
キャンセレーションテスト	ランダム数表の中から1つの数字をチェックしていく
trail-making test (TMT)	TMT-AとTMT-Bがあり，Aは数字を順番にたどり，Bは数字と文字を交互にたどる
paced auditory serial addition test (PASAT)	続けていわれる数字を2つずつ足していく
attention process training (APT)	妨害のなかで図形などを探す

1 代表的な高次脳機能障害

a. 注意障害

①概　要

- **注意障害**disturbance of attentionは多くの高次脳機能障害の基盤になっている場合が多い．言い換えると，多くの高次脳機能障害は注意障害の影響を排除して議論することは困難である．
- 注意の働きにはいくつかの側面があり，分類方法は研究者ごとに異なるが，代表的な分け方を下記に示す．

　選択性注意selective attention：多くの刺激から必要な刺激を選び出す．
　持続性注意sustained attention：向けた注意を一定の強さで保持し続ける．
　容量性注意attentional capacity：注意を一過性に中断し，より重要な刺激に向ける（注意の変換switching attention），2つ以上の刺激に同時に注意を向ける（注意の分配divided attention）などのように注意をコントロールする．

　このように注意のどの側面が障害されているかを知る必要がある．
- 検査法を**表15-1**にまとめる．

②臨床場面での症状

- 注意散漫，集中力に欠けるため，いつもキョロキョロして落ち着きがない．
- ボーッとしていて，まとまりのある思考や会話，行動ができない．
- 何か1つに固執してほかに注意を転換できない，同時に複数の課題が行いにくい．
- 自分の能力の許容をこえる動作を行い，転倒や転落を起こす．

b. 失　認

①概　要

- **失認**agnosiaには，半側無視，視覚失認，病態失認，相貌失認，手指失認などがある．
- 右頭頂葉病変で出現する病態失認は左片麻痺の存在を否定してしまう．そのため，理学療法進行のうえで転倒や転落といったリスクにつながることから注意が必要である．左頭頂葉病変で出現するゲルストマン（Gerstmann）症候群は失算，失書，左右失認，手指失認を四徴候とし，複雑な症状が出現する．
- 理学療法士が中枢神経系疾患の臨床場面で多く遭遇し，最も思い悩むことが多

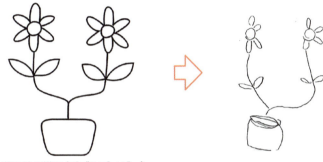

図15-1　線分二等分検査
実際に左半側無視を有する患者の検査結果を示した．中心より右に偏位しており，左側を無視していることがわかる．

図15-2　アルバートの線分抹消検査
重度の左半側無視を有する患者の検査結果である．すべての線をチェックするように指示しているが，右端以外はほとんどチェックできていない．また，余白スペースに自ら短線を引き，それもチェックしている．注意障害などの他の障害の存在もうかがえる．

図15-3　花の絵の模写（ダブルデイジー）
患者が模写した絵は右側である．特徴的な重症例であれば右の花のみ描くといった症状が出現するが，このケースの場合，左右の花には注視できていることがわかる．しかし，注視した個々の花において右側の花びらのみを描く「入れ子現象」が出現している．

いものは**半側無視**（半側空間無視）であろう．以降では，半側無視について記載していく．
- 半側無視は左半球損傷より，右半球損傷（左片麻痺）に多く，発症からの時期にもよるが，右脳損傷患者の20～50％に出現するといわれている．
- 出現する病巣としては頭頂葉後部が多いが，前頭葉や視床，被殻でも起こる場合がある．

②半側無視の評価
- 半側無視の机上テストには，紙面上に引かれた直線の真中と思われる箇所に印をつけてもらう<u>線分二等分検査</u>（図15-1），紙の全面に引かれた多数の短い線をチェックしてもらう<u>アルバートAlbertの線分抹消検査</u>（図15-2），花の絵を模写させその内容を吟味する<u>ダブルデイジー</u>（図15-3）などがよく使用される．また，「BIT行動性無視検査日本版」には，これらの机上テストが体系的にまとめられており，おのおののカットオフ値も提示されている．

BIT：Behavioural Inattention Test

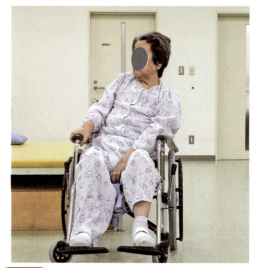

図15-4　right neck rotation
体に対し，頭がいつも右回旋している．重度になればほとんど左を向くことはなく，左に人がいても気づかない．

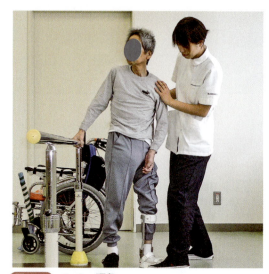

図15-5　Pusher現象
平行棒を非麻痺側上肢で強く突っ張ってしまい，正中線を越えて麻痺側である左側へ「押す」動作がみられる．

- しかし，このような机上のテストは，日常生活の観察と結果が相違することもしばしばあるため，日常生活の観察も重要な評価である．

③半側無視の臨床場面での症状

- 日常生活場面では，食事のときに左側のおかずを残してしまったり，左側にある壁や物に気づかずぶつかってしまう，左側から話しかけている人に気づかないなどの症状がみられる．
- 左側を無視するため，体に対し，頭が右回旋している（right neck rotationと呼ばれる現象，図15-4）．重度の患者になると，ほとんど左を向くことがないため，二次障害として，頸部の関節拘縮が現れることもある．
- 理学療法の臨床場面で，Pusher現象と呼ばれる症状がしばしば問題になる．このPusher現象は，半側無視や注意障害，半側身体失認などを併発する右半球損傷（左片麻痺）患者に多くみられ，機能帰結を低下させる要因になる．Pusher現象の原因は不明な点が多いが，身体の正中線を越えて，体軸が15～20°くらい麻痺側方向に傾いた状態を「垂直」と判断する程，体軸が偏位していることが原因の1つとして考えられている．下記に特徴的症状をまとめた．

④Pusher現象の特徴的動作

- 車いす上では，アームレストやフットレストを非麻痺側の手足で強く押したり，体幹背部で背もたれを強く押すために殿部が前に滑り出てくるため，安定的な座位姿勢をとりにくい．
- 立位をとると，非麻痺側上下肢で平行棒や床を強く突っ張って，麻痺側である左側へ「押す」動作がみられる．図15-5の例では麻痺側下肢の支持性不十分なため，介助者がいなければ，左に倒れてしまうが患者本人は非麻痺側へ重心を移動し，倒れないように自己修正する素振りさえ見せない．このような現象

は座位でもみられる.

- 上記のような「押す」動作は車いすへの移乗場面でもみられ，アームレストや手すりを強く押してしまい，非麻痺側方向への回転を阻害する．このような現象があると移乗の自立の阻害因子になるばかりでなく，介助者の介助量を大幅に増大させる.

c. 記憶障害

①概　要

- 記憶障害memory disorderの責任病巣は前頭基底部，内側側頭葉（海馬・海馬傍回），間脳などがあげられる．近年では，前頭前野の障害でおこるワーキングメモリ*の低下が記憶障害の一因として注目されている.

- 脳卒中でもみられるが，びまん性軸索損傷*を伴う頭部外傷例によくみられる症状である．びまん性軸索損傷では広範囲に軸索が損傷するため脳全般の機能低下が起こるほか，前頭葉部での軸索損傷が記憶障害に影響することが指摘されている.

- 記憶は覚え込む段階の**記銘**，記憶を貯めておく**把持**，検索して思い出す**想起**という3つのプロセスに分かれており，どの段階に問題があるのか検討することが重要である.

- 別の分類として，10〜30秒程度の保持で容量は少ない短期記憶と，数分から一生の保持ができて容量は多い長期記憶とにも分けられる．長期記憶は**意味記憶**（単語，文字，記号など）と，**エピソード記憶**（出来事や情動体験など），**手続き記憶**（自転車に乗るといった動作方法の記憶）などにも分けられる．意味記憶とエピソード記憶は言語的に処理されて記憶されるため**宣言記憶**と呼ばれ，手続き記憶は言語化されずに記憶されるため**非宣言的記憶**に分類される.

- 一般に記憶障害というときはエピソード記憶の障害を指していることが多い.

②臨床場面での症状

- 主治医や担当療法士の名前がいつまでも覚えられなかったり，1日のスケジュールが覚えられないため，何時に，どこで，何をするかがわからず，生活のリズムがつくれなかったりする.

- 病室や訓練室の場所がわからないので施設内で迷ったりもする．長い会話が理解できなかったり，会話の内容が断片的にしか覚えられないため，指示に従ったり，伝言をしたりもうまくできない場合がある.

d. 失語症

- 中枢神経障害患者で問題になる「言語障害」には**構音障害**dysarthriaと**失語症**aphasiaがある.

- 構音障害は，咽頭や口腔，顔面などの障害により，声を作り出したり，リズムよく話したりすることができなくなる障害である．音楽再生機でたとえれば，スピーカーの故障にあたる.

- 失語症は生来より習得した言語概念そのものの障害である．発話ができない場合（ブローカ失語）と，理解ができない場合（ウェルニッケ失語），両方ともできない場合（全失語）が代表的である．音楽再生機でたとえれば，再生機本

＊**ワーキングメモリ**　日常生活で作業をしたり，何かを思考したりする際に，必要ないくつかの情報を一時的に蓄えておくための記憶のシステムである．たとえば，料理のために具材やレシピを一時的に記憶することで，スムーズな作業が可能となる.

＊**びまん性軸索損傷**　ヘルメットをかぶったままオートバイで転倒するなど，頭蓋内で脳が強く揺すられるような状態で起こる．明らかな脳挫傷や血腫がないが，脳の広範囲にわたって軸索の損傷を生じる．症状としては高次脳機能障害をきたしやすい.

記銘力検査法について調べてみよう.

表15-2 失語症の代表的な4タイプと主な症状

分類	発話	理解	主な特徴
ブローカ失語	非流ちょう	軽～中等度の障害	発話量が少なく，喚語困難，文法障害あり．理解は比較的良好
全失語		重度の障害	発話・理解とも重度障害．簡単な「yes/no」の質問にも回答不可．残語を発することもある
ウェルニッケ失語	流ちょう	中～重度の障害	多弁だが錯誤（言い誤り）が多く，聞き手には理解しがたい内容を話す．片麻痺を伴わないことが多い
伝導失語		障害なし，または軽度	音韻性錯語を伴う復唱障害が主な症状

体の故障にあたる．故障の中でも再生機に録音できないのか，録音した音楽が再生できないのか，両方ともできないのかを考えると理解しやすい．
- ここでは理学療法場面でも問題になることが多い失語症を中心に述べることにする．

① 概　要
- **失語症**は右利きの人の95％以上，左利きの人の半数以上が左脳にあるといわれている脳の言語野の病変によって起こる言語機能の障害である．そのため，右片麻痺患者に併発していることが多い．
- 話す，聞く，読む，書くといった言語機能に障害が生じる．他の認知機能の障害を併発していなければ，判断や記憶などは比較的保たれていることが多い．そのため単語・単文やゼスチャー，指さしなどで一定程度のコミュニケーションが可能な場合も多い．
- 失語症の分類には，代表的な4タイプがある．すなわち，発話が非流ちょうな**ブローカ失語**と**全失語**，逆に発話は流ちょうだが，話を聞いて意味を理解することに問題がある**ウェルニッケ失語**，復唱障害を主症状とする**伝導失語**である（**表15-2**）．

- 発話の「流ちょうさ」，言語の「理解」が同程度でも「復唱」が良好であれば，全失語ではなく混合性超皮質性失語と分類される．同様に「復唱」が良好であれば，ブローカ失語は超皮質性運動失語，ウェルニッケ失語は超皮質性感覚失語，伝導失語は健忘失語と分類される．ただし，失語症の症状は多彩・多様なうえ，分類方法も諸説あるため，詳細は専門書を確認されたい．

SLTA：Standard Language Test of Aphasia

- 失語症の評価では**標準失語症検査（SLTA）**が有名である．

② 臨床場面の症状
- ここでは代表的な症状を示すブローカ失語とウェルニッケ失語について述べる．
- ブローカ失語では，発話は非流ちょうとなる．つまり，発語失行（発語の開始が困難であったり，発音がはっきりしなかったり，途切れ途切れになる，など），文法障害（「犬，散歩，行った，昨日」のように助詞が脱落するなど），喚語困難（人や物の名前が思い浮かばない），音韻性錯語（「ズボン」を「ダボン」などと言い間違える）などの症状がみられる．一方で理解は比較的保たれている．
- 文章の読解は比較的よく保たれているものの，音読は自発話と同様に，障害が

みられることが多い．
- ウェルニッケ失語は，流ちょう多弁である．しかし，その発話の内容は意味不明なことが多い．音韻性錯語や意味性（語性）錯語（「ズボン」が「ハンカチ」など他の単語に置き換わってしまう）が多くみられ，重度になるとまったく意味不明なジャーゴン（ジャルゴン）になることもある．
- 理解が重度に障害されることも多い．語音認知障害（音が聞き分けられない），語義理解障害（ことばの意味がわからない）の両方がみられる．「読む」「書く」の文字言語にも強い障害がみられる．

e. 失　行

①概要と主な症状

- **失行**apraxiaとは，運動麻痺などの運動障害に原因はなく，行うべき動作が理解できているにもかかわらず，その動作が上手くできなくなることをいう．多くの場合，特定の動作や特定の部位の運動ができなくなることを指す．
- できなくなる動作や運動によって，歩行失行，着衣失行，口腔顔面失行などがあるが，ここでは最も代表的な，観念失行，観念運動失行について詳細に述べる．
- 観念失行は運動を企画する系統の障害である．**道具を系列的に扱うときに顕在化しやすい**．「ライターでたばこに火をつける」や「金づちで釘を打つ」などの動作をする際に，手順がバラバラになったり，道具を逆さまにもったりする．
- 観念運動失行は，「バイバイ」や「釘を打つ動作」を身ぶり（パントマイム）で実演するように口頭で指示すると，動きの角度や速度，振幅などが本来の動きとは異なった形でしか実演できず，その動きが持つ本質的な意味を表現できない症状である．実際の生活の場面では，サヨナラのあいさつとしてバイバイができ，金づちを持てば釘が打てることもこの障害の特徴である．
- 失行の検査には，**標準高次動作性検査（SPTA）**などがあげられるが，検査時間も長く，また，検査場面で必ずしも出現するとは限らず，普及しているとは言い難い．いずれにせよ，理学療法士としては，日常生活場面や理学療法施行場面で，失行の要素を見落とさず評価することが重要である．

SPTA：Standard Processing Test of Action

f. 高次脳機能障害の訓練

- 高次脳機能障害の訓練は，失われた機能に対して直接的にアプローチする方法と，他の機能を活用して代償的にアプローチする方法に大別できる．高次脳機能障害のリハビリテーションの効果は，不明確な点が多いが，日常生活への一般化を意識して行うことが重要である．ここでは理学療法士が知っておくべきアプローチ方法を簡潔に述べる．

①注意障害の訓練

- 代償的なアプローチの代表的なものとして，たとえば「1．ブレーキ，2．フットプレート…」のように患者自身に動作手順を言語化させることで注意を促したり，動作手順を目につくところに掲示することで注意を促したりする．ほかにも，車いすの停止位置など動作の起点となる箇所にカラーテープによるマーキングなども行われることもある．

②半側無視の訓練

- 手で机や箱，枠などの無視側の角までなぞりその手を追視させる．机にお手玉などをならべて個数をあらかじめ教え，いっしょに数えながらお手玉を箱に移すなど，視覚以外の知覚を利用しながら無視側への探索を促す場合が多い．

ROM：range of motion

- 近年では，外界が右にずれて見えるプリズム眼鏡を用いて半側無視を改善させる試みもされている．right neck rotation の症状が出ている患者では，頸部の関節可動域（ROM）訓練やリラクセーションを行う．
- Pusher現象による体軸のずれが認められる患者には，姿勢の再学習が必要である．古典的には姿勢矯正用の鏡を使用し，視覚を用いながら行う方法もあるが，この方法では鏡を取り除くとうまくいかない場合も多い．

- 点滴支柱や壁面を視覚的な手がかりとして利用し，患者自身に体軸のずれを認識させる方法もある．

> **memo**
> **プリズム療法について**
> 　プリズム療法は外界が右にずれて見えるプリズム眼鏡を使用する治療法で，1990年にロッシ（Rossi）らが報告したのが最初である．以後，効果があるとされる報告とないとされる報告があるが，今も注目されている治療法の1つである．方法は，プリズム眼鏡をかけた後に前方にある目標物に手をのばさせる．最初は目標物からずれてしまうが徐々に順応し，目標物が指せるようになる．プリズム眼鏡を外すと，プリズムに順応した影響で，健常者では実際の目標物より左を指してしまうが，半側無視患者では正中に近いところを指すという現象を治療に利用する．

③記憶障害の訓練

- メモリーノートやボイスレコーダー，スマートフォン，アラーム機能付きの携帯電話などを用いて，日課管理ができるように促していく．

④失語症の訓練と対応

- 失語症患者と話す立場での工夫に関する具体的なものには，理解の程度にあわせ，会話内容を簡易化（ニュースや退院プランなどの話題は避け，食事やトイレなどの基本的な欲求レベルの話しに限る）したり，単文化（トイレに行く？など述語は1つにする）したりする．
- また，ゆっくり，間をとって話したり，場合によって繰り返し話すことも重要である．「はい・いいえ」で答えられる質問を心がけたり，ゼスチャーも重要である．
- 聞く立場での工夫に関しては，話している内容がわからなくても，状況や日頃の慣習，表情，またいくつかの単語から内容を推察することが重要である．聞き直すことも必要であるが，何度も聞き直すことは患者のストレスにつながるので，気をつけたい．

⑤失行の訓練と対応

- 失行について，直接的に働きかける訓練法で確立されたものは見当たらない．

日常生活場面で，物品の使用方法や使用手順などで症状が出た場合に，繰り返し，対症的にアプローチしていくことが有効であろう．

脳卒中後のうつについて
　脳卒中後のうつ状態は文献により発生程度は異なるが，15〜60％の患者にみられるといわれており，非常に頻発する症状である．ADLや機能改善に対する阻害になるだけでなく，症状がひどくなると訓練や診療を拒否したり，場合によっては自殺を考えたりすることもある．治療としては薬物や専門家の診察が重要である．理学療法場面では，一般的には「頑張って」という言葉や療法士の考えを押しつけるような言動は逆効果になることが多く，注意が必要である．

B　摂食嚥下障害の理学療法

1 摂食嚥下障害の概要

- 摂食嚥下障害とは食べものを認知し，口に運び，飲み込むことも含めた「食べること」の障害を指す．しばしば嚥下障害とも呼ばれるが，この場合は「飲み込むこと（食物を口から胃へ送り込むこと）」のみの障害を指す．
- 食事は，栄養や水分を補給し，生命活動を維持するには欠かせない行為であるだけでなく，その行為そのものが日常の大きな楽しみの1つである．その意味では摂食嚥下障害が起こると，脱水や低栄養，または誤嚥による窒息や肺炎の併発といった問題ももちろん重要であるが，QOLの低下にもつながることを忘れてはならない．
- 摂食嚥下障害患者は急性期病床で10％程度，回復期病床で30％程度，介護病床では70％程度のいるともいわれており，その罹患率は高い．また，近年では，サルコペニアによる嚥下機能低下が，高齢者の低栄養，肺炎といった病態につながっていることも指摘されている．
- 摂食嚥下障害は多発性脳病変による仮性球麻痺＊，脳幹病変による球麻痺＊，延髄外側症候群＊で多く出現する．その他，パーキンソン病，筋萎縮性側索硬化症，認知症などでもみられる．

2 摂食嚥下の各期

- 摂食嚥下を食べることの障害としてとらえ，先行期-準備期-口腔期-咽頭期-食道期の5期に分けて考えることが定着している．下記に各期の役割を概説する．摂食嚥下障害を治療するにあたっては，この5期のどこに，どの程度の問題があるのかを知ることが大切である．

①先行期

- 食べものを認知し，手を用いて口へと運ぶところまでを指す．食べる順番や量

＊**球麻痺，仮性球麻痺**
延髄の病変で，舌咽神経，迷走神経，舌下神経が障害され，嚥下障害，構音障害，咀嚼障害を生じるものを球麻痺という．それに対し，両側性の皮質脊髄路の障害で，同様の症状がでるものを仮性球麻痺という．

＊**延髄外側症候群**　Wallenberg（ワレンベルグ）症候群とも呼ばれる．延髄後外側の脳梗塞にて発症し，発症側と同側の顔面温痛覚障害と対側の上下肢温痛覚障害や小脳失調などが出現する．嚥下中枢がある孤束核や疑核の働きが障害されることから球麻痺も出現する．

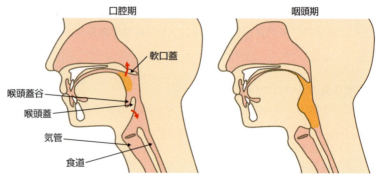

図15-6　嚥下反射の仕組み
口腔期には軟口蓋を挙上することで鼻咽腔を閉鎖し，食物を後方（咽頭方向）へ送る．その後，咽頭期に嚥下反射が惹起され，喉頭蓋が蓋（ふた）となり気管への食物の流入を防ぐ役割を果たす．食道の開口が不十分であったり，喉頭蓋が蓋をするタイミングがずれたり，喉頭蓋谷や食道の入り口付近にある梨状窩に残留物が残ったりなどの原因で気管に食物が入り誤嚥が起きる．

を決め，行動する時期のため，意識レベルや認知，情動制御が重要となる．

②準備期
- 口腔内に取り入れた食物を知覚し，食物を食塊にするため粉砕する必要があれば，咀嚼が行われる時期である．咀嚼と舌の動きにより食塊は飲み込みやすい大きさと形状に整えられる．

③口腔期
- 口腔から咽頭へ舌で食塊を咽頭へ運ぶ時期である．

④咽頭期
- 嚥下反射により食塊を咽頭から食道へ送る時期である（図15-6）．

⑤食道期
- 蠕動運動により食塊を食道から胃へと送り込む時期である．

3 摂食嚥下障害の評価

a．摂食嚥下障害の評価の概要
- 摂食嚥下障害の評価項目は多岐にわたる．
- 座位の安定やリーチ動作，摂食嚥下時の姿勢や頭頸部の位置，食形態，嚥下後のむせや声質の変化などあるが，これらの視診や聴診で確認可能なものは理解しやすい．
- 一方で，摂食動作である先行期を除き，嚥下は口腔と咽頭内で行われるため可視化できず，また咀嚼運動を除くその大部分が嚥下反射を主とした非随意的な運動であるためその評価がきわめて難しい．
- 窒息や誤嚥といった重篤な問題につながることが多いのはこの可視化できない嚥下障害の部分である．
- 嚥下障害の評価にはスクリーニングテストと専門的な嚥下機能検査がある．
- スクリーニングテストは嚥下障害を抽出し，その後の専門的な検査の必要性を判断するために重要であるが，嚥下障害の詳細までは評価することができない．

表15-3 聖隷式嚥下質問紙

あなたの嚥下（飲み込み，食べ物を口から食べて胃まで運ぶこと）の状態についていくつかの質問をいたします．ここ2，3年のことについてお答え下さい．
いずれも大切な症状ですので，よく読んでA，B，Cのいずれかに丸をつけてください．

1.	肺炎と診断されたことがありますか？	A. 繰り返す	B. 一度だけ	C. なし
2.	やせてきましたか？	A. 明らかに	B. わずかに	C. なし
3.	物が飲み込みにくいと感じることがありますか？	A. しばしば	B. ときどき	C. なし
4.	食事中にむせることがありますか？	A. しばしば	B. ときどき	C. なし
5.	お茶を飲むときにむせることがありますか？	A. しばしば	B. ときどき	C. なし
6.	食事中や食後，それ以外の時にものどがゴロゴロ（痰がからんだ感じ）することがありますか？	A. しばしば	B. ときどき	C. なし
7.	のどに食べ物が残る感じがすることがありますか？	A. しばしば	B. ときどき	C. なし
8.	食べるのが遅くなりましたか？	A. たいへん	B. わずかに	C. なし
9.	硬いものが食べにくくなりましたか？	A. たいへん	B. わずかに	C. なし
10.	口から食べ物がこぼれることがありますか？	A. しばしば	B. ときどき	C. なし
11.	口の中に食べ物が残ることがありますか？	A. しばしば	B. ときどき	C. なし
12.	食物や酸っぱい液が胃からのどに戻ってくることがありますか？	A. しばしば	B. ときどき	C. なし
13.	胸に食べ物が残ったり，つまった感じがすることがありますか？	A. しばしば	B. ときどき	C. なし
14.	夜，咳で眠れなかったり目覚めることがありますか？	A. しばしば	B. ときどき	C. なし
15.	声がかすれてきましたか？（がらがら声，かすれ声など）	A. たいへん	B. わずかに	C. なし

[大熊るりほか：摂食・嚥下障害スクリーニングのための質問紙の開発．日摂食嚥下リハ会誌 **6**：3-8, 2002より引用]

- 代表的なスクリーニングテストとして質問紙，<u>反復唾液嚥下テスト（RSST）</u>や改訂水飲みテスト（MWST），食物テスト（FT）などがある．
- 専門的な嚥下検査には専門の医師による嚥下造影検査（VF）や嚥下内視鏡検査（VE）などがある．
- スクリーニングテストでは，むせのない誤嚥すなわちsilent aspiration（不顕性誤嚥）を見のがしてしまうことがある．そのため，スクリーニングテストの結果のみで病態を判断するのではなく，VFやVEを併用することが望ましい．ここでは質問紙，RSST，MWST，VF，VEについて簡単に解説する．

b. 嚥下障害のスクリーニングテスト

①質問紙

- 摂食嚥下障害にまつわるさまざまな症状や口腔・咽頭機能，栄養状態などを質問紙で確認する方法である．どの職種でも可能であり，場所を問わず実施可能である．また，摂食嚥下障害でみるべき視点が網羅されていることからも初学者にとっては参考になる．
- ここではわが国で最も使用されている質問紙の1つである「聖隷式嚥下質問紙」を紹介する（**表15-3**）．15項目の質問に対して，患者または患者の家族に3段階（例：A．しばしば，B．ときどき，C．なし）で評価を実施する．15項目のうち，1つでも「A．しばしば」の回答があれば嚥下障害の存在を疑う．この質問紙の感度は0.92，特異度は0.90と報告されている．

②反復唾液嚥下テスト（RSST）

- 被検者は座位をとる．
- 「できるだけ何回も飲み込んでください」と指示を出し，唾液の飲み込みを繰り返し行わせる．

RSST：repetitive saliva swallowing test
MWST：modified water swallowing test
FT：food test
VF：videofluoroscopic examination of swallowing
VE：videoendoscopic examination of swallowing

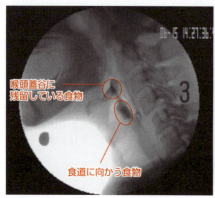
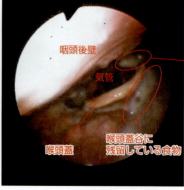

a. 嚥下造影検査（VF）画像　　　　　b. 嚥下内視鏡検査（VE）画像

図15-7　嚥下造影検査と嚥下内視鏡検査の実際の画像
VF画像（a）では，X線透視装置を用いて矢状面でとらえているため，口腔から食道に食物が送り込まれる一連の様子が確認できる．もし，食物が食道ではなく気管に流れれば一目瞭然で識別が可能である．VE画像（b）では鼻腔から内視鏡を挿入し，中咽頭周辺を水平面でとらえている．中央に写っている穴が気管（声帯）である．嚥下反射が終了しているにもかかわらず，食物が気管周辺（喉頭蓋谷や梨状窩）に残留しているのがわかり，このままで気管支へと残留物が流入すること（誤嚥すること）が想像できる．

- 検者は，30秒間で唾液を嚥下する回数を測定する．その際，被検者の喉頭隆起と舌骨に検者の手をあて，触診によって喉頭挙上を確認しながら測定する．
- 高齢者では3回以上できれば問題なしと判定する．3回未満の場合にはテスト陽性となるが，誤嚥を同定する感度は0.98，特異度は0.66と報告されている．

③改訂水飲みテスト（MWST）

- 冷水3 mLを口腔底に注ぎ，嚥下を命じる．
- 可能なら追加して2回嚥下運動（空嚥下）をさせる．
- 判定基準4点以上なら最大2試行（合計3試行）を繰り返し，最も悪い場合を評価する．
- 5段階で評価する

［判定基準］
　1：嚥下なし，むせる，そして/または呼吸切迫
　2：嚥下あり，呼吸切迫（不顕性誤嚥の疑い）
　3：嚥下あり，呼吸良好，むせる，そして/または湿性嗄声
　4：嚥下あり，呼吸良好，むせない
　5：4に加え，追加嚥下運動が30秒以内に2回可能

- カットオフ値を3点とすると，誤嚥を同定する感度は0.70，特異度は0.88とされている．

c．専門的な嚥下機能検査

①嚥下造影検査（VF）（図15-7a）

- 造影剤の入った食物を飲み込む様子を，X線透視装置を用いて撮影し，ビデオに記録することで，外からではわからない嚥下運動の全過程を観察することがメリットといえる．
- 形態異常の発見，誤嚥や咽頭残留など動的病態の理解を通した重症度判断はも

| 表15-4 | 摂食嚥下障害の臨床的病態重症度に関する分類 |

		分類	定義	解説	対応法	直接訓練*
誤嚥なし	7	正常範囲	臨床的に問題なし	治療の必要なし	必要なし	必要なし
	6	軽度問題	主観的問題を含め何らかの軽度の問題がある	主訴を含め，臨床的な何らかの原因により摂食・嚥下が困難である	必要に応じて簡単な訓練，食事の工夫，義歯調整，などを必要とする	症例によっては施行
	5	口腔問題	誤嚥はないが，主として口腔期障害により摂食に問題がある	先行期，準備期も含め，口腔期中心に問題があり，脱水や低栄養の危険を有し，対応が必要である	口腔問題の評価に基づき，訓練，食物形態・食事法の工夫，食事中の監視が必要である	一般医療機関や在宅で施行可能
誤嚥あり	4	機会誤嚥	時々誤嚥する，もしくは咽頭残留が著明で臨床上誤嚥が疑われる	通常のVFにおいて咽頭残留著明，もしくは，時に誤嚥を認める．また，食事場面で誤嚥が疑われる	上記の対応法に加え，咽頭問題の評価，咀嚼の影響の検討が必要である	一般医療機関や在宅で施行
	3	水分誤嚥	水分は誤嚥するが，工夫した食物は誤嚥しない	水分で誤嚥を認め，誤嚥・咽頭残留防止手段の効果は不十分だが，調整食など食物形態効果を十分認める	上記の対応法に加え，水分摂取の際に間欠経管栄養法を適応する場合がある	一般医療機関で施行可能
	2	食物誤嚥	あらゆるものを誤嚥し嚥下できないが，呼吸状態は安定	水分，半固形，固形食で誤嚥を認め，食物形態効果が不十分である	経口摂取は不可能で経管栄養が基本となる	専門医療機関で施行可能**
	1	唾液誤嚥	唾液を含めてすべてを誤嚥し，呼吸状態が不良，あるいは，嚥下反射が全く惹起されず，呼吸状態が不良	常に唾液も誤嚥していると考えられる状態で，医学的な安定が保てない	医学的安定を目指した対応法が基本となり，持続的な経管栄養法を要する	困難

* 訓練には，食物を使った直接訓練と食物を使わない間接訓練がある．間接訓練は6以下のどのレベルにも適応があるが，在宅で施行する場合，訓練施行者に適切な指導をすることが必要である．
** 慎重に行う必要がある．
[小野木啓子ほか：嚥下造影検査．臨床リハ**11**：797-803，2002より引用]

ちろん，食物形態，体位・肢位，代償手技などの効果判定など治療戦術に直結する情報を採取できる．
- 被曝することや造影剤を含む食品を検査食として用いる必要がある点などはデメリットである．

②嚥下内視鏡検査（VE）（図15-7b）
- 鼻咽腔内視鏡を用いた嚥下の観察は，ベッドサイドでできる，被曝せず繰り返しできる，構造異常が評価できる，咽頭残留がよく判断できる，等のメリットがある．また，通常の食品を検査食として使用可能である．一方で，鼻腔の違和感や，咽頭，喉頭の評価が中心になるなどのデメリットがある．
- VFとVEにはそれぞれ長所，短所があり，両者は二者択一ではなく併用が好ましい．

d. 摂食嚥下障害の重症度
- 患者の評価結果をもとに摂食嚥下障害の重症度を分類することは，その後の治療計画や食事場面での対応を判断するためにも有用である．摂食嚥下障害の重症度分類にはいくつかあるが，才藤（1999年）の「摂食嚥下障害の臨床的病態重症度に関する分類」は，その重症度を臨床上使用しやすい7段階に分類したものであり，各段階の対応方法も明らかにされていることから理解しやすい（**表15-4**）．

4 摂食嚥下障害患者の訓練

- 摂食嚥下障害患者の訓練には，**間接訓練**と**直接訓練**がある．
- 食物を使う訓練である直接訓練は，姿勢調整の場面でかかわることはあるが，理学療法士が食物を使ってアプローチすることはあまり多くないだろう．
- 一方，食物を使わない間接訓練は，理学療法士がかかわることの多い訓練種目が並ぶ．
- 前者は食物を用いて効果は上がりやすいが誤嚥の危険を伴う．後者は食物を使わないので安全であるが，即効性に乏しく時間を要する．
- より高い目標を目指すためには，患者の状態に応じて，両者を組み合わせて行うことが望ましい．
- 下記に代表的な直接訓練と間接訓練について記す．

a. 直接訓練

- 直接訓練の基本的な考え方は，食物形態の難易度を調節し，飲み込みやすい姿勢調整，飲み込み方などを個々の患者にとって最適な状態に調整し，安全に経口摂取させることである．そして，安全を確保したうえで嚥下を繰り返し，機能を改善させることである．

①食物形態

- 食物形態は，密度が均一で凝集性が高く，口腔や咽頭を通るときに変形しやすく，濃いめの味付けがよいとされる．代表的なものにゼリーやプリンがある．嚥下訓練に適さない食事の例として，水，ふかし芋，もち，海苔などがあげられる．
- 食物形態は，段階的にアップさせ，発熱の有無，経皮的血中酸素飽和度，呼吸状態，呼吸音，排痰量，咳，食事時間，摂食量をチェックする．

②姿勢調整

- 体位・肢位により嚥下（誤嚥防止，食塊通過）のしやすさが異なることを利用し，より安全な食べ方をつくり出す．つまり，体位・肢位設定により，重力方向の変化および解剖学的空間の変化を通して，より有利な食塊通過路を形成する．

- 一般に，頭部屈曲位，ベッドを30°あるいは60°程度に起こしたリクライニング位，そして，咽頭機能の左右差がある場合，頸部麻痺側回旋位，非麻痺側傾位が有効な体位・肢位であるが，有効な体位・肢位は個々の病態や頸椎・咽頭・喉頭の形態によって異なるため，VF・VEで確認するべきである．

③嚥下手技

- 嚥下手技として下記などがある．

a）頸部回旋

- 食塊の梨状窩残留がある例や食道入口部の通過障害がある場合に有効な手技である．咽頭の麻痺側へ頸部を回旋させ嚥下することで，健側の咽頭腔が広くなることと，上食道括約筋が開きやすくなることから食塊が通過しやすくなる．

b）嚥下パターン訓練
- ①鼻から吸気，②息止め，③嚥下，④すぐに咳（強い呼気）というパターンを習得し，誤嚥を防止する方法である．息を止めることで声門が閉鎖し，圧が上昇することで食塊が気道に入りにくくなる．嚥下直後の咳により食塊を気道へ吸い込むことを防止する．

c）メンデルソン手技
- 嚥下時に喉頭が最も挙上した位置で保持させる方法である．喉頭挙上の強化と食道入口部開大の時間を延長させる効果がある．習得が難しい手技でもある．

b．間接訓練
- 間接訓練は，食物を用いずに嚥下器官へ刺激や運動を加えることで嚥下機能を改善させる訓練である．
- 理学療法士が摂食嚥下障害の患者にかかわるときに最もかかわるのが間接訓練であろう．

①リラクセーション
- 全身の過度な筋緊張亢進は，不良姿勢の原因になったり，スムーズな嚥下運動を妨げる．
- 背臥位では全身の筋をリラックスさせることが重要である．誤嚥した際に強い咳嗽（がいそう）が可能になるように股関節，膝関節を軽度屈曲することにより腹直筋を弛緩させ，収縮しやすい状態にする．
- 座位では車いすの座面シートやクッションの不適合が，骨盤や体幹，頸部の不要な緊張を誘発する．クッションの選択や座面や背もたれの張り具合の調節が重要である．

②関節可動域訓練
- 頭頸部の関節可動域制限は，嚥下時の頸部屈曲を妨げるだけでなく，呼吸コントロールを阻害したり，舌や喉頭運動を妨げ口腔内や咽頭に食物を残留させたり誤嚥を引き起こす原因となる．
- 胸郭の可動域制限は，咳嗽に必要な換気量を減少させ気道分泌物の喀出を困難にする．
- 重症例に対して他動的に行うが，自動運動が可能な例には自主トレーニングとしても指導していく．

③口腔周囲筋群，舌筋群の運動
- 口唇，舌，下顎，軟口蓋の可動域拡大，筋力増強，協調性向上の訓練は，食塊の送り込み，咀嚼，口腔内保持能力を改善させる．
- 口唇であれば「口を大きく開く，閉じる」「突出（ウーの口），横引き（イーの口）」を繰り返す．
- 舌であれば上下，前後，左右方向への運動や，口の中から舌先で左右の頬を押す運動，などを行う．

④シャキア（Shaker）訓練
- 食道入口部の開大に働く舌骨上筋群（顎舌骨筋，顎二腹筋，茎突舌骨筋，オトガイ舌骨筋の総称）を強化する目的で実施する．

- 仰向けに寝た状態でつま先を見るように頭を上げる運動で食道入口部を開きやすくして咽頭残留や誤嚥を軽減する効果がある．
- 「1分保持して1分休む」を3セット，その後「1秒保持して1秒休む」を30回行う．これを1クールとして1日数クール行うが，症例に応じて負荷や回数の加減が必要な場合が多い．

⑤呼吸理学療法
- 嚥下障害における呼吸機能の改善は2つの意味で非常に重要な要素である．
- 1つは，誤嚥を繰り返している症例では呼吸機能が低下しており，低下した呼吸機能を改善させ，喀出能力を高めるという意味である．もう1つは呼吸と嚥下が主要器官を共有しており，密接な相互作用があるという意味である．具体的には**口すぼめ呼吸**や**腹式呼吸**，**発声訓練**，**呼吸介助**による呼吸法の訓練や，**咳嗽訓練**，**体位排痰**，**squeezing**などによる排痰，気道クリーニングが行われる．手技の詳細は成書に譲るが，非常に重要な手技なのでぜひ確認されたい．

学習到達度自己評価問題

以下の項目について説明しなさい．
1. 注意の分類
2. 宣言記憶，非宣言記憶の違い
3. 半側無視に使われる検査
4. 代表的な失語症の症状について
5. 摂食嚥下の5期について
6. 摂食嚥下障害で使用されるスクリーニングテストについて
7. 摂食嚥下障害が食物を嚥下する際には注意すべきことについて

運動失調

16 運動失調とは

一般目標
1. 運動失調の病態および障害の特徴について理解する.
2. 運動失調に対する理学療法評価の目的と留意点について理解し,実践できる.

行動目標
1. 運動失調について理解し,分類することができる.
2. 小脳の機能について説明することができる.
3. 運動失調の特異的な病態や障害について説明することができる.
4. 運動失調の評価項目をあげ,それぞれ実践できる.

調べておこう
1. 小脳の代表的な機能について調べよう.
2. 運動学習のメカニズムについて調べよう.
3. 運動制御におけるフィードバックおよびフィードフォワードの役割について調べよう.
4. 脳血管障害に対する一般的な理学療法評価について調べよう.
5. 脳血管障害に対する一般的な理学療法介入について調べよう.

A 運動失調の定義

- **失調**とは「lack of order」という意味で,正常な機能の進行(順序や配列)に混乱をきたす症状をいう.
- 運動失調 ataxia とは筋力低下がないにもかかわらず,**協調運動*障害** incoordination をきたす症状である.
- 運動の協調性とは,目的的な運動に対して複数の筋群が空間的,時間的,量的に協調することを示すが,運動失調はそれが失われることを表す.
- 随意的かつ反射的な筋収縮が損なわれ,姿勢の定位や安定性の維持といった**バランス障害**をきたすのも運動失調の特徴である.
- 運動失調は小脳系,感覚系,前庭系に関与する神経機構に機能不全が生じた際に出現し,それぞれ小脳性運動失調,感覚性運動失調,前庭性運動失調に分類される.

＊**協調運動** 時間配列 timing：筋出力のタイミングの調整,空間配列 spacing：運動に用いる筋の選択と組み合わせの決定,強さ配列 grading：筋出力の程度,以上3つの要因から提供される.

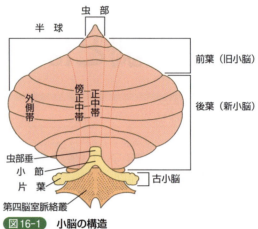

図16-1 小脳の構造
縦軸区分：小脳虫部，小脳半球
横軸区分：古小脳，旧小脳，新小脳

B 小脳の構造と主要投射路

- 小脳は発生学的に古小脳，旧小脳，新小脳に分けられ，その皮質は片葉（古小脳），前葉（旧小脳），後葉（新小脳），に分けられる（図16-1）.
- 後頭蓋に位置し，上・中・下小脳脚によって脳幹と結合し，その深部には歯状核，中位核（球状核，栓状核），室頂核の左右3対の核が存在する.
- 上小脳脚には小脳核から脳幹や視床への出力線維，中小脳脚には大脳皮質→橋核→小脳半球への入力線維，下小脳脚には脳幹，脊髄→小脳虫部，中間部への入力線維が通っている.
- 小脳の求心路には，前・後脊髄小脳路，前庭小脳路，オリーブ小脳路，橋小脳路，網様体小脳路などがあり，入力線維は苔状線維と登上線維に区別されている.
- 登上線維は小脳皮質の**プルキンエ（Purkinje）細胞**に結合し，運動学習に重要な誤差信号をつたえている（図16-2）.
- 小脳の遠心路のなかで，運動制御に関してとくに重要なものは，視床を経由して大脳皮質の運動野にいたる経路であり，これには橋小脳路も含まれる.
- 運動計画を制御する内部フィードバック回路は，大脳皮質−橋−小脳−赤核−視床−大脳皮質にいたる**大脳-小脳連関** cerebral cerebellum linkage であり，**運動制御**や**運動学習**にかかわる**誤差調節機能**を担っている.
- 誤差調節機構は大脳皮質運動野から筋にいたる経路（皮質脊髄路）の**遠心性情報のコピー** efference copy が小脳に送られることで遂行される（図16-3）.

＊遠心性情報のコピー
錐体路側枝によっても皮質性出力が橋核に忠実に伝達されている．あるいは，外側網様体も皮質脊髄路の側枝を受けていることから，大脳皮質から脊髄へ下降する運動指令のコピーが確実に小脳につたえられている．

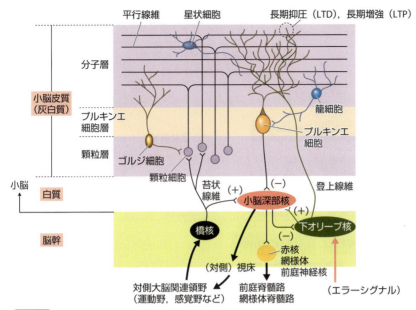

図16-2 小脳皮質と皮質下の核との組み合わせ
[森岡 周, 阿部浩明 (編):神経理学療法学, 第3版, p.140, 医学書院, 2022より引用]

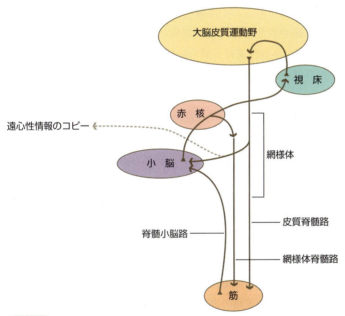

図16-3 小脳における誤差調節機構

C 損傷部位による運動失調の分類・特徴

- 運動失調は,その障害部位によって小脳性,感覚性,前庭性,大脳性に分けられる.
- 小脳性運動失調は**小脳半球性**と**小脳虫部性**に分けることができる.前者は四肢

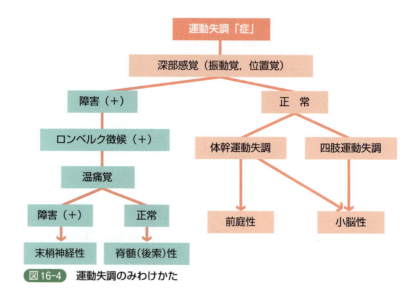

図16-4 運動失調のみわけかた

に，後者は頸部・体幹に運動失調がみられる．
- 小脳が損傷されることで，フィードフォワードとフィードバックの間の誤差を検出する機能に不全が起こることで協調運動障害が起こる．なお，そのメカニズムは次項「D. 小脳の機能特性と協調運動制御機構」，小脳性運動失調の特徴の詳細は次次項「E. 小脳性運動失調の症状の特徴」で解説する．
- 感覚性運動失調は脊髄や末梢神経の障害によって深部感覚障害が出現した際に起こる．
- 末梢神経障害，そして脊髄後索病変や脊髄視床路の障害より求心性の感覚情報に不全が起こることで，感覚フィードバック性の運動失調が起こる．
- 感覚性は感覚が障害されることにより，随意運動の制御や姿勢制御において，視覚の依存度が増し，<u>ロンベルク徴候 Romberg sign</u> は陽性となる．
- 小脳の片葉小節（図16-1）は前庭迷路覚の情報を受け，重力に対する身体運動の方向・速度の情報を処理する機能を有する．
- 前庭性運動失調では，前庭系の平衡感覚によるフィードバック制御に障害をきたし，主に平衡機能障害が出現する．
- 前庭性運動失調では回転性めまいや注視性眼振がみられる．
- 橋核を介して小脳歯状核は前頭葉の運動野および運動前野と神経ネットワークを形成するが，大脳が損傷されると前頭葉より起こる遠心性の情報が不全となることで，フィードフォワード性の運動障害を起こす．これを大脳性運動失調と呼び，その特徴は小脳性運動失調と同様である．
- 図16-4に各々の運動失調の特徴を示す．

ロンベルク徴候とは何か，その検査法，判定法はどのようなものか，調べてみよう．

memo
運動失調の原因が小脳性，脊髄性，前庭性のいずれか，あるいは複合しているかを判断する．

表16-1 運動失調の特徴

	小脳性	感覚性	前庭性
眼振	＋	－	＋
言語障害	構音障害	－	－
四肢の失調	＋	＋	－
振戦	運動時振戦，企図振戦	粗大な揺れ	－
深部感覚障害	－	＋	－
ロンベルク徴候	－	＋	－
歩行	酩酊様歩行	踵打歩行	一側へのふらつき
閉眼前後歩行	障害側にふらつく		星型歩行
主な疾患	脳卒中(脳梗塞，脳出血)，脊髄小脳変性症	脊髄梗塞，脊髄炎，脊髄癆，フリードライヒ運動失調症	前庭神経炎，メニエール病，聴神経腫瘍，良性頭位変換性めまい

[望月仁志ほか：神経メカニズムから捉える失調症状．Jpn J Rehabil Med **56**：88-93，2019より許諾を得て改変し転載]

D 小脳の機能特性と協調運動制御機構

- 小脳は身体の平衡機能，姿勢保持，随意運動の調節を行い，各運動要素を共同的に組み合わせて，状況に適合した1つの複合的な運動プログラム作成とその記憶を制御している．<u>小脳虫部</u>は<u>体幹</u>，<u>小脳半球</u>は同側の<u>四肢</u>の協調運動を司る．
- 小脳で遠心性コピー情報と脊髄小脳路を経由した感覚フィードバック情報が照合されることにより，誤差が検出され，その結果が赤核，視床を経由して大脳皮質に送られ，運動の修正がはかられる（図16-3）．
- プルキンエ細胞における**長期抑圧***現象（図16-2）によって新規な運動の学習が促進されるが，**フィードバック誤差学習モデル***によっても小脳の運動学習機構が説明されている．
- 小脳には運動学習後も運動のフィードフォワード制御にかかわるモデルが蓄えられているが，このモデルを**内部モデル***と呼ぶ．
- 内部モデルには逆モデルと順モデルがあり，協調運動制御に役立てられる．
- 目標を実現したい運動指令を逆モデルが出力し，運動が実行され，これをフィードフォワード制御と呼ぶ．
- 逆モデルは運動のプランを実現させる筋や関節の活動を計算し，運動指令を発令する．
- 順モデルは，運動指令の遠心性コピーから運動結果である期待される感覚フィードバックを予測する機構である．
- 実行された運動の結果として感覚がフィードバックされるが，その情報と順モデルを用いて新たな運動指令を生成し，運動が制御されるが，これをフィードバック制御と呼ぶ．

***長期抑圧** 特定の様式で入力線維に刺激を加えたり，複数の入力線維を適当な組み合わせで刺激することにより，それらの刺激後にシナプスの伝導効率が対照に比べて長期間にわたり減弱すること．過去に蓄積した記憶を消去し，新しい記憶を収容する場所をつくるメカニズムのこと．

***フィードバック誤差学習モデル** 運動の初期は外界からの感覚フィードバックに大きく依存しているが，学習が進むにつれ，誤差信号と自らの脳内の内部モデルとを比較照合し，内部モデルを修正していく脳内機構のこと．この誤差学習のおかげで最終的には感覚フィードバックに依存しなくても運動が成立するフィードフォワード制御に切り替わる．この学習プロセスを小脳が担当しているという理論．

***内部モデル** 主に身体を介して経験した記憶が，小脳に常にアップデートされながらモデル化されていることを指す．今後の運動制御には，その内部モデルが利用される(フィードフォワード制御)．

E 小脳性運動失調の症状の特徴

1 縦軸区分による症状の特徴（図16-1）

- 小脳虫部の損傷では，平衡障害が強く認められるとともに，歩行を含んだ起居移動動作の障害（体幹運動失調）が著明に認められる．

- 小脳半球の損傷では，損傷と同側の四肢に運動失調や筋緊張の低下，構音障害，眼振が出現し，歯状核の損傷では，企図振戦がみられ，場合によっては，静止時振戦や舞踏様運動を示すことがある．
- 企図振戦とは，意図的な運動の際に出現する四肢のふるえのことで，意図振戦 intention tremor ともいわれる．一方，脊髄性運動失調でみられる粗大振戦とは，毎秒3～6回の周期で生じるふるえをいい，意図性は問わない．

2 横軸区分による症状の特徴（図16-1）

- 古小脳の損傷では，歩行時の平衡障害，起居移動動作の障害，体幹運動失調がみられる．
- 旧小脳の損傷では，歩行障害，下肢の運動失調がみられる．筋緊張は低下しているが，起立時に陽性支持反応＊が亢進することもある．
- 新小脳はほぼ小脳半球に該当する．その損傷では，同側の筋緊張低下，四肢運動失調，歩行障害がみられ，支持基底面を狭小化すると容易にバランスの安定性を失うが，ロンベルク徴候は陰性である．易疲労性で脱力もみられる．眼振，構音障害や爆発性言語，書字障害（大字症），重量覚の障害も起こる．
- 損傷部位，範囲の違いで一側性，両側性に筋緊張が低下し，筋緊張の低下は遠位筋より近位筋で著しい．

＊陽性支持反応　一側肢の足底を床につけると筋緊張が亢進することで，通常，下肢の場合は伸筋群の緊張が増す．陰性支持反応はその逆で，筋緊張が減弱する．

3 症候学からみた運動失調の典型的な症状

①静止姿勢障害（非対称性，姿勢の動揺，支持基底面拡大），②歩行障害（酩酊歩行），③筋緊張の低下，④測定障害 dysmetria（ジスメトリア），⑤反復運動障害，⑥共同運動障害，⑦企図振戦，⑧構音障害

F 脳血管障害による回復型と小脳変性疾患による進行型の特徴

1 回復型（脳血管障害によるもの）

- 原疾患には脳血管障害，脳腫瘍などがある．
- 脳血管障害は小脳，脳幹，視床，大脳性の血管障害に分けられる．
- 小脳テント＊を境にして大脳と区切られており，脳血管障害に合併する運動失調は，脳幹・テント下病変が多い．

＊小脳テント　小脳と大脳後頭葉との間にほぼ水平に張る硬膜のこと．

表16-2 わが国で比較的多い脊髄小脳変性症

1. 遺伝性脊髄小脳変性症
   マシャド・ジョセフ病 Machado-Joseph disease/spinocerebellar ataxia type 3 (MJD/SCA3)
   脊髄小脳変性症6型 spinocerebellar ataxia type 6 (SCA6)
   歯状核赤核淡蒼球ルイ体萎縮症 dentatorubral-pallidoluysian atrophy (DRPLA)
   脊髄小脳変性症31型 spinocerebellar ataxia type 31 (SCA31)
2. 孤発性脊髄小脳変性症
   多系統萎縮症 multiple system atrophy (MSA)
3. 痙性対麻痺

遺伝性は親から子に遺伝することで発症する疾患で，孤発性は特定の原因が明確ではない疾患．その他，遺伝性では，フリードライヒ運動失調症 Friedreich's Ataxia (FA)，孤発性では，進行性核上性麻痺 progressive supranuclear palsy (PSP) などがある．痙性対麻痺は神経変性に基づき症状，進行のパターンに共通点があることから脊髄小脳変性症に含む．

- 血管障害による小脳性運動失調は四肢の運動失調など定型的な症状を示し，**回復型**が多い．
- 血管障害による小脳性運動失調に対する理学療法は，機能回復や動作能力向上を目的に，フィードバック誤差学習モデルを利用した運動学習に焦点を当てて実施する．

2 進行型（小脳変性疾患）

- 小脳変性疾患のうち脊髄の退行変性を示すものが**脊髄小脳変性症（SCD）**である．
- 脊髄小脳変性症は以下の臨床特徴を示す．
  ①小脳性ないしは脊髄性の運動失調を示す．
  ②徐々に発病し，経過は緩慢進行性である．
  ③病型によっては遺伝性を示す．
  ④錐体路徴候，錐体外路徴候（パーキンソン症状），自律神経症状，末梢神経症状を示すこともある．
  ⑤小脳や脳幹の萎縮や大脳基底核の病変を認めることもある．
- 脊髄小脳変性症は総称であり，**表16-2**のように分類されている．
- **多系統萎縮症（MSA）**は，線条体，黒質，小脳，脳幹など，神経細胞の変性脱落疾患の総称である．
- **シャイ-ドレーガー症候群（SDS）**，**オリーブ橋小脳萎縮症（OPCA）**，**線条体黒質変性症（SND）**の3つの疾患の総称であり，脊髄小脳変性症とも重複している．
- SDSは起立性低血圧を主とした自律神経症状，OPCAは歩行障害，平衡障害などの小脳症状，SNDは筋強剛や運動緩慢などのパーキンソン症状が主症状であるが，それぞれ徐々に同様の臨床症状となり進行する．
- SCDおよびMSAは進行性病変であり，根治療はなく，その進行具合に合わせて理学療法を遂行するが，二次的な廃用性障害の予防は欠かせない．
- 小脳変性疾患によって生じた運動失調に対しては，できるだけ進行を遅延させるよう動作能力維持とQOL向上を目的に，理学療法を遂行する．

SCD：spinocerebellar degeneration

MSA：multiple system atrophy
SDS：Shy-Drager syndrome
OPCA：olivopontocerebellar atrophy
SND：striatonigral degeneration

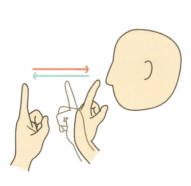
a. 鼻指鼻試験

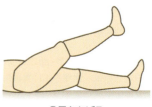
①足をあげる

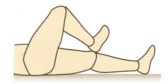
②踵を他側の膝につける

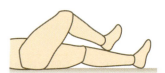
③母趾を天井に向けるようにして、踵を向こう脛に沿って下降させる

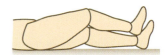
④踵が足背に達したら、足をもとの位置に戻す

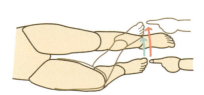
b. 足趾手指試験

c. 踵膝試験

図16-5 運動失調の検査の一例

G 運動失調の評価

1 四肢の運動失調

a. ジスメトリア dysmetria
- 運動が意図した軌道からずれる測定障害のことであり、意図した軌道より大きく動くことを**測定過大** hypermetria、小さく動くことを**測定過小** hypometria という。
- 上肢の代表的な検査法はつぎのとおりである。それぞれでジスメトリア、運動分解、企図振戦などを確認する。
  ①**指鼻試験** finger-nose test：患者に示指で鼻先を触るように指示する。
  ②**鼻指鼻試験** nose-finger-nose test（図16-5a）：患者に示指で自分の鼻と検査者の指先を交互に反復して触るように指示する。
  ③**指耳試験** arm stopping test：患者の示指で同側の耳朶に触るように指示する。

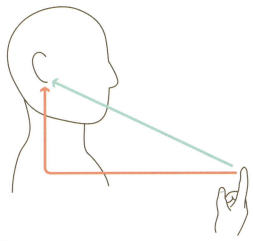

図16-6 運動分解
示指で，耳朶を真っ直ぐ指すように命ずるが，指先は三角形の2辺を通るようになる．

ジスメトリアと運動分解（図16-6）を観察する．
④ **線引き試験** line drawing test：10 cm離した2本の縦線の間に直交するように横線を引くように指示する．
⑤ **コップ把持試験**：コップを目標物とし，到達把握運動を要求する．コップの形状にあわせたpreshaping*が出現するかあわせて確認する．
⑥ **膝打ち試験** knee pat test：いす座位の患者に対して，自らの大腿部の上を手掌と手背で交互にリズミカルに叩くように指示する．

＊preshaping　物体の把握前の到達（リーチ）運動中に，物体の形や大きさに合わせた手の形がつくられること（つかむ準備）．

- 上肢の運動のほとんどは対象物に対する意図した行為である．したがって，道具への到達・把握運動などの日常生活動作においてジスメトリアが出現しているかを確認する．
- 下肢の代表的な検査法はつぎのとおりである．それぞれでジスメトリア，企図振戦，運動の緩慢さや不規則さを観察する．
  ① **足趾手指試験**（図16-5b）：背臥位の患者に対して，自らの足の母趾を検査者の示指に触るように指示し，検査者はすばやく左右に示指を動かし，これを追うように指示する．
  ② **踵膝試験**（図16-5c）：背臥位の患者に対して，自らの一方の踵を他方の膝に接触させ，もとに戻す動きを繰り返すように指示し，開眼，閉眼の両方で行う．

  ③ **向こう脛叩打試験**：背臥位の患者に対して，自らの一方の踵で他方の脛骨粗面の下数cmの部分を軽く，繰り返し叩打するように指示する．開眼，閉眼の両方で行う．
- 下肢の運動のほとんどは立位・歩行動作のためにあるといっても過言ではない．したがって，周期性がジスメトリアによって失われていないかを確認する．

b．**反復運動障害** adiadochokinesis
- 交互運動の障害であり，運動麻痺や感覚麻痺との鑑別に注意すべきである．

- 上肢では膝打ち試験を用いて，前腕回内・回外の交互運動のリズムの乱れを観察し，下肢ではいす座位にて足底で床をリズミカルに叩くように指示し，反復運動のリズム障害を確認する（foot pat）．

c. 共同運動不能asynergia

- 運動プログラムに障害をきたすことによって，複数の筋による共同運動が行えず，運動が分解される．患者に背臥位から両手を組ませて起き上がるように指示すると過大な下肢の挙上が起こり，上体をうまく起こすことができない．
- 立位にて，できる限り体幹を後屈するように指示すると，膝の屈曲が起こらず（健常では膝の屈曲を行い，重心を降下させバランスをとる），重心の移動が不十分であったり，容易にバランスを崩してしまう．これらの現象を基本動作である立位や座位の姿勢・動作分析のなかで検査する．

d. 跳ね返り現象Stewart-Holmes rebound phenomenon

- 患者に肘関節を軽く屈曲させて，力いっぱい曲げさせる．検査者はその手首を保持し，引っ張って抵抗を加える．予測なしに検査者は手を離すと，制動が不可能となる．顔面を叩打しないように細心の注意を払う．

e. 時間測定障害

- 運動の開始あるいは完遂が著明に遅れる．これら運動失調症状は，日常生活動作のなかでも観察し，どの動作に影響しているかを分析するようにする．

2 筋緊張低下

- 筋の触診では硬さと弾力性，他動運動では抵抗感などを視診，触診，被動性検査＊を用いて評価する．
- 不意に身体の支持を外すと重量物のように落下する．頭落下試験や懸振性検査を用いて確認する．
- とくに体幹筋に低下がみられると張力の差で非対称性が増し，著明になると姿勢保持が困難となることから，後述する基本動作のなかでそれらの特徴を評価する．

＊**被動性検査**　筋を受動的に動かし，検者の手に感じる筋の抵抗を調べる筋緊張を観察する方法．

H　姿勢バランスと歩行障害

1 姿勢バランス

- 揺らぎに対する誤差修正に障害を受けることによって，静的バランス時の動揺が大きくなる．また，ジスメトリアにより，外乱に対する適切な修正が難しくなるため，座位・立位バランスの低下が起こる．
- 筋緊張低下により，姿勢の非対称性，姿勢バランスの保持が難しくなる．
- 感覚性運動失調（とくに後索）では，固有感覚＊に障害をきたしているために，視覚の影響を受ける．すなわち，閉眼条件では姿勢保持が困難になる（**ロンベルク徴候**）．

＊**固有感覚**　筋や腱などの受容器（筋紡錘やゴルジ腱器官）からの信号によって生じる感覚のことをいい，固有受容感覚とも呼ぶ．

ステージⅠ	失調を認めない
ステージⅡ	検査肢位にて軽度*の動揺，失調を認める
ステージⅢ	検査肢位にて中等度**の失調を認める 通常のいす座位にて軽度の失調を認める
ステージⅣ	通常のいす座位にて中等度**の失調を認める

*軽度とは，検者の外的刺激によりはじめて躯幹の動揺・平衡反応低下を認めるものを指す．
*中等度とは，試験肢位にて外的刺激なしですでに動揺を認めたり，1回の外的刺激により著しい平衡反応の低下をきたすものを指す．

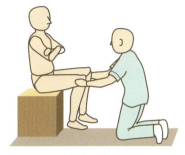

検査肢位

図16-7 内山による躯幹協調性ステージ
[内山 靖ほか：運動失調症における躯幹協調機能ステージの標準化と機能障害分類．理学療法学 15：313-320, 1988 より引用]

- ロンベルク徴候は，支持基底面が狭小化，重心の高さが高くなるにつれ顕著に現れる（座位より立位で著明）．
- 小脳性運動失調では，開眼，閉眼条件ともに静的バランスに障害をきたす．
- 座位では体幹運動失調を観察する．足底非接地（躯幹座位）とすると出現しやすく，その際の姿勢バランスの崩れも観察する．躯幹座位バランスバッテリーを利用する（図16-7）．
- 静的姿勢バランスは，静止姿勢（対称性，重心，支持基底面など），バランス保持（開眼，閉眼）状態を空間性と時間性の観点から評価する．
- 動的姿勢バランスは，外乱に対する姿勢応答（開眼，閉眼），随意的な前方，側方への重心移動を評価する．
- 姿勢バランスの評価では，支持基底面の広さ，重心の高さを操作しながら行う．
- 支持基底面が狭小化するにつれ（平行棒支持→杖支持→開脚→閉脚→タンデム→片脚）ロンベルク率*が上昇する．すなわち，視覚への依存度が増す．
- 動的姿勢バランスの制御において，どの姿勢調節ストラテジー（足関節，股関節，ステッピング）を利用しているかを評価する．
- 座位・立位バランスが座位・立位保持，立ち上がり，歩行などの基本動作能力に影響をきたしているかを分析する．

*ロンベルク率
$$= \frac{閉眼時重心動揺値}{開眼時重心動揺値}$$
重心動揺値：外周面積，矩形面積，総軌跡長など重心動揺計から得られる値．

> 立位保持の姿勢調節ストラテジーにはどのような方法があるか，調べてみよう．

2 歩 行

- 姿勢バランスが不安定であれば，支持基底面は拡大（**wide base**）する．下肢のみでなく上肢の動きも観察する．
- 小脳性運動失調では，前後左右に大きくかつランダムに揺れる<u>**酩酊歩行**</u> drunken gait が出現する．<u>千鳥足歩行</u>，よろめき歩行とも呼ばれる．
- 開眼および閉眼にて直線歩行を要求する．また，継足歩行を要求し，動揺を観察する．
- 感覚性運動失調では，固有感覚障害が原因で踵打ち歩行が出現する．
- 筋緊張低下，体幹および下肢運動失調が重度で，二次障害として筋力低下が引き起こると歩行困難に陥る．

- 前庭性運動失調では，前進で病変側に，後進で非病変側に偏位し，複数回前後歩行を行うと軌跡が星のようになることから，星型歩行と呼ばれる．
- 歩行障害が運動失調そのものによる一次的な問題であるか，筋力低下などの理由による二次的な問題であるかを判断する．

I　一般的な理学療法評価の考え方

ICARS：International Cooperative Ataxia Rating Scale
SARA：Scale for the Assessment and Rating of Ataxia

- 運動失調の包括的評価としてはICARSとSARAが開発されている．
- ICARSは姿勢および歩行障害，言語障害，運動機能，眼球運動障害の4大項目と19の下位小項目で構成され，最重症で100点となる．
- SARA（表16-3）は歩行，立位，座位，言語障害，指追い試験，指鼻試験，手の回内回外運動，踵脛試験の8項目で構成され，最重症で40点となる．
- 近年では国際的にSARAの使用頻度が多く，重症度の把握のみならず予後予測，効果判定の観点から，その使用が望まれる．
- 運動失調に対する特異的な検査のみでなく，血管性病変あるいは神経性病変であることに留意し，一般的な中枢神経疾患に対する評価と運動療法も遂行する．
- 急性期における安静，筋緊張低下，協調性障害などによる不動によって，関節可動域制限や筋力低下をきたすことが考えられる．

ROM：range of motion
MMT：manual muscle test

- 関節可動域（ROM）測定や徒手筋力検査（MMT）は易疲労性に留意しながら行う．
- 感覚検査は表在感覚（触覚や痛覚など），深部感覚（関節覚）のみならず，**重量覚**（重さの識別）や**運動感覚**（運動軌道の識別）の検査も行う．

FIM：functional independence measure
BBS：Berg balance scale
BESTest：balance evaluation systems test

- 能力評価においては，基本動作や応用動作能力を観察，分析するとともに，日常生活動作検査バッテリー（バーセルインデックスBarthel indexや機能的自立度評価法［FIM］）のみならず，各種バランス・歩行能力バッテリー（BBS, BESTest, ファンクショナルリーチfunctional reach, タイムドアップアンドゴウテストtimed up and go test, performance-oriented mobility assessment）なども必要に応じて利用する．
- 動作，あるいは環境における行為のなかでの小脳性の神経症状について観察する．
- 回復型（脳血管障害）と進行型（脊髄小脳変性症や多系統萎縮症など）では，理学療法の目的が異なる場合があるため，おのおのの検査の価値序列は異なる．

四肢の運動失調をみる評価（ジスメトリア，反復運動障害，共同運動不能など）や運動失調特有の姿勢バランス障害および歩行障害に対する評価の目的と，脳血管障害に対する一般的な理学療法評価のおのおのの目的について考える．

I 一般的な理学療法評価の考え方　　205

表16-3　Scale for the Assessment and Rating of Ataxia（SARA）

1）歩行	2）立位
以下の2種類で判断する．①壁から安全な距離をとって壁と平行に歩き，方向転換し，②帰りは介助なしで継ぎ足歩行（つま先に踵を継いで歩く）を行う 0：正常．歩行，方向転換，継ぎ足歩行が困難なく10歩より多くできる（1回までの足の踏み外しは可） 1：やや困難．継ぎ足歩行は10歩より多くできるが，正常歩行ではない 2：明らかに異常，継ぎ足歩行はできるが10歩を超えることができない 3：普通の歩行で無視できないふらつきがある．方向転換がしにくいが，支えはいらない 4：著しいふらつきがある．時々壁を伝う 5：激しいふらつきがある．常に，1本杖か，片方の腕に軽い介助が必要 6：しっかりとした介助があれば10mより長く歩ける．2本杖か歩行器か介助者が必要 7：しっかりとした介助があっても10mには届かない．2本杖か歩行器か介助が必要 8：介助があっても歩けない	被検者に靴を脱いでいただき，開眼で，順に①自然な姿勢，②足をそろえて（母趾どうしつける）．③継ぎ足（両足を一直線に，踵とつま先に間を空けないようにする）で立っていただく．各肢位で3回まで再施行可能，最高点を記載する 0：正常．継ぎ足で10秒より長く立てる 1：足をそろえて，動揺せずに立てるが，継ぎ足で10秒より長く立てない 2：足をそろえて，10秒より長く立てるが動揺する 3：足をそろえて立つことはできないが，介助なしに，自然な肢位で10秒より長く立てる 4：軽い介助（間欠的）があれば，自然な肢位で10秒より長く立てる 5：常に片方の腕を支えれば，自然な肢位で10秒より長く立てる 6：常に片方の腕を支えても，10秒より長く立つことができない
Score	Score

3）座位	4）言語障害
開眼し，両上肢を前方に伸ばした姿勢で，足を浮かせてベッドに座る 0：正常．困難なく10秒より長く座っていることができる 1：軽度困難，間接的に動揺する 2：常に動揺しているが，介助なしに10秒より長く座っていられる 3：時々介助するだけで10秒より長く座っていられる 4：ずっと支えなければ10秒より長く座っていることができない	通常の会話で評価する 0：正常 1：わずかな言語障害が疑われる 2：言語障害があるが，容易に理解できる 3：時々，理解困難な言葉がある 4：多くの言葉が理解困難である 5：かろうじて単語が理解できる 6：単語を理解できない．言葉が出ない
Score	Score

5）指追い試験	6）指鼻指試験
被検者は楽な姿勢で座ってもらい，必要があれば足や体幹を支えてよい．検者は被検者の前に座る．検者は，被検者の指が届く距離の中間の位置に，自分の人差し指を示す．被検者に，自分の人差し指で，検者の人差し指の動きに，できるだけ速く正確についていくように命じる．検者は被検者の予測できない方向に，2秒かけて，約30cm，人差し指を動かす．これを5回繰り返す．被検者の人差し指が，正確に検者の人差し指を示すかを判断する．5回のうち最後の3回の平均を評価する 0：測定障害なし 1：測定障害がある．5cm未満 2：測定障害がある．15cm未満 3：測定障害がある．15cmより大きい 4：5回行えない （注）原疾患以外の理由により検査自体ができない場合は5とし，平均値，総得点に反映させない	被検者は楽な姿勢で座ってもらい，必要があれば足や体幹を支えてよい．検者はその前に座る．検者は，被検者の指が届く距離の90％の位置に，自分の人差し指を示す．被検者に，人差し指で被検者の鼻と検者の指を普通のスピードで繰り返し往復するように命じる．運動時の指先の振戦の振幅の平均を評価する 0：振戦なし 1：振戦がある．振幅は2cm未満 2：振戦がある．振幅は5cm未満 3：振戦がある．振幅は5cmより大きい 4：5回行えない （注）原疾患以外の理由により検査自体ができない場合は5とし，平均値，総得点に反映させない

Score		Right	Left	Score		Right	Left
平均（R+L）/2				平均（R+L）/2			

7）前腕の回内・回外試験	8）踵膝試験
被検者は楽な姿勢で座ってもらい，必要があれば足や体幹を支えてよい．被検者に，被検者の大腿部の上で，手の回内・回外運動を，できるだけ速く正確に10回繰り返すよう命じる．検者は同じことを7秒で行い手本とする．運動に要した正確な時間を測定する 0：正常．規則正しく行える．10秒未満でできる 1：わずかに不規則．10秒未満でできる 2：明らかに不規則．1回の回内・回外運動が区別できない．もしくは中断する．しかし10秒未満でできる 3：きわめて不規則．10秒より長くかかるが10回行える 4：10回行えない （注）原疾患以外の理由により検査自体ができない場合は5とし，平均値，総得点に反映させない	被検者をベッド上で横にして下肢がみえないようにする．被検者に，片方の足を上げ，踵を反対の膝に移動させ，1秒以内に脛に沿って踵まで滑らせるように命じる．その後，足をもとの位置に戻す．片方ずつ3回連続で行う 0：正常 1：わずかに異常．踵は脛から離れない 2：明らかに異常．脛から離れる（3回まで） 3：きわめて異常．脛から離れる（4回以上） 4：行えない（3回とも脛に沿って踵をすべらすことができない） （注）原疾患以外の理由により検査自体ができない場合は5とし，平均値，総得点に反映させない

Score		Right	Left	Score		Right	Left
平均（R+L）/2				平均（R+L）/2			

学習到達度自己評価問題

1. 損傷部位による運動失調を分類し，その特徴を説明しなさい.
2. 小脳の機能特性について説明しなさい.
3. 運動制御におけるフィードフォワードとフィードバックの役割について説明しなさい.
4. 回復型と進行型の運動失調の違いと，おのおのの理学療法の目的について説明しなさい.
5. 四肢の運動失調の特徴をあげ，それらを観察することができる検査を実践しなさい.
6. 運動失調における姿勢バランスと歩行障害の特徴をあげなさい.

運動失調

17 小脳性運動失調の理学療法

一般目標
- 小脳性運動失調の評価と理学療法の考え方を理解できる．

行動目標
1. 小脳性運動失調症例で計測すべき代表的なアウトカムを説明できる．
2. 小脳性運動失調症例の運動療法の目的と種類について説明できる．
3. 小脳性運動失調症例のADL上の問題に対する介入案を提示することができる．

調べておこう
1. 脊髄小脳変性症はどのような症状を呈する疾患か調べておこう．
2. 小脳，脳幹部の脳卒中後の症状について調べておこう．
3. 協調運動障害の特徴と検査方法について調べておこう．
4. バランス障害とは何か調べておこう．
5. バランス障害の評価方法について調べておこう．

A 理学療法の考え方

1 概要

- 小脳性運動失調を呈する症例の多くで，四肢・体幹・眼球の協調運動障害，バランス障害および歩行障害が問題となる．これらによって，整容，更衣，入浴などの日常生活動作，さらに就労や就学が阻害されてしまう．
- 理学療法評価では症例個々のニーズを明確にし，運動療法で対応すべきこと，支援機器や住環境調整によって対応すべきこと，医療・介護サービスによって対応すべきことを考え，リハビリテーションチームで情報を持ち寄り，包括的に介入計画を立てることが重要である．

2 疾患と症状

- 小脳性運動失調の症状，経過，予後は，その原因となる疾患によって大いに異なる．
- 脳血管障害であれば，約8割の症例がmRS*で2以上，つまり自立した生活のレベルにまで回復する．残りの約2割の症例においては回復期リハビリテーション病院や訪問リハビリテーションでの継続的な理学療法が必要となる．

*modified Rankin Scale (mRS) 神経疾患症例における包括的障害重症度の基準である．0が無症状，6が死亡を，また2は自立した生活が送れるが3は日常生活に何らかの介助が必要な状態を示す．厚生労働省神経筋疾患調査研究班によって，SCDの重症度を示す指標に位置づけられる．

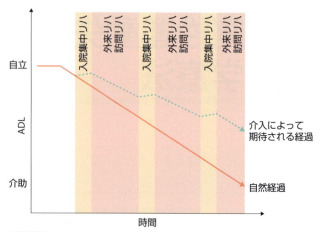

図17-1 理学療法を含むリハビリテーション医療に期待される効果の概略図
縦軸はADLにおける自立度，横軸は時間を示す．脊髄小脳変性症では，時間経過とともにADLの自立度は低下していく（赤実線）．理学療法を含む入院集中リハビリテーション（リハ），外来リハ，訪問リハによって自然経過による障害重症化を緩和することが期待される（青破線）．

SCD：spinocerebellar degeneration
SCA：spinocerebellar ataxia
SARA：scale for assessment and rating of ataxia
MSA：multiple system atrophy

- 他方，**脊髄小脳変性症（SCD）**は，根治療法，および進行を停滞させる治療法は確立しておらず，発症時から徐々に症状は悪化する．
- 遺伝性SCDに分類される**脊髄小脳失調症（SCA）**タイプ1では運動失調の程度を表す**SARA**が年に約2点低下するのに対し，SCAタイプ6では1点程度にとどまるなど，病型によっても経過は大いに異なる．
- また**孤発性SCD**の約70％を占める**多系統萎縮症（MSA）**では，運動失調の他にパーキンソニズムや自律神経障害，錐体路障害などを合併し，発症から5年程度で歩行困難となり，平均生命予後も8年程度と他の病型と比較しても予後不良である．
- このように，疾患によって経過や予後が大きく異なるため，疾患や病態の進行程度に合わせて，理学療法の目標設定，介入計画を立案し，また柔軟に修正し続ける必要がある．
- 脊髄小脳変性症症例の理学療法では，長期間の自然経過による障害増悪をできるだけ軽減することが重要となる（図17-1）．理学療法を含む短期集中入院リハビリテーションは一時的にADLや運動失調を軽減するが，症状悪化を完全に止めることはできない．外来理学療法や訪問理学療法，自主訓練も組み合わせて，症例が自立して生活できる期間を延長できるように積極的に介入することが重要となる．

> **memo**
> - SARAは15点までは概ねADLが自立しているが，15点を超えると徐々に日常生活で介助が必要になり，20点を超えるとほとんどの症例で何らかの介助を要するようになる．
> - SCA症例のMRI画像では，小脳および脳幹部に高度の萎縮が認められる．MSAにおいては特徴的な，橋の十字高信号域（十字サイン）が認められる．
> - 「右」後下小脳動脈灌流領域である「右」小脳半球に脳梗塞が生じた場合，「右」の上下肢に運動失調を生じる．「右」内包後脚の脳梗塞の場合は対側，つまり「左」に片麻痺が生じるが，小脳病変による運動失調は同側に出現する．

3 併存症状

- 小脳性運動失調の責任病巣は小脳か脳幹，また大脳小脳ループを形成する投射経路である．したがって，広範囲におよぶ脳梗塞や脳出血では，運動麻痺，筋緊張異常，感覚障害，眼球運動障害，嘔気，目眩を合併する可能性がある．
- 他方，脊髄小脳変性症などの神経変性疾患においても，小脳や脳幹以外の脳部位に変性が生じることが多々あり，痙性麻痺，自律神経障害，パーキンソニズム等を合併する場合がある．
- いずれの変性疾患においても，進行期にはADLは全介助で嚥下障害や呼吸障害を合併することもあり，二次障害の予防も非常に重要となる．
- つまり小脳性運動失調の評価だけでなく，合併する障害，症状を考慮する必要がある．

4 根拠に基づいた理学療法

- 現代の医療においては，**根拠に基づいた医療（EBM）**および**根拠に基づいた理学療法（EBPT）**を実践，提供することが求められている．
- EBPTの実践のためには，最新の診療ガイドライン*等から情報を集め，対象者のニーズおよび理学療法を提供する現環境での実行可能性を勘案し，介入方法を選択，調整する必要がある．
- 脊髄小脳変性症に対する運動療法については，日本理学療法士協会が発行する「理学療法ガイドライン」，日本神経学会と厚生労働省「運動失調症の医療基盤に関する調査研究班」によってとりまとめられた「脊髄小脳変性症・多系統萎縮症診療ガイドライン2018」では，運動療法の実施が推奨されている．その根拠となる最も重要な臨床研究では，1日2時間程度，週5回，4週間の入院集中リハビリテーション介入によって，ADLを反映するFIMや，運動失調の程度を反映するSARAが改善することが示されている．この介入プログラムは，症例の障害の状態に合わせて筋力強化運動，バランス訓練，歩行訓練，ADL訓練などを行うものであった．また自宅での継続的なバランス訓練も一定の効果が期待できる．
- バランストレーニングは，症例のレベルに合わせてダイナミックでチャレンジ

EBM：evidence based medicine
EBPT：evidence based physical therapy

*診療ガイドライン
「Minds診療ガイドライン作成マニュアル2020」によると，「健康に関する重要な課題について，医療利用者と提供者の意思決定を支援するために，システマティックレビューによりエビデンス総体を評価し，益と害のバランスを勘案して，最適と考えられる推奨を提示する文書．」と定義される．理学療法計画立案において不可欠な情報である．

FIM：functional independent measure

ングなプログラムを提供することが重要と考えられる．

5 考えられる効果の背景

- 脊髄小脳変性症症例に対する理学療法で効果が得られやすいのはバランス障害や歩行障害であり，上肢の協調運動障害自体には比較的効果が小さいと考えられる．
- またSARAスコアの変化が小さくてもFIMは改善するなど，ADL訓練の効果も比較的期待できる．
- これらの効果は，協調運動障害自体の改善というより，残存していたバランス機能の強化，下肢体幹筋力の強化，持久力の向上，またADLにおいては反復による戦略的方法変化や代償動作の獲得によるものが大きいと考えられる．

B 運動失調の原因と特徴

- 運動失調の原因は，小脳性，大脳性，脊髄性，迷路性に大別される．本章では小脳性運動失調を重点的に解説するが，同様の運動障害を呈する大脳性，脊髄性，迷路性運動失調についても概説する．

1 小脳性運動失調

- 小脳およびその関連領域が損傷されたり，変性が生じることで四肢体幹眼球に協調運動障害が生じる．

- 協調運動とは，目的とする運動に関して多数の筋が時間的，空間的，量的な調和を持って活動することによって達成される，合目的的で円滑な運動を指す．これらの筋の活動のタイミングを調整する中枢である小脳やその関連領域が損傷されることで，多数の筋の活動のタイミングや量が乱れ，協調運動時の運動軌道から逸脱した運動になる．この状態を協調運動障害と呼んでいるが，その部分的な特徴を，振戦，測定異常，運動分解，時間測定障害，反復拮抗運動障害，協働収縮不全等に分類することができる．
- 小脳中央部周辺（脊髄小脳，虫部）が損傷されると，体幹の協調運動障害だけでなく姿勢制御障害が出現する．これは視覚，体性感覚，前庭覚が関与するいわゆる反応性姿勢制御障害だけでなく，上肢運動に先行する姿勢制御筋収縮で観察される予測的姿勢制御も障害される．これらは，安静姿勢保持時の身体動揺や，リーチ動作時の体幹の動揺増大などとして表出される．また肢節間協調運動障害によって上肢と下肢がタイミングを合わせたリズミカルな反復運動，つまり歩行運動などが障害される．

2 大脳性運動失調

- 小脳は対側大脳皮質と相互に複数の投射経路を持っており，それらが損傷を受けると，小脳性運動失調と類似した症状が現れる．とくにテント上，つまり大

脳の病変で小脳性運動失調を呈する場合，大脳性運動失調と呼ばれる．場合によっては運動麻痺を合併することもあり，ataxic hemiparesis（失調性片麻痺）と呼ばれる．
- 理学療法評価および運動療法等は主に小脳性運動失調に準じる．

3 脊髄性運動失調

- 脊髄性運動失調は脊髄梗塞，脊髄炎，**脊髄癆**，また変性疾患では**フリードライヒ運動失調症**による四肢・体幹の深部感覚障害に起因する協調運動障害である．そのため，感覚性運動失調と呼ぶこともある．小脳性，迷路性（前庭性）とは異なり，眼振や構音障害は出現せず，深部感覚障害を伴うため**ロンベルグ徴候*Romberg sign**は陽性となる．視覚や聴覚による代償が効果的であるため，歩行時には足元を見る，足底を床に叩きつけて音を大きく出す，など特徴的な歩き方をする．
- 古くから，視覚や表在感覚による感覚代償を多分に用いる**フレンケル体操（エクササイズ）**が適用されてきた．これは難易度を調整し，目的の動きを反復することで学習する訓練法で，多くの課題プログラムが用意されている．

＊ロンベルグ試験Romberg test　直立位で閉眼させ，身体動揺増大により立位保持が困難となれば，ロンベルグ徴候陽性と判断する．体性感覚障害，前庭覚障害によって視覚に頼らざるを得ない状態で視覚を遮断することによって，安定した姿勢保持ができなくなる．小脳性運動失調症例ではもともと大きな身体動揺があり，感覚性，前庭性と比較して閉眼の影響は小さいため，ロンベルグ徴候は陰性となりやすい．

4 迷路性運動失調

- 後下小脳動脈灌流領域，つまり延髄外側や小脳半球の脳梗塞，また脳腫瘍，聴神経腫瘍，前庭神経炎，メニエール病による前庭覚障害に起因する運動失調で，主に立位や歩行時のバランス障害として現れる．
- 眼球運動障害，目眩などを合併しやすいが，小脳病変で出現する注視性眼振はほとんど生じない．

- 損傷側に身体が傾き，あたかも突進するような現象（**側方突進現象, lateropulsion**）が生じる場合がある．
- バランス障害がADL上の主な問題となるため，バランス能力を重点的に評価し，バランストレーニング中心の運動療法プログラムを立案する．

C　小脳性運動失調症例の評価

- 運動療法を計画・実施する前に，症例の心身機能の障害，活動制限，参加制約を評価し，治療介入の優先順位を決定する必要がある．推奨されているアウトカムを定期的に計測し，障害の重症度変化を把握する．
- 小脳性運動失調の程度を半定量評価する**SARA，ICARS**は世界的に使用される非常に重要な指標である．とくにSARAは日本語版が公開され，非常に使いやすくなっている．左右どちらに強く失調症状が現れているのか，歩行は安定して行えるのか，など理学療法計画立案に必要な情報が得られる．
- 小脳性運動失調症例に合併する周辺症状を評価するためには，INASが用いられる．

ICARS：International Cooperative Ataxia Rating Scale

INAS：Inventory of Non-Ataxia Symptoms

BBS：Berg balance scale
BESTest：balance evaluation systems test
TUG：timed up and go test

FAC：functional ambulator category
10MWT：10 meter walking test
6MWT：6 minutes walking test
FIM：functional independent measure
BI：Barthel index
SF-36®：MOS Short-Form 36-Item Health Survey
QOL：quality of life
GAS：goal attainment scaling

- バランス能力を総合的に評価するBBS，BESTest，歩行に加えて起立着座と方向転換の能力を包括的に評価するTUG，介助量に基づいた歩行能力の指標としてFAC，歩行の速度を評価する10MWT，歩行の持久力を評価する6分間歩行試験（6MWT）なども非常に重要な指標である．
- FIMやBIは日常生活活動の自立度を評価するために非常に重要な指標である．
- SF-36は健康関連のQOLを評価するためによく用いられる．
- 目標設定においてはGASを用い，対象者を含むチームで検討することが望ましい．
- 上記アウトカムは，ICFドメイン別にみると，心身機能の障害：SARA，ICARS，活動制限：BBS，BESTest，FIM，BI，FAC，TUG，10MWT，6MWT，参加制約：GAS，SF-36®のように整理することができる．ただし，一部のアウトカムは複数ドメインに該当する．

D 運動療法の実際

- 疾患によって合併症や運動障害，ADLの予後が異なる．そのため，疾患と重症度，病態の進行程度に合わせて運動療法の目的を再考する必要がある．よって，ここでは疾患と時期，目的を考慮した小項目に分けて説明を記載する．

1 疾患と時期別

a. 脳卒中急性期

- 脳卒中急性期の場合，目眩や嘔気によって不活動となる場合がある．これによって筋力低下，持久力低下等，廃用症候群が進行する可能性がある．そのため，全身状態に合わせて可能な限り活動を促し，二次障害の予防に努める．とくに高齢の症例においては，廃用症候群が進行しやすいため，注意が必要である．

b. 脳卒中回復期

- 運動失調を呈する脳卒中症例の約2割は発症3ヵ月後もADLが自立せず，自宅復帰できない可能性がある．その場合，回復期リハビリテーション病院にて理学療法が継続されることが多い．筋力増強運動，バランス訓練，歩行訓練に加え，**自宅復帰を目指した課題指向型訓練**が重要になる．たとえば，自宅階段環境を想定した段差昇降訓練，自宅浴槽環境を想定した入浴動作訓練などは重要となる．自宅環境での自立動作獲得が難しい場合，手すりの取り付けや福祉用具の導入を合わせて検討する．
- バランス障害により転倒しやすくなっている場合は，退院前に環境調整等により転倒の外的要因を減少させる工夫が必要である．

c. 脳卒中生活期

- 自宅生活での身体活動量がその後の動作レベルの維持に関連するため，自宅復帰直後は転倒に気をつけながらも身体活動量の増大を目指す．また退院前に調整された環境に問題がないか，訪問リハビリテーション等で確認することも考

慮するとよい.

d. 脊髄小脳変性症

- 脊髄小脳変性症の多くは脳卒中のように急性発症しないため,外来治療に並行して行われる外来理学療法と**自宅での運動療法**が中心となる.また,**図17-1**で示したように,短期間の**入院集中リハビリテーション**を年に1度ほど行う場合もある.

- いずれの病型においても病態は進行し続けるため,その時期の運動障害の重症度や自宅生活でできなくなってきている動作を確認し,柔軟に介入内容を変更することが重要である.

- 一貫して推奨されるのは,筋力強化運動,バランス訓練,エルゴメーターなどを用いた有酸素運動,歩行訓練,課題指向型のADL訓練である.

- 病態が進行し,ADLが全介助となり,嚥下障害,呼吸障害を合併するのであれば,できるだけ拘縮や褥瘡の発生・進行を予防するかかわりや呼吸理学療法の適用を考慮する.

2 目的別

a. 協調性運動訓練

- 四肢の協調運動障害によって障害される基本動作,日常生活動作について,**課題の難易度を調整**しながら反復訓練を行う.たとえば,箸で豆の様な小さな物をつまむ動作が問題となっていれば,体幹はテーブルにもたれかかり(姿勢制御負荷を下げる),肘をテーブルにつき(運動制御対象の運動自由度を下げる),バネ付きの箸(物品操作対象の操作自由度を下げる)に変え,大きめの豆(標的の拡大)をつまむことなどから始める.達成できなければ,再度,難易度を調整し訓練を行う.

- その一方で,動作獲得において,動作の戦略を変える,つまり代償運動を獲得することも重要である.難易度を下げる工夫によって,その時点の運動障害の程度において最も実用的な動作の気づきにもつながる.

b. バランス訓練

- **小脳性運動失調症例に対する理学療法において,バランス訓練は運動療法の中核となる.**

- バランス訓練を含む高強度の運動訓練は運動失調の重症度を反映するSARAを改善する可能性があり,「**脊髄小脳変性症・多系統萎縮症診療ガイドライン2018**」でも**実施が推奨**されている.

- バランス訓練の基本は,その症例にとって「少し難しい姿勢を保持し続ける」ことである.その難易度を考える際,基底面と重心位置を考慮する必要がある(**図17-2**).また,バランス訓練実施時はとくに転倒に注意する必要がある.

- 静的バランス訓練,動的バランス訓練に分けて考えると課題設定しやすい.

- 静的バランス訓練では,**支持基底面と重心位置**を変更せず,定めた姿勢を保持し続ける.難易度は支持基底面の広さや形,さらにその基底面に対する重心の位置と高さが関与する(**図17-2**).訓練方法の例を**図17-3**に示す.

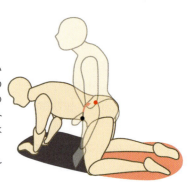

> **図17-2** 基底面と重心位置
> 物体の安定性を考える際，基底面と重心位置は非常に重要な要素である．四つ這い位の基底面（黒の影）は広く，床面に投射する重心（黒丸）の位置は，おおむねその中央に位置するため，安定している．一方，両膝立ち位では基底面が狭く（赤の影），重心（赤丸）は基底面の端に投射する．これは外力によって容易に基底面を外れてしまうため，不安定な姿勢と考えられる．また，重心の高さは低いほど姿勢は安定しやすい．
> このように，基底面の広さと重心位置，高さに着目して姿勢の安定性を考えなければならない．バランス訓練の難易度調整において，この考え方が欠かせない．

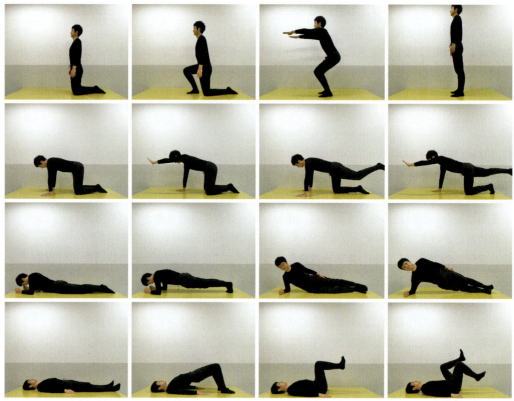

> **図17-3** 静的バランス訓練の例
> 最下段は仰臥位で行える課題，2段目は腹臥位，側臥位，3段目は四つ這い位，最上段は膝立ちから立位の課題を示す．下段から上段に向かって，徐々に基底面の広さが狭く，重心の高さが高くなり，バランス訓練としての難易度は高くなる．左下が最も重心が低く，右上が最も高い．
> また，下肢筋と体幹筋の協調的活動を要求する課題を設定することが重要である．

- たとえば，背もたれ付きいす座位，端座位，長座位，四つ這い位，四つ這い位での上肢・下肢挙上，膝立ち位，つかまり立位，立位，タンデム立位，片脚立位などの姿勢を保持し続ける課題となる（図17-4，17-5）．これらの姿勢を保持しながら閉眼する，またゴムマット上で姿勢保持するなど，環境を変更することでさらに難易度を調整することができる（図17-6）．
- 動的バランス訓練では，支持基底面，および重心位置の変化を伴う各姿勢の変

D 運動療法の実際　215

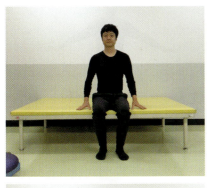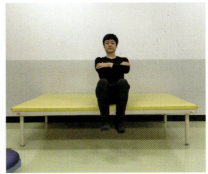
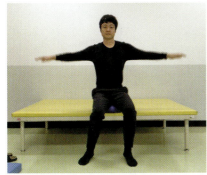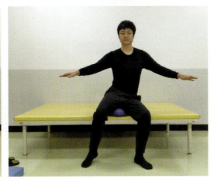

図17-4　座位バランス訓練の例
端座位（左上）の安定性に合わせ，課題の難易度を調整する．
（右上）上肢，足底，大腿後面を接地面から離し，坐骨部のみで支持する．基底面が狭くなるため，難易度が上がる．
（左下）バランスクッション上での座位．接地面が不安定なため，体幹のバランス制御が要求される．
（右下）クッション上で随意的に前後左右に体幹，殿部を移動させる．基底面に対する重心位置が変わるため，直立座位よりも難しくなる．

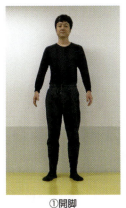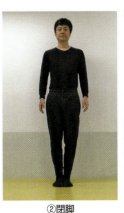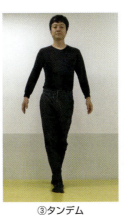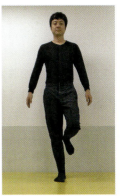

①開脚　　　　　　②閉脚　　　　　　③タンデム　　　　　④片脚

図17-5　立位バランス訓練の例
立位は座位に比べ，基底面が狭く，重心の位置が高い．①開脚立位では基底面は比較的広く安定しやすい．②閉脚立位では，左右母趾，踵部を接触させることで基底面は狭くなる．さらに③タンデム立位では，片側の踵を対側のつま先につけて足部を縦に並べることで，基底面は横に小さくなる．④さらに片側の下肢を挙上することで，さらに基底面は小さくなる．①から④に向かってバランス保持の難易度は上がる．

換を行う．難易度を調整しながら，対象者がやや難しい，と感じる程度の課題設定を心がける．姿勢変換の速度は速すぎても遅すぎても難しくなる．そのため，課題の成否を確認しながら，速度調整する．静的バランス訓練より難易度

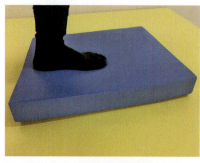
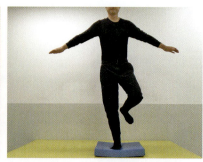
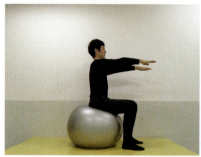
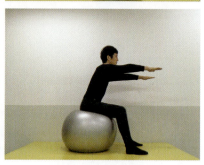

図17-6 器具を用いたバランス訓練の例
（左上）ゴム等，弾性のある素材でつくられたマットは荷重部分を不安定にする．
（右上）ラバーマット上での立位保持は硬い床面での立位よりも難易度が高くなる．
（左下）バランスボール上に座位をとることで，座面が不安定となり，下肢，体幹による姿勢制御負荷が増大する．
（右下）このボール上で随意的に前後左右に殿部を移動させる動的バランス訓練もよく行われる．

は高く，転倒リスクが高くなるため，自主訓練の計画立案は安全性を考慮する必要がある．

c. 歩行訓練

- 脊髄小脳変性症症例の多くが歩行中の転倒を経験している．
- 小脳性運動失調症例の歩行は**酩酊様歩行，失調性歩行**と呼ばれ，歩幅の短縮，**歩幅の拡大（ワイドベース wide base）**，歩行速度の減少，両脚支持期の延長，そしてこれらのパラメータの「ばらつき」を特徴とする．定型的な片麻痺歩行とは異なり，**非定型的な歩様**となる．このような失調性歩行は，四肢の協調運動障害とバランス障害に起因すると考えられている．
- バランス障害の重症度に合わせて，歩行訓練の環境を調整する．たとえば，上肢支持がないと立位保持自体が難しい場合は平行棒内歩行，歩行器歩行訓練を行う（図17-7）．
- 比較的バランスがよく，介助なく歩行できる場合でも，外部環境の変化に合わせて速度や足部接地位置を調整することが難しくなり，屋外などの不整地や人混みなどでの歩行が行いにくくなることがある．
- 歩行する環境が決まっているのであれば，その特定の環境での反復した歩行訓練も行う．
- 未知の環境，つまり経験したことのない新しい道や人混みで歩行する場合，外

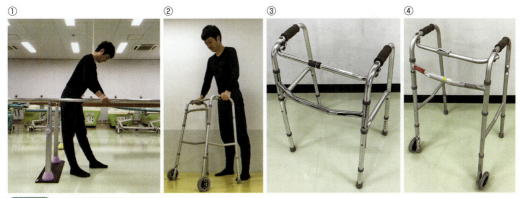

図17-7 歩行訓練の例
①平行棒内歩行訓練．バランス障害が重度で，前後左右に揺れる体幹を保持するために両上肢で平行棒を把持して制御する必要がある場合，固定性の高い平行棒を用いて歩行訓練を行う．②ある程度立位保持が可能な場合，固定性の低い歩行器を用いた歩行訓練を行う．③手すりの設置ができない屋内の短距離移動に利用できる固定型歩行器は自宅やベッド周りで利用できる．④固定型歩行器を持ち上げて移動させるのが難しい場合，車輪つきの歩行器を用いるなど症例の状態に合わせて選定する必要がある．

部環境変化に即時的に歩行を合わせる必要がある．つまり，反応的な姿勢バランス訓練，速度や足部接地位置を柔軟に変化させる必要がある<u>不整地上の歩行や，人とすれ違う環境で歩行訓練を行う</u>．

- 歩行訓練によって，歩行における戦略の変化，つまり，代償的に自己のバランス能力に合わせた歩行速度の選択などができるようになることを期待する．

d. 有酸素運動

- **エルゴメーターを用いたサイクリング運動**（図17-8）は，臨床でよく用いられる有酸素運動である．この運動は歩行の耐久性向上に有効であるだけでなく，運動失調症状を軽減することが報告されている．これは反復したペダリング運動により左右の下肢協調性が改善したのではないかと考えられる．
- エルゴメーターを用いたサイクリング運動は，転倒リスクは低く，負荷量の調整もしやすく，対象者の達成感も得られやすい．その一方で，機器を必要とするデメリットがあるため，自宅ではやや行いにくい．

e. 眼球運動練習

- 眼球運動障害によって物体が二重にみえることがある．また，静止している時には文字の認識ができるが身体が動いている時には認識しにくくなることもある（動的視能力の低下）．このような症状の原因となる眼球運動障害に対して，遠くと近くの物体を交互に見る**輻輳**の訓練や，一点をみつめながら頭部を回旋させる訓練等が適用される．

f. 運動プログラムの調整

- 各運動療法プログラムは<u>対象者の重症度に合わせて作成・調整（**オーダーメイド**）する必要がある</u>．厚生労働省「運動失調症の医療基盤に関する調査研究班」によって提供されている「SCD・MSA標準リハビリテーションプログラム」では症例の歩行能力（FAC）を基に，伸張運動，筋力増強運動，持久性運

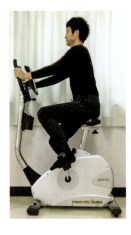

図17-8 エルゴメーターを用いた有酸素運動
エルゴメーターで負荷量を調整しながら，有酸素運動を行う．歩行の持久性向上のみならず，下肢協調性改善によるバランス能力改善も期待できる．背もたれ等を適用することで，運動中の転倒・転落リスクをさらに下げることができ，非常に有効な自主訓練の1つと考えられる．

動，座位，四つ這い，立位でのバランス訓練，また大きな姿勢変化や重心移動を伴う寝返り，起き上がり，起立着座，歩行，階段昇降の練習プログラムが（一部）動画付きで紹介されており，セラピスト，対象者ともに利用しやすい．また，実施の目安時間も記載されている．

g. 従来からの運動療法

PNF：proprioceptive neuromuscular facilitation

- 脊髄小脳変性症症例への<u>フレンケル体操</u>，<u>錘負荷</u>，<u>弾性包帯</u>，<u>PNF</u>については，「理学療法ガイドライン（第2版）」にてエビデンスの強さは「とても弱い」，推奨の強さは「弱い推奨」とされた．これは各介入の効果について検討した，よくデザインされた研究報告がないことによる．
- フレンケル体操の基盤となる理論は感覚代償を用い，また運動の複雑性を考慮した課題の難易度調整を行い，反復訓練によって課題運動を習得することである．小脳性運動失調症例に適用する場合，その効果を慎重に検討する必要がある．
- 運動失調を呈する多発性硬化症症例に対する体幹への重錘負荷がバランス障害を軽減する可能性が報告されている．脊髄小脳変性症症例に重錘を用いる場合，負荷する部位と効果を慎重に検討する必要がある．
- 弾性包帯は低コスト，低リスクで試用できるため，実施を考慮してもよいが，その効果を慎重に検討する必要がある．
- 座位，立位のバランス訓練にPNFを組み合わせることがあるが，その効果については慎重に検討する必要がある．
- これら従来から行われてきた理学療法に比べて効果検証が進んでいる協調運動訓練やバランス訓練，有酸素運動，歩行訓練，ADL訓練を中心に介入計画を立てることを優先したい．

E その他の介入

1 補装具の使用

- 歩行の実用性を向上させるために，積極的に歩行補助具の使用を検討する．
- T字杖，ノルディックポール，ロフストランド杖など，把持や支持する部位によって安定性が変わる．これらは両手に持つ方が歩行しやすいこともある．症例に試用してもらい，歩行が安定するものを選択する．
- バランス障害が重症化した場合にはより安定しやすい歩行器（図17-7）の適 用を検討する．歩行器は車輪が付いていて押して使用するもの（**歩行車**）や，持ち上げて移動させるもの（固定型歩行器，ピックアップ・ウォーカー），片側を持ち上げて交互に前に進めるもの（**交互型歩行器**）があり，使用する環境に合わせて選択するとよい．歩行器に重錘を取り付けると安定性が増し，強くもたれかかっても転倒しにくくなる場合がある．
- 転倒時に頭部を保護するためにヘッドギア，頭部保護帽子を着用する場合もある．

2 住環境の調整

- ADLの自立度に合わせて，住環境調整を検討する．
- 自宅では伝い歩きができるように，動線に支持物や手すりの設置を検討する．起立着座が必要なトイレや浴室，段差昇降が必要な上り框や階段にも手すりの設置を検討する（図17-9）．

3 家族への介助指導

- 基本動作に介助が必要になってくれば，同居する家族に動作介助を指導する．ただし，家族の介護力（介助者の人数，年齢，体力，精神的・経済的余裕）を考え，継続可能な範囲で行える介護および介助方法を指導することが重要である．

4 社会サービスの導入検討

- ソーシャルワーカー等を含む医療・介護チームで，利用可能な社会サービスを検討する．その際，チーム員それぞれの役割を理解したうえで理学療法士に求められる情報を適切に提供することが重要である．決して機能障害に固執した狭い視野で情報提供してはならない．

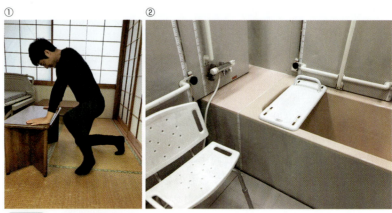

図17-9　住環境調整の工夫
①和室生活の場合，床からの立ち上がりや座り込みが必要となる．上肢支持しやすい安定したテーブルの設置など，症例の生活スタイルに合わせて環境調整を工夫する．
②浴室内の起立着座，移動，浴槽の出入りなど，床面が滑りやすい場合，転倒のリスクが高まる．シャワーチェアーやバスボード，手すりの設置などを積極的に検討する．

学習到達度自己評価問題

以下の項目について説明しなさい．
1. 脳卒中と変性疾患による機能障害の予後の違いについて説明しなさい．
2. 脳卒中急性期の小脳性運動失調症例に対する理学療法の主な目的を説明しなさい．
3. SCD症例の理学療法で重要なことは何か説明しなさい．
4. バランス訓練の難易度調整で考慮すべきことは何か説明しなさい．
5. 運動プログラム調整がなぜ必要なのか，説明しなさい．
6. 住環境調整の必要性について説明しなさい．

運動失調

18 演習3

A　グループ討議

　以下のテーマについて，学生各グループごとに討議し，各用語の意義について具体的に説明しなさい．

1 運動失調の病態

a. 損傷部位によってどのような小脳性運動失調が出現するのか説明しなさい．
b. 脳血管疾患と神経変性疾患による運動失調の違いを説明しなさい．

2 小脳性運動失調に対する理学療法の視点と注意点

a. 小脳性運動失調の評価方法について具体的に説明しなさい．
b. 小脳性運動失調に対して理学療法を行ううえでの注意点を説明しなさい．

B　症例の提示によるロールプレイ

　以下の基本情報，情報A，B，Cのうち提示された情報のみから，情報収集，評価，治療技術に関する課題について学生間で討議した後，模擬患者に対してロールプレイしながら実践し，実施技術上の問題点について考察しなさい．

［症例］運動失調

基本情報（指示箋情報）

　以下の基本情報だけをみて，情報収集，問診を実践しなさい．

　［年　齢］59歳
　［性　別］男性
　［身　長］165 cm
　［体　重］68 kg
　［診断名］脳梗塞（小脳）
　［障害名］歩行障害，めまい
　［現病歴］休日午後に自宅で草むしりをしている時にふらつきとめまいが認められ，救急車で急性期病院へ搬送された．頭部MRIにより脳梗塞と診断され入院となる．発症2日目にベッドサイドでの理学療法開始，1週間後にはリハビリテーション室での理学療法に移行し，3週間後に回復期病棟へ転棟さ

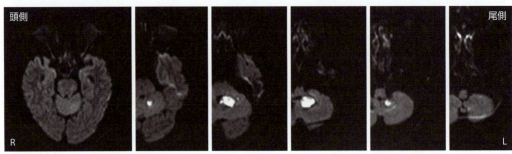

図18-1　左小脳梗塞のMRI（拡散強調画像）

　　　れた．
　　［保　険］国民健康保険
情報A（カルテ，画像および医療スタッフ，患者情報）
　　基本情報および情報Aだけをみて，検査，測定技術を実践しなさい．
　　［画像所見］MRAにて左後下小脳動脈が閉塞しており，MRIでは一部の小脳虫部，左小脳半球，左片葉小節領域に横断した損傷が認められる（図18-1）．
　　［既往歴］高血圧
　　［看護情報］社交的，せっかち，入院当初めまいあり（現在消失している）
　　［コミュニケーション］軽度の構音障害あり．日常会話可能
　　［服　薬］降圧薬，抗血栓薬
　　［摂食嚥下］すべての食事摂取可能
　　［家族構成］妻（主介護者）と二人暮らし，近郊に長女夫婦と孫
　　［家屋・周辺環境］
　　■一軒家で二階に寝室（ベッド使用）
　　■一階に洋式トイレ・浴槽
　　■玄関上がり框は40 cm，敷居段差2〜4 cm
　　■屋外は主要道路から40 mのなだらかな坂を上ったところに家がある．
　　［職　業］公務員（市役所勤務）
　　［病棟ADL］
　　①基本動作
　　■寝返り自立，起き上がり修正自立（ベッド柵使用），端座位保持自立
　　■車いす-ベッド間移乗は物的介助下（固定型歩行器）にて軽介助
　　■車いす駆動自立
　　■自室から病棟トイレまでの移動は歩行器にて監視レベル
　　②セルフケア
　　■上衣衣服着脱・摂食・整容自立，排泄監視，入浴中等度介助
　　［主　訴］一人で歩けるようになりたい．仕事に復帰したい．
　　［家族希望］身の回りのことが自分でできるようになってほしい．
情報B（理学療法評価）
　　基本情報および情報A，Bだけをみて，障害情報に基づいて評価（統合と解釈）

および問題点，ニーズ，リハビリテーションゴール，理学療法ゴール（障害回復予後），理学療法プログラム，相互の関係，理学療法の進め方を実践しなさい．

［全体像］病棟内移動：車いす自立レベル

［感染症］なし

［全身状態］

- 病棟での安静時血圧 148/90 mmHg，脈拍 80/分
- 静止立位時血圧 139/88 mmHg，脈拍 85/分
- 理学療法最大負荷訓練直後血圧 175/95 mmHg，脈拍 100/分

［意　識］清明

［精神・知能］MMSE（簡易知能試験）29点

［高次脳機能障害］特記障害なし

［姿勢・形態障害］特記障害なし

［感　覚］表在感覚正常，左深部感覚（位置覚）鈍麻（肩 10/10，肘 8/10，手 8/10，股 7/10，肘 6/10，足 6/10）

［眼球運動］急速眼球運動時または頭部運動時に眼振あり

［筋緊張］左上下肢 mAS 0

［協調性・バランス］

- SARA：①歩行6点，②立位2点，③座位1点，④言語障害2点，⑤指追い試験1点（右0点，左2点），⑥鼻-指試験0.5点（右0点，左1点），⑦手の回内・回外運動1点（右0点，左2点），⑧踵-すね試験1.5点（右0点，左3点），計15点.
- ロンベルク試験：開眼閉脚立位 12秒保持可能，閉眼閉脚立位 8秒保持可能

［ROM］特記すべき制限なし

［筋　力］上肢5レベル（左右差なし），下肢左股関節4レベル（その他左右5レベル），体幹4レベル

［随意性］ブルンストロームステージ：左上肢Ⅵ，手指Ⅵ，下肢Ⅵ

［ADL］

①基本動作

- 寝返り自立，起き上がり自立，端座位保持自立
- いす（42 cm高）からの立ち上がりは固定型歩行器を使用して修正自立
- 立位保持は両足間 40 cmで監視．体幹動揺あり．体幹前屈動作では重心位置が安定せず介助を要する．
- 車いす-ベッド間移乗は物的介助下で監視，車いす駆動自立
- 歩行補助具なし歩行軽介助，30 m程度の連続歩行可能．歩行器歩行監視，200 m程度の連続歩行可能．T字杖歩行軽介助，50 m程度の連続歩行可能．

②セルフケア

- 上衣衣服着脱・摂食・整容自立，排泄修正自立，入浴軽介助

［歩行分析］

- 歩行補助具なし歩行：常時 wide base歩行．常に重心が左側へ偏位しており，とくに左立脚相で左側への重心移動が大きい．歩幅にばらつきあり．重心位

置が左側へ支持基底面外に移動した時，ステッピング反応が出現せずに自己修正不可．

方向転換時に眼球運動，頸部，体幹の連動性が失われており，同時に動き出す．身体動揺が大きく，重心位置を制御できていない．

- 歩行器歩行：歩行補助具なしでの歩行時より歩隔が狭く，歩幅は比較的一定の間隔を維持できる．重心位置はやや左側へ偏位しているが，左右への重心移動は安定している．軽度体幹屈曲し，歩行器に乗せている両側前腕に体重をかけて移動する．
- T字杖歩行：右手で杖を把持している．十分に杖に加重することができず，重心位置は左側へ偏位している．杖→左足→右足の揃え型3動作パターンで，左足の位置にばらつきあり．バランスを崩してもステッピング反応は出現せずに修正することが困難である．

情報C（障害情報に基づく統合と解釈）

- 基本情報および情報A，B，Cをみて，理学療法プログラム相互の関係，理学療法の進め方，理学療法プログラム実施上のリスク管理を実践する．

▷**問題点**

[機能障害] 左下肢・体幹運動失調，感覚障害（位置覚），筋緊張低下，眼球運動障害

[活動制限] 移乗動作監視，歩行軽介助〜監視，排泄監視，入浴介助

▷**リハビリテーションゴール**

自宅復帰

▷**理学療法ゴール**

[短期目標] 歩行補助具（T字杖や歩行器）を用いた病棟内歩行自立

[長期目標] 歩行補助具を用いた家屋外歩行監視および家屋内歩行自立

▷**リハビリテーションプログラム**

- 身障手帳申請，寝室を一階へ移動・手すりの設置など家屋改修の提案・介護サービスの検討

▷**理学療法プログラム**

①歩行訓練：独歩，つたい歩き，杖・歩行器を用いた歩行，重錘や弾性緊縛帯を用いた歩行，坂道などの応用歩行

②階段，段差昇降訓練

③感覚フィードバック訓練

④筋力・筋持久力増強訓練：体幹・左下肢筋力強化，自転車エルゴメータ

⑤眼球運動トレーニング

⑥基本動作訓練：立ち上がり，移乗動作訓練

⑦ADL訓練：下衣着脱，トイレ動作，浴槽の出入り

⑧歩行補助具の処方：杖，歩行器

⑨環境調整：段差解消（玄関上がり框，敷居段差），トイレ，浴槽周辺

（解答例は巻末p.427参照）

パーキンソン症状

19 パーキンソン病とは

一般目標
1. パーキンソン病の病態と症状を理解する．
2. パーキンソン病症例に対する一般的な理学療法評価方法を理解する．

行動目標
1. パーキンソン病の病態，内科的・外科的治療，および予後について説明できる．
2. 4徴候（無動，振戦，筋強剛，姿勢反射障害）と姿勢異常，すくみ足について説明できる．
3. 代表的な薬物療法，手術療法について説明できる．
4. パーキンソン病症例の症状，および運動障害の評価方法を説明できる．

調べておこう
1. 大脳基底核の解剖学的特徴を調べよう．
2. 不随意運動，筋緊張異常，バランス障害について調べよう．

A　パーキンソン病の病態

1 概　要

- パーキンソン病（PD）は，**大脳基底核におけるドパミンdopamine欠乏を引き起こす黒質の変性と脱落**による進行性の中枢神経変性疾患で，国の指定難病の1つである．

PD：Parkinson's disease

- 中脳の黒質における**ドパミン合成低下**に起因するが，発病の原因は明らかではない．
- 変性した黒質の神経細胞に**レヴィ（Lewy）小体**が認められる．

- わが国におけるPDの好発年齢は50〜60歳代とされる．40歳以下で発病する場合，若年性パーキンソン病と呼ばれる．
- 有病率は100万人に150人程度で，高齢になるにつれて有病率は上がる．また世界的にも急増している神経変性疾患である．理学療法の対象となる運動障害を主体とする神経変性疾患では最も多い．

- PDの**4徴候**と呼ばれる**無動**（動作緩慢），**振戦**，**筋強剛**，**姿勢反射障害**（図19-1）のほかに，**姿勢異常**，**歩行障害**（**すくみ足**含む）などが出現し，ADLを大きく阻害する．

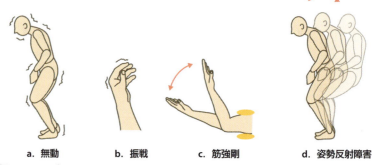

a. 無動　　b. 振戦　　c. 筋強剛　　d. 姿勢反射障害

図19-1　パーキンソン病の4徴候のイメージ

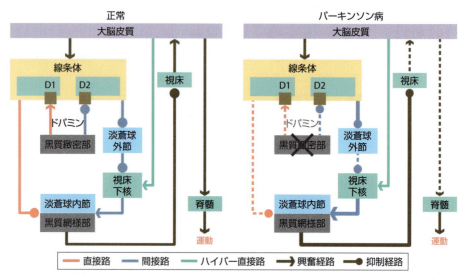

図19-2　パーキンソン病に関する大脳基底核を中心とした神経回路の異常
[Yan H, Wang J：Quantification of motor network dynamics in Parkinson's disease by means of landscape and flux theory. PLoS One **12**：e0174364, 2017を参考に著者作成]

- 自律神経障害による**起立性低血圧**，排尿障害，便秘，脂漏性皮膚を呈し，さらに40％程度の症例で認知症の合併が確認される．これらの非運動症状は，理学療法実施時に考慮しなければならない．
- 根治療法はないが，薬物や手術，リハビリテーション等の対症療法，また合併症に対する治療がなされる．これらにより，PD者の平均寿命は全体の平均とほとんど変わらなくなってきている．

2 大脳基底核の機能

- PDの運動障害の病態は主に大脳基底核の神経回路（図19-2）におけるドパミン欠乏に起因する．

- 大脳基底核は線条体（尾状核，被殻），淡蒼球（外節，内節），視床下核，黒質（網様部，緻密部）からなる．運動実行に重要な投射経路に直接路，ハイパー直接路，間接路がある．

- 直接路は，黒質緻密部からのドパミン作動性の興奮性入力を線条体のdopamine receptor D1を持つニューロンが受け，淡蒼球内節，黒質網様部に抑制性に直接投射する経路を指す．
- 間接路は，黒質緻密部からのドパミン作動性の抑制性入力を線条体のD2受容体を持つニューロンが受け，次に淡蒼球外節，視床下核を順に経由して（つまり間接的に），淡蒼球内節，黒質網様部に投射する経路を指す．
- ハイパー直接路は，大脳皮質からの入力を受けた視床下核ニューロンが，直接淡蒼球内節，黒質網様部に投射する経路を指す．
- 直接路，間接路，ハイパー直接路からの入力を受けた淡蒼球内節，黒質網様部は抑制性に視床に投射する．そして視床は興奮性に大脳皮質に投射し，皮質脊髄路を介して運動を実行する．
- 直接路は淡蒼球内節，黒質網様部が大脳皮質を抑制しすぎないように作用しているのに対し，間接路，ハイパー直接路は逆に抑制するように作用している．この両者の作用の大きさのバランスによって，「ちょうどよい程度の運動」に調節されている．
- 一方，PDでは黒質緻密部でのドパミン産生が障害され，直接路（線条体→淡蒼球内節・黒質網様部）は脱抑制に，間接路においては，線条体→淡蒼球外節の経路が過抑制となり，淡蒼球外節→視床下核の経路は脱抑制，視床下核→淡蒼球内節，黒質網様部の経路は過興奮となる．
- その結果，淡蒼球内節，黒質網様部→視床経路は過抑制となり，視床から大脳皮質への投射経路の興奮性は低下してしまう．これにより，運動が起こせない（起こしにくい）症状，つまり無動，動作緩慢，寡動が生じると考えられている．
- 簡単にいうと，正常では淡蒼球が適度に運動のブレーキをかけていたが，PDでは過度にブレーキをかけ過ぎてしまい，運動が止まってしまう，緩慢になってしまう状態である．

3 臨床症状

- PDは進行性かつ多様な運動障害と非運動症状が出現する．
- 重症度は主にホーエン&ヤール（Hoehn&Yahr）の重症度分類（H&Y分類）にて評価し，初期（H&Y stage 1〜2.5），中期（H&Y stage 2.5〜4），後期（H&Y stage 5）に区分される．

a．運動障害

- 運動症状では**無動，振戦，筋強剛，姿勢反射障害の4徴候**に加え，姿勢異常とすくみ現象を合わせて6徴候と表現されることもある．なお，本項ではすくみ現象の影響が強い歩行障害について説明する．

①無 動
- 無動akinesiaは運動の欠如や減少を意味する．具体的には，動き出せない，運動開始が遅れる，運動時間が延長する，運動範囲が小さくなる，運動自体が少なくなる等の現象が観察される．程度が軽度であれば，**動作緩慢，寡動**と呼ぶ場合もあるが，厳密に分類することは難しく，臨床では広義としての無動を使用

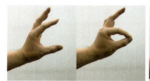
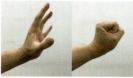
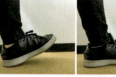

a. 指タッピング　　　　　b. 手の開閉　　　　　c. つま先タッピング

図19-3　無動の検査
指タッピング，手の開閉，足タッピングを示す．それぞれ連続実施してもらい，運動の範囲や速度，リズムを観察する．いずれもUPDRSに含まれる．

MDS：International Parkinson and Movement Disorder Society

することも多い．
- MDSの診断基準では無動（動作緩慢）がみられることがPDの診断上，必須となっており，PDの中核症状といえる．
- **指タッピング**，**つま先タッピング**，**手の開閉**などの単純反復課題（図19-3）にて，運動範囲が小さくなる，運動が遅くなる，動作が完了しない（指がくっつかない，指が完全に開かない）などの現象として観察することができる．

- 無動は，基本動作（寝返り，起居，起立，歩行）のみならず，**書字（小字症）**，**発語（声量低下，明瞭度低下）**，**嚥下（唾液嚥下回数低下）**等，さまざまな身体運動，ADLに影響する．
- 歩行に関しては，歩き始めの一歩が出ない（**すくみ足**），歩幅の減少（**小刻み歩行**），腕振りの減少等は無動に関連する一症状と考えられる．
- 瞬目回数の減少や**仮面様顔貌**も無動の一症状と考えられる．

②振　戦

- 不随意運動の一種で，手指や足部，下顎など全身に出現する規則性がある4〜6 Hz程度の律動的な震えである．
- じっと休んでいる時（安静時）にみられる振戦を**安静時振戦**と呼ぶ．これは運動時に軽減することがあり，小脳性運動失調で観察される到達運動等で振戦が増大する**企図振戦**とは区別される．
- ただし，**動作時振戦**を呈することも多々あるため，安静時と動作時の振戦の程度，変化を観察しなければならない．
- 上肢では，母指と示指・中指で**丸薬を丸めるような運動**（pill rolling tremor）がみられやすい．
- 精神的緊張で増強するなど，状況によって変調する．
- 片側上肢に出現した後，同側下肢→対側上肢→対側下肢と**N字型**，もしくは**逆N字型**に分布は拡大する．下肢から始まることもある．発症部位だけでなく，症状の強さも左右非対称であることが多い．
- わが国の指定難病に対する医療補助制度で推奨されているPDの診断基準では，安静時振戦の存在に重点が置かれている．
- 安静時および運動時の全身の観察により有無と程度，分布，特徴，動作への影響を評価する．

③筋強剛
- **筋強剛 rigidity**は，異常筋緊張の一種で，持続的な筋の収縮により四肢・体幹

関節の他動運動に対する抵抗が強まった状態である．随意的に筋弛緩することが難しい特徴がある．
- PD者で非常に高頻度に認められ，初期は片側に現れるが，徐々に全身に広がる．
- 痙縮とは異なり，抵抗量は伸張速度に依存せず，全可動域に渡って同程度の抵抗が認められる．その様が鉛の管を曲げ伸ばししているようにも感じられることから，**鉛管様強剛**と呼んでいる．
- また他動運動時にガタガタと断続的に抵抗感が変調することがあり，この様を**歯車様強剛**と呼んでいる．これは振戦と関連する律動的な筋緊張変動によると考えられている．
- 筋強剛は強剛と呼ばれることもある．以前は固縮と呼ばれていた．
- mASにて評価する．

mAS：modified Ashworth Scale

④姿勢反射障害
- 立位や座位などの姿勢を保持するための立ち直り反応等が低下し，抗重力姿勢を保持し続ける能力が低下する．
- とくに，外乱（外部から加わる姿勢を乱す力）に対する反応低下は特徴的である．基底面から重心が外れそうになっても戻す反応が生じなかったり，新たな基底面を作る反応（踏み直し，ステッピング）が上手く生じなくなる．プルテスト **pull test*** では1本の棒がそのまま倒れていってしまう様に倒れ，介助が必要となる場合がある．
- 静的姿勢保持における安定性限界の範囲が小さくなり，**FRT**で低値となりやすい．
- 大きな重心移動を伴う運動（例：起立）や反動により大きな身体動揺を生じうる運動（例：急速な上肢挙上），また新たな基底面を作る動的姿勢保持課題（例：歩き出し）においては，先行的，予測的な姿勢制御が上手く行えず，身体動揺が大きくなったり，大きくバランスを崩してしまうことがある．これは予測的姿勢制御が上手く行えていない結果によると考えられる．
- 他の3つの徴候より少し遅く（H&Y stage 3から）顕在化する場合が多い．
- バランス障害の中核を担うものであり，包括的なバランステスト（例：BESTest，BBSなど）を通じて障害の特徴を分析する．

*プルテスト　UPDRSの姿勢安定性の評価に用いられる手法である．検査者が患者の肩を予測できないタイミングで後方に引き，立ち直り等の姿勢反応を評価するものである．

FRT：functional reach test

BESTest：balance evaluation-systems test
BBS：Berg balance scale

⑤姿勢異常
- 図19-4のような，**体幹を前屈・側屈，腰曲がり，首下がり，股関節・膝関節を屈曲させた姿勢**をとる特徴がある．
- 一側に傾いたままの姿勢をとる**ピサ（Pisa）徴候**を呈することがある．
- 筋強剛や感覚統合異常，垂直認知障害，また関節拘縮など，原因は複合的と考えられる．
- 進行期には拘縮が関与するため，二次性障害を含めた評価が必要となる．

⑥歩行障害
- 初期より，腕振りの範囲が小さくなったり，歩幅が小さくなるなど，歩行に異常が認められる．

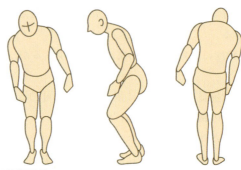

図19-4　PD症例の姿勢異常
体幹が前傾・側屈，首下がり，股関節・膝関節が屈曲位となる．歩行時は歩幅・歩隔は小さく，前足部を地面にするように歩く．また，歩き始めの一歩が出にくく（すくみ足），歩行速度を調整できずに前方に突進する場合もある（突進様歩行）．

- 進行に伴い，速度の低下，歩隔の縮小，両脚支持期の延長，小刻み歩行，加速歩行，前方突進，またすくみ足がみられるようになる．
- すくみ足とは，歩き始めの一歩目が出ない現象のことであり，精神的緊張状態や考えながら（二重課題下）の歩行，方向転換，狭い通路の通り抜け，人とのすれ違いなどで発生しやすい．
- 他方，視覚的手がかり（床上の横線や段差）や聴覚的手がかり（メトロノーム音や掛け声）によってすくみが解除されることがある．この現象を矛盾性運動 paradoxical kinesia，逆説性運動（歩行）と呼ぶ．
- すくみ足や姿勢反射障害など，複数要素の重複により易転倒性を示す．

b. 非運動症状

- 非運動症状の出現は，非ドパミン系ニューロンの変性が関与していると考えられている．

*ドパミン調節異常症候群
異常なギャンブル，過剰な性的衝動や性的関心，同じことを繰り返すなどを指す．

- 運動障害が出現する前から便秘，嗅覚障害，睡眠障害，気分障害（うつ，不安）は出現していることが多い．
- 嗅覚障害は非常に高頻度に認められる．PD診断前から出現しているが，多くの患者は自覚していない．
- 睡眠障害では運動症状が顕在化する前からレム睡眠行動異常症が出現していることが多い．
- 約4割程度の症例にうつ（抑うつ），無感情（アパシー），意欲の低下，快感消失等の気分障害がみられる．
- 3割以上の症例で幻覚や妄想がみられる．
- 遂行機能障害，注意障害，記憶障害などの認知機能障害は初期から合併することが多い．
- 自律神経障害で最も高頻度にみとめられるのが便秘である．また発汗障害，性機能障害も合併しやすい．
- 皮脂が増加する脂漏症および脂漏性皮膚炎を発症することもある．
- 病期が進行すると起立性低血圧の問題が顕在化してくる．服薬調整のための入

4 パーキンソニズムを呈する疾患

- パーキンソン病特有の症状，つまり4徴候をパーキンソニズム*と呼ぶ．パーキンソン病以外でパーキンソニズムを呈する疾患をパーキンソン症候群と呼ぶ．
- パーキンソン症候群は神経変性を原因とするものとそれ以外のものに分類できる．
- 神経変性疾患では多系統萎縮症（MSA），進行性核上麻痺（PSP），大脳皮質基底核変性症が代表的な疾患で，これらは国の指定難病である．
- MSAのうち，パーキンソニズムが先行して出現するものは線条体黒質変性症（SND）であり，進行すると小脳症状，自律神経症状が出現する．なお，多系統萎縮症のオリーブ橋小脳変性症，シャイ・ドレーガー症候群も進行すればパーキンソニズムが出現する．
- 進行性核上性麻痺では核上性外眼筋麻痺（眼球運動障害），バランス障害，構音障害，嚥下障害を合併する特徴がある．
- 大脳皮質基底核変性症では大脳皮質徴候，つまり高次脳機能障害（肢節運動失行等）を合併する．
- その他，レヴィ（Lewy）小体型認知症でもパーキンソニズムが出現する．
- 非変性疾患では薬剤性，脳血管性，中毒性パーキンソニズムが代表的な疾患である．
- 抗精神病薬，抗うつ薬などを服用している症例にみられるものを薬剤性パーキンソニズムと呼ぶ．
- 脳梗塞（とくに両側基底核周辺を中心とする多数のラクナ梗塞，多発性脳梗塞）後等にみられるものを脳血管性パーキンソニズムと呼ぶ．PDと違い，安静時振戦はほとんどみられない．歩行はワイドベースで小刻みに歩く．
- 特発性，もしくはクモ膜下出血後に発症する正常圧水頭症*（NPH）でもパーキンソニズムが出現する．正常圧水頭症では脳CT/MRIにて脳室拡大が認められる．
- 中毒性パーキンソニズムにはマンガン中毒のほかに，火事による一酸化中毒などがある．

5 予後

- PDの生活機能の予後としては，発症から約10年程度は通常の生活が可能と考えられている．
- 生命予後は発症年齢，進行，合併症にもよるが，全体平均より2年程度短いだけで，おおむね差がなくなってきている．
- 後期（H&Y stage 5）まで進行した症例においては脱水，栄養障害，褥瘡，誤嚥性肺炎を予防することが重要と考えられる．
- また死に至る可能性のある悪性症候群*に陥る症例もあり，とくに生活期，訪問リハビリテーションにかかわる理学療法士も代表的症状に注意を払わなければならない．

---

*パーキンソニズム　①PD者に現れる4徴候，および②その症状を呈する疾患を指す包括的な用語である．また，③PDの診断のためのパーキンソニズムは，安静時振戦のほかに，歯車様強剛，動作緩慢，姿勢反射障害のうち2つ以上が存在する状態を指す．本章では，①の意で使用するが，②③の意で使用されることもよくある．

MSA：multiple system atrophy
PSP：progressive supranuclea palsy
SND：striatonigral degeneration

NPH：normal pressure hydrocephalus

*正常圧水頭症　交通性水頭症の1つで，髄液が増加し脳室が拡大し神経症状を呈する疾患である．3大症候は歩行障害，認知機能低下，尿失禁である．歩行障害はPD者の歩行様式に似て，小刻み，すくみ足が出現するが，歩幅は広くなる（ワイドベース）．治療のために脳室-腹腔シャント（V-Pシャント）が適用される．

B 治療

- エビデンスに基づいた医療の実践，治療方針の決定のために，診療ガイドラインが活用される．
- 「パーキンソン病診療ガイドライン2018」では薬物療法，手術療法，リハビリテーションを代表的な治療としている．

1 薬物療法

- 抗パーキンソン病薬による対症療法が症状軽減に有効であり，治療の中心となる．
- 脳内のドパミン代謝に関与する薬物が中心で，代表的な薬種に**ドパミン前駆物質**（例：レボドパ L-dopa），**ドパミンアゴニスト**，**ドパミン遊離促進薬**などがある．
- ドパミン前駆物質は脳内のドパミンを増やすことで，ドパミンアゴニストはドパミン受容体に結合してドパミン様作用を生じさせることで症状を改善させる．
- L-dopaは**ジスキネジア***，**幻覚**，悪心などの副作用が生じさせやすい．また，長期的な服薬により**ウェアリング・オフ wearing-off現象***，**オン・オフ On-off現象***が生じやすくなる．
- 1日の中でも動きやすい/動きにくい時間帯があり，理学療法評価において日内変動のパターンを把握することも重要となる．
- L-dopaの急な服薬中断により**悪性症候群**を発症することがある．

2 手術療法

- パーキンソン病診療ガイドラインに従って十分な薬物療法が行われた後，手術療法が検討される．
- 代表的な方法として，**脳深部刺激療法（DBS）**がある．これは，頭表から視床下核などの脳深部まで刺激電極を入れ込み，脳深部を電気刺激することによってPD症状の改善をはかるものである．
- 刺激部位，刺激方法によって運動症状が変化するため，理学療法士は医師と連携して治療方針と症状の情報共有をする必要がある．

3 リハビリテーション

- 運動症状に対する非薬物療法として理学療法を中心とするリハビリテーションが適用される．
- 日本理学療法士協会が発行する理学療法ガイドラインやオランダの診療ガイドラインでは，発症を起点として初期，中期，後期に分けてそれぞれ目標を定めて理学療法を実施することを提案している．
- 運動療法等は抗パーキンソン病薬の増薬を抑制する効果も報告されている．
- 運動障害，非運動障害を評価し，症例個別の理学療法計画を立てる必要がある．

＊**悪性症候群** L-dopaの急な中断などで生じる．高熱，頻脈，意識障害，錐体外路症状等が出現し，重症例では死亡することもある．

＊**ジスキネジア** 不随意運動の一種で，口部，上肢，足部などに不規則でねじれるような動きが出現する．口部では咀嚼様運動や舌の捻転運動が多い．L-dopaの副作用の一種である．

＊**ウェアリング・オフ現象** L-dopaが効いている時間が2～3時間程度に短くなる現象を指す．

＊**オン・オフ現象** 抗パーキンソン病薬により症状が抑えられている状態をオン，薬効が低下し症状が出ている状態をオフとし，スイッチが入ったり（オン），切れたり（オフ）することをオン・オフ現象と呼んでいる．

DBS：deep brain stimulation

表19-1	ホーエン＆ヤール（Hoehn＆Yahr）の重症度分類
	状態
stage 0	症状なし
stage 1	一側性症状のみ
stage 2	両側性症状があるが，平衡障害なし
stage 3	軽～中等度の症状．平衡障害があるが身体的には介助不要，Pullテストからの復帰には介助が必要
stage 4	重度の運動障害．立っていたり，歩いたりは，介助なしでなんとかできる
stage 5	介助なしでは車いすあるいは寝たきり

［日本語版MDS-UPDRS（最終更新2019年1月29日），https://www.movementdisorders.org/MDS-Files1/PDFs/Rating-Scales/MDS-UPDRS_Japanese_Official_Translation_FINAL.pdf（2024年11月29日閲覧）より引用］

C　理学療法評価

■障害の程度を把握し理学療法介入計画を立てるため，また介入効果を検討するためにガイドライン等で報告されているアウトカムの測定を積極的に行う．

1 ホーエン＆ヤール（Hoehn＆Yahr）の重症度分類

■PD者の障害重症度を表す重要な指標である．
■stage 1からstage 5までの5段階で，1が軽症，5が重症を示す（**表19-1**）．
■この分類に従って治療方針や社会サービスの利用可否，また理学療法計画が検討される．そのため，医師がstageの判断を下していることが多々あり，情報共有が必要である．

2 Unified Parkinson's Disease Rating Scale（UPDRS）

■世界で最も標準的なPDの機能障害の評価尺度で，リハビリテーションの効果判定の指標としても用いられる．
■1987年にFahnらによって発表され，2008年にGoetzらによって**MDS-UPDRS**が，さらに2019年にMDS-UPDRS日本語版が公開された．
■Part Ⅰでは日常生活における非運動症状を中心に，Part Ⅱでは日常生活で経験する運動症状の側面について，Part Ⅲでは運動障害の中核的症状を，そしてPart Ⅳではジスキネジア等，投薬に関連する合併症状についての評価で構成されている（**表19-2**）．
■Part ⅢはOn時とOff時を分けて評価する．
■全部で50項目あり，計測に50分程度要する．

MDS-UPDRS：Movement Disorder Society-sponsored UPDRS revision

3 Freezing of Gait questionnaire（FOGQ）

■世界的に使用されるすくみ足に関する質問紙を用いた評価指標である．
■日常生活ですくみ足が生じる場面を想定した質問で構成され，病院等での理学療法評価場面では検出できないすくみ足の状況を把握するのに適している．
■近年，日本語版が作成され，10分程度で評価できるため，わが国でも使用が広

表19-2 Unified Parkinson's Disease Rating Scale (UPDRS)

Part Ⅰ 日常生活における非運動症状	Part Ⅱ 日常生活で経験する運動症状の側面	Part Ⅲ 運動検査	Part Ⅳ 運動合併症
1.1 認知障害 1.2 幻覚と精神症状 1.3 抑うつ気分 1.4 不安感 1.5 無関心（アパシー） 1.6 ドパミン調節異常症候群の症状 1.7 睡眠の問題 1.8 日中の眠気 1.9 痛みおよび他の感覚異常 1.10 排尿の問題 1.11 便秘 1.12 立ちくらみ 1.13 疲労	2.1 会話 2.2 唾液とよだれ 2.3 そしゃくと嚥下 2.4 摂食動作 2.5 着替え 2.6 身の回りの清潔 2.7 書字 2.8 趣味，娯楽，その他の活動 2.9 寝返り 2.10 振戦 2.11 ベッド，車の座席，深いいすからの立ち上がり 2.12 歩行とバランス 2.13 すくみ	3.1 言語 3.2 顔の表情 3.3 筋強剛（固縮） 3.4 指タッピング 3.5 手の運動 3.6 手の回内回外運動 3.7 つま先のタッピング 3.8 下肢の俊敏性 3.9 いすからの立ち上がり 3.10 歩行 3.11 歩行のすくみ 3.12 姿勢の安定性 3.13 姿勢 3.14 運動の全般的な自発性（身体の動作緩慢） 3.15 手の姿勢時振戦 3.16 手の運動時振戦 3.17 静止時振戦の振幅 3.18 静止時振戦の持続性	4.1 ジスキネジア出現時間 4.2 ジスキネジアの機能への影響 4.3 オフ状態で過ごす時間 4.4 症状変動の機能への影響 4.5 運動症状変動の複雑さ 4.6 痛みを伴うオフ状態のジストニア

[日本語版 MDS-UPDRS（最終更新2019年1月29日），https://www.movementdisorders.org/MDS-Files1/PDFs/Rating-Scales/MDS-UPDRS_Japanese_Official_Translation_FINAL.pdf（2024年11月29日閲覧）を参考に著者作成]

がりつつある．

4 Balance Evaluation Systems Test（BESTest）

- 運動制御理論の1つであるシステム理論に基づいて考案されたバランス機能評価法である．
- バランス機能にかかわる6要素，つまり，生体力学的制約，安定限界，姿勢変化，反応的姿勢制御，感覚機能，歩行安定性に着目して構成されており，パーキンソン病のバランス障害を検討するのに適している．
- 簡易版のMini-BESTestもある．

5 Timed Up and Go test（TUG）

- 立ち上がり，3m先のコーンを回って戻り，着座するまでの時間を計測する．
- 歩行に加えて起立，着座，方向転換が含まれるため，すくみ足が出現しやすいため，PDの歩行能力評価によく用いられる．
- 数字の逆唱課題等を追加し，二重課題として実施するとすくみ足が出現しやすくなる．

6 その他の評価

FIM：functional independent measure
BI：Barthel index

- ADLを評価するためにFIM，BIが用いられる．
- 他方，Unmet rehabilitation needsの調査によると，歩行の他にベッド上の動作，つまり寝返り，起き上がりに困難を抱えている症例が多いことがわかる．これら基本動作の観察，分析を合わせて行う必要がある．

- 歩行能力を評価するために，TUGとともに10 m歩行テスト（10MWT）が用いられる．TUGの結果と合わせて運動の切り替え時のパフォーマンス変化の有無を検討する．

10MWT：10 meter walk test

memo

　Parkinson's disease questionnaire（PDQ-39）という評価スケールも世界的によく使用されている．39項目のアンケートであり，健康状態と生活の質を中心に評価する．

　MDS-UPDRS日本語版をみてみると，PD者で起こりやすい問題に関する質問が，患者や家族でもわかりやすいように話（はなし）言葉で書かれている．一読するとPD症例の困り事についてイメージしやすくなる．一度，調べてみよう．

学習到達度自己評価問題

以下のPDに関する項目について説明しなさい．
1. 4徴候の特徴を説明しなさい．
2. すくみ足の特徴を説明しなさい．
3. 非運動症状を説明しなさい．
4. PD以外のパーキンソニズムを呈する疾患について説明しなさい．
5. 治療選択におけるガイドラインの重要性を説明しなさい．
6. 代表的な薬物療法，外科的治療を説明しなさい．
7. 理学療法評価のための重要なアウトカムについて説明しなさい．

パーキンソン症状

20 パーキンソン病の理学療法

一般目標
- パーキンソン病の病態を理解し，全体像，将来像を予測した理学療法が実施できるようにする．またその理学療法の内容についても理解する．

行動目標
1. パーキンソン病の理学療法の目的の特異性を把握する．
2. 病態の把握，それに伴う適切な評価を選定できる．
3. 病期における適切な理学療法訓練内容の説明ができる．

調べておこう
1. 不随意運動を呈する他の疾患とそれぞれの特徴を比較してみよう．
2. パーキンソン病とパーキンソニズムの違いを調べよう．
3. 錐体外路系疾患の歩行について調べよう．

A 目 的

　パーキンソン病の理学療法は一般的に維持的理学療法が中心となり，身体機能の悪化防止が主たる目的とされている．したがってその主たる目的は，①**拘縮や変形を防止**，②**運動障害の改善**，③**ADL能力の維持**である．つまり，できるだけ活動的生活を維持できるよう，身体運動を積極的に遂行することが重要となる．

B 評 価

- パーキンソン病においては，その病態によりさまざまな理学療法評価が行われる．以下に代表的な評価およびそのチェック内容について簡単に示す．

①問診，視診
- 発症時期，症状などの聴取．重症度分類の予測など．また**薬剤の種類**，**投与期間**および**服用時間**についても詳細に聞き取りを行う．
- 薬物療法に関する情報として，薬剤の種類，服薬状況，薬物コントロールの状態などを事前に入手しておくことは，いうまでもない．
- ホーエン＆ヤール（Hoehn & Yahr）の重症度分類や効果判定としてUPDRSを用いるのもよい．

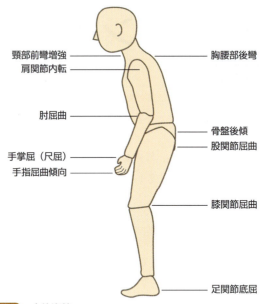
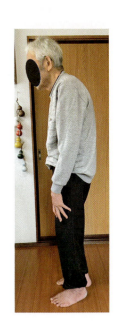

図20-1 立位姿勢

②特殊バッテリーを用いた評価
- 重症度分類としてステージが低い段階でより細かく分類された改訂版ホーエン&ヤールの重症度分類などを用いて生活活動面での評価を行うことも重要である.

- International Parkinson and Disorder Societyが作成したThe Movement Disorder Society -Unified Parkinson's Disease Rating Scale(MDS-UPDRS)では, PartⅠ(non-motor experiences of daily living：日常生活における非運動障害, 13項目), PartⅡ(motor experiences of daily living：日常生活で経験する運動症状の側面, 13項目), PartⅢ(motor examination：運動症状の調査, 18項目), PartⅣ(motor complications：運動合併症, 6項目)により総合的な評価が行える.

③関節可動域テスト
- 現在の関節状態だけでなく, 無動などによる**二次的な障害発生**が考えられる関節のチェックを行う.

④筋力テスト
- 主として**筋力低下部位**をチェックする.

⑤姿勢アライメント
- 前後, 側方の重心線よりみた**アライメント異常**のチェック(図20-1)を行う.

⑥運動パターン(動作分析)
- 簡単な起居動作から複合動作まで, 現存の能力に伴う運動パターンをチェックする.

⑦歩行分析

- 代表的な歩行(**突進歩行**, **小刻み歩行**など)のみならず, 歩行時の手の振り, 方向転換, 停止状態, リズムによる影響についてもチェックする.

⑧平衡反応，姿勢反射

■ 外乱や動揺に対する反応や，安定性限界についてチェックする．

■ FRTやTUGなどがよく用いられる．

FRT：functional reach test
TUG：timed up and go test

⑨ADLテスト

■ BIやFIMを用いて自立度，実用性についてチェックする．

■ 日内変動や環境の変化についても留意する必要がある．

BI：Barthel Index
FIM：functional indepen-
dence measure

⑩協調運動の確認

■ 手回内・回外試験や足踏み試験などで反復変換運動障害をチェックする．

■ 安静時振戦が特徴的ではあるが，運動時にも振戦がみられたりするなど，協調運動障害が認められる場合には，鼻指鼻試験などの各種協調運動の確認を実施する．

⑪その他

■ 反射，知覚，言語，心肺機能，高次脳機能など必要に応じて検査を行う．

C　理学療法, 運動療法の考え方（運動症状への対応）

■ 運動療法は，筋力やバランスをはじめとする身体機能を改善する．また聴覚刺激は歩行能力の改善にも有効である．

■ **日内変動，日差変動**を把握し，病期に応じた適切な理学療法を指導することが重要である．

パーキンソン病治療ガイドライン2018について調べてみよう．

■ また適度な休息をとることも必要であり，運動量が過負荷にならないように注意する．

■ 進行は一般的に緩徐であり，そのため介入時に得られる情報量は少ない．しかしその小さな変化を見逃さないようにしなければならない．

■ 急性発症の錐体路障害疾患と異なり，目標設定や動機づけが困難となることが多い．しかし，ADL能力の自立度を維持・改善することが，共有すべき目的であることに変わりはない．

■ 第21章「演習4」を参照．

① 病期（障害程度）に対応する理学療法

■ 一般的な運動療法をホーエン&ヤールの重症度分類に照らしまとめた（**表20-1**）．

■ ただし，現実的には，Stage 1，2などの軽症例は，薬物コントロールで正常生活を営めることから，理学療法で接することはほとんどない．

■ 重症例では，さまざまな二次的合併症を発生することから，とくに理学療法の役割が重要となる．

a. 関節可動域（ROM）運動

■ 初期段階（Stage 1，2）では自己運動が中心となる．全体的な可動域保持を目的に，広範囲な運動を行う．

■ 中・後期段階（Stage 3〜5）では自動介助，他動運動を中心に行う．拘縮予

表20-1 病期における理学療法の目安

運動療法	ホーエン&ヤールの重症度分類 (Stage)				
	1	2	3	4	5
ROM運動（自動運動）	◎	◎	○		
ROM運動（自動介助運動，他動運動）			○	◎	◎
体軸回旋運動：全身	◎	◎	○	○	○
：部分			◎	◎	◎
パーキンソン体操：立位	◎	◎	○		
：座位		○	◎	◎	
：臥位			○	◎	◎
筋力増強・維持運動	◎	◎	◎	○	
運動動作練習：立位	◎	◎	○		
：座位，四つ這い			○	◎	
歩行訓練：散歩など	◎	◎			
：応用歩行訓練	◎	◎	○		
：基礎歩行訓練（ステップなど）		◎	◎	○	
ADL訓練：応用動作	◎	◎	○		
：基礎動作			○	◎	
呼吸・嚥下訓練			○	◎	◎

◎：高頻度で選択される　　○：状態によって選択される

防・改善が主な目的となり，対象となる関節を中心に行う．とくに**肩甲帯，上肢帯，頸部**は活動性の低下に伴い拘縮が起こりやすく，十分な運動が必要である．
- 中期段階以降では，**リズミカルかつ愛護的**に行う．

b. 体軸回旋運動

- Stageが重症化に従い**体軸回旋**は減少し，とくに運動開始時においては体軸回旋が出現しにくい．
- 体軸回旋を促進するためには，部分的な運動から全体的な運動へと広げていく．
- ROM運動と同様であるが，とくに頸部，体幹の体軸を中心として行う．
- 初期段階（Stage 1, 2）では体動を大きくした運動を中心に行う．
- 中・後期段階（Stage 3〜5）では各部位での回旋運動を行い，ついで脊柱の全体的な運動へと移行する（図20-2，20-3）．
- バランスボール，いすなどを利用してのリズミカルな運動を行わせると効果的な場合もある（図20-4）．

c. 姿勢矯正体操（パーキンソン体操）

- 目的は**短縮筋の柔軟化，可動性保持，関節拘縮の予防，重心移動の再獲得**などである．
- Stage 1〜3では主に立位，Stage 2〜4では座位，Stage 3〜5では臥位にて行う．しかし，重症となるほど無動症状出現のため，他動的に行わざるをえないことが多くなる．
- とくに筋強剛の影響を受けやすい**体幹・下肢の抗重力筋**（ハムストリングス，

C 理学療法，運動療法の考え方（運動症状への対応） 241

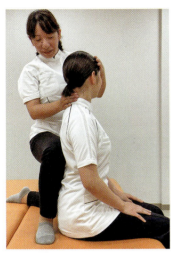
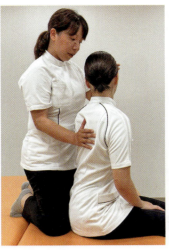
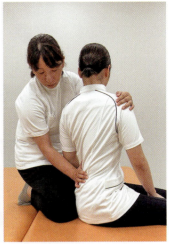

a. 頸部回旋
上位頸椎より順に下位頸椎へと動きを誘導する．リズムは一定に．

b. 頸部＋上部体幹
頸部をしっかりと固定し，頸椎と同じく上位胸椎から順に動きを誘導する．

c. 骨盤に対する体幹全体の回旋
頸部・上部体幹の固定を理学療法士の身体を利用して保持．運動は訓練者も同時に回旋を行いながら誘導する．座面は床面より離れないよう保持する．

図20-2 座位での他動的体軸回旋誘導（頸部から胸・腰椎，骨盤へ）

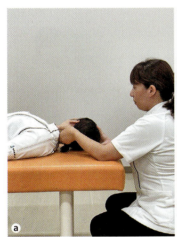
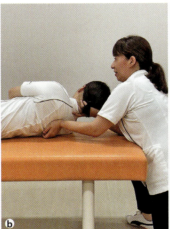
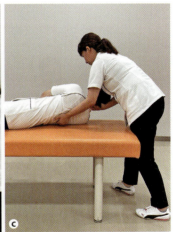

図20-3 臥位での他動的体軸回旋誘導（頸部から胸・腰椎，骨盤へ）
(a) 頸部回旋．座位に比べ固定がしやすいので，よりリズミカルに1つひとつの運動を行うこと．
(b) 頸部＋上部体幹．頸部の保持をしっかりと行い，頸椎から上位胸椎の動きを誘導する．肩甲帯からの動きの誘導にならないように注意する．
(c) 骨盤に対する体幹全体の回旋．固定が難しいので注意．動きを誘導する側の上肢（写真では訓練者左上肢）で固定と誘導を行っている．

下腿三頭筋など）のストレッチを入念に行う．
- また呼吸機能の低下がある場合には，後述する呼吸訓練とあわせて胸郭にもアプローチを行う．
- Stage 1～4の座位，立位では棒などを使用して肩甲帯と上肢・体幹のストレッチを行ってもよい（図20-5～20-7）．

memo
トータルストレッチ
全身状態が安定し，動作能力が保たれていれば，腹臥位などのポジショニングを利用したストレッチを行うことも効果的である．

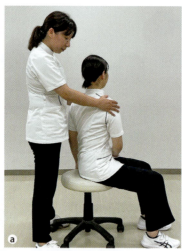 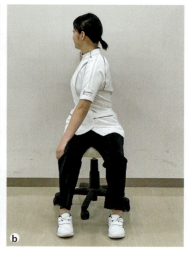

図20-4　いすを利用しての回旋
(a) 他動的回旋．各部位の運動が出現後，行う．口頭指示にて頸部から上部体幹，下部体幹，骨盤の動きを行うよう支持する．その際に足部は床面より離れないように．
(b) 壁を利用しての自動的回旋．(a) と同様，口頭指示にて行う．訓練者の誘導の代わりに壁を利用する．

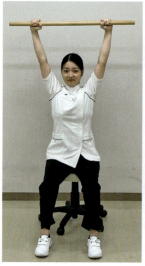 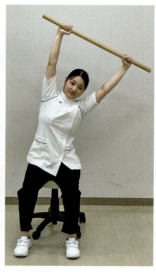 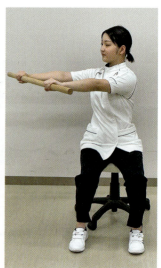

a. 上下運動　　　　　　　b. 側屈運動　　　　　　　c. 回旋運動

図20-5　棒を利用しての体操（座位）
それぞれ代償運動を出現させないように，最初はゆっくりと，小さい範囲で行う．慣れてくればだんだんと最終可動範囲に近づけるように．

C 理学療法，運動療法の考え方（運動症状への対応） 243

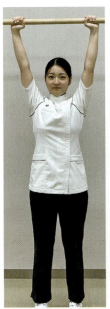 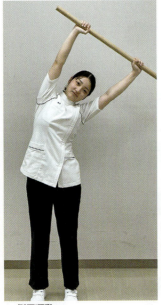 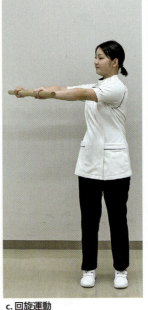 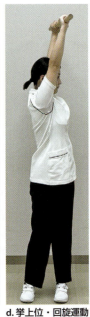

a. 上下運動　　　b. 側屈運動　　　c. 回旋運動　　　d. 挙上位・回旋運動

図20-6　立位での運動
座位よりも代償運動が出現しやすいので，最初は理学療法士が誘導し動作を教えるほうが望ましい．座位と同様，ゆっくりとした小さな動きから大きな動きへ．

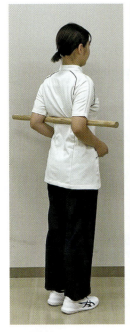 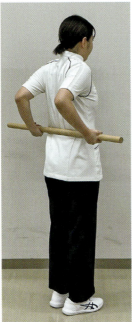 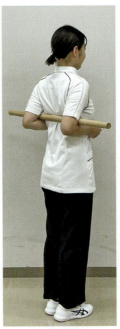 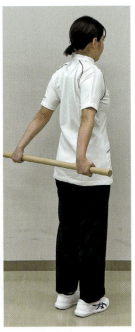

a. 体幹伸展要素を　　b. 手関節保持での体幹　　c. 肘関節保持での体幹　　d. 肩関節伸展を伴う
　加えた運動　　　　　伸展，肩甲骨挙上運動　　　伸展，肩甲骨挙上運動　　　肩甲骨挙上運動

図20-7　体幹伸展要素を加えた運動
（a）円背などのため行いにくい場合は棒の位置を調整して行う．（b,c）背部に棒を滑らすように頭側へ．その際に体幹の過剰な伸展あるいは屈曲などの代償が出ないように注意する．（d）肩甲骨の運動を意識するように指示する．代償動作が出ないように運動範囲などを適切に指導すること．

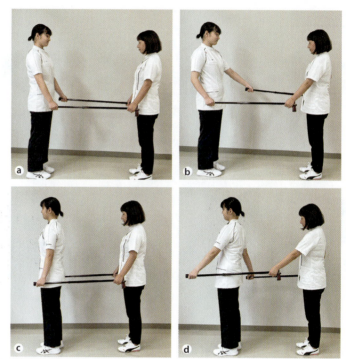

図20-8 歩行を意識した上肢交互運動
a, b：上肢運動を促進するため，向かい合った状態で杖などを利用し腕の振りの運動.
c, d：動きが誘導されれば歩行を意識した腕の交互運動を実施し，歩行へつなげる.

d. 筋力増強

- 初期，中期段階（Stage 1～3）では**残存機能の維持と障害の進行予防**のために行われる.
- 後期段階（Stage 4～5）でも同様の目的で行われるが，状態によっては筋力低下が出現するため十分な配慮が必要である．そのため，残存機能の維持と二次的合併症の予防がいっそう重要となる．
- 主に伸筋群に対して行われることが多いが，初期段階（Stage 1, 2）では同時収縮を用いても効果的である．

e. 動作訓練

- 姿勢矯正訓練と類似しているが，**動的要素が主となる**（図20-8，20-9）．
- 正しい**ポジショニング**positioningを学習する．臥位から立位までにとられる動作のなかで，四つ這い位，膝立ち位での静的なアライメント保持を獲得する．

- またそれらの動作のなかで行われる寝返り，立ち上がりなど，体重移動を伴う動的なバランスを学習する．
- また運動は一方向ではなく，逆方向（立位→臥位）へも行う．
- 各運動時には交互運動（前後，左右など）を行うことが望ましい．利き手利き足，あるいは障害の軽い側のみにばかり頼らず，反対肢も積極的に使用するよう促す．
- 一般に不適切な重心位置となることが多いため，これらの訓練時には重心，そ

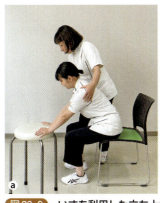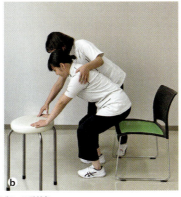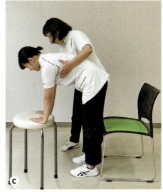

図20-9　いすを利用した立ち上がりの訓練
重心移動や動作開始の外部キューとなり得る道具（丸いすなど）を利用し，立ち上がりを誘導する．

れに対する支持基底面を意識させ，適切な位置関係となるようにする．

f. 呼吸訓練 breathing exercise

- 日常的な全身運動に加え，**姿勢異常**が出現し始める段階でとくに積極的に行う．
- 座位あるいは立位で深呼吸（腹式，胸式いずれも）を行う．
- 主目的は胸郭拡大，柔軟性の向上であるが，二次的に体幹周囲筋の筋力強化，ストレッチの効果も得られる．
- 発声，嚥下機能に問題がある場合にも効果的である．

2 廃用症候群への対応

- ステージが上がるに従い廃用症候群は進行しやすくなる．
- 最大筋力の20〜30％の筋出力で筋力の維持が可能であり，活動を維持することで骨格系，循環系にもよい影響を及ぼす．
- 適切な運動指導，必要に応じ家族の協力を得て活動を維持することが重要である．
- また活動量減少などの廃用症候群につながる徴候を見逃さない必要がある．

3 薬剤の作用・副作用との関係

- 長期投与による副作用を**表20-2**に記す．
- 薬効時間や副作用の有無にあわせて**訓練開始時間や訓練場所の設定**に配慮することが必要となる．
- 訓練のみでなく，生活全般を通じて対象者の運動可能時間，時期を見つけ出し，円滑に運動が開始できるように配慮する．

4 歩行訓練

- 特徴的な症状として**すくみ足** frozen gait，**突進現象** protrusion gait，**上肢の振りの減弱・消失**，**小刻み歩行** short-stepped gait，**すり足歩行** shuffling gait，**加速歩行** festination gaitがある．

表20-2 薬剤長期投与による副作用

不随意運動（ジスキネジア）	治療薬の影響が一時的に過大になる，または効果が減弱するため出現
オン・オフ現象	薬物の服用時間に関係なく症状がよくなったり（on），悪くなったり（off）する現象
ウェアリング・オフ現象	治療薬の効果持続時間が短くなり，服用後しばらくは動けるが，2〜3時間で効果がなくなり症状が悪化する現象
消化器症状	食欲不振，吐き気，嘔吐など
健忘	記銘力障害，意味記憶障害など，後方型認知症状が出現
悪性症候群	抗パーキンソン病薬の長期服用例において，急激な服用中断によって生じる高熱，自律神経症状，意識障害などの重篤な症状を呈する
その他	口渇，目のかすみ，眠気，せん妄・幻覚，起立性低血圧など

- 歩行訓練としては，①**円滑な始動**，②**停止**，③**方向転換**，④**腕の振り**，⑤**歩幅の確保**を意識しながら行う．
- 身体的な運動だけでなく，<u>聴覚，視覚刺激</u>を十分に活用することが望ましい．
- 聴覚刺激では，メトロノームなどの明確な音刺激を用いる．またかけ声では単純でリズミカルな指示・号令を繰り返す．
- 視覚刺激では床に均等な線を引いたり，杖にわかりやすい色のテープを貼る，杖先に棒をつけるなどして意識を向かせる．
- またすくみ足が強い場合には，スタート時にさまざまな工夫（側方移動，<u>いったん下肢を後方へ下げ再度振り出す</u>，または<u>逆説運動</u>*を用いるなど）を行う．
- 歩行能力の状況に応じて，屋外歩行や実際の居住環境に近い場面での歩行などの応用歩行を行う．

＊逆説運動 paradoxical kinesia　パーキンソン病でみられる，平地歩行はできないが階段昇降はできるなどの矛盾した現象（運動）．

5 補装具の活用

- 振戦が強い場合や，内反（尖足）がある場合には靴型装具が効果的である．
- また前述のとおり，杖に工夫を施すこともある．
- 中期〜終期では，ADLについても家屋改造（ドア，床の改修など）や，自助具（リーチャー，チューブグリップなど），入浴補助具（滑り止めマット，シャワーチェアーなど）を積極的に利用する．

6 ADLへの反映

- 運動療法としては，初期（Stage 1〜2）は応用動作，中期，終期（Stage 3〜5）は基本動作を中心に行うような状況となることが多い．
- とくに終期では，動作を**各肢節**ごとに確実に行い，**実用性**を得るように工夫する．
- **生活環境**に応じた**内容**で訓練を行う．日常行っていることであることから興味が薄れやすい．そのためできるだけレクリエーションやスポーツの要素を取り入れながら行うと効果的である．
- また運動に対する具体的な目標を設定することも効果的である．

7 転倒リスクの回避

- すべての病期において転倒の危険性はあるが，とくに活動量が増大している場面や時期には注意が必要である．
- **動作の遅延**が起こるため，運動開始時はとくに注意が必要である．また症状の進行に伴い運動の変換時にも遅延が著明となり，方向転換時が最も危険となるため，慣れている動作を行う場合でも注意を要する．
- 転倒を経験した場合でも，各種の症状により危険回避が困難となる．再転倒の可能性があるため，注意が必要である．
- これらに加え，進行するに従い薬剤の影響も出現することを念頭に入れておく．

8 パーキンソニズムの理学療法

- 理学療法を行うにあたり，二次性パーキンソニズムをきたす疾患との鑑別が必要である．
- 二次性パーキンソニズムには，続発性（血管障害，脳炎，薬物など），神経変性などがあり，さまざまな病態を呈する．
- 段階的に進行するパーキンソン病に対するものと異なり，原因疾患によって特徴的な症状を示すことがあり，それぞれに対する適切なリハビリテーションが必要である．
- 原因によって筋強剛，振戦，無動，姿勢反射障害の程度が異なる．より目的を明確にした理学療法を行うことが重要である．

9 運動症状に対する生活期の理学療法の実際

- 在宅では「できるADL」と「しているADL」の差が大きく出現する．
- Stage 1，2ではその差は小さいが，Stage 3以降では機能低下に伴い差が大きくなる．ただし機能低下の程度は個人差があるため必要な対応はさまざまである．
- 一番の問題は動作速度であるため，時間をかけてでも自身で行うことの認識や家族の理解が必要である．
- また環境にも配慮し，安全な場所，体位で動作を実施するように指導する．

D 非運動症状への対応

パーキンソン病の疾患概念は，運動症状だけではなく多彩な非運動症状（表20-3）を包括する．そして病期（発症前駆期を含む）や薬物投与に関連して変動するものがあるので注意が必要である．

1 睡眠障害

- 覚醒障害，夜間の睡眠障害に大別される．
- 患者では深夜や早朝に治療薬の効果が減弱し，筋強剛や寡動の影響により寝返

表20-3　パーキンソン病の非運動症状

睡眠障害		自律神経障害		
覚醒障害	日中過眠 （excessive daytime sleepiness；EDS）	心血管系症状	起立性低血圧 食事性低血圧	
	突発的睡眠 （sudden onset of sleep；SOOS）	排尿障害	頻尿 尿意切迫・ 切迫性尿失禁	
夜間の睡眠障害	夜間不眠			
	レム睡眠行動障害　（REM sleep behavior disorder；RBD）	消化器症状	消化管運動障害（便秘） 流涎 嚥下障害	
	下肢静止不能症候群（むずむず脚症候群）　（restless legs syndrome）			
	周期性四肢運動障害　（periodic legs movement disorder；PLMD）	性機能障害	勃起障害	
	睡眠時無呼吸症候群　（sleep apnea syndrome；SAS）	発汗障害その他	発汗発作（発汗過多） 発汗低下 脂漏	
精神・認知・行動障害				
気分障害	うつ 不安 アパシー（apathy；無感情） アンヘドニア（anhedonia；快楽の消失）	**感覚障害**		
		嗅覚障害		
		痛み	筋骨格性疼痛 末梢神経-根性疼痛 ジストニア関連痛 中枢性疼痛 アカシジアに関連した不快感	
幻覚・妄想	幻覚	幻視		
		幻聴		
		体感幻覚	視覚異常	
	妄想・せん妄	**その他**		
行動障害	衝動制御障害	病的賭博	体重変化	体重減少 体重増加
		性欲亢進		
		買いあさり	疲労	
		むちゃ食い		
		常同反復動作 （punding）		
	ドパミン調節障害			
認知機能障害	遂行機能障害 注意障害 視空間認知障害 記憶障害			

[日本神経学会「パーキンソン病診療ガイドライン」作成委員会（編）：パーキンソン病診療ガイドライン2018，p14，医学書院，2018より許諾を得て転載]

りや起き上がり動作に難渋することがある．トイレに行くまでに時間がかかることへの不安や，失禁に対する不安などから睡眠が断片化しがちとなり，不眠や日中の過眠につながる．

■ 電動ベッドや手すりなどの福祉用具を活用して環境整備を行うこと，布団のかけはぎなど一連の動作を練習し円滑化することも効果的である．

■ レム睡眠行動異常によって転倒などの危険がある場合は，クッションフロアマットを置くなどの対応が必要である．

■ 日中の活動量を上げることが睡眠障害の改善につながるので，運動は積極的に行ったほうがよい．

2 精神・認知・行動障害

- 気分障害，幻覚・幻想，行動障害，認知機能障害など多岐にわたる．
- うつ状態やアパシーにより運動に対する意欲が低下していることも多いため，モチベーションを保たせるようなかかわりが必要になる．
- 常同反復動作によって就床時刻が遅くなり，日中の過眠や生活リズムの乱れにつながるケースもある．非装着型睡眠計で睡眠状況を可視化し，フィードバックや睡眠状態改善の効果判定に役立てることができる．

> memo
>
> パーキンソン病における認知症状は，皮質性・皮質下性症状ともに出現することがあるが，皮質性認知症は約10～20％程度であり，ほとんどが皮質下性認知症状を呈する．また近年ではレビー小体型認知症を併発することが報告されている．いずれにしても起因する因子としては，思考緩慢，抑うつが多いため，厳密には純粋な認知症状と区別しがたい．

3 自律神経症状

- 運動を実施する際に，<u>起立性低血圧，食事性低血圧</u>にはとくに気をつけなければならない．
- 多くの患者が便秘を抱えている．腹圧をかけやすいような前傾姿勢をとらせるなどの指導も便秘の改善に効果的である．
- 排尿に関しては頻尿となる．とくにオフの状態では起居移動動作に時間がかかり失禁となることが多い．トイレに行くよう支援することが望ましいが，在宅ではポータブルトイレや尿器などを適切に使用することで尿意から排尿までの時間短縮をはかる必要がある．

4 感覚障害

- パーキンソン病患者の約7～8割に<u>嗅覚障害</u>がみられるが，多くの患者は自覚していない．
- 痛みは睡眠障害やうつなどの気分障害にかかわることも多く，理学療法やADLの阻害因子になることも多い．痛みの性状や程度を正しく把握することが大切である．

> memo
>
> 起立性低血圧はパーキンソン病に特異的な症状ではないが，病期の終期では合併することが多い．また，初期段階での出現は，他疾患との鑑別の徴候となる場合もある．通常，起立後3分以内で収縮期血圧20 mmHg，拡張期血圧10 mmHg以上の低下を認めた場合を陽性とする．

5 その他

- 疲労に注意することが大切であるが，発症早期の患者には，運動負荷量はある程度かけたほうがよいとの報告がある．
- 個々に応じて適切な運動負荷を行い，病状の変化に合わせて適切な理学療法を実施するように配慮する必要がある．

6 非運動症状に対する生活期の理学療法の実際

- パーキンソン病における非運動症状の判断は非常に困難であるため，かかりつけ医等との綿密な連携が重要である．
- 本人の訴えも少ないため，家族や介助者がさまざまな変化を見逃さないように，上述したような種々の徴候について指導しなければならない．
- 状況に応じた早期の適切な対応が，在宅生活を円滑に送る鍵である．

E　まとめ

- パーキンソン病の理学療法では，現状をいかに維持するかが重要である．
- 現在，その訓練方法は多岐にわたり，一定の見解にはいたっていない．そのようななか，理学療法士は常に効果的な理学療法を求め研鑽していかなければならない．
- したがって，全人間的な評価，それに基づく理学療法の選定が必要となり，常に評価，分析を繰り返し最良の理学療法を行わねばならない．

学習到達度自己評価問題

1. パーキンソン病の4大症候をあげなさい．
2. 拘縮を起こしやすい関節を説明しなさい．
3. 典型的な姿勢を説明しなさい．
4. 動作の特徴を説明しなさい．
5. 運動療法の注意点をあげなさい．
6. 運動療法の選定基準をあげなさい．
7. 歩行訓練における注意点をあげなさい．
8. 二次的な障害は何が考えられるか述べなさい．

パーキンソン症状

21 演習4

A　グループ討議

　以下のテーマについて，グループごとに討議し，各用語の意義について示し，その評価方法についても説明しなさい．

① 錐体路障害と錐体外路障害の相違

a.　錐体路の障害でみられる徴候をあげてみよう．
b.　錐体外路の障害でみられる徴候をあげてみよう．
c.　代表的な不随意運動をあげてみよう．

② パーキンソン病の特徴

a.　パーキンソン病における4大症候をあげてみよう．

③ パーキンソン病と症候性パーキンソニズムについて

a.　パーキンソン病と症候性パーキンソニズム（脳血管性・薬剤性パーキンソニズム，正常圧水頭症）の違いを説明してみよう．

B　症例の提示によるロールプレイ

　以下の基本情報，情報A，B，Cのうち提示された情報のみから，情報収集，評価，治療技術に関する課題について学生間で討議した後，模擬患者に対してロールプレイしながら実践し，実施技術上の問題点について考察しなさい．

［症例］パーキンソン病

基本情報（指示箋情報）
　以下の基本情報だけをみて，情報収集，問診技術を検討しなさい．

［年　齢］65歳
［性　別］女性
［身　長］157 cm
［体　重］40 kg
［現病歴］60歳ごろに，右上肢の安静時振戦がみられるも動作時の影響はとくになかった．63歳ごろに歩行障害が出現し，パーキンソン病と診断される．

6ヵ月前より歩行障害，動作緩慢が強くなり，投薬によるコントロールと運動療法を目的に入院となる.

情報A（カルテ，画像および医療スタッフ，患者情報）

基本情報および情報Aだけをみて，検査，測定技術を検討しなさい.

［画像所見］頭部CTによる異常所見は認められない.

［合併症］便秘

［既往歴］とくになし

［家族構成］夫との二人暮らし. キーパーソンは隣居の娘夫婦. 以前は，娘と趣味のコーラスによく出かけていた.

［家屋構造］住まいは二階建て，自室一階. 屋内では敷居や戸枠など1〜2cmの段差が数ヵ所あり，上がり框は30cm程度（自宅周辺の交通量は多い）.

［看護情報］認知機能は良好，監視にて歩行可能（転倒について注意が必要）.

［病棟ADL］
①基本動作：転倒予防にて車いす利用. 歩行時は監視. T字杖による歩行は可能だが，移動には車いすを利用していた.
②セルフケア：更衣動作は立位場面で一部介助. 食事，整容，摂食，排泄は自立. 入浴は移動時に一部介助（病前の生活では，浴槽が床置き式でシャワーのみ）

情報B（理学療法評価）

基本情報および情報A，Bだけをみて，障害情報に基づいて評価（統合と解釈）および問題点，ニーズ，リハビリテーションゴール，理学療法ゴール，障害回復予後の予測，理学療法プログラム，理学療法の進め方を検討しなさい.

［全体像］顔の表情はこわばったような感じであったが，コミュニケーションは良好ではっきりとした言葉で受け答えができる. 右上下肢に安静時振戦がみられ，上肢においては，更衣動作の一部であるボタンをはめる動作に介助を要す場合がある. 朝は動きづらいが，日中はあまり変わらない印象をもたれている.

［全身状態］良好，血圧は120〜130/70〜80mmHg，脈拍80/分前後にて安定

［意　識］清明

［精神・知能］HDS-Rにて28点（記憶記銘項目で減点）

［コミュニケーション］問題なし

［ホーエン＆ヤール］ステージ3

［UPDRS］36点

［姿勢・形態障害］立位姿勢を矢状面から観察すると頸部，体幹，股関節，膝関節，肘関節は屈曲し，前傾姿勢となり重心は後方に位置している.

［筋緊張］両上肢に歯車様筋強剛，両下肢に鉛管様筋強剛を認める. 左側より右側は筋緊張が高く左右差がある.

［反射・反応］立位時，立ち直り反応，平衡反応等に障害を認め，後方への易転倒性がみられる. プルテスト1.

［感　覚］問題なし

mAS：modified Ashworth Scale

［ROM］頸部屈曲 50°・伸展 40°・回旋左右とも 40°・側屈左右とも 40°，体幹屈曲 40°・伸展 10°・回旋左右とも 20°・側屈左右とも 20°，股関節伸展左右とも 5°・0°，膝伸展左右とも −5°

［筋　力］MMT上下肢 5 レベル，体幹 4 レベル

［歩行テスト］10 MWT 30 秒間，6 分間歩行テスト（6 MWT）110 m.

10 MWT：10 m walking test
6 MWT：6 minutes walking test

［ADL］

①基本動作：寝返り，起き上がりでは体幹の回旋が乏しく，病棟ではベッド柵を用いる．歩行で両上肢の振りはとくに右側が少なく，歩き始めと終わりにすくみ足がみられ，また，曲がり角ではすくみ足が強く出現した．床に貼ったテープによる視覚刺激，手拍子やメトロノームによる聴覚刺激により歩行の改善がみられる．

②セルフケア：座位にて体幹を前傾させ，上肢を足までリーチすることが困難であり，靴下を脱ぐ等の更衣動作に介助を要す．入浴時の移動，浴槽の出入りは手すりを用いて一部介助を要す．

情報C　（障害情報に基づく統合と解釈）

基本情報および情報A，B，Cをみて，理学療法プログラム相互の関係，理学療法の進め方，理学療法プログラム実施上のリスク管理を検討しなさい．

▷**問題点**

［機能障害］関節可動域制限，筋強剛，無動，姿勢・バランス障害

［活動制限］歩行障害，ADL障害

［参加制約］移動能力低下に伴う活動範囲の狭小化．家族の協力を含む退院後の生活環境が未調整．

▷**リハビリテーションゴール**

家庭復帰

▷**理学療法ゴール**

［短期目標］自宅生活における応用歩行を含めた歩行能力の向上

［長期目標］屋外移動の獲得，日常生活の維持，趣味となるコーラスへの参加

▷**リハビリテーションプログラム**

要介護認定の申請，住宅改修の検討

▷**理学療法プログラム**

①ROM訓練

②筋ストレッチング

③バランス訓練

④手拍子による音楽リズムを取り入れた歩行訓練

（解答例は巻末 p.432 参照）

その他の神経障害

22 頭部外傷，低酸素性脳症

一般目標
1. 頭部外傷，低酸素性脳症の定義，特徴，分類を知り，その治療およびリハビリテーションを理解する．
2. 社会復帰に向けた課題を考え，頭部外傷，低酸素性脳症における理学療法について理解する．

行動目標
1. 頭部外傷，低酸素性脳症の定義，特徴，分類について説明できる．
2. 一般的治療およびリハビリテーションについて説明できる．
3. 理学療法実施における評価，リスク管理を説明できる．
4. 理学療法の役割を理解し，適切な理学療法を説明できる．

調べておこう
1. 病態の理解のために，基礎知識となる脳の機能解剖について調べよう．
2. 理学療法を行ううえで，問題となる意識障害について調べよう．
3. 動作や歩行の獲得に影響する運動障害（四肢麻痺，片麻痺）について調べよう．
4. 症状の1つであり，ADLや家庭復帰に大きく影響する高次脳機能障害について調べよう．

A 頭部外傷とは

- その文字のとおり，「頭部の外傷」であり，交通事故，転落，スポーツなどで強く頭を打つことによって，そのとき，またはその後起こる頭部に発生したすべての外傷を含む頭蓋・脳の外傷などを総称していう．
- 頭蓋軟部組織や，頭蓋骨骨折，硬膜，脳実質，脳血管，脳神経の損傷のほか，外部の力が強度に達するときには頸部やその他の部位にも影響が及ぶ．
- 症状は多岐にわたり，受傷時から数日後に症状が出現する．また，数日後でも脳に影響が出現する場合もある．
- 頭部外傷のなかでも，とくにリハビリテーションに関係するものの大多数は，外傷性脳損傷（TBI）とされる．

TBI：traumatic brain injury

1 頭部外傷の特徴，分類

- 頭を打ちつけたり激しく揺さぶったりすると，脳の働きに障害を起こす．程度

表22-1 頭部外傷の分類（Gennarelli らの分類）

Ⅰ．頭蓋骨損傷…頭蓋骨骨折 skull injury
1) 円蓋部骨折 vault fracture ■ 線状骨折 linear fracture ■ 陥没骨折 depressed fracture
2) 頭蓋底骨折 basiler fracture
Ⅱ．頭蓋内または脳実質の局所性損傷 focal brain injury
1) 急性硬膜外血腫（AEDH）
2) 急性硬膜下血腫（ASDH）
3) 脳挫傷 brain contusion
4) 外傷性脳内血腫（TICH）
Ⅲ．脳実質のびまん性損傷 diffuse brain injury
1) 軽症脳振盪 mild concussion 一時的な神経機能障害（記憶障害）のみで意識障害なし
2) 古典的脳振盪 classical cerebral concussion 6時間以内の意識障害
3) びまん性軸索損傷（DAI） ①軽症型 mild DAI：6時間以上24時間以内の意識消失 ②中等症型 moderate DAI：24時間以上の意識消失，脳幹症状（－） ③重症型 severe DAI：24時間以上の意識消失，脳幹症状（＋）

AEDH：acute epidural hematoma

ASDH：acute subdural hematoma

TICH：traumatic intracerebral hematoma

DAI：diffuse axonal injury

[Gennarelli TA, et al：Influence of the type of intracranial lesion on outcome from severe head injury. *J Neurosurg* **56**：26–32, 1982 をもとに著者作成]

が軽い場合には，脳振盪（短時間意識，記憶を失うか判断力が鈍る）のみとなるが，重篤な場合，意識障害が出現したり，数日後に死にいたることもある．

■ 頭部外傷の分類としてわが国では，剖検例をもとに頭部外傷後の意識障害の時間を主な判断材料として脳の器質的損傷の有無を推定し作成された，荒木の分類が使用され，また国際的によく使用されるものとして，ゼネレリ（Gennarelli）らの分類（**表22-1**）があげられる．

■ 損傷部位としては，外力の方向や回転加速度の程度により，接触部分の損傷（直撃損傷）だけでなく，外力が加わった部分とは反対の部位に生じる損傷（対側損傷）や，中心部が損傷する場合もあり，さまざまである．

■ 脳の損傷部位を評価するため，一般にCT, MRI所見を用いる（**図22-1**）．しかし，これらの画像所見を用いても損傷範囲を十分に抽出できないこともあるため，他の臨床所見や日常生活の行動観察など複数の情報から障害の全体像を把握する必要がある．

■ 経過からみた場合，一次損傷（受傷時の力学的損傷），二次損傷（血腫の形成，脳虚血，脳浮腫，脳腫脹など受傷後の生体反応の結果として生じる損傷）に分けられる．

■ 予後については，受傷時の意識障害の深さが最も影響するとされている．

■ 頭部外傷の治療，管理に関しては，2019年に頭部外傷診療を取り巻く環境変化，蓄積されたエビデンスが反映され，「頭部外傷治療・管理のガイドライン（第4版）」が発刊された．治療としては，開頭血腫除去術，過換気療法，薬物療法，頭蓋挙上，バルビツレート法，低体温療法などが行われる．

A 頭部外傷とは 257

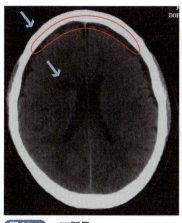
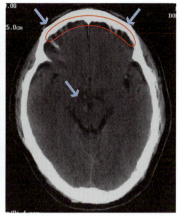

図22-1 CT所見
60歳，男性
①診断名：頭部外傷，左上下肢不全麻痺
②障害名：左上下肢機能障害
前頭葉部の硬膜下血腫*が強く，遂行機能障害が予想されるが，回復は期待できる．逆に視覚的認知機能の回復は良好．麻痺は，前大脳動脈の血流の低下に伴い，随意性の低下，筋力の低下が初期には生じることが予想されるが，回復は期待できる．
*症例は慢性の硬膜下血腫．前頭葉と頭蓋骨の間の隙間に血腫があった．開頭血腫除去術により，血腫はほとんど除去されている（赤線内の黒い部分には手術後の血腫のわずかな跡がみられる）．

- 脳卒中と頭部外傷における問題点の違いが指摘されている（**表22-2**）．

2 症 状

頭部外傷の症状は，主に**意識障害**，**高次脳機能障害**，**運動障害**があげられる．

JCS：Japan Coma Scale
GCS：Glasgow Coma Scale

a．意識障害

- 評価に際し，臨床現場で最もよく使用されるものとして，日本昏睡尺度（JCS）や，グラスゴー昏睡尺度（GCS）があげられる．
- 意識障害が遅延すればするほど予後は不良とされるが，その場合でも少なくとも6ヵ月は積極的に理学療法を継続する必要があり，また意識状態が回復した後でも，引き続き意識状態の把握と他症状にあわせた適切な理学療法が望まれる．
- 頭部外傷患者は意識状態の日内変動があり，そのときの状態が刻々と変化することもある．

表22-3 頭部外傷に生じる主な高次脳機能障害

1. 記憶障害
2. 注意障害，集中力の低下
3. 社会的行動障害
4. 1つのことに執着する
5. 遂行機能障害（目的をもった一連の活動を的確に行うことができない）
6. 感情コントロールができない
7. 保続（同じことを何度も繰り返す）
8. 失語，失認，失行
9. 視空間失認障害
10. 問題解決能力，判断力の障害

b．高次脳機能障害

- 頭部外傷におけるリハビリテーションでは，運動障害がたとえ回復に向かったとしても，高次脳機能障害で社会復帰を困難にしている例が多く見受けられる．頭部外傷は表層の障害のため，ニューロンが損傷されて高次脳機能障害が多く出現する．頭部外傷に生じる主な高次脳機能障害について，**表22-3**に記す．
- これらの高次脳機能障害や認知障害，人格障害など，リハビリテーションを行ううえでの阻害因子となる．高次脳機能障害の多くは外見からはわかりにくく，本人も自覚していないことが多く，また家族からも理解されにくい状況にあるために，運動機能の回復がみられ行動範囲が広がり，社会に入り込むほど問題

表22-2 脳卒中と頭部外傷の問題点の比較

	脳卒中	頭部外傷
年　齢	高齢者	若年男性
メカニズム	虚血＋浮腫 （支配血管領域）	直撃＋反衝＋剪断力 虚血＋浮腫 （灰白質と白質との境界）
病　変	単　一 限　局 片側性	多　発 びまん 両側性－非対照的
症　状	運動・感覚障害 失認・失行症 失語症	昏睡，失調症 認知・行動障害 非失語性言語障害
意識障害	（＋/－）	（＋＋）
記憶障害	（＋/－）	（＋＋＋）
行動異常	認知症，抑うつ状態 不安（再発） 抑制的	情緒不安定，人格変化 攻撃的，易激怒性 易興奮性，抑うつ・自閉 脱抑制的
年齢依存的問題	高齢者の特徴	未熟・問題行動
合併症	全身血管系動脈硬化	多臓器的
運動障害	痙性麻痺	失調症，振戦，運動緩慢
移動能力	わるい	よ　い
人格の変化	あまりない	大きい
治療プログラム	ADLの改善	認知障害・行動異常の改善
後遺症	運動障害	記憶，認知，行動の障害
治療アプローチ	代償的 能力低下	学習的 機能障害
障害の受容	心理的 主観的内容	神経精神的 客観的内容
機能目標の設定	家庭復帰 明確	復学・復職 困難
社会参加	多　い	少ない
家族の負担 　負担内容 　介護者	小さい 　身体的 　配偶者	大きい 　心理的 　家族：両親
後遺症認定	身体障害	認知・行動障害
身障者手帳等級	（＋）	（－）

[栢森良二，九里達夫：頭部外傷の機能予後と治療アプローチ．臨床リハビリテーション 頭部外傷症候群－後遺症のマネージメント（岩倉博光ほか編），医歯薬出版，p.49，1991より許諾を得て改変し転載]

が数多く生じる．

■ 高次脳機能障害では，いろいろな障害が混ざり合うため，特定するのは難しい．障害の生じる損傷部位は絶対的なものではなく，他の部位でもこれらの症状は起こりうる（**表22-4**）．

■ 2004年4月には，診療報酬請求の対象として「高次脳機能障害」として申告できるようになり，その診断基準が発表された．

c. 運動障害

■ 脳卒中とは異なり，受傷状態によって両側性の麻痺が出現する場合もある．ま

A 頭部外傷とは 259

表22-4	障害部位別の主な症状
前頭葉が主と考えられる障害	遂行機能障害 非流暢性失語
側頭葉が主と考えられる障害	流暢性失語 聴覚失認 記憶障害 地誌的障害
頭頂葉が主と考えられる障害	半側無視 観念失行 観念運動失行
後頭葉が主と考えられる障害	視覚失認 相貌失認
広範囲での障害	注意障害 行動, 情緒の障害

＊除皮質硬直　大脳皮質や白質が広汎に傷害されたときに生ずる一種の姿勢反射. 体幹, 四肢の筋緊張亢進および持続的筋収縮により, 上肢は肘, 手関節で屈曲, 下肢は股関節, 膝関節, 足関節で伸展, 内転位をとる.

＊除脳硬直　脳幹部(中脳, 橋上部, 延髄)への強い障害により出現する末期の症状. 意識は昏睡状態となり, 両上肢は肘関節伸展, 前腕回内, 手関節軽度屈曲, 両下肢は各関節で伸展, 足関節底屈をとる.

た意識状態の影響も強く, 覚醒水準が高まるとともに運動障害の回復がみられるときもある. 頭部外傷の発生率は高齢者よりも若年男性が多いため, 運動障害の機能予後が比較的よい傾向にある.
- 運動障害については, 四肢麻痺, 片麻痺などさまざまな麻痺症状が出現するが, それに伴い筋緊張の異常なども出現する.
- 重篤な損傷については脳浮腫を起こすこともあり, 除皮質硬直＊, あるいは除脳硬直＊を起こす. この状態が長く続くと関節拘縮などを引き起こす.

③ 理学療法の考え方

- 頭部外傷患者は, 重篤な症例ほど救命活動が最優先され, また, **意識障害**があることにより, リハビリテーション開始時期が遅れてしまう. そのため, 急性期からのリハビリテーションの必要性の理解とリハビリテーションチームとしての理学療法士の活動が急務となる.
- 最終目標は, 運動障害や, ADL能力の回復とともに**高次脳機能障害**をもつ対象者が社会へ適応していくことである. そのためにも, チームの一員である理学療法士が最適な理学療法を提供していかなくてはならない.
- 急性期から社会への適応段階まで常にその症例の状態変化を評価しながら, 社会資源の利用や日常生活での対応などが必要となる.

④ 評価の実際

- 脳卒中と頭部外傷では, 問題点の相違があるため, 評価について異なることを把握する必要がある.
- 頭部外傷者における主な評価項目は**表22-5**のとおり (症例に合わせた評価項目を選択, 追加する必要がある).
- とくに, 理学療法評価としては, 運動機能のみを評価対象としてしまうおそれがある. また, 責任病巣から予想される症状とは違う症状が出現することも多々あるため, それ以外の評価項目についても忘れぬよう, 十分注意する必要がある.
- 運動機能, 心肺機能に関して問題ない場合でも, 「疲れやすい」状態を示す訴

表22-5 頭部外傷者における主な評価項目

- 医学的所見のチェック
- 意識障害の把握
- パーソナリティーの状態
- 関節可動域テスト
- 筋力テスト
- 運動機能テスト(麻痺の状態：BRT, FMA, SIASなど)
- 協調性balanceテスト(functional balance scale, Berg balance scale, など)
- 姿勢・動作分析(基本動作：臥位, 座位, 立位時の姿勢分析および姿勢を変化させるときに行う寝返り. 起き上がり, 立ち上がりの動作分析)
- 歩行分析(平行棒内歩行, 杖歩行, 平地, 坂道, 10m歩行, 連続歩行距離, 6MWTなど)
- ADL(能力評価尺度：Barthel index, FIM, FAMなど)
- 高次脳機能障害の症状(記憶障害, 注意障害, 遂行機能障害, 社会的行動障害, 病識欠落, 失語症, 半側空間無視など多症状の把握：WAIS, WMS-R, SLTA, TMT, BADS)

えがあるときも多いので，その点についても情報収集する．

5 理学療法の実際

頭部外傷は脳卒中と問題点に相違があるため，治療が異なることを把握したうえで行う必要がある．

理学療法の介入にあたっては，**意識状態**により，最適な方法を採択する必要がある．病棟内ベッド上（合併症予防と早期離床目的）や，理学療法室（活動性の向上目的）でTPO*を考えた理学療法を実施する．

*TPO　Time（時間），Place（場所），Occasion（場面）の略

以下に頭部外傷に対する理学療法を記す．

①他動的・自動的関節可動域運動
- 覚醒水準向上のため，感覚刺激入力の併用（声かけ，用手接触など）が有効．

②呼吸介助（合併症予防）

③筋力トレーニング

④車いす駆動
- 行動範囲を広げるために，意識状態が回復してくれば，車いす駆動の練習を行う．ただし，長時間の車いす座位は苦痛と混乱を強いる場合もあるため，注意する．

⑤基本動作訓練
- 基本動作については，易疲労性に注意しながら行う．単独の動作よりも一連の動作を反復したほうが，効果が期待できる．

⑥立位保持（斜面台［ティルトテーブル］にて立位，その後車いすから他動的立位）

- 立位感覚再教育と下肢荷重刺激を行いながら，尖足の矯正や立位保持に必要な抗重力筋群への刺激をはかり，ティルトテーブルなどを利用し早期より歩行への準備段階として必要な「立位」を獲得する（図22-2）．また，短下肢装具を使用し，車いすから介助にて平行棒内立位を取る場合もある（関節アライメントの調整を行い，身体を正中位に保つ）．立位時，鏡などを利用して身体印象（ボディーイメージ）を本人に再確認させながら立位を行うと効果的である．

⑦歩行訓練（はじめは他動的に，装具などを使用して行う）
- 歩行訓練は，単に歩行能力を上げるだけでなく，「歩行」というダイナミックな動きを取り入れることで，意識レベルや活動性の向上を目指す．
- 早期から装具を使用し，平行棒内から開始する場合もある．
- 立位バランスがまだ完全に回復できていない状態でも，バイタルサインのチェックを行いながら他動的歩行訓練を取り入れる．可能であれば介助なしでの歩行訓練を行う（図22-3）．
- 体幹および下肢の支持性の向上とともに歩行器による歩行訓練を開始する．必要であれば，短下肢装具を使用し，4脚タイプの歩行器から歩行訓練を始め（図22-4），徐々に歩行速度を向上していく．
- 杖歩行では，杖をもっていてもその使い方が理解できなかったり，1本杖を振り回したりすることもある．まずは両手保持にての歩行器による歩行訓練から行い，杖を使用する必要があるかどうか検討していく（図22-5）．

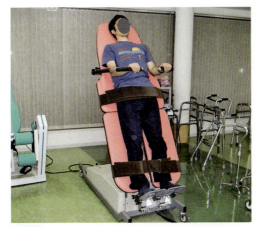
図22-2　ティルトテーブルを利用した立位保持

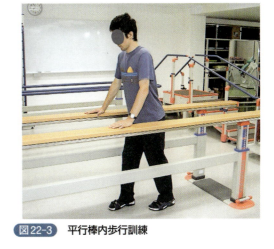
図22-3　平行棒内歩行訓練

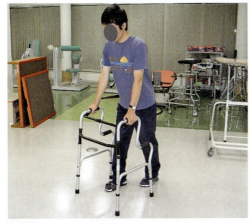
図22-4　歩行訓練（4脚タイプの歩行器使用）

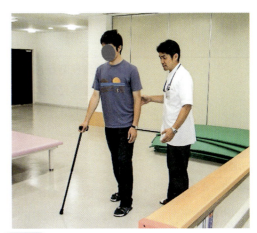
図22-5　歩行訓練（T字杖使用）

- 活動性の向上とともに，認知機能障害などの影響から転倒などのリスクが高まるため，病棟内やリハビリテーション室での自立歩行については，全体像を把握しながら慎重に検討する．

6 社会復帰に向けた課題

- 退院に向けて，病院内でのリハビリテーションをふまえながら，本人，家族への介助指導，ホームエクササイズの指導，残存する高次脳機能障害の理解とともに，家庭復帰についてだけでなく，就学，就労へ向けた，環境整備，社会資源の利用を本人，家族といっしょに考えていく必要がある．
- 高次脳機能障害の影響については，運動機能が回復し，活動量，活動範囲がますほどADL上や社会生活時に出現してくる．たとえば，前頭葉の障害で起こるとされる遂行機能障害では，生活するうえで必要な情報を「整理→計画→処理」していく一連の作業が困難になるため，約束の時間を忘れやすくなったり，つぎに何をするかわからなくなったりする．また，問題が起こったときに，ど

のように行動するかについても考えることが苦手になる.
- 腕時計や携帯電話を利用した時間の管理や，システム手帳，ノート，ボイスレコーダーなどを利用し，日常生活での障害に対する方法を考えていく．家族や近隣の人に決まった時間での声かけをお願いすることも効果的である．

- 近年，スポーツによる頭部外傷は，ボクシング，アメリカンフットボール，ラグビーに加え，スノーボード，柔道なども起こしやすいスポーツとして知られている．スポーツによる死亡事故が，初心者の頭部外傷によることが多いことから，損傷時のリハビリテーションだけでなく，スポーツ導入時期の「予防対策」や，復帰後の各種スポーツに合った「再発予防対策」が肝要である．

B 低酸素性脳症

1 疾患の原因と特徴

- 低酸素性脳症 hypoxic encephalopathy とは，循環系，呼吸器系の障害による**脳への酸素欠乏**によって生じる病態である．その原因については，さまざまである．発生率で高いのは，急性心筋梗塞である．表22-6にその原因について記す．

- 低酸素性脳症は，突発的に起こることが多い．脳への酸素欠乏をいかに早く解消するかがポイントとなる．低酸素性脳症の好発年齢は，高齢者と乳幼児の2極性が認められる．なかでも高齢者において，その内訳は心筋梗塞，心不全，慢性閉塞性肺疾患（COPD）などの合併による呼吸不全が多くなっている．また，その発生機序から片側性・限局性の障害ではなく，**両側性**・びまん性に起こることが多い．

表22-6 低酸素性脳症の原因

1. 窒息：溺水，誤嚥，気管閉塞
2. 一酸化炭素中毒
3. 呼吸器官の麻痺，中枢神経系の広範損傷による呼吸抑制
4. 呼吸不全：胸部外傷，COPDなど
5. 心不全：心筋梗塞，不整脈など
6. 麻酔中の合併症：心停止，気道閉塞など

COPD : chronic obstructive pulmonary disease

- 酸素の欠乏ではニューロンの障害が起こるので，高次脳機能障害が起きやすい．
- 低酸素性脳症の重症度に関しては，酸素の途絶の程度と持続時間によって決定される．
- また，複合因子（低酸素性脳損傷に影響を及ぼす因子）と蘇生術によって脳組織の損傷程度が左右される．
- 成因により，欠乏性低酸素症，無酸素性低酸素症，貧血性低酸素症，細胞傷害性低酸素症，低血糖の5型に分類されている．

- 一般的な治療としては，まず低酸素性脳症にいたった原疾患に対する治療が急務となる．心肺蘇生や，人工呼吸器による換気状態の改善，てんかん発作などの痙攣や高体温では脳自体のエネルギー代謝を高めてしまい脳損傷を助長するので，低体温療法がとられる場合もある．また高気圧酸素治療も行われる．対症療法として，後遺症の痙縮や不随意運動に対して薬物療法が必要となることもある．

2 損傷部位

- 臨床検査としては，CT検査や**脳波**の検査が通常とられている．CT検査によっ

表22-7　低酸素性脳症患者の障害

		機能障害	能力障害
合併症	心疾患	心機能の低下	運動負荷量の制限
	肺疾患	呼吸機能の低下	持久力の低下
	神経筋疾患	筋力低下	動作能力の障害
一次障害	海馬	記憶強化・連合機能の障害	長期記憶の障害
	小脳	測定障害 共同運動障害 変換運動障害 運動開始の遅延 筋緊張の低下 企図振戦 嚥下・構音機能障害 学習・記憶障害	動作の正確性の欠如 学習能力の低下 ■基本的動作の障害 ■摂食動作の障害 ■会話困難
	大脳基底核	安静時振戦 筋固縮 無動 姿勢障害 矛盾運動の出現 皮質下性認知症	動作の速さと大きさの障害 短期記憶の障害 問題解決能力の低下 注意の障害 手続き記憶の障害 ■基本的動作の障害 ■摂食動作の障害 ■会話困難
	大脳皮質	意識障害 皮質盲 失行（構成失行，歩行失行など） 失認（Balint症候群など） 失外套症候群	種々の動作障害
二次障害		筋力低下 関節可動域制限 全身持久性の低下	動作能力の障害 持久力の低下

［今井　保：理学療法MOOK 1　脳損傷の理学療法1，第2版（黒川幸雄ほか編），三輪書店，p.152，2005より引用］

て，大脳萎縮や，選択的に大脳基底核，海馬，小脳に病変がみられるが，明らかな病変を認めることができない症例もある．
■大脳では，前・中・後大脳動脈境界領域で，頭頂-後頭葉，側頭-後頭葉が損傷されている．
■低酸素性脳症の診断に欠かせないのは**脳波**の検査である．基礎律動の徐波化の程度と臨床症状とはある程度一致しており，意識障害の分類や損傷部位，予後の診断としても情報提供してくれる．

③ 障害の特徴

■機能障害については，損傷部位により**失調症，構音障害，四肢麻痺，振戦，高次脳機能障害**（記憶障害，知能障害，見当識障害，意欲障害，構成失行，視覚失認，精神症状）など多様な症状が出現する．
■高次脳機能障害は外見上目立たず，本人自身も障害を十分に認識できていないことがあり，診察場面や入院生活でなく在宅での社会生活場面で出現しやすいために医療スタッフに見落とされやすい（たとえば，職場や学校，買い物，公共の交通機関の利用，銀行の手続きなど）．そのため，身体症状がない場合で

- も高次脳機能障害が存在することにより，社会復帰を困難にしている場合も多々ある．
- 一般に低酸素性脳症は，脳血管障害などの片側性・限局性とは違い，両側性・びまん性障害が基本となる．
- 機能障害，能力障害（表22-7）を十分理解し，最終的に社会復帰に向けてどの点の問題があるのかを把握する必要がある．

4 理学療法の考え方

- 基礎疾患を十分に理解し，評価を行い，理学療法に結びつける必要がある．とくに低酸素性脳症の発生率の高いものとして心疾患があるので，リスク管理を十分に行う必要がある．自殺未遂によるものなどは，その症例の全体像を把握しながら理学療法を進めていかなければならない．
- 低酸素性脳症は回復途上にありながら，遅発性神経細胞死など再び増悪する可能性もあるため，経過を十分観察し，適切な対応ができるよう備えておく必要がある．
- 早期に意識状態が回復した症例については，予後が良好な場合が多いので，積極的な理学療法を進行させる．

5 評価の実際

- 評価項目に関しては頭部外傷と共通するが，まずは意識障害の確認から始まる．また，理学療法室，病棟での実際を把握しておく必要がある．以下に，低酸素性脳症に対する評価項目を記す．

①意識障害
- JCS，GCSなどを用いて，意識障害を把握する．

②高次脳機能障害
- 短期，長期の記憶障害，手続きの記憶障害などを把握する．

WAIS：Wechsler Memory Scale
WMS-R：Wechsler Adult Intelligence Scale-Revised

- ウェクスラー成人知能検査（WAIS），ウェクスラー記憶検査（WMS-R）を参考にし，状況を把握する．
- 注意の障害は，集中力の障害でもあり，とくに理学療法では，座位，立位など姿勢保持を強いられるときに，注意力の散漫さが出現する．評価時は，その姿勢をどれくらいの時間保持できるかなど，時間の測定や口頭指示後の変化などを観察する．

TMT：trail making test

- TMT線引きテストを行い，情報処理能力や注意の配分能力などの視覚的な注意機能を評価し，把握する．

③反射・筋緊張などの神経学的検査
- 深部腱反射（DTR）や筋緊張検査（MAS），包括的な定量的機能障害の評価尺度（FMA）を行い，反射および筋緊張の状態を評価する．

DTR：deep tendon reflection
MAS：modified Ashworth Scale
FMA：Fugl-Meyer assessment
ROM-T：range of motion test

④関節可動域
- 日本整形外科学会および日本リハビリテーション医学会による，関節可動域測定法（ROM-T）によって，問題となる関節可動域の角度を他動および自動で

測定する．

⑤筋　力
- 徒手筋力検査法（MMT）により，上肢，下肢，体幹の筋力検査を行い状態を把握する．
- 原疾患によるものや長期臥床による二次的な筋力低下に対する評価を行う．

⑥ADL
- 能力評価尺度（BI，FIM，FAMなど）を用いて，日常生活活動の状態を把握する．
- 高次脳機能障害が出現している場合は，運動機能が比較的良好な場合でも，運動遂行の過程に障害を生じている場合もあるため，ADLの詳細を把握する．
- 遂行機能障害症候群の行動評価（BADS）を用いて，日常生活における遂行機能の問題点の把握を行う．

⑦その他の評価項目
- 両側性の障害として<u>構音障害，嚥下障害，体幹機能障害</u>などが出現するため，その点についても評価が必要となる．構音障害ならびに嚥下障害については，言語聴覚士など他部門の情報を聴取しながら状況の把握が必要である．構音障害については，NIHSSなどでも把握できる．嚥下障害については，反復唾液嚥下テスト（RSST），改定水飲みテスト（MWST），食物テスト（FT）などがある．体幹機能障害については，脳卒中機能評価法（SIAS）や体幹の制御機能検査（TCT），姿勢反射機構検査（PRMT）を用いて評価し，状態を把握する．また，原疾患の特徴を考え，心疾患や呼吸器疾患に関連した心機能・肺機能検査のデータも重要である．

MMT：manual muscle testing

BI：Barthel index
FIM：functional independence measure
FAM：functional assessment measure
BADS：behavioural assessment of the dysexecutive syndrome

NIHSS：National Institutes of Health Stroke Scale
RSST：repetitive saliva swallowing test
MWST：modified water swallowing test
FT：food test
SIAS：stroke impairment assessment set
TCT：trunk control test
PRMT：postural reflex mechanism testing

6 理学療法の実際

- **意識状態**を考え，ベッドサイドで行うのか，それとも理学療法室で行うのかによって，適切な理学療法を選択していく必要がある．
- 遅発性神経細胞死などにより状態が変化する場合もあるため，注意深い観察を常に心がけながら理学療法を行う．低酸素性脳症に関しては，四肢麻痺，片麻痺どちらもみられるが，回復は良好で，最終的には軽度の麻痺まで回復することが多い．関節拘縮などの廃用症候群の発生を伴ってしまう場合も考えられるため，早期からベッドサイドでの積極的な理学療法が必要となる．

a．関節可動域運動
- 四肢，頸部，体幹を行う．
- 頸部は脳浮腫など脳の状態を考えながら愛護的に行い，また体幹に関してはとくに胸郭の可動性に対する理学療法も必要となってくる．

b．筋力強化
- 基本動作を行いながら全身的な筋力強化をねらい，二次的な障害（筋力低下）を予防する．

c．姿勢保持
- 可能であればベッドサイドから座位バランス保持→立位バランス保持の訓練へと移っていく．

- 口頭による聴覚刺激，視覚刺激も取り入れながら，外力による座位保持訓練を開始する．
- 早期離床を行うことは意識状態（覚醒水準）の回復にもつながるので，主治医と連携をとりながら，可能な限り早期から始めていく．

d．基本動作訓練

- 大脳基底核障害が主な症例は，運動のコントロールに問題が生じるため，対称的な基本動作を行うと比較的うまくいきやすい．たとえば，背臥位から体幹の回旋なしでの起き上がりや，四つ這いからの立ち上がりなどである．
- 小脳の障害が主な症例は，運動の協調性が減じているため，失調症に対する理学療法の適用となる．
- 大脳皮質を中心とした症例では，頻回に反復動作を行い，基本動作能力の向上をねらっていく．

e．歩行訓練

- 大脳基底核障害の場合は，パーキンソニズムと同様の「すくみ足」などの症状が出現するため，視覚的cue（床の線引き）や聴覚的cue（メトロノーム）を利用した歩行訓練が必要となる．
- 小脳障害の場合，重り負荷を利用した歩行訓練を開始し，平行棒内歩行訓練から始めていく．はじめは介助を行いながら早期に歩行訓練を開始し，徐々に介助量を減らしていく．
- 低酸素性脳症ではとくに視覚刺激，触覚刺激，口頭による聴覚刺激などの外的刺激をふんだんに使用しながら，より安定した歩行を獲得していく．
- 発症後の経過を観察しながら，自宅退院した場合の環境整備を考え，手すり，歩行器などの設置を状況に応じ考慮していく必要がある．

7 社会復帰に向けた課題

- 頭部外傷と同様に低酸素性脳症では，四肢麻痺，片麻痺が比較的軽度で回復が良好な場合でも，高次脳機能障害が影響し，社会的な場面での問題が出現する場合がある．

- **記銘力障害**は，低酸素性脳症に多い症状であり，学習能力の低下のため，動作訓練などの内容をすぐに忘れてしまう傾向がある．そのため，在宅で必要な動作を単純化し，反復練習することがポイントとなる．
- 退院後閉じこもりがちになりやすい症例もあるため，家族間で話しかけを数多く行い，状態がよければ外に出たりして，常に外的刺激を与えることが必要となる．
- 住み慣れた地域に退院するためには，その地域で利用できる社会資源を把握するとともに何が必要となるのか，本人，家族を含めたリハビリテーションチームとの話し合いなどを早期から取り入れ，検討していくことが重要である．

学習到達度自己評価問題

以下の項目について説明しなさい.
1. 頭部外傷の特徴と分類
2. 頭部外傷における意識障害
3. 高次脳機能障害はどのような症状を示すか
4. 頭部外傷における評価の流れ
5. 頭部外傷における理学療法の流れ
6. 社会復帰に向けた課題
7. 低酸素性脳症の症状
8. 低酸素性脳症の原因と特徴
9. 低酸素性脳症の障害部位
10. 低酸素性脳症の評価
11. 低酸素性脳症の理学療法の流れ

その他の神経障害

23 多発性硬化症，筋萎縮性側索硬化症

一般目標
1. 神経難病の特性をふまえたうえで，それぞれの病態を理解する．
2. 進行状況を把握するための病態評価方法や理学療法のあり方を理解する．

行動目標
1. それぞれの疾患の発生機序と病態を説明できる．
2. 病型分類の基準となる項目や臨床症状を説明できる．
3. 病態に応じた理学療法の目的，プログラムを説明できる．
4. 理学療法を進めるうえでチームアプローチの重要性を説明できる．

調べておこう
1. 神経細胞の構造，有髄・無髄線維の違いを確認したうえで，跳躍伝導とは何か調べよう．
2. 神経難病とはどのようなものを指すのか調べよう．
3. ステロイド治療の効果，副作用について調べよう．

A　多発性硬化症

MS：multiple sclerosis

1 疾患概念

- 多発性硬化症（MS）とは，何らかの原因によって起きた神経線維の**炎症性脱髄性疾患**である．
- 神経線維の軸索を取り巻いている髄鞘が破壊された状態を**脱髄** demyelination という（図23-1）．
- 脱髄により運動障害（痙性麻痺）や感覚障害，視力障害などさまざまな病態が出現する．
- 脱髄神経部周辺の神経線維にも同じように炎症が起きるため，脱髄症状も広範囲に出現する．
- 神経脱髄は**中枢神経白質部**に起きやすいといわれている（図23-2）．また，その神経脱髄部がさまざまな場所に現れ（**空間的多発**＊），症状改善や悪化など不規則的に現れる（**時間的多発**＊）ことが特徴である．
- 脱髄した神経細胞が瘢痕化することで「硬化」巣となる．
- 原因は不明であるが自己免疫説などがある

> **memo**
> 一般的に有髄線維は**跳躍伝導** saltatory conduction によって神経伝達を行っている．しかし，髄鞘が破壊されることで神経伝達が阻害されてしまう．

＊**空間的多発**　脳や脊髄の随所に脱髄病変が現れ，硬化していく．
＊**時間的多発**　増悪と寛解を繰り返していく．

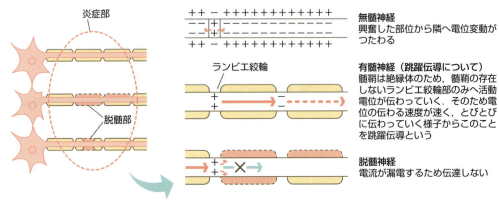

図23-1 神経線維の脱髄

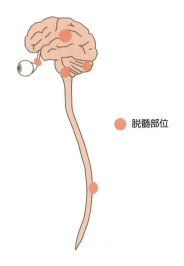

図23-2 脱髄部位
中枢部に多発する．

- 有病率は10万人に14～18人程度で，若年成人に発病する．好発年齢20～30歳代．女性に多く，男女比は1：2程度．

▷臨床症状
- 脱髄病巣部位がどこにあるかによってさまざまな症状が出現する（表23-1）．
- 病状発症時期により増悪期や寛解期など程度に差が現れる．

2 診断と治療

a. 診　断

- 多発性硬化症の診断基準としては表23-2の内容が現在使用されているが実際には臨床症状の経過，検査所見，他の疾患との鑑別により確定診断がなされる．
- 検査所見としては表23-2以外にも以下の内容が認められる．

　　　脳脊髄液のミエリン塩基性蛋白，IgGの増加
　　　電気生理学的検査：遅延反応
　　　体性感覚誘発電位：異常出現率も高い
　　　CT，MRIなどの画像診断においても病巣検出されることがある．

表23-1 脱髄の部位と症状

部位	障害	特徴
脳, 脊髄部	運動麻痺(対麻痺, 片麻痺, 四肢麻痺など)	痙性麻痺, 深部腱反射亢進がよくみられる. ウートフ現象*の出現
小脳	運動失調	
多くの患者において出現する症状		
	視力障害	視神経炎などが多くみられ, 一側あるいは両側性視力低下が起こる. 初期症状として出現することが多い(中心暗点, 内側縦束症候群)
	膀胱直腸障害	排尿障害, 性機能障害(勃起不能, 性器の感覚低下など), 最終的には間欠的カテーテル導尿法が必要となる場合も多い
	感覚障害	しびれや瘙痒感, とくに疼痛が生じる レルミッテ(Lhermitte)徴候:頸部を受動的に前屈させると背部に電気が走ったようにぴりぴりとした痛みが走る 有痛性強直性攣縮:脊髄前角に病変があると四肢の一部に疼痛と痙攣が生じ, 一定方向に放散する発作
	知的・精神的症状	認知障害や抑うつ とくに情報処理能力低下, 注意障害, 短期記憶低下などが約半数の患者に認められる
	その他	倦怠感, 易疲労, 難聴, めまい

*ウートフ(Uhthoff)現象
運動や発熱, 入浴などで体温が上昇すると視力障害や麻痺症状が一時的に悪化することがある. これは体温上昇により脱髄線維内の伝導が完全にブロックされることによるといわれている. そのため温熱療法は禁忌である.

b. 治療

病状の発症時期により治療方法が変わってくるが, 免疫異常に対しての薬物療法およびリハビリテーションが中心となる. しかし, 各薬物療法の効果については進行を確実にとめる方法はなく現在も研究段階である. 以下に現在多く用いられている治療方法について発症時期別にあげる.

▷急性増悪期
- 抗炎症作用, 抗浮腫作用として副腎皮質ステロイド療法が主となる.
- 血漿交換療法

▷慢性期
- 再発予防としてインターフェロン
- 免疫抑制薬

▷対症療法
- 各症状に対しての服薬(痙縮, てんかん, うつなど)
- 症状が安定してきたらリハビリテーションが有用である.

3 リハビリテーション, 理学療法の考え方

- 長期的に寛解と増悪を繰り返し, 徐々に進行も認められるため可能な限り機能維持による進行遅延や合併症の予防をはかる.
- 増悪期にはさまざまな症状が出現してくるため身体機能の低下を認め, 積極的なリハビリテーションは難しい. そのため寛解期に筋力向上など機能回復を図っておくことが重要である.
- 若年成人疾患のため職業復帰や結婚などさまざまな問題が生じてくるが, 患者

memo
約3分の2の患者が発症後25年生存するといわれている. 予後の経過観察をチームで連携を取りながら行っていくことが重要である.

表23-2 多発性硬化症の診断基準

A) 再発寛解型MSの診断

下記のa) あるいはb) を満たすこととする.
a) 中枢神経内の炎症性脱髄に起因すると考えられる臨床的発作が2回以上あり，かつ客観的臨床的証拠がある2個以上の病変を有する．ただし客観的臨床的証拠とは，医師の神経学的診察による確認，過去の視力障害の訴えのある患者における視覚誘発電位 (VEP) による確認，あるいは過去の神経症状を訴える患者における対応部位でのMRIによる脱髄所見の確認である．
b) 中枢神経内の炎症性脱髄に起因すると考えられ，客観的臨床的証拠のある臨床的発作が少なくとも1回あり，さらに中枢神経病変の時間的空間的な多発が臨床症候，あるいは以下に定義されるMRI所見により証明される．

MRIによる空間的多発の証明：
　4つのMSに典型的な中枢神経領域（脳室周囲，皮質直下，テント下，脊髄）のうち少なくとも2つの領域にT2病変が1個以上ある（造影病変である必要はない．脳幹あるいは脊髄症候を呈する患者では，それらの症候の責任病巣は除外する．）

MRIによる時間的多発の証明：
　無症候性のガドリニウム造影病変と無症候性の非造影病変が同時に存在する（いつの時点でもよい）．あるいは基準となる時点のMRIに比べてその後（いつの時点でもよい）に新たに出現した症候性または無症候性のT2病変および/あるいはガドリニウム造影病変がある．

発作（再発，増悪）とは，中枢神経の急性炎症性脱髄イベントに典型的な患者の症候（現在の症候あるいは1回は病歴上の症候でもよい）であり，24時間以上持続し，発熱や感染症がない時期にもみられることが必要である．突発性症候は，24時間以上にわたって繰り返すものでなければならない．独立した再発と認定するには，1ヵ月以上の間隔があることが必要である．

ただし診断には，他の疾患の除外が重要である．とくに小児の急性散在性脳脊髄炎（ADEM）が疑われる場合には上記b) は適用しない．

B) 一次性進行型MSの診断

1年間の病状の進行（過去あるいは前向きの観察で判断する）および以下の3つの基準のうち2つ以上を満たす．a) とb) のMRI所見は造影病変である必要はない．脳幹あるいは脊髄症候を呈する患者では，それらの症候の責任病巣は除外する．
a) 脳に空間的多発の証拠がある（MSに特徴的な脳室周囲，皮質直下，あるいはテント下に1個以上のT2病変がある）
b) 脊髄に空間的多発の証拠がある（脊髄に2個以上のT2病変がある）
c) 髄液の異常所見（等電点電気泳動法によるオリゴクローナルバンドおよび/あるいはIgGインデックスの上昇）．ただし，他の疾患の厳格な鑑別が必要である．

C) 二次性進行型MSの診断

再発寛解型としてある期間経過した後に，明らかな再発がないにもかかわらず病状が徐々に進行する．

[厚生労働省：平成27年1月1日施行の指定難病（告示番号1～110），https://www.mhlw.go.jp/stf/seisakunitsuite/bunya/0000062437.html（2024年8月22日閲覧）より引用]

VEP：visual evoked potentials，視覚誘発電位

自身の意思を尊重しながら患者，家族と一緒に治療を進めていく．また，感染，疲労，精神的ストレスなどを予防することも再発対策として重要である．

- 疾患の病状の**時期**や**進行状況**に応じてリハビリテーションプログラムを考えていく．
- 運動麻痺・失調症状に対する運動療法が中心となってくる．その際，痛みや疲労の出現に注意．

- とくに，ウートフ現象（表23-1参照）に注意し室温，入浴，発熱，運動による体温上昇を防ぐようにする．
- 再発と寛解を繰り返しながらも徐々に機能が低下していく疾患であるため，生活空間における環境調整や装具，福祉用具の使用も必要となってくる．

4 評価と理学療法の実際・考慮点

a. 評 価

MSの症状や進行具合は各症例により異なり，多角的側面からの評価が必要であるため，1つの評価スケールで重症度を表すことは困難である．ここでは，国際的に用いられている代表的な評価方法をあげる．

①クルツケ(Kurtzke)機能別障害評価(FS)

- 「錐体路機能，小脳機能，脳幹機能，感覚機能，膀胱直腸機能，視覚機能，精神機能」の7つの項目において0（正常）～6（重度）までのgrade評価により障害度をみていく．

FS：functional system

②拡張総合障害度(EDSS)

- クルツケ機能別障害評価に基づいたgradeを組み合わせて活動能力を総合的に評価する方法．

EDSS：expanded disability status scale

③その他

- 上記評価にも含まれているが以下の各評価を行っていく．
    ①身体機能評価：運動麻痺などの錐体路障害（ブルンストロームステージ），ROM検査，MMT，深部腱反射・病的反射，姿勢反射検査，感覚検査（表在・深部），失調検査，高次脳機能検査，精神機能検査
    ②ADL評価：バーセルインデックス，FIMなど（排泄機能をとくに注意する）

b. 理学療法の実際

- 運動麻痺や協調性障害（小脳症状）に対してのアプローチが主であるが，病状や経過により治療プログラムを個別に立て，病期に応じて随時変更していく．

①増悪期：炎症症状がある時期のため，二次的合併症を防ぐためのアプローチ

- ROM訓練，ストレッチ：関節拘縮予防
- 呼吸リハビリテーション

②寛解期：機能・能力障害に応じた具体的なアプローチを実施する．ウートフ現象に留意して体温上昇しにくい環境を設定．疲労しやすいため，生活の活動量を考慮した運動量としていく．

- 運動麻痺に対して筋力増強訓練や運動失調に対する協調性動作訓練
- ADL訓練
- 下肢装具や杖を用いた歩行訓練，車いす利用による行動範囲の拡大
- 社会復帰のためのリハビリテーション，性に対しての対応，精神的なサポート，環境調整，家族支援などあらゆる面へのかかわりが必要となってくるためチームアプローチが重要である．

5 理学療法実施上の考慮点

- 治療は薬物療法と併用してリハビリテーションを実施していくため服薬状況の把握も必要である．
- 運動量が**過負荷**over workとならないように患者の自覚症状に注意しながら実施していく．

- 視力障害や認知障害などがある場合には，運動療法による転倒や外傷に注意していかなければならない．環境整備もあわせて行っていく．

B 筋萎縮性側索硬化症（ALS）

ALS：amyotrophic lateral sclerosis

1 疾患概念

- 原因不明で進行性に上位および下位運動ニューロンが変性してしまい，運動機能が障害される疾患である．進行は早く，人工呼吸器を使用しなければ余命は2〜5年である．
- 障害される運動ニューロンにより障害の症状が変わってくるが，運動ニューロンのみの障害であり知覚神経や自律神経はそのまま機能している．また感覚障害，膀胱直腸障害，眼球運動障害，褥瘡が起こりにくく陰性4徴候といわれている．
- 発症年齢は70歳代が多く，発病率は10万人に対して8人前後，女性より男性の割合が多く約1.5倍である．

2 運動ニューロン疾患について

a. 運動ニューロン疾患の分類

PLS：primary lateral sclerosis
SPMA：spinal progressive muscular atrophy
PBP：progressive bulbar palsy

- 障害される部位により分類される．
- 上位運動ニューロンのみが障害されると原発性側索硬化症（PLS），下位運動ニューロンのみが障害されると脊髄性進行性筋萎縮症（SPMA），球症状を示す進行性球麻痺（PBP），上位と下位両方が障害される筋萎縮性側索硬化症（ALS）とに分けられる．現在PBPは，球麻痺症状のみでなく上位運動ニューロン障害も現れてくることから，ALSの一部に含められている．しかしこれら3つを総称してALSと表現していることが多い．

> memo
> 　下位運動ニューロン障害である筋萎縮は，末梢部から始まり徐々に中枢部へと進んでいく．一般に上肢筋の萎縮から発症することが多く，上肢についで下肢筋の萎縮となる．しかし，下肢筋の筋力低下，筋萎縮から認められる症例もある．筋力低下と筋萎縮はほぼ相関しており，線維束性収縮も筋萎縮が活発に起こっている時期に認められる．筋萎縮が著明になると線維束性収縮も消失する．

*線維束性収縮　筋線維の自発的な収縮であり，肉眼でも認められる一群の筋線維の収縮．不規則に反復され皮膚表面に観察される（p.9，表1-1参照）．

b. ALSの臨床症状

① 上位運動ニューロン障害（錐体路障害）：病的反射陽性，深部腱反射亢進，痙性麻痺
② 下位運動ニューロン障害：筋力低下，筋萎縮（鷲手，猿手），深部腱反射消失，線維束性収縮*
③ 球症状：舌の萎縮や麻痺，攣縮，構音障害，嚥下障害

表23-3 ALSの診断基準

1. 主要項目

(1) 以下の①〜④のすべてを満たすものを，筋萎縮性側索硬化症と診断する．
　①成人発症である（生年月日から判断する．）．
　②経過は進行性である．
　③神経所見・検査所見で，下記の1か2のいずれかを満たす．
　　身体を，a. 脳神経領域，b. 頸部・上肢領域，c. 体幹領域（胸髄領域），d. 腰部・下肢領域の4領域に分ける（領域の分け方は，2.参考事項を参照）．
　　下位運動ニューロン徴候は，(2) 針筋電図所見（①または②）でも代用できる．
　　1．1つ以上の領域に上位運動ニューロン徴候を認め，かつ2つ以上の領域に下位運動ニューロン症候がある．
　　2．SOD1遺伝子変異など既知の家族性筋萎縮性側索硬化症に関与する遺伝子異常があり，身体の1領域以上に上位および下位運動ニューロン徴候がある．
　④鑑別診断であげられた疾患のいずれでもない．
(2) 針筋電図所見
　①進行性脱神経所見：線維束性収縮電位，陽性鋭波，線維自発電位．
　②慢性脱神経所見：運動単位電位の減少・動員遅延，高振幅・長持続時間，多相性電位．
(3) 鑑別診断
　①脳幹・脊髄疾患：腫瘍，多発性硬化症，頸椎症，後縦靱帯骨化症など．
　②末梢神経疾患：多巣性運動ニューロパチー，遺伝性ニューロパチーなど．
　③筋疾患：筋ジストロフィー，多発性筋炎，封入体筋炎など．
　④下位運動ニューロン障害のみを示す変性疾患：脊髄性進行性筋萎縮症など．
　⑤上位運動ニューロン障害のみを示す変性疾患：原発性側索硬化症など．

2. 参考事項

(1) SOD1遺伝子異常例以外にも遺伝性を示す例がある．
(2) まれに初期から認知症を伴うことがある．
(3) 感覚障害，膀胱直腸障害，小脳症状を欠く．ただし，一部の例でこれらが認められることがある．
(4) 下肢から発症する場合は早期から下肢の腱反射が低下，消失することがある．
(5) 身体の領域の分け方と上位および下位運動ニューロン徴候は以下のとおりである．

	a. 脳神経領域	b. 頸部・上肢領域	c. 体幹領域（胸随領域）	d. 腰部・下肢領域
上位運動ニューロン徴候	下顎反射亢進 口尖らし反射亢進 偽性球麻痺 強制泣き・笑い	上肢腱反射亢進 ホフマン反射亢進 上肢痙縮 萎縮筋の腱反射残存	腹壁皮膚反射消失 体幹部腱反射亢進	下肢腱反射亢進 下肢痙縮 バビンスキー徴候 萎縮筋の腱反射残存
下位運動ニューロン徴候	顎，顔面 舌，咽・喉頭	頸部，上肢帯， 上腕	胸腹部，背部	腰帯，大腿， 下腿，足

［厚生労働省：平成27年1月1日施行の指定難病（告示番号1〜110），https://www.mhlw.go.jp/stf/seisakunitsuite/bunya/0000062437.html（2024年8月22日閲覧）より引用］

- 一般的に一側上肢の非対称性筋萎縮などで発症することが多い．
- またALSは主な障害部位により臨床型が分類される．
  i) 上肢型（普通型）：上肢の筋萎縮，筋力低下が主体で，下肢痙縮を示すもの
  ii) 下肢型（偽性多発性神経炎型）：下肢から発症し，下肢の深部腱反射低下・消失が早期からみられ，下位ニューロンの障害が前面にでるもの
  iii) 球型（進行性球麻痺）：言語障害，嚥下障害など球症状が主体となるもの

3 診断と治療

a. 診断

- ALSの診断は，症状出現初期にはALS症状が出そろわないためはっきりと診断することは困難であることが少なくない．運動ニューロン障害の種類や程度，経過により診断が行われる．
- 表23-3にあげた診断基準をもとに類似疾患との鑑別を行い診断がなされる．

表23-4　ALSの重症度分類

1. 家事・就労はおおむね可能
2. 家事・就労は困難だが，日常生活（身の回りのこと）はおおむね自立
3. 自力で食事，排泄，移動のいずれか1つ以上ができず，日常生活に介助を要する
4. 呼吸困難・痰の喀出困難，あるいは嚥下障害がある
5. 気管切開，非経口的栄養摂取（経管栄養，中心静脈栄養など），人工呼吸器使用

［厚生省特定疾患神経変性疾患調査研究班報告書より引用］

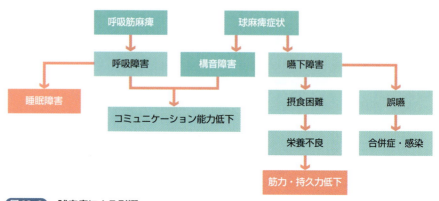

図23-3　球麻痺による影響

しかし，発症初期は確定診断が困難な場合が多く，患者はしばらく経過したのちに診断をなされることもある．
- また，診断後は疾患の進行状況を**重症度分類**（表23-4）などで経過をみていく．

b. 治療
- 原因不明で進行性疾患のため現在，病気の進行をとめる手段はない．
- 臨床症状に対する対症療法が治療となる．しかし，いくつかの薬物療法により進行速度を遅らせることができるという報告もある．

4 リハビリテーションの意義
- 運動障害が進行していき身体の不自由が強くなってくるが精神状態や感覚は保たれているため，患者自身の精神的な苦痛は大きい．そのため家族も含めた精神的なサポート体制も十分考慮していかなければならない．
- 疾患に対してリハビリテーションで回復させることはできないが，近年，新たな対症療法として，続発する筋力低下による運動障害を緩やかにするロボットを使用した治療法の開発も盛んになっている．

5 理学療法の考え方
- 理学療法プログラムは病状の進行に応じて臨機応変に対応できるようにしなければならない（図23-3）．そのため，予後をふまえたうえでのプログラムとしていく．

> **memo**
> 2016年よりALSを含む緩徐進行性の神経・筋難病の進行抑制治療に対し，ロボット治療機器が公的保険適用となった．ロボット治療機器を使って歩行機能を改善する等活用が広まってきている．今後もロボットリハビリテーションの発展が期待される．

- ALSの進行過程で重要となるのが**呼吸機能管理**である．運動ニューロンの障害により呼吸機能低下が生じ，呼吸困難やコミュニケーション能力低下，筋力低下，合併症出現などの二次障害が出現する．呼吸機能評価を行いできるだけ早期に呼吸理学療法を行っていくことで，呼吸不全による二次障害を遅延させることができる．
- また嚥下能力の低下に伴い，食事も困難となってくる．食事姿勢や食形態の工夫をすることで，誤嚥を防いでいく．
- 進行に応じて可能なコミュニケーション手段を選択，実施していき，コミュニケーション能力維持をはかっていくことが大切である．
- 環境調整による介護負担軽減を考慮する．

memo
環境調整の例
- 福祉用具として電動ベッド，移乗リフト，車いすを使用することで移乗をスムーズにする．
- 流涎に対して持続的唾液吸引装置を設置する．
- 住宅改修として段差をスロープにすることで移動や外出が行いやすくなる．

などがある．

memo
呼吸療法
　初期：呼吸筋の筋力訓練や胸郭のストレッチなど呼吸運動に必要な能力を維持していく．
　中期：肺活量の低下や$PaCO_2$上昇などの低換気を認めた場合，日中短時間や夜間のNPPV*使用などから換気補助を行っていく．
　末期：NPPV使用による換気補助では，呼吸困難感や$PaCO_2$上昇が改善できない場合や排痰困難な場合などには，人工呼吸器導入を検討する．

＊NPPV：非侵襲的陽圧換気療法 non-invasive positive pressure ventilation　気管内挿管や気管切開を行わず，鼻マスクやフェイスマスクにて自発呼吸を補助する換気方法．呼吸障害の初期に使用され，会話や経口からの食事が可能であるという利点がある．現在，NPPVは，多くのALS患者にも適用され，呼吸困難感や夜間不眠などの症状を緩和し，QOLの向上をはかることができる．使用の際には，マスクのフィッティングが重要となる．栄養障害に対する治療計画（胃瘻の増設）も主治医と話し合っておく必要性がある．

memo
　球麻痺症状の出現によりコミュニケーション障害や食事困難となり，栄養不良，誤嚥をきたすなど，急速に身体機能低下を引き起こす可能性がある．日常の食事摂取量やむせの有無，会話の状態などをきちんと観察して異常を早期に発見していかなければならない．呼吸機能検査などが可能であれば客観的な評価となり患者の理解も得やすく治療的介入もしやすい．

6 評価と理学療法の実際

- それぞれの障害部位を考慮しながら全身を評価していく．
- ALS評価としてはいくつかあるが，ここではALSFRS-Rを示す（**表23-5**）．
- ALSの重症度分類（**表23-4参照**）にもあるように，身体機能低下により介助量が増加していくため，重症度によりアプローチ方法が変わってくる．
  - ①初期（重症度1，2）：可能な限り身体機能の維持に努めROM維持や廃用症候群の予防と改善を行い，早期から呼吸療法は行う．予後を予測しながら過負荷にならない運動の提供，精神的なサポート．
  - ②中期（重症度3）：徐々に介助量が多くなってくるため，代償動作や自助具，装具，福祉用具などを用いてADLや移動能力の確保，環境調整をはかる．
  - ③末期（重症度4，5）：生活全般において介助を要する臥床生活のため，呼吸管理や栄養管理，感染症予防，コミュニケーション手段の確保を行う．また介護量確保も必要となる．

表23-5 ALS機能評価スケール改訂版（ALSFRS-R）

1. 言 語	7. ベッドでの体位変換とシーツ掛け
4. 正常 3. 軽度の言語障害 2. 繰り返すと理解できる 1. 言語以外の伝達法を併用 0. 言葉にならない	4. 障害なくできる 3. 努力を要し遅いが自立 2. やっとできる 1. 開始の動作しかできない 0. なにもできない
2. 唾 液	8. 歩 行
4. 正常 3. 口に唾液がたまり夜間に漏れる 2. 中程度に唾液が多く少し漏れる 1. 明らかに唾液が多く漏れる 0. 絶えず紙やハンカチをあてる	4. 正常 3. すぐ歩行困難 2. 介助歩行 1. 歩行不能 0. 意図した下肢の動きができない
3. 嚥 下	9. 階段をのぼる
4. 何でも飲み込める 3. ときどきむせる 2. 食事内容の工夫を要する 1. 経管栄養が補助的に必要 0. 全面的に非経口栄養	4. 正常 3. 遅い 2. 軽度に不安定，疲れやすい 1. 介助を要する 0. まったくできない
4. 書 字	10. 呼吸困難
4. 正常 3. 遅く拙劣だが判読できる 2. 判読できない文字がある 1. ペンを握れても書けない 0. ペンを握れない	4. ない 3. 歩行時にでる 2. 食事，入浴，身支度の1つ以上ででる 1. 座位あるいは臥床安静時にでる 0. 呼吸器が必要
5a. 食物を切る．器具を使う（胃瘻なし）	11. 起座呼吸
4. 正常 3. 少し遅く拙劣でも介助不要 2. 遅く拙劣で部分介助を要する 1. 切ってもらえばゆっくり食べられる 0. 全面介助	4. ない 3. 通常は2つ以上の枕が必要でない 2. 睡眠時に枕が2つ以上必要 1. 座位でなければ睡眠できない 0. 睡眠できない
5b. 食物を切る．器具を使う（胃瘻あり）	12. 呼吸不全
4. 正常 3. 拙劣ながら動作はすべて自立 2. 閉じる．締めるのに部分介助 1. 介護者に少しだけ介助依頼 0. どのような作業もできない	4. ない 3. 間欠的にBiPAP*を使用する 2. 夜間はBiPAPを使用する 1. 夜間，昼間ともBiPAPを継続する 0. 気管挿管または気管切開で呼吸器装着
6. 身支度と身体の清潔	
4. 障害なく正常に着る 3. 努力をし遅くても完全自立 2. ときどき介助あるいは工夫を要する 1. 介助が必要 0. 全面介助	

＊BiPAP：bilevel positive airway pressure. NPPVの商標名の1つである．
［大橋靖雄ほか：筋萎縮性側索硬化症（ALS）患者の日常活動における機能評価尺度日本版改訂 ALS Functional Rating Scaleの検討．脳と神経 **53**：346-355，2001 より引用］

- 多職種と連携をとりながら，運動療法として**移動能力訓練，呼吸療法**を中心にかかわっていく．
- 最終的には気管切開による人工呼吸器療法が必要になってくるが，患者自身の意思決定を必要とする．十分な説明と情報提供を行う必要性がある．
- ALS患者において唾液貯留による呼吸困難感が精神的苦痛や吸引回数増加となっている症例があり，持続的唾液吸引法などの検討が必要な場合もある．

7 運動療法原則の応用

- 運動療法が実施可能な症例に関して，身体機能を維持していく目的で筋力トレーニングや有酸素運動を実施していくことが多い．
- しかしALSに対する筋力トレーニングや有酸素運動は十分な研究結果が認められておらず筋力トレーニングや有酸素運動は推奨されていないため，過用性筋力低下の発生リスクを考慮した運動負荷設定や疲労感に注意して身体活動量の指導を行っていく．
- 感覚障害は起こりにくいとなっているが，異常感覚としてしびれやかゆみを訴えられることがある．筋力低下にもかかわらず患者はしびれとして表現することもあるため対応方法に注意が必要である．
- 頸部の筋力低下により頭部前屈姿勢となり，抗重力位姿勢がとれなくなることがある．それに伴い座位や立位時の呼吸が困難となってくる．呼吸困難感の緩和や活動性維持の目的で頸椎装具を作製し使用することもある．

▷ **チームアプローチ**

- ALSの病態や経過は一様ではないため，個別的な対応が必要となってくる．主治医を中心とした医療・ケアチームをつくり信頼関係を築きながらチーム全体がALSという疾患と向き合って患者自身の社会参加を促し，患者・家族のQOLが保てるようにかかわっていく必要性がある．身体機能面で制限があったとしても，自らの意思で生活を送っていけるような環境を構築していくことが重要である．
- ALSでは認知機能や感覚などは障害されず，患者自身が自分の病気の進行を感じながら生活していかなければならず，精神的な苦痛が大きい．また早期から治療方針への意思決定として人工呼吸器使用が必要になった場合はその使用を拒否するなど延命を望まないものも多い．残りの人生を豊かなものにしていくためには患者の話をきちんと聴いていき（傾聴），チームであきらめずにかかわっていくことが大切である．
- **コミュニケーション手段の確保**として，①書字，②透明文字盤*，③トーキングエイド，④パソコン（意思伝達装置），⑤ナースコール，⑥ADL表などを用いて患者の状態にいちばん合う手段を選択していく．行政や言語聴覚士，主治医，家族などとの情報交換によるコミュニケーション機器の円滑な導入が求められる．
- 環境制御装置や福祉用具の使用，住宅改修などで介護しやすい，またされやすい環境づくりをしていく（**図23-4**）．

＊透明文字盤 患者と介護者が対面し，透明文字盤上の視線を合わせる要領で50音の文字を確定することでコミュニケーションをはかる．

8 事例紹介

- 60歳代男性，妻と二人暮らし，息子家族が近隣に住んでいる．
- 臨床症状として，上肢の機能障害が生じ日常生活において介助を要するようになった．その後，徐々に下肢の機能障害や嚥下障害も認め歩行困難となり移動は車いす介助．ほとんどベッド上での生活となり訪問看護・訪問リハビリテーション・訪問介護などを利用しながらの在宅生活となった．

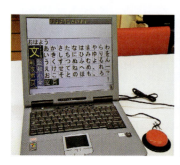
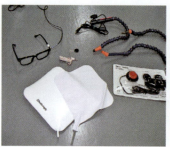
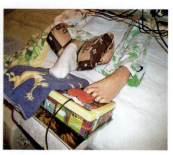

a. 意思伝達装置
伝の心：右のスイッチを押すことで文字選択。

b. 各種センサー
光センサー，呼気センサー，タッチセンサー，脳波センサーなど．

c. フットスイッチ
左第2趾でスイッチ操作できるように調整している．

図23-4　各種補助具の例

- 進行性の疾患であり徐々に身体機能が低下していくため，対象者本人の生活意欲も下がっていき「早く死んでしまいたい」などの発言も聞かれるようになっていった．また妻も日々の介護疲れや病気の治療方法がないことに対するストレスが蓄積している状態であった．気分転換も兼ねた車いす外出を対象者へ促すがなかなか承諾を得られず，自宅内で過ごす日々であった．
- しかし，時折訪問するお孫さんの姿をみるときには終始笑顔となるため，息子家族に協力を依頼してお孫さんとのリンゴ狩り外出を企画することとなった．車いすでも移動可能な施設を探し，無事にお孫さんの喜ぶ顔をみながら家族で楽しい時間を過ごすことができた．このことがきっかけとなり，たまには外出を行い元気な姿を家族にもみせたいと通所サービスの利用も検討されるようになった．
- その後，ケアマネージャーや看護師，理学療法士などと連携を図り定期的な外出のための住宅改修や施設の体験利用などを計画したが，残念ながらその後肺炎により入院となり，住宅改修などの実施は叶わなかった．
- この疾患は，急に状態が悪化することもあるため，多職種連携により病状の変化を常に観察していかなければいけない．早期から介護者負担を踏まえたサービス計画や対象者にとって精神的な働きかけとなる人材探しなど，その方々を取り巻く環境を考えて準備していくことが重要である．

学習到達度自己評価問題

以下の項目について説明しなさい．
1. 脱髄とはどのような状態となることか．
2. 脱髄部位によりどのような症状が生じるのか．
3. 多発性硬化症の特徴である多発とは．
4. 多発性硬化症の運動療法における注意点をあげなさい．
5. 上位運動ニューロン障害，下位運動ニューロン障害，それぞれどのような症状が起きるか．
6. 筋萎縮性側索硬化症は発症部位によりどのような分類がなされるか．
7. 筋萎縮性側索硬化症におけるチームアプローチはどのような目的があるのか．

24 その他の神経筋系障害（筋ジストロフィー，多発性筋炎，重症筋無力症，Guillain-Barré症候群）

一般目標
1. 筋ジストロフィーなどの神経筋疾患の病型とそれぞれの特徴，一般的に行われる医学的治療と理学療法の進め方について理解する．
2. 神経疾患の進行によって起こっている器質的変化について理解する．

行動目標
1. 各神経疾患の原因と，特徴的な臨床症状を説明できる．
2. 病気の進行とともに起こる身体症状の変化と，理学所見との関係を説明できる．
3. 病期に合わせたリスク管理と，理学療法の種類を説明できる．

調べておこう
1. 筋ジストロフィーのtype別における症状の特徴を調べよう．
2. 多発性筋炎の臨床症状と，時期に合わせた治療の関連性を調べよう．
3. 重症筋無力症の臨床症状の特徴を調べよう．
4. Guillain-Barré症候群の進行期と臨床症状の違いを調べよう．

A 筋ジストロフィー

1 疾患概念

- 筋ジストロフィー muscular dystrophyは「筋線維の変性，壊死を主病変とし，進行性の筋力低下をみる遺伝性の筋疾患である」と定義づけられている．
- いくつかの遺伝形式によって分類されている（表24-1）．
- 発生頻度は，X連鎖潜性遺伝のDuchenne型36％，Becker型20％，常染色体潜性遺伝の肢体型19％，先天性（福山型）18％と頻度が高い．この4病変は遺伝形式や発生年齢，罹患筋など，それぞれ特徴が異なっている（表24-2）．

2 Duchenne型筋ジストロフィー（DMD）

a．概念
- X連鎖潜性遺伝のため発症は男児が圧倒的に多い．
- 筋ジストロフィーのなかでは最も頻度が高く人口10万人に対して3〜5例とされる．
- 突然変異率が高く30％は遺伝性ではなく孤発例である．

> **memo**
> 日本遺伝学会は2017年9月に用語の改訂を行い，「優性」を「顕性」に，「劣性」を「潜性」に言い換えることを決めた．

DMD：Duchenne muscular dystrophy

表24-1 筋ジストロフィーの分類

1. X連鎖潜性遺伝	Dushenne型 Becker型 Emery-Dreifuss型
2. 常染色体潜性遺伝	肢体型 先天性（福山型） 遠位型（三好型）
3. 常染色体顕性遺伝	顔面肩甲上腕型 肢体型

表24-2 筋ジストロフィーの主な病型

	Dushenne型	Becker型	肢体型	先天性
遺伝形式	X連鎖劣性	X連鎖劣性	常染色体劣性	常染色体劣性
性差	男性	男性	男女	男女
発生年齢	3～5歳	小児期	小児～成人	新生児～乳児期
罹患筋	腰帯部	腰帯部	体幹近位部	全身
仮性肥大	顕著	顕著	なし（軽度）	軽度
知能障害	軽度	なし	なし	重度
関節拘縮	進行と共に出現	進行と共に出現	時に出現	頻発
進行	早い 20歳前後で呼吸不全	遅い 15～20歳でも歩行可能	中等度	中等度 平均10歳前後で死亡

[野々垣嘉男：図解 理学療法技術ガイド，第2版（石川齊ほか編），文光堂，p.701-713，2001より引用]

*ジストロフィン　正常骨格筋では筋形質膜を裏側から支えるように存在しており，筋形質膜の保持や情報伝達などの重要な役割を担っている．欠損すると筋形質膜の脆弱化や透過性の増大をきたし，Ca^{2+}の流入，蛋白の分解，筋線維の崩壊をきたす．

b. 病因

- X染色体（Xp21）の短腕に存在する大きな遺伝子の変異によって生じる．
- ジストロフィン*dystrophinという蛋白をコードする遺伝子に突然変異が起こり，ジストロフィンがほとんど存在しないか，あるいはまったく存在しない．

- ジストロフィンが欠失した筋線維は，筋形質膜と細胞外マトリックスの相互作用を維持することができない．
- 形質膜が損傷を受けることで筋線維は徐々に破裂し死滅する．

c. 病理

- 変性の過程は，①容赦のない筋線維の壊死，②不断の修復と再生，③進行性の線維化からなる．
- 進行性の筋線維数減少と線維性脂肪組織の増加が認められる．
- 最終的にはほぼすべての骨格筋線維は消失するが，筋紡錘線維（錐内筋線維）は比較的保たれる．

d. 臨床症状

- 処女歩行の**開始遅延**が30～50％にみられる．
- 3～5歳ごろになっても走れない，転びやすい，階段が昇れない，立ち上がりに努力を要すなど，基本動作に関する異常で気づかれることが多い．
- 筋力低下は，下肢の近位筋から左右非対称的に出現する．
- 運動機能障害が主症状であり，知覚・感覚障害は生じない．

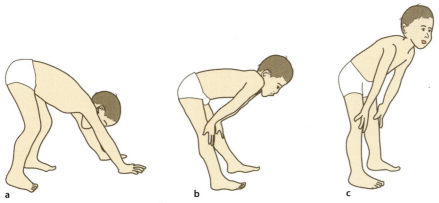

図24-1 登攀性起立（Gowers徴候）
(a)両下肢を開いて床に手をつく．(b)自分の両膝に手をつけて肘でロックする．(c)両上肢を交互に持ち上げ，自分の体をよじ登るようにして起立する．

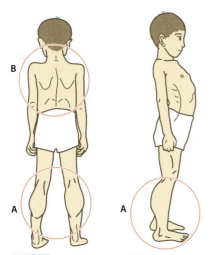

図24-2 仮性肥大と筋萎縮
腓腹筋に著明な仮性肥大を認める(A)．近位筋には萎縮が出現し，遠位筋と比べて進行が激しい(B)．

- 床から立ち上がる際に床に手をつき，殿部を上げ，手を交互に膝に当てながらよじ登るようにして動作を行う．これを，<u>登攀性起立（Gowers徴候）</u>と呼ぶ（図24-1）．
- 歩行開始のころに下腿後面の肥大が出現し始める．これは脂肪，結合組織が増加していることから筋の肥大ではなく<u>仮性肥大</u>（図24-2）と呼ばれている．
- Duchenne型筋ジストロフィーのステージ（表24-3）でステージ2～3では登攀性起立が出現しステージ4では大腿四頭筋の筋力が2以下，上腕三頭筋の筋力が4以下となり起立動作が困難となる．
- 歩行の異常として，動揺性歩行が目立ち，易転倒性なども多く認められる．

表24-3 厚生省研究班（新分類）とその改良案

ステージ	厚生省研究班（新分類）	改良案（洋式）	改良案（和式）
1	■階段昇降可能 　a-手の介助なし 　b-手の膝押さえ	■階段昇降可能 　（手すりは使用せず） ■昇り，降りともに介助なく可能 ■階段は16 cmの高さのものを使用	
2	■階段昇降可能 　a-片手手すり 　b-片手手すり＋手の膝押さえ 　c-両手手すり	■階段昇降に介助（手すりなど）を要する ■介助は新分類のa-とb-までとし，c-はステージ3とする	
3	■いすからの起立可能	■歩行可能・階段昇降不能 ■背もたれのない台（膝窩までの高さ）からの立ち上がりが可能 ■座面を手で押すことを禁止し，最終肢位は両手手放しで上体中立位保持可能	
4	■歩行可能 　a-独歩で5 m以上 　b-1人では歩けないが，物につかまれば歩ける（5 m以上） 　①歩行器，②手すり，③手引き	■歩行可能・台からの立ち上がり不能 ■新分類のaはそのままとし，b-の①歩行器，②手すり，③手引きは歩行不能と判定する	
5	■起立歩行は不可能であるが，四つ這いは可能	■歩行可能 ■車いす-プラットフォーム間の移乗が往復自力で可能	■自力で四つ這い姿勢となり，かつ3 m以上四つ這いが可能
6	■四つ這いも不可能であるが，ずり這いは可能	■ずり這い可能 ■3 mを2分未満で可能（肘這いも含む） ■移乗動作介助	■ずり這い可能 ■3 mを2分未満で可能（肘這いも含む） ■介助で四つ這い姿勢をとれる
7	■ずり這いも不可能であるが，座位の保持は可能	■ずり這い不能，端座位保持可能 ■車いす前方駆動が可能も10 mを60秒以上	■ずり這い不能，座位保持可能 ■指示なしで自力座位保持可能（座位への介助はあっても可，床に手をついても可）
8	■座位の保持も不能であり，常時臥床状態	■a-支持（各種座位保持装具）があれば座位保持可能 ■b-常時ベッド上で生活	

［熊井初穂：進行性筋ジストロフィー症の病期別理学療法ガイドライン Duchenne型筋ジストロフィーについて．理学療法 19：51-56, 2002より引用］

CPK : creatine phosphokinase

memo
- Duchenne型筋ジストロフィーでは，初期にCPK値が高値となる．CPKは，筋肉中に含まれる酵素で，筋肉が破壊されることで血中に漏出し高値となる．筋損傷の病態把握のための指標となる．また，過用性筋力低下の指標として重要である．
- 筋生検では大小不同の横径をもつ断面円形化が起こり，中心核が増加した筋線維，脂肪浸潤が認められる間質が存在する．

- 拘束性肺機能障害による高CO_2血症が特徴であり，呼吸不全は死因として重要である．
- 心筋症も認められ，10歳代から急に心不全症状が強く出現し増悪する症例があ

る．
- 平均寿命は29年とされており，有効な治療法の開発が望まれている．

> 現在の医療技術では，筋ジストロフィーの治療法は確立していない状況にある．しかし，iPS細胞を用いた細胞移植に関する研究が加速的に進歩している．これらの研究の展望は，筋ジストロフィーの細胞移植治療の戦略が確立できる可能性と，薬剤開発のツールとなることが期待されている．理学療法士が実施するプログラムは，疾病の進行に対する二次的な障害予防が主な目的である．iPS細胞を用いた研究の進歩により根治が可能となるならば，理学療法プログラムの内容も機能回復や能力改善の方向に大きく変容しなければならない．

e. 治　療
- 筋線維の破壊を防ぐ目的で薬物療法，とくにステロイドホルモン投与が試みられている．
- 根本的な治療法は確立されておらず，診断，薬物療法，リハビリテーション，栄養療法，心理社会面などの多面的な要素に対して多職種が連携し，診断時からの継続的な医療の提供が生命予後とQOLの向上に貢献する．
- 治療の主体はリハビリテーションである．

f. リハビリテーション
- 筋力低下と関節拘縮の予防，呼吸リハビリテーションが中心となり，進行に伴う変性を少しでも予防することが目的とされている．
- 新分類（表24-3）1の時から股関節屈曲拘縮，膝関節屈曲拘縮，足関節底屈拘縮の代償として腰椎の過剰な前彎が増強される．これらはアライメント不良を形成し起立立位保持能力を阻害する．予防のためにも積極的な関節可動域訓練が必要である．
- 過剰な筋力増強運動は過用症候群＊を招くことから，基本的に低負荷，高頻度が望ましい．
- 抵抗運動などよりも，遊びや日常生活の中での活動を取り入れることなどが推奨される．
- 呼吸障害の主な病態は，胸郭呼吸運動に関与する呼吸筋の筋力低下による拘束性換気障害である．
- 5歳頃から運動発達の遅れが目立ち始め，10歳頃になると歩行が困難となる（歩行喪失時期）．それ以降の移動は，車いす・電動車いすとなる．
- 呼吸不全に対しては鼻マスク式呼吸器が有効で，高CO_2血症があれば夜間の装着から開始する．
- 装具療法として，尖足が進行することを予防するために短下肢装具や長下肢装具などの作成が必要となる．

＊過用症候群　過度の運動により生じた絶対筋力と筋持久力の低下が継続して出現した状態であり，運動療法を実施するうえでは発生の予防に配慮が必要である．基本的には低負荷・高頻度でのプログラムが望ましい．

BMD：Becker muscular dystrophy

3 Becker型筋ジストロフィー（BMD）

a. 概念
- X連鎖潜性遺伝であり，Duchenne型と同じように筋力低下，仮性肥大が生じDMDと似ている．
- DMDは10歳前後で歩行不能となるが，15歳以上でも歩行が可能な軽症例につけられた臨床診断名である．

b. 病因
- この疾患はX染色体上のp21領域の欠失を伴うDMDの対立遺伝子変異型である．
- 遺伝子はXp21にある．
- 分子量は量的にも少なく一部欠損するもののジストロフィン蛋白が生成される．これによりそれほど重症な臨床像を示さない程度に機能を保持させる．

c. 病理
- DMDと同様であるが壊死，再生の程度は軽症である．
- ジストロフィン蛋白は生成されていて，それが筋の変性を防いでいる．

d. 臨床症状
- 発生頻度は，DMD：BMD＝2：1程度である．
- 軽症例では成人になっても異常が認められないこともある．
- 15歳になっても歩行が可能である者ほど，症状の進行は遅い．
- 四肢筋の罹患に先行して心肥大，心不全をきたすことがある．
- 症状は軽く，95％が21歳以上まで生存する．
- 知能発達障害はBMDではみられない．

e. 治療
- 特効薬は存在しないが，ステロイドホルモンが試みられている．
- 心不全に対して定期的に精査を行う必要がある．

f. リハビリテーション
- DMDと同様に筋力低下と関節拘縮の予防，呼吸リハビリテーションが中心となる．

- 筋力増強運動は，筋肉を破壊する危険があり，積極的には行えない．過剰な負荷をかけないような動作訓練などを中心に実施する．

LGMD：limb-girdle muscular dystrophy

4 肢体型筋ジストロフィー（LGMD）

a. 概念
- 常染色体潜性遺伝形式をとり体幹近位筋が障害される．
- DMDやBMDのような性差や顔面筋罹患，知能障害が認められないことが特徴である．

b. 病因
- LGMD2A：カルシウム依存性蛋白分解酵素カルパイン3遺伝子（15q）に異変をもつ．

- LGMD2B：ジスフェルリン遺伝子に異変をもつ．
- LGMD2C-2F：肢体型の5％以下でありジストロフィン結合蛋白であるサルコグリカンの欠損がある．

c. 病　理
- 筋ジストロフィー共通の病理所見を示しジスフェルリン，サルコグリカンなどの免疫組織化学的染色で半数は診断できる．

d. 臨床症状
- 小児期から成人にいたるまで**幅広い発症年齢**である．
- 進行速度も早い症例や遅い症例があり幅が広い．
- 筋力低下は**腰帯，四肢近位**から侵される．
- 脊椎前彎，尖足の出現頻度は高く，**動揺性歩行，登攀性起立**もみられる．

e. 治　療
- 根本的治療法は確立されていない．

f. リハビリテーション
- DMDと同様に筋力低下と関節拘縮の予防，呼吸リハビリテーションが中心となる．
- 運動機能障害の進展に伴い，排痰などの呼吸リハビリテーションが必要である．

5 先天性（福山型）筋ジストロフィー（FCMD）

FCMD：Fukuyama congenital muscular dystrophy

a. 概　念
- 新生児期や乳幼児期から発育の遅れがある先天性筋ジストロフィーである．
- **中枢神経障害（痙攣，精神発達遅滞）を伴う**ことが特徴である．
- わが国特有の疾患であり，わが国の先天性筋ジストロフィーの半数を占めるが，最近は外国でも報告がみられている．

b. 病　因
- 第9染色体長腕（9q31）に遺伝子座が存在している．常染色体潜性遺伝形式をとり，健常人では神経細胞の胞体の中にある461個のアミノ酸からなる蛋白であるフクチンfukutinの形成異常によって発症する．

c. 病　理
- 中枢神経系では神経細胞の遊走異常に起因する多小脳回*が必発である．
- 乳幼児期から筋線維の壊死，再生，結合組織の増生などの所見が出現する．

＊多小脳回　分布によりびまん性と局所性に分けられ，皮質と白質の境界がでこぼこ（bumpy）になる特徴がある．びまん性多小脳回の代表的疾患として福山型先天性筋ジストロフィーがある．

d. 臨床症状
- 常染色体潜性遺伝であり，DMD：FCMD＝3：1である．
- 乳幼児期に発達の遅れで気づかれることが多い．
- 定頸の遅れも目立ち，約8ヵ月（正常児4ヵ月）といわれている．
- 多くは2歳前後までに座位の獲得が可能であるが，起立，歩行までの獲得はまれである．
- 5～10％は歩行が可能（良好群），多くは座位，いざり獲得までが発達の上限であり定頸を獲得できないこともある．
- 著明な精神発達遅滞があり，単語程度の獲得が限界である．

表24-4　福山型筋ジストロフィーのステージ別運動療法

ステージ*	臨床所見	運動療法
1〜2	下腿三頭筋の短縮 股関節屈曲・外転拘縮 膝関節屈曲拘縮	ストレッチ（下腿三頭筋，ハムストリングス） ROM訓練（拘縮予防）
3〜4	下腿三頭筋の短縮 下肢筋力低下 バランス低下	ストレッチ（下腿三頭筋，ハムストリングス） 筋力維持訓練 立ち上がり動作訓練，立位バランス訓練
5〜6	下腿三頭筋の短縮 四つ這い可能 独立歩行不能	ストレッチ（下腿三頭筋，ハムストリングス） 基本動作訓練（床上動作訓練，四つ這い訓練） 座位保持訓練，移乗訓練，車いす操作訓練，住宅改修 呼吸訓練
7〜8	下腿三頭筋の短縮 座位保持不能 いざり動作不能 呼吸筋力低下	ストレッチ（下腿三頭筋，ハムストリングス） 呼吸訓練 座位保持装置の使用 環境制御装置

*「ステージ」とは機能障害のステージを指す.
［乗松尋道，豊島良太（監訳）：リハビリテーションと理学療法エッセンシャル 臨床で役立つ診断と治療，西村書店，p.491，2012より引用］

- 痙攣が半数に認められ，筋力低下が全身に出現する.
- 顔面罹患があることが特徴的であり，表情に乏しく，口をぽかんと開けていて，流涎を多くみる.
- 平均的に10歳前後で呼吸不全，もしくは心不全で死亡することが多い.

e. 治 療

- 根本的治療は存在しない.

f. リハビリテーション

- 理学療法の内容も各ステージに応じた運動療法の内容を適用することになる（**表24-4**）.
- 関節拘縮を予防するために早期からの可動域訓練，補装具の作成など積極的なリハビリテーションが必要である.
- 経過（良好・中間・不良）に応じた理学療法を実施する.
- 良好群はつかまり立ちが可能であれば，装具を活用し，立位，歩行時間を確保する訓練を実施する.
- 中間群は，座位保持が不十分であるため，頸部，体幹の伸展筋力維持と下肢の拘縮予防を目的とした骨盤帯付き長下肢装具での立位訓練を行う.
- 不良群は，座位保持装置などを用いた良肢位保持，呼吸器合併症を予防するための呼吸訓練，嚥下訓練への介入が必要である.
- 症状の進行に伴い生じる嚥下障害には，胃瘻による栄養摂取が必要となる.
- 乳幼児期からの育児支援と合わせて，医療と保育，教育，在宅医療，地域の福祉などの連携が要求される.

B 多発性筋炎（PM），皮膚筋炎（DM）

PM：polymyosite
DM：dermatomyositis

1 概　念

- 原因は不明であり，全身性エリテマトーデスや強皮症などの結合組織疾患や，悪性腫瘍に伴って発症することもある．自己免疫疾患のひとつと考えられている．
- 多発性筋炎に皮膚症状を伴うものは皮膚筋炎と呼ばれている．

2 病　因

- 多発性筋炎は，筋線維の大小不同，壊死・再生とともに単核球の細胞浸潤が間質，血管周囲に認められる．
- 皮膚症状を伴う皮膚筋炎は血管炎が主症状であり，筋病理は虚血性変化を認める．

3 臨床症状

- 多発性筋炎，皮膚筋炎の主症状は筋力低下である．
- 全身的に筋力は低下するが，近位筋の低下が優位である．
- 急性期では，**発熱，筋痛，倦怠感，レイノー（Raynaud）現象**＊がみられる．
- 皮膚筋炎の特徴的な所見は，**ヘリオトロープ疹**＊，**Gottron徴候**＊，**四肢伸側の紅斑**である．
- 成人では約20％に悪性腫瘍の合併を認め，とくに40歳以上の皮膚筋炎で頻度が高い．
- 急性期では赤沈（赤血球沈降速度）の亢進，白血球の増加がみられ，血清CK（クレアチンキナーゼ）は壊死が活発であれば高い．

＊**レイノー現象**　手指や足趾末梢の小さな動脈の血流不足が発作的に発生し，「冷感」や「皮膚色の変化」が現れる現象．

＊**ヘリオトロープ疹**　眼瞼部に出現する紫紅色浮腫性紅斑であり，自覚症状はまったくみられない．皮膚筋炎以外の疾患では出現しないので診断に役立つものである．

4 治　療

- 第一選択はステロイドである．
- 血清CK，赤沈値などの改善をみて漸減をしていく．
- 筋力低下が急速に進む劇症例にはステロイド大量点滴，血漿交換を行う．

＊**Gottron徴候**　ヘリオトロープ疹と同様，皮膚筋炎に特徴的症状で，手指関節の背側に出現する皮疹．肘・膝関節に出現する場合もある．

5 理学療法

- 多発性筋炎の理学療法は，発熱，筋痛などの炎症症状の活発な急性期と，炎症の寛解した回復期ではその内容が大きく異なる．

a. 急性期

- 急性期では内科的治療が優先され，理学療法は治療期間中の二次的障害を予防することが重要な目的となる．
- 二次的障害は，筋・筋膜の拘縮と安静による廃用性筋萎縮が代表的である．
- 四肢や体幹の大関節をまたぐ筋群の拘縮予防は，早期から実施されるべきであ

表24-5	多発性筋炎の進行状況にあわせた理学療法プログラム
急性期	他動的 (愛護的) 関節可動域訓練 良肢位保持 (拘縮予防) 体位変換 (褥瘡の予防) 呼吸訓練 (肺炎の予防)
回復期	他動的関節可動域訓練 (炎症の起こらない範囲) 筋力増強訓練 (低負荷) 筋持久力訓練 (低負荷高頻度) }(疲労, 疼痛, 筋力低下のない範囲) 　　　＊血清CK亢進に注意 嚥下訓練 呼吸訓練 ADL訓練 (基本動作, 床上動作など) 車いす (自走, 電動) の導入 環境設定・住宅改修

る.

- 負荷量の大きい筋力増強訓練は, 筋逸脱酵素値や炎症症状が高値を示すことから禁忌である.
- 負荷量としては, 翌日に疼痛や疲労が残存しない負荷量で離床・運動介入を行う.

b. 回復期

- ステロイド療法により症状の改善を認めている時期であり, 積極的な運動介入を行うことが推奨される.
- 筋力増強訓練の強度について, ステロイドミオパチーが生じている可能性もあるが, 活動量の低下に伴う廃用性筋萎縮を予防するために積極的に実施する.
- 負荷量としては, 翌日に疲労や疼痛が残存しない程度が望ましい.
- 装具の活用も重要であり, 頸部の筋力低下により頭部下垂が生じている場合はネックカラー, 大腿四頭筋の筋力低下により膝折れが生じる場合は膝伸展装具などの活用が必要である.
- 多発性筋炎の進行状況にあわせた理学療法を**表24-5**にまとめた.

MG : myasthenia gravis

memo

Lambert-Eaton筋無力症候群
近位筋の脱力が主症状であり, MGと異なり眼瞼下垂や複視の症状は軽い.

C　重症筋無力症 (MG)

1 概　念

- 神経筋接合部の後シナプス膜に対する自己免疫機序による刺激伝達障害が起こり, 骨格筋の易疲労性, 脱力を主症状とする疾患である. 自己免疫疾患のひとつとされているが, 胸腺腫瘍との関係も指摘されている.
- 主症状は休息することで回復するが, **寛解と増悪, 日内変動**がみられる.

2 分　類

MGFA : Myasthenia Gravis
Foundation of America

- 重症筋無力症は, MGFAによる分類が多用される (**表24-6**).

表24-6 重症筋無力症のMGFA分類

class		
class	I	眼筋筋力低下．閉眼の筋力低下があってもよい．ほかのすべての筋力は正常
class	II	眼筋以外の軽度の筋力低下．眼筋筋力低下があってもよく，その程度は問わない．
	IIa	主に四肢筋，体幹筋，もしくはその両者をおかす．それよりも軽い口咽頭筋の障害はあってもよい．
	IIb	主に口咽頭筋，呼吸筋，もしくはその両者をおかす．それよりも軽いか同程度の四肢筋，体幹筋の筋力低下はあってもよい．
class	III	眼筋以外の中等度の筋力低下．眼筋筋力低下はあってもよく，その程度は問わない．
	IIIa	主に四肢筋，呼吸筋，もしくはその両者をおかす．それよりも軽い口咽頭筋の障害はあってもよい．
	IIIb	主に口咽頭筋，呼吸筋，もしくはその両者をおかす．それよりも軽いか同程度の四肢筋，体幹筋の筋力低下はあってもよい．
class	IV	眼以外の筋の高度の筋力低下．眼症状の程度は問わない．
	IVa	主に四肢筋，体幹筋，もしくはその両者をおかす．それよりも軽い口咽頭筋の障害はあってもよい．
	IVb	主に口咽頭筋，呼吸筋，もしくはその両者をおかす．それよりも軽いか同程度の四肢筋，体幹筋の筋力低下はあってもよい．
class	V	気管内挿管された状態．人工呼吸器の有無は問わない．通常の術後管理における挿管は除く．挿管がなく経管栄養のみの場合はIVbとする．

[Jaretzki A 3rd, et al：Myasthenia gravis：recommendations for clinical research standards. Task Force of the Medial Scientific Advisory Board of the Myasthenia Gravis Foundation of America (MGFA)，*Neurology* **55**：16-23, 2000 より引用]

3 病因

- アセチルコリン受容体抗体がアセチルコリン受容体に結合して神経伝達を阻害する．その機序としては，①補体介在性に後シナプス膜を破壊する，②アセチルコリン受容体の崩壊が促進される，③アセチルコリンが受容体に結合することを阻害することで発症するとされている．

4 臨床症状

- 運動を反復する際に，筋力低下や易疲労性，休息により改善，日内変動（夕方に悪化しやすい），日差変動（日によって症状が異なる）などの自覚症状が特徴である．

- 眼瞼下垂，複視などの眼症状が初発症状となることが一般的である．
- 構音障害，嚥下障害，顔面筋麻痺などの脳神経症状が高い頻度で出現する．
- AChR数が減少しているため低頻度電気刺激ではAChR枯渇に一致してM波振幅漸減現象が現れる．また，反復刺激後増強・疲労も顕在化する．

5 治療

- 第一選択の治療法はコリンエステラーゼ薬の投与である．
- 一般的にはステロイドホルモンが投与されるが，治療開始1週間で低カリウム

血症が出現すると，一過性に悪くなる初期増悪を認める．
- 治療開始とともにカリウム製剤（アスパラ®カリウムなど）を併用することが勧められている．
- 成人例では，ステロイドホルモンの効果が得られない場合は胸腺摘出が行われる．

6 理学療法

- 急性期は薬物療法を併用し，①良肢位保持（拘縮の予防），②他動的（愛護的）関節可動域訓練，③呼吸訓練が主となる．
- 急性期が過ぎれば筋力増強訓練を開始するが，原則的に反復した強度の高い運動は行わず疲労が蓄積しない範囲とする．
- 徒手や重錘などを用いた筋力増強ではなく，患者負担を考慮した自動運動やADL動作を活用した訓練を中心に実施する．
- 症状には日内変動が多く，理学療法の実施には疲労が少ない時間帯に実施する．
- 一般的には，午後よりも午前中の方が症状が軽い．
- 生活指導も重要であり，疲労を主観的に感じる時には休息をとることを教育する．

- クリーゼ*の出現には注意が必要である．
- クリーゼの出現時には，関節可動域の確保のために関節可動域訓練，換気の改善のために呼吸理学療法を行う．

*クリーゼ　急激な筋力低下が出現し，呼吸困難，気道閉塞などを引き起こす．

GBS：Guillain-Barré syndrome（ギラン・バレー症候群）

D　Guillain-Barré症候群（GBS）

1 概　念

- 急性単相性の経過の多発性神経根（末梢神経）障害であり，四肢の運動麻痺を主症状とする．

- 神経症状の出現前に上気道感染や消化器感染の先行がみられ，現在では自己免疫疾患として扱われているが，原因は完全には解明されていない．
- GBSは電気生理学的所見から，髄鞘が一時的に障害される**脱髄型**（急性炎症性脱髄性多発ニューロパチー）と，軸索が一時的に障害される**軸索型**（急性運動性軸索性ニューロパチー，急性運動感覚性軸索性ニューロパチー）に分類される．わが国での両者の発症頻度はほぼ同程度である．

2 病　因

- 神経根（末梢神経）を選択的に標的とする自己免疫疾患とされ，カンピロバクターに対する抗体が自己の神経を直接攻撃することが指摘されている．

3 臨床症状

- 四肢，および体幹の**運動麻痺**が主症状であり，**深部腱反射**も消失する.
- 感冒症状などが前駆症状として出現し，2〜3週間後に神経症状が出現する.
- 急性に進行し2〜3週間で極期（発病期）に達し，その後数ヵ月かけて回復に向かう.
- 極期症状は，**弛緩性四肢麻痺，呼吸筋麻痺，脳神経障害**，感覚障害，自律神経障害である.
- 弛緩性麻痺：発症とともに左右対称性の深部腱の消失を伴う弛緩性麻痺が急激に進行する.
- 呼吸筋麻痺は拘束性換気障害を呈し，人工呼吸が必要となる症例が多い.
- 感覚障害は，手袋-靴下型の感覚異常や異常感覚（しびれ）が生じる.
- 脳神経異常は，約50％に顔面神経麻痺，約30％に球麻痺，約10％に外眼筋麻痺が認められる.
- 自律神経障害として，起立性低血圧，徐脈，局所性無汗，膀胱直腸障害などが約50％に出現する.

memo
CIDPについて
　CIDP（慢性炎症性脱髄性多発神経炎）は，GBSときわめて類似した症状を呈する. しかし，GBSが数日から約1週で発症し単相性であるのに対して，CIDPは再発や階段状の悪化または進行性の経過をとる. 緩徐進行性であり，症状のピークが初発より8週以降にみられることもGBSの定義との相違があるものの，発症早期には両者の鑑別は困難を伴うことが多い.
　なお，疾患自体はまれな疾患とされているが，理学療法場面で遭遇することは，それほどまれではない. そのため，その病態を理解しておくことも必要である.

CIDP：chronic inflammatory demyelinating polyneuropathy

4 治療

- 急性期には自己免疫の抑制のために，免疫グロブリン大量療法，血液浄化療法を行う.
- 呼吸筋麻痺をきたすほどの場合は人工呼吸器の使用や自律神経障害の管理などの全身管理が必要である.

5 理学療法

- Guillain-Barré症候群の理学療法は炎症症状の活発な時期（極期）と，安定した時期（回復期）でその内容が異なる.

a. 急性期〜極期
①関節可動域訓練
- 関節拘縮を予防するために，他動的な関節可動域訓練を低負荷・高頻度で実施する.

- 頻度としては，1日2回，各関節を3～5回，可動全範囲をゆっくり愛護的に行う．
- 浮腫が重度の場合は，他動運動によって末梢血流が増強し末梢神経線維の虚血性変化を引き起こす可能性がある．末梢神経の再生を阻害する可能性があるため過度なストレッチなどは避ける．

②**筋力増強訓練**

- 筋力増強訓練に用いる負荷量は，低負荷・高頻度にて行う．
- 局所的な強い筋収縮は疲労を蓄積しやすい．可能な限り全身運動で実施する．
- 長期臥床に伴う重度筋萎縮の症例では，急性期の筋力増強効果は得られにくい．少なくともMMT3程度の改善を目標とし，回復期を迎えるまでは過度な負荷はかけないようにする．
- 筋力増強訓練は，症状の進行が停止した後に開始すべきである．

③**呼吸訓練**

- 安静を強いることにより生じる無気肺や肺炎を予防するために実施される．
- 呼吸訓練は，上部胸式呼吸，下部胸式呼吸のすべてを利用した胸郭全体の吸気活動を促す．

④**良肢位保持**

- 安静を強いられることから，骨の突出部位に対する圧が集中することで褥瘡が後発する．クッションやマットなどを活用して，圧力が均等に加わるような良肢位保持が重要である．

b. 極期～回復期

- 症状の進行は，発症後2週間から4週間で停止し，徐々に症状の回復が始まる．
- 理学療法では，機能障害に対する介入を開始し，徐々に基本動作訓練やADL訓練を主とした活動制限へのアプローチへ移行する．
- 負荷量としては，急性期と同様に過度な負荷は避ける．

①**関節可動域訓練**

- 臥床を強いられたことで関節拘縮を生じている可能性が高い．
- 関節可動域訓練は，他動運動に加えて自動運動も加えて双方で介入する．
- 自動運動は，自主訓練としても過度な負荷とならない範囲で実施することも指導する．

②**筋力増強訓練**

- 低負荷・高頻度の負荷量で反復運動を実施する．
- 筋力や他の動作の状況を観察しながら徐々に負荷量を増加させる．
- 症状を主治医に確認しながら，リスクが生じないようであれば積極的に筋力増強訓練を実施する．
- 筋力は，下肢筋より上肢筋，遠位筋より近位筋，屈筋より伸筋が良好に回復することが多い．
- 筋力増強訓練は集中的に実施せず，休息をはさみながら実施することが望ましい．

表24-7	Guillain-Barré症候群の経過にあわせた理学療法
極　期	■ 良肢位保持（拘縮の予防） ■ 体位変換（褥瘡の予防） ■ 呼吸訓練（深呼吸訓練，口すぼめ呼吸訓練） ■ 嚥下訓練 ■ 他動的（愛護的）関節可動域訓練 ■ 温熱療法（筋と関節に対する鎮痛作用）
回復期	■ 筋持久力訓練（低負荷から開始する）　┐過剰な負担は過用性筋力 ■ 呼吸訓練　　　　　　　　　　　　├低下を起こすので注意が ■ ADL訓練（基本動作訓練・床上動作訓練）┘必要である.

③基本動作訓練

■ 寝返り，起き上がり，座位保持，立ち上がり，立位保持，歩行へと状況を評価しながら進めていく.

■ 起立動作や歩行などは，平行棒等の補助を活用しながら徐々にプログラムを進行する.

■ 歩行時に膝折れなどを認める場合は，長下肢装具や膝装具などを活用する.

■ 下肢の筋力低下などにより支持性が得られていない場合などは，前十字靱帯の損傷や転倒などのリスクが生じる．常に状況を確認しながら，段階的に能力を向上させるように進める.

■ Guillain-Barré症候群の経過に合わせた理学療法を**表24-7**にまとめた.

学習到達度自己評価問題

1. Duchenne型筋ジストロフィーの臨床症状を説明しなさい.
2. Duchenne型筋ジストロフィーとBecker型筋ジストロフィーの違いを説明しなさい.
3. 多発性筋炎と皮膚筋炎の病期における臨床症状を説明しなさい.
4. 重症筋無力症の特徴的な症状について説明しなさい.
5. Guillain-Barré症候群は自己免疫疾患であるが，どのような症状を呈するか説明しなさい.

四肢麻痺・対麻痺

25 脊髄の解剖・機能, 脊髄損傷の原因

一般目標

- 脊髄の構造と機能および脊髄損傷の種類とその原因を知り，脊髄障害による各種の臨床症状や障害の状態を理解する．

行動目標

1. 脊髄損傷の原因疾患と損傷の特徴を説明できる．
2. 脊髄損傷による麻痺の種類を説明できる．
3. 脊髄および脊髄神経の構造，とくに脊髄横断面における運動・感覚伝導路の位置関係について説明できる．
4. 脊髄の各髄節により支配される筋と皮膚領域を説明できる．
5. 脊髄の損傷高位を表す方法および高位別の障害像を説明できる．
6. 脊髄損傷による各種の臨床症状をあげ，治療の概要を説明できる．

調べておこう

1. 中枢神経系の分類と機能およびその階層性を調べよう．
2. 運動と感覚に関する神経機構を調べよう．
3. 生体恒常性にかかわる自律神経機構を調べよう．
4. 脊椎骨の骨折や脱臼に対する整形外科的治療を調べよう．
5. 神経組織が障害された場合の回復過程を調べよう．

A 脊髄の構造と機能

1 脊髄の外景

- 脊髄は脊柱管の内部で髄膜（外層より硬膜，クモ膜，軟膜；図25-1）に覆われて存在し，大後頭孔から第1ないし第2腰椎まで達して**脊髄円錐**として終わる（図25-2）．
- 第2腰椎以下の脊柱管内は，腰髄や仙髄から出る脊髄神経で構成される**馬尾**（神経）となり，対応する椎間孔から脊柱管外へ出ていく．
- 脊柱の運動による脊髄へのストレスが軽減されるよう，脊柱管内では脊髄と椎骨との間に約5mm程度の隙間がある（図25-1）．
- 脊髄の太さはおおむね小指程度であるが，頸部と腰部では太く，**頸膨大**と**腰膨大**をなし，それぞれ上肢および下肢に分布する脊髄神経の起始に相当する．

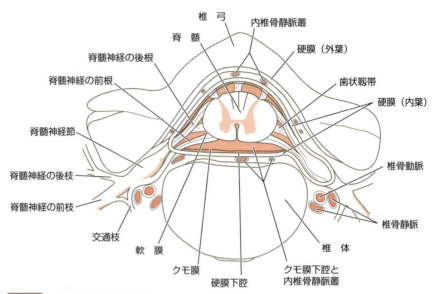

図25-1 脊柱と脊髄の横断面

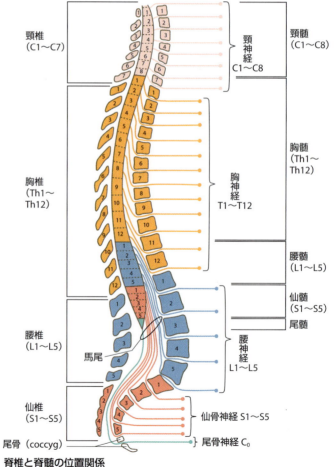

図25-2 脊椎と脊髄の位置関係

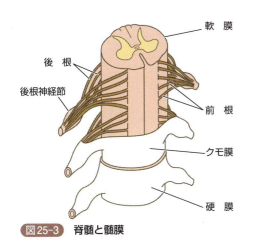
図25-3 脊髄と髄膜

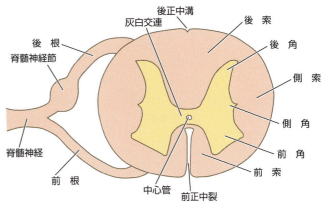
図25-4 脊髄の横断面

- 脊髄は31対（頸髄8対，胸髄12対，腰髄5対，仙髄5対，尾髄1対）の髄節から構成され，各髄節の腹外側からは運動神経と交感神経線維が含まれる脊髄神経の**前根**が，背外側からは四肢，内臓からの感覚神経線維が含まれる脊髄神経の**後根**が伸びている（図25-1，25-2，25-3）．

② 脊髄の内景

- 脊髄横断面では，中央に**中心管**があり，これを囲むようにH字形を呈する**灰白質**が，さらにその周囲を**白質**が覆っている（図25-4）．
- **灰白質**は腹側から**前角**，中間帯，**後角**に分かれており，前角にある運動神経細胞からは運動神経が始まり，後角には身体末梢からの感覚神経が入っている．また，中間帯は胸髄部でとくに発達して**側角**となり，腹部内臓器に向かう交感神経線維を出している（図25-4）．
- **白質**は腹側から**前索**，**側索**，**後索**に分かれていて，脳と脊髄を連絡する線維や脊髄後根から入る感覚神経など縦走する神経線維（**伝導路**）から構成される．

③ 脊髄の血管

- 椎骨動脈や肋間動脈などに由来する根動脈からの血液が流入する**前脊髄動脈**（1本）および**後脊髄動脈**（2本）が脊髄を栄養する（図25-5）．
- 前脊髄動脈は脊髄の前3分の2を，後脊髄動脈は脊髄の後3分の1を栄養している．

④ 脊髄内の伝導路

a．上行路（感覚性伝導路）

①脊髄視床路 spinothalamic tract

- 前脊髄視床路は大まかな触覚と圧覚を，外側脊髄視床路は温痛覚をつたえる．
- 後根より脊髄に入った温痛覚をつたえる感覚神経は，後角でニューロンを乗りかえ，中心管付近を交叉して反体側の前側索にいたり，外側脊髄視床路を上行する（図25-6，25-7）．

> **memo**
> 皮質脊髄路，脊髄視床路，後索などの各伝導路には各髄節に相当する領域が存在している．たとえば，外側皮質脊髄路では最内側を頸髄への神経線維が，最外側を仙髄への神経線維が走行しており，脊髄中心部から外側へ損傷が拡大する場合には上肢に強い運動麻痺が生じやすい．

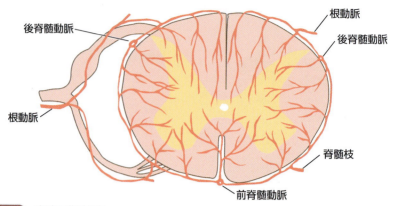

図25-5 脊髄の動脈分布

② 後　索

- 識別性の触覚や圧覚，関節受容器や筋などからの**意識にのぼる深部感覚**の伝導路で，後根から入った感覚神経はそのまま同側の後索を上行する（図25-6，25-7）.
- 内側の薄束には下肢からの感覚が，外側の楔状束には体幹や上肢からの感覚が入る．

③ 脊髄小脳路（前・後）
- 筋紡錘やゴルジ腱器官からの**意識にのぼらない深部感覚**を小脳につたえており，後根より入った神経線維は後角でニューロンを乗りかえ，一部は同側を，残りは交叉して反体側の側索を上行する（図25-6，25-7）.

b．下行路（運動性伝導路）

① 皮質脊髄路（錐体路）corticospinal tract/pyramidal tract

- 大脳皮質運動野から脊髄にいたる運動線維のうち，延髄で交叉した約80％が外側皮質脊髄路を，残りのものが前皮質脊髄路を下行する（図25-6）.
- 途中，各髄節の前角細胞に連絡し，筋へ収縮命令を送る．

② 錐体外路 extrapyramidal tract
- 皮質脊髄路以外の下行路であり，網様体脊髄路，前庭脊髄路，赤核脊髄路，視蓋脊髄路などがあり，反射運動や筋緊張の調節などに関与する（図25-6）.

5 皮膚節と筋節
- 各髄節が支配する皮膚感覚の領域を**皮膚節**（デルマトーム dermatome）といい（図25-8），各髄節が支配する特定の筋を**筋節**（マイオトーム myotome）という（図25-9）.

6 脊髄反射 spinal reflex
- 脊髄は中枢神経系における最下位の反射中枢であり，伸張反射および屈曲反射の中枢として機能している．

A 脊髄の構造と機能　301

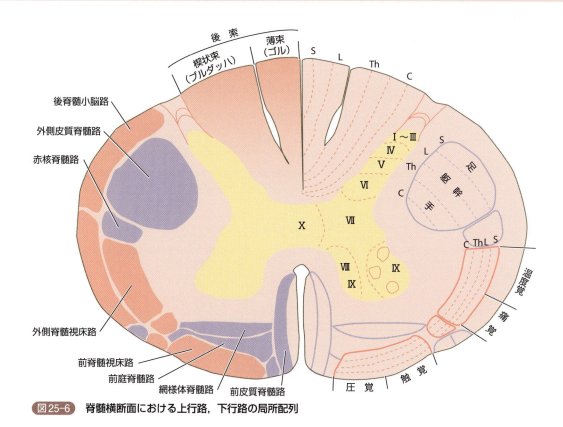

図25-6　脊髄横断面における上行路，下行路の局所配列

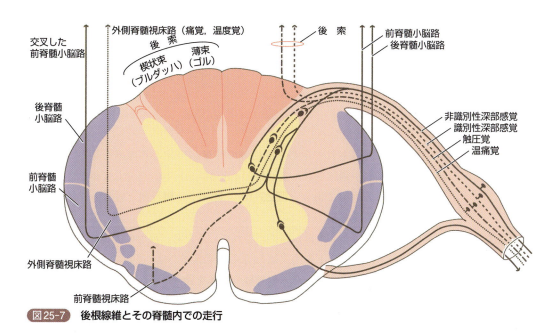

図25-7　後根線維とその脊髄内での走行

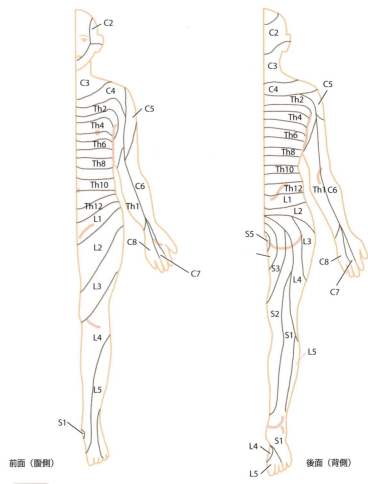

図25-8 皮膚の分節状神経支配

a. 伸張反射 stretch reflex

- 筋が他動的に伸張されて生じた筋紡錘の興奮がIa求心性線維を通じて脊髄に達し，前角細胞が刺激され，遠心性のα運動ニューロンを介して伸張された筋に収縮が起こる反射であり（図25-10），臨床では腱反射と呼ばれ，神経学的検査として重要である．
- 伸張反射は通常，上位中枢から抑制されているため，<u>反射の亢進は**上位中枢の障害**を</u>，一方，<u>反射低下や消失はIa求心性線維またはα運動ニューロンなどの伸張反射の神経経路を含んだ末梢神経の損傷を疑う</u>．
- 伸張反射は，静止姿勢を保持している状況下での小さな姿勢変化に対応しており，姿勢を修正するために必要な筋緊張を調節することで姿勢を安定させている．

b. 屈曲反射 flexion reflex

- 四肢に痛み（侵害）刺激が加わったとき，屈筋収縮と伸筋弛緩によってその肢を屈曲させて刺激を回避しようとする反射で，**逃避反射**ともいう．
- 侵害刺激をつたえる受容器と求心性線維，複数の遠心性運動ニューロンが関与

筋節

上肢の筋

作用する部位	C2	C3	C4	C5	C6	C7	C8	Th1
肩甲骨		僧帽筋						
			肩甲挙筋					
					前鋸筋			
肩関節					三角筋			
					棘上筋			
					棘下筋・小円筋			
					大円筋			
					上腕二頭筋			
					上腕筋・腕橈骨筋			
					肩甲下筋			
					大胸筋			
						広背筋		
肘・前腕						上腕三頭筋		
				回外筋				
					円回内筋			
					橈側手根屈筋			
手関節・手指							尺側手根屈筋	
					橈側・尺側手根伸筋			
					指伸筋			
						浅・深指屈筋		
							虫様筋	
							背側・掌側骨間筋	
							長・短母指屈筋	
						長・短指伸筋		

下肢の筋

作用する部位	L2	L3	L4	L5	S1	S2	S3
股関節		腸腰筋					
		縫工筋					
		薄筋					
		長・短内転筋					
		大内転筋					
				中殿筋・小殿筋・大腿筋膜張筋			
					大殿筋		
				深層外旋筋			
膝関節					半腱様筋・半膜様筋		
					大腿二頭筋		
		大腿四頭筋					
足関節・足趾				前脛骨筋			
					腓腹筋・ヒラメ筋		
				後脛骨筋			
				長・短腓骨筋			
				長母趾伸筋・長趾伸筋			
				長母趾屈筋・長趾屈筋			

図25-9　筋の脊髄髄節支配

するが，脊髄損傷では反射亢進がみられることがある．

[7] 自律神経機能 （p.11，図1-9参照）

a. 交感神経 sympathetic nerve

■ 胸髄（Th1）～腰髄（L2）の側角には交感神経の中枢からの中継核が存在し，
ここから出た交感神経節前線維は脊髄近傍の交感神経節でニューロンを変え，

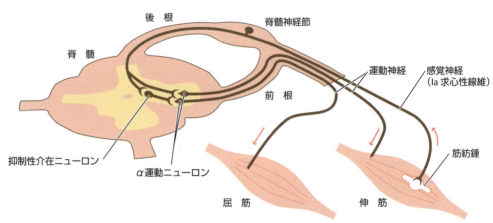

図25-10 伸張反射の神経経路

節後線維として心臓や腹部内臓器に幅広く連絡している．
- 通常，副交感神経との相補関係で身体の恒常性を維持しているが，脊髄損傷で遮断状態となり起立性低血圧や発汗障害などの重篤な症状を呈する．

b. **副交感神経** parasympathetic nerve
- 脳神経核と仙髄（S2〜4）に中継核が存在し，とくに仙髄節にかかわる損傷では**膀胱直腸障害（排尿・排便困難）**や性機能障害が生じる．

膀胱直腸障害について調べてみよう．

B 脊髄損傷の原因

SCI : spinal cord injury

- 脊髄損傷（SCI）が起こる原因は，脊髄に対する物理的外力，骨変形，血流障害，腫瘍など多岐にわたり，損傷しやすい部位および発現しやすい臨床症状がある（**表25-1**）．
- 脊柱管内における脊髄の髄節と脊椎骨の位置は合致せず，第1胸髄は第7頸椎に，第1腰髄は第10胸椎の位置に相当するため，身体（軟部組織，脊椎骨）に対する損傷位置と脊髄損傷部位は異なるので注意が必要である（**図25-2**参照）．

memo
　脊髄損傷に伴って必ずしも脊髄の機能が完全に失われるのではなく，不完全な機能低下すなわち機能が残存していることも多い．また，損傷は両側性のことも片側性のこともある．損傷原因から大まかな機能低下および残存機能を想定し，患者個々の状態を理学療法評価により正確に把握することが大切である．

表25-1 脊髄損傷の主な原因疾患とその特徴

原因疾患	疾患および障害の特徴
外傷性脊髄損傷	脊髄損傷の原因として最も多く，脊椎骨折や脱臼（図25-11），脊椎の過屈曲などにより脊髄が圧迫されて損傷し，好発部位は中〜下位頸椎（C3〜C7）で，頸髄損傷が約75％を占める．受傷原因は交通事故が最も多いが，高齢者では転落や転倒によるものが多い．
変形性脊椎症	椎間板の退行変性や椎体後縁の骨棘形成により脊柱管が狭小化し，脊椎不安定による過度の可動性が生じて損傷する．好発部位は頸椎，とくに第6，第7頸椎間で，回旋など大きな可動性をもつことが関係している．
椎間板ヘルニア	椎間板髄核が後方ないし後外方に脱出し，脊髄を前方ないし前外方から圧迫するため，運動・温痛覚が障害されやすい．脊髄損傷を招く好発部位は頸椎，とくに第5，第6頸椎間である．
後縦靱帯骨化症	後縦靱帯の骨化，肥厚により脊髄を前方から圧迫するため，運動・温痛覚が障害されやすく，好発部位は頸椎である．
二分脊椎（脊椎披裂）	先天性椎弓癒合不全で，椎弓欠損部より脊髄が脊柱管外に膨隆，脱出する脊髄髄膜瘤で脊髄損傷が生じる（図25-12）．好発部位は腰仙椎部で，腰仙髄損傷による下肢の運動麻痺や感覚障害，膀胱直腸障害が生じる．
脊髄動静脈奇形	脊髄周囲の動静脈間に動静脈瘻が形成され，動脈から静脈へ直接血液が流入するため虚血性損傷にいたるものである．好発部位は下位胸髄から仙髄で，下肢の麻痺や感覚障害を伴うことが多い．
脊髄梗塞（卒中）	前・後脊髄動脈（図25-5）の閉塞によるもので，それぞれ**前脊髄動脈症候群**，後脊髄動脈症候群という．前脊髄動脈は脊髄の前3分の2を栄養しており，前脊髄動脈症候群では運動麻痺と温痛覚の障害が現れる．
脊髄空洞症	脊髄内の空洞形成で，脊髄中心管が拡大するものでは弛緩性麻痺や温痛覚障害が生じ，次第に錐体路障害による痙性麻痺が出現する．好発部位は下部頸髄から上部胸髄で，進行して腰髄にまで及ぶことがある．
脊髄腫瘍	多くは硬膜内（脊）髄外腫瘍により脊髄が侵襲されるもので，胸髄部に好発する．腫瘍は脊髄のいずれか外側に発生することが多く，脊髄圧迫症状が一側に強くなり，**ブラウン-セカール（Brown-Séquard）症候群**を呈することが多い．

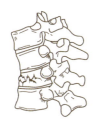

a. 単純椎体圧迫骨折

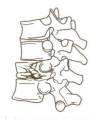

b. 高度圧迫骨折（破裂骨折）

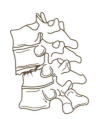

c. 前方脱臼骨折

図25-11 いろいろな脊椎骨折

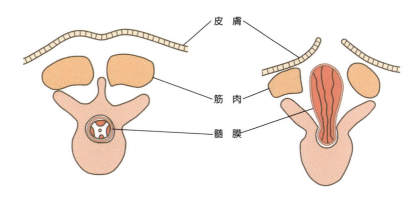
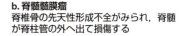

a. 正常な脊椎
脊柱管内に脊髄が存在する

b. 脊髄髄膜瘤
脊椎骨の先天性形成不全がみられ，脊髄が脊柱管の外へ出て損傷する

図25-12 正常な脊椎と二分脊椎（脊髄髄膜瘤）

表25-2 麻痺の分類

麻痺の程度による分類

種　類	麻痺の状態
完全麻痺 paralysis	脊髄ショック状態を離脱しても運動および感覚機能のすべてが消失しているもの．
不全麻痺 paresis	損傷部より下位の髄節支配域に運動および感覚機能の部分的な残存があるもの． 四肢の運動機能や感覚機能が完全に失われていても，会陰部の感覚など仙髄支配域の機能が残存していることがあり，この場合も不全麻痺である．

損傷高位および麻痺の範囲による分類

種　類	麻痺の状態
四肢麻痺 quadriplesia	頸髄の損傷により四肢の運動および感覚機能の障害，膀胱直腸障害などをきたしているもの．
対麻痺 paraplesia	胸髄から仙髄（馬尾を含む）の損傷により両下肢の運動および感覚機能の障害，膀胱直腸障害などをきたしているもの．

memo
脊椎骨の損傷には脊髄損傷を合併することが多いが，明らかな骨損傷が認められない脊髄損傷が頸椎部に発生することがある．高齢者に多く，変形性脊椎症や後縦靱帯骨化症が存在し，転倒などによる**頸椎の過屈曲・過伸展損傷**が加わって発生すると考えられている．近年，高齢者の軽微な転倒による脊髄損傷が増加しており，脊椎変形などのある場合は転倒予防対策がとくに重要である．

C 麻痺の種類

- 麻痺の程度により完全麻痺と不全麻痺に，損傷高位および麻痺の範囲により四肢麻痺と対麻痺に分類される（**表25-2**）．

D 脊髄損傷の障害像

1 脊髄ショック spinal shock

- 重度の脊髄損傷は，受傷直後から損傷部位より下位の脊髄機能が完全に停止し，脊髄反射，運動および感覚機能，自律神経機能がすべて消失して完全な弛緩性麻痺を呈する脊髄ショックとなる．
- 数日から数週間続き，やがて脊髄反射が回復してくる．

臨床上，髄節最下位の仙髄節（S4/5）領域である肛門周囲の運動や感覚が，脊髄ショック期を過ぎても完全に失われている状態を完全麻痺（損傷）としており，それ以外は不全麻痺（損傷）と判断する．

▷**フランケル（Frankel）分類**
運動および感覚障害の回復程度を表す代表的な分類であり，急性期の簡便な評価法として用いられている．

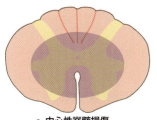
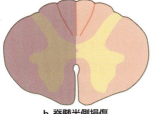
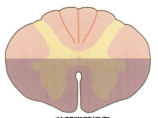

a. 中心性脊髄損傷　　b. 脊髄半側損傷　　c. 前部脊髄損傷

図25-13　不全麻痺の類型と脊髄横断面での損傷部位

A 損傷部位より下位の運動および感覚機能が完全に失われているもの
B 損傷部位より下位の運動機能は完全に消失しているが，感覚が一部でも残っているもの
C 損傷部位より下位の運動機能は若干残っているが，実用的ではないもの
D 損傷部位より下位の実用的な運動機能が残っているもの
E 運動および知覚障害，膀胱直腸障害などの脊髄症状が認められないもの．ただし，深部(腱)反射は亢進していてもよい

2 脊髄不全損傷の各種状態と症状の特徴

- 脊髄横断面の全領域が損傷した状態を**脊髄横断損傷**といい，損傷髄節以下の機能がすべて障害される．一部が損傷したものは**不全損傷**であり，損傷部位の状態によって特徴ある症状を呈する（**図25-13**）．
- 損傷髄節では前角細胞および下行性伝導路が障害されるため，損傷髄節に支配される筋の弛緩性麻痺，また損傷髄節より下位の髄節に支配される筋の痙性麻痺を呈する．弛緩性麻痺筋では筋緊張と腱反射が低下または消失し，筋萎縮を生じるが，痙性麻痺筋では筋緊張と腱反射の亢進が生じる．
- 損傷髄節の後角細胞および後根，上行性伝導路が障害されるため，損傷髄節以下の感覚障害を呈する．

a. 中心性脊髄(頸髄)損傷

- 高齢者に好発し，頸椎の過伸展損傷が原因であることが多い．また，脊髄空洞症でも発生することもある．
- 脊髄中心部が損傷するため，下肢よりも上肢に強い麻痺を生じやすく，感覚では温痛覚が強く障害され，触覚や深部感覚は保たれやすい．

b. ブラウン-セカール(Brown-Séquard)症候群(脊髄半側損傷)

- 脊髄半側が損傷し，外側皮質脊髄路および後索路が損傷して損傷側の運動麻痺や深部感覚障害が生じる．一方，脊髄視床路は脊髄内で交叉した後で損傷されるため，反対側の温痛覚障害が生じる．
- 本症候群はこのような身体の左右で異なる感覚障害をきたすのが特徴である．

c. 前部脊髄損傷

- 脊髄の前部灰白質と前索および側索が損傷するもので，損傷部以下の運動麻痺と温痛覚障害をきたし，触覚や深部感覚は保たれ，解離性感覚障害を呈する．

> **memo**
> ある感覚が障害され，他の感覚が保たれている状態を**感覚解離**または**解離性感覚障害**という．主に前・後脊髄動脈症候群や脊髄空洞症など損傷部位が限局し，損傷を免れる感覚伝導路が存在する場合に認められる．前部脊髄損傷でみられる温痛覚障害，深部感覚の温存などが，これに相当する．

③ 損傷高位の表示と身体障害範囲

■ 損傷高位は正常な運動および感覚機能が残存する最下位髄節をもって表す.
[例] 第7頸髄損傷（C7）：第7頸髄節まで機能残存
■ 損傷高位よりも下位の脊髄に支配される運動・感覚・自律神経の機能障害が生じ，身体障害の範囲が確定する.

④ 脊髄損傷の治療概要

■ 損傷者の予後に大きく影響する受傷直後から初期の治療が重要であり，主に**救命と全身管理**（呼吸，循環，尿路管理など），**脊髄の保護，合併症**（褥瘡など）**の予防，早期のベッドサイドリハビリテーション**を行う.
■ 慢性期では合併症の治療や管理，とりわけリハビリテーションにより積極的な機能回復と**ADL能力**の**再構築**をはかることが重要となる.

---

memo

「失ったものをかぞえるな　残ったものを生かそう」
パラリンピックの創始者であり，1940年代より英国ストーク・マンデビル（Stoke Mandeville）病院の脊髄損傷センター所長として活躍したルートヴィッヒ・グットマン卿（Sir Ludwig Guttmann）の言葉である.
当時よりリハビリテーションの本質を唱えられた氏に敬意を表する.

学習到達度自己評価問題

以下の項目について説明しなさい.
1. 最も多い脊髄損傷の原因およびその受傷機転はどのようなものか.
2. 完全麻痺と不全麻痺の違い，四肢麻痺と対麻痺の違いは何か.
3. 脊髄の脊柱管内における位置関係，髄節の種類，脊髄に出入りする脊髄神経は何か.
4. 脊髄横断面における灰白質および白質の構造，脊髄栄養血管はどのようになっているか.
5. 脊髄の上行性および下行性伝導路の種類，それぞれの機能はどのようなものか.
6. 皮膚節と筋節とは何か.
7. 伸張反射は脊髄損傷の検査としてどのような意義があるか.
8. 脊髄ショックとは何か.
9. 中心性脊髄損傷やブラウン-セカール症候群ではどのような特徴ある障害を生じるか.

四肢麻痺・対麻痺

26 自律神経と脊髄損傷の随伴症状・合併症

一般目標
1. 脊髄損傷は運動麻痺や感覚障害だけでなくさまざまな随伴症状を呈する．ここでは自律神経障害を中心とする合併症と脊髄損傷における廃用症候群について理解する．
2. 理学療法における全身管理とアプローチに際して留意すべき点を整理する．

行動目標
1. 交感神経系と副交感神経系の働きを比較し説明できる．
2. 脊髄損傷における自律神経障害を列挙し，その障害像を説明できる．
3. 脊髄損傷で生じる呼吸器障害のメカニズムを説明できる．
4. 神経因性膀胱を説明し，核上型と核型，核下型の違いを比較できる．
5. 脊髄損傷における廃用症候群を説明できる．

調べておこう
1. 交感神経系の働きが高まると身体はどのような状態になるか調べよう．
2. 脊髄損傷ではどのようにして排尿を自立させるのか調べよう．
3. 筋萎縮や骨萎縮に伴う生理的変化を調べておこう．
4. 人体の体温調節メカニズムを調べておこう．
5. 心拍の調節メカニズムを調べておこう．

A 自律神経の構造と機能

1 体性神経と自律神経

- 神経系を機能面から分類すると，体性神経系と自律神経系に分類される．また，神経系を部位によって分類すると中枢神経系と末梢神経系に分類される．
- 体性神経系が意識にのぼる運動や感覚を支配しているのに対し，自律神経系は生命維持に必要な体温，循環，消化，呼吸，排泄，内分泌など，意識にのぼらない生体機能を制御している．
- 脳幹には**循環中枢，呼吸中枢，排尿中枢，嘔吐中枢，嚥下中枢**など，自律神経系の調節中枢が存在している．
- 視床下部は自律神経系の最高中枢といわれ，神経制御とホルモン分泌を通して生体の恒常性を維持している．

表26-1 自律神経系の相反作用

臓器	交感神経系の作用	副交感神経系の作用
瞳孔	散瞳	縮瞳
心臓	心拍数上昇	心拍数低下
立毛筋	収縮	—
気管支（気管筋）	拡張（弛緩）	縮小（収縮）
消化管活動	低下	上昇
排尿筋	弛緩	収縮
血管	収縮・拡張	—
汗腺	分泌（発汗）	—

—は副交感神経の支配下にない．

② 交感神経と副交感神経

- 自律神経系は交感神経系と副交感神経系の2つの系統に区分される（**表26-1**）．多くの臓器は交感神経と副交感神経の両方によって支配されている（**二重支配**）．

- 交感神経系の活動が高まると代謝機能が亢進し興奮状態となる．一方の副交感神経系の活動は休息時に高まり，消化やエネルギー蓄積機能を促進する（**拮抗作用**）．

③ 自律神経の遠心路と求心路

a. 交感神経系遠心路（p.11，**図1-9**参照）

- 交感神経系遠心性線維は胸髄および腰髄の側角から発する．
- 交感神経は脊髄近傍に左右の**交感神経幹**を有し，1対の幹神経節と単独の椎前神経節でシナプスを形成する．
- 神経節より中枢側を**節前ニューロン**（節前線維），末梢側を**節後ニューロン**（節後線維）と呼ぶ．
- 上部胸髄から出た交感神経線維は頭部（瞳孔や唾液腺など）と胸腔内臓器（心臓，気管支，肺など）を支配する．胸髄下部からの線維は腹腔内臓器（胃，腸，肝臓など）を支配する．下部胸髄と腰髄からの線維は骨盤内臓器（膀胱，直腸，生殖器など）を支配する．
- 胸髄から発する交感神経節前ニューロンの一部は**副腎髄質**に達し，血中のホルモン調節に関与する．

b. 副交感神経系遠心路（p.11，**図1-9**参照）

- 副交感神経系遠心性線維は，脳幹と仙髄から節前ニューロンが出ている．脳幹からの節前ニューロンは脳神経（動眼神経，顔面神経，舌咽神経，迷走神経）に含まれ，仙髄の節前ニューロンは側角から出ている．神経節は標的臓器の近傍に位置する．
- 脳幹から出た副交感神経線維は頭部（瞳孔や唾液腺など）を支配するとともに，迷走神経によって胸腔内臓器，腹腔内臓器を支配する．仙髄から出る副交感神

経は骨盤内臓器を支配する．

c．自律神経系求心路

- 自律神経系の求心性情報は，遠心性線維とおおむね並行して存在する内臓神経の求心性情報，体性神経の求心性情報，そして内分泌系を中心とする体液性情報からなる．
- 脊髄の自律神経中枢は，自律神経系の求心性情報，体性神経系の求心性情報，上位中枢（視床下部や脳幹）からの下行性情報によって制御されている．

④ 自律神経系の神経伝達物質

- 交感神経系では，脊髄側角からの節前ニューロンが放出する**神経伝達物質はアセチルコリン**であり，これが節後ニューロンを刺激する．節後ニューロンの大部分は標的臓器に対し**ノルアドレナリン**を放出する（一部ではアセチルコリン）．
- 副交感神経の節前ニューロンはアセチルコリンを放出することで節後ニューロンを刺激し，節後ニューロンはアセチルコリンを放出することで標的臓器を刺激する．
- 臓器の細胞膜の受容体には，ノルアドレナリンやアドレナリンが作用するアドレナリン作動性受容体（カテコールアミン受容体）と，アセチルコリン作動性受容体がある．

B　脊髄損傷の随伴症状

① 呼吸障害

- 呼吸運動は意識的に行うこともできるが，通常は無意識に吸息と呼息を繰り返している．**横隔膜や外肋間筋**が収縮することにより胸腔が拡張し吸息が起き，弛緩により呼息される．
- これらの呼吸筋の前角ニューロンは頸髄および胸髄にあるが，延髄の呼吸中枢（吸息ニューロン）からの周期的な興奮刺激を受けとっている．同時に，肺の伸展受容器からは迷走神経を介して胸腔の膨張を抑制するインパルスが上位中枢に送られている．
- 脊髄損傷による呼吸障害 respiratory disturbance は延髄呼吸中枢の障害ではなく，呼吸中枢から横隔膜や外肋間筋の前角細胞までの脊髄伝導路が障害されることで生じる．
- **横隔神経（C3～5）**が残存すれば**横隔膜呼吸**が可能であるが，呼吸補助筋の麻痺は最大換気量や予備呼気量の減少と残気量の増大をもたらし，換気効率は著しく低下する（**拘束性換気障害**）．
- 換気能の低下や痰の喀出能力の低下により，**沈下性肺炎（就下性肺炎）**＊をはじめとする呼吸器感染症を合併しやすい．

呼吸補助筋には何があるか，またその作用はどのようなものか調べてみよう．

＊沈下性肺炎（就下性肺炎）
長時間の安静臥床によって，下側となった肺領域に生じる肺炎様変化をいう．姿勢変換が少ないために重力による影響を受け，下側の肺領域にうっ血が生じ，気道分泌物の沈降，貯留をきたす．

OH：orthostatic hypotension

＊筋ポンプ作用　とくに下肢の筋収縮と弛緩の繰り返しにより，末梢からの血液還流を促すこと．

血圧の恒常性
体位が変わることで血圧の変化が生じると，圧受容器反射によって血圧を安定させようとする制御が働く．血圧が低下すると頸動脈や大動脈弓の高圧受容器が感知し，延髄の循環中枢を介して心拍数上昇や心拍出量回復，末梢血管の収縮などの反応が生じる．一方，肺血管や心房壁には低圧受容器（心肺圧受容器）があり，内分泌系を介して血液量を調整し血圧を維持しようとする．

＊内尿道括約筋と外尿道括約筋　解剖学用語では内尿道括約筋を膀胱括約筋，外尿道括約筋を尿道括約筋と呼ぶ場合がある．

＊カテーテル留置法　膀胱カテーテルを常時留置しておく導尿法．感染の危険性は残るため尿閉期を過ぎれば早期に抜去し排尿訓練に移行する．一方，定期的にカテーテルを挿入し導尿する方法を間欠的導尿法という．これらの導尿法は無菌的に行い，感染回避に努めることはいうまでもない．

2 起立性低血圧

- 起立性低血圧（OH）は，臥床状態や座位姿勢から立ち上がった際に，脳への血流量が減少し，血圧低下，めまい，ふらつき等を生じる現象である．脊髄損傷においては，自律神経系の調節障害や麻痺域での血液滞留などが原因となる．
- 交感神経系の働きは，心拍数を上昇させ血管を収縮させることで血圧低下を防いでいるが，第5胸髄損傷以上では腹部臓器を支配している大内臓神経（交感神経系）が断たれ，血圧調整機構が障害される．
- 起立性低血圧（OH）の症状は血圧の低下以外に，めまい，頭重感，失神などが認められる．頸髄損傷では起立性低血圧が必発であり，症状も重篤である．
- 症状が出現した時には，即時に頭部を低くした臥位姿勢をとらせる必要がある．
- 腹部や下肢に圧迫帯を用いながら徐々に立位化させることで順応に努める．
- 第6胸髄損傷以下の脊髄損傷では，交感神経の機能は保たれているが，運動麻痺域の筋ポンプ作用＊skeletal-muscle pumpが働かないため，臥床状態から起立すると下肢の滞留血液量が増加し，整脈環流が減少する．その結果，1回拍出量が減少し収縮期血圧が低下する場合もある．

3 排尿障害

- 膀胱が充満すると膀胱壁が伸展し，膀胱壁の伸展受容器が興奮する．この刺激は骨盤神経（副交感神経）を経て**脊髄排尿中枢（第2～4仙髄）**につたえられ，同じく骨盤神経を介して膀胱を収縮させる．加えて陰部神経（体性神経）の働きで外尿道括約筋が弛緩する．
- 膀胱の排尿筋と内尿道括約筋＊は交感神経と副交感神経の両方が支配し，外尿道括約筋＊は体性神経が支配している．
- 橋には仙髄の排尿中枢を制御する排尿中枢（上位中枢）が存在している．
- 脊髄損傷の受傷直後は**脊髄ショック**（p.306参照）により尿閉状態（膀胱が充満しても括約筋の弛緩が起こらない）となる．この時期には**無菌カテーテル留置法**＊により導尿を行う．
- 神経系の障害によって生じる排尿障害urinary disturbanceを**神経因性膀胱**という．脊髄損傷においては障害部位が仙髄排尿中枢より上位の**核上型**と，排尿中枢もしくは排尿中枢より末梢で障害された**核型**および**核下型**に大別される（図26-1）．

a. 核上型神経因性膀胱

- 上位ニューロンによる排尿コントロールは難しく随意性は失われるが，脊髄排尿反射の反射弓は残存している．
- 排尿反射（脊髄反射）を利用した排尿が可能なため，**反射性膀胱**reflex bladderあるいは**自動膀胱**automatic bladderと呼ばれる．
- 利尿筋の反射が亢進すると反射性の失禁が認められる．排尿刺激には陰部刺激など固有のトリガーを利用する．

b. 核型・核下型神経因性膀胱

- 仙髄排尿中枢の障害（核型）もしくは関連する末梢神経の障害（核下型）で生

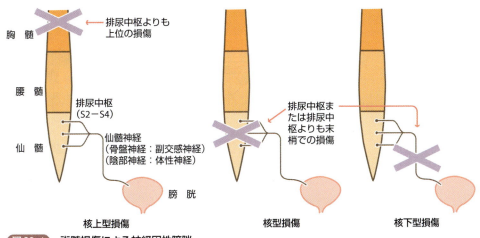
図26-1 脊髄損傷による神経因性膀胱

じ，排尿筋，外尿道括約筋などの弛緩性麻痺を呈する．
- 蓄尿は増加し，横溢性失禁が認められる．排尿反射は存在せず，下腹部に用手加圧することで排尿を確立する．**弛緩性膀胱** atonic bladder あるいは**自律膀胱** autonomous bladder と呼ばれる．

4 消化管障害

- 脊髄損傷では腸閉塞や便秘，軟便が認められる（消化管障害 alimentory disturbance）．頸髄損傷で多く認められることから自律神経系の障害と考えられている．
- 排便に関しては上位中枢からの抑制が困難なために，直腸の充満刺激が括約筋の弛緩を生じさせ便失禁を起こす．
- 適度の水分調節や腹部マッサージによって腸管の蠕動運動を促すことが大切である．

5 自律神経過緊張反射

- **自律神経過緊張反射** autonomic hyperreflexia は，内臓神経が障害される第5胸髄レベル以上の脊髄損傷で認められる（図26-2）．
- 直腸，膀胱の充満など骨盤内臓器の過緊張や侵害刺激などを原因とした交感神経系の過剰な興奮が，中枢性の抑制が機能せずに引き起こされる．なお，誘発刺激の入力経路は，いまだ明確にはされていない．
- 症状としては，頭痛，血圧上昇，発汗，瞳孔散大，鼻閉，顔面紅潮，徐脈＊などがあげられる．このうち徐脈のみが，過剰な交感神経反射に対する副交感神経活動の顕在化したものである（表26-1参照）．
- 誘発刺激（膀胱充満など）が除去されない限り症状は続き，重篤な場合は，脳出血や痙攣発作などを生じることもある．
- この反射のごく軽度なものが代償尿意として利用される場合がある．

memo
自己導尿
脊髄損傷ではカテーテルによる自己導尿を行うことがある．無菌間欠自己導尿と呼ばれ，1日に5〜6回，無菌操作のうえで膀胱内にカテーテルを自ら挿入し尿を排出する．膀胱尿量を300 mL以下に保つことが望ましい．この方法は閉鎖式カテーテル留置法と比べ尿路感染の発生が低いとされている．

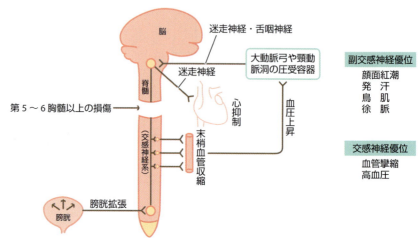

図26-2 自律神経過緊張反射のメカニズム
膀胱充満など麻痺域の有害刺激は，制御の絶たれた麻痺域の交感神経系に過剰興奮を生じさせ，腹部血管の収縮による高血圧等をもたらす．この状態は血管圧受容器により感知され副交感神経系が刺激されるが，脊髄を経由する麻痺域の制御は困難で，麻痺域の交感神経優位は解消されない．迷走神経や第5胸髄以上の健常部位からの自律神経制御を受ける心拍動には，副交感神経の作用が及び徐脈*を生じさせる．
[美津島隆：自律神経障害への対応．臨床リハ **26**：458-463，2017より引用]

*徐脈　徐脈は副交感神経系の作用として現れる．紅潮や発汗・鳥肌などは交感神経系の抑制作用として健常域に現れる．

6 体温調節障害

- 正常では，外気温が低下すると交感神経系の亢進により血管が収縮し熱の放散を防ぐ．一方，外気温が高くなると血管が拡張し発汗が起こることで熱を放散し，体温を一定に保つ．
- 発汗調節は交感神経系の支配にあり，高位の脊髄損傷では麻痺域における発汗調節の障害が生じ体温調節機能に異常をきたす（体温調節障害 disturbance of thermoregulation）．
- 体温は外界温度に左右されやすく，夏季には熱放散が難しいため高体温を呈し，冬季には耐寒性が低下した低体温となる．
- 人工的な冷暖房による室温調節や被服，運動などにより対処する．
- 摂取熱量を増加させるため，代謝量を考慮した栄養指導なども重要である．

7 異所性骨化

- 異所性骨化 ectopic ossification とは損傷部位より下位の軟部組織に塊状の骨が形成される現象で，その発生機序は不明な点が多い．不動，血流障害，深部軟部組織の小出血などさまざまな要因が関与するといわれ，脊髄損傷の合併症として知られている．
- 好発部位は**股関節**や**膝関節**などで麻痺域の大関節に発生する．受傷後1〜6ヵ月の間に発症することが多い．
- 1年ほどで骨化は完了するが，関節は強直をきたし難治性である．
- 他動的関節運動が予防につながる一方で，強制的な他動運動は発症誘因となる．

関節可動域訓練に際して力まかせの関節運動は慎み，発生誘因とならないよう注意する．

C 脊髄損傷の廃用症候群

　脊髄損傷による最大の障害は四肢の運動および知覚麻痺であるが，前述した自律神経障害をはじめとする種々の随伴症も必発である．そして，ここで取り上げる**廃用症候群** disuse syndrome は理学療法を行ううえで最も留意すべき二次的合併症である（**表26-2**）．理学療法は二次的合併症の発生を最大限予防し，ADL再構築・自立の妨げとならないよう身体条件を整えなくてはならない．また，回復期から生活期への移行に際しては，居住環境の変化による生活リズムの変化や身体活動量の減少が生じることがある．そのため二次的合併症の拡大が生じやすく，生活の中での合併症への注意や予防指導，そして定期的な確認が不可欠である．

表26-2 脊髄損傷における廃用症候群
1. 褥瘡
2. 筋萎縮
3. 骨萎縮
4. 関節拘縮
5. 肺活量低下
6. 起立性低血圧
7. その他

1 褥瘡

- 脊髄損傷では，感覚障害により圧迫や湿潤といった皮膚の違和感を感知できない．加えて，血管運動神経（交感神経系）の麻痺を伴うことから，局所の阻血が生じやすく麻痺域に褥瘡 pressure sore が発生する．
- 臥位，座位いずれの姿勢においても長時間の同一姿勢が持続的な圧迫をもたらし，褥瘡発生を助長する．褥瘡は脊髄損傷の随伴症状ととらえることもできる．
- 好発部位は仙骨部，大転子，踵部，腓骨（外果，小頭），肩甲部などの**骨性隆起部**である（**図26-3**）．車いすの座位時間が長い場合には坐骨結節に好発する．
- 圧迫強度と持続時間は，褥瘡の発生と密接な関係にあり，予防には**2時間ごとの体位変換**が必要とされる．ベッドでの除圧にはやわらかなマットやクッションが利用される．
- 細菌感染は褥瘡の拡大を招き全身状態を悪化させる．皮膚の清潔を保つことが重要で，摩擦や切創，湿潤，発汗などに留意した十分な**スキンケア**が必要である．
- 知覚運動麻痺や皮膚圧迫の程度だけでなく，栄養状態や貧血によっても影響を受ける．
- 適切なケアが実施されれば，多くの褥瘡は防ぐことができる．しかし，いったん発症すると難治性となることが多い．

2 筋萎縮

- 脊髄損傷による運動麻痺では**完全麻痺**であれ**不全麻痺**であれ，何らかの筋萎縮 muscle atrophy が進行する．脊髄損傷による運動麻痺は一次的な筋萎縮を生じさせ，さらに残存筋においても長期臥床や不動による二次的な廃用性筋萎縮が発生する．
- 完全麻痺では骨格筋の筋萎縮が長期にわたり進行した結果，筋組織に変性が生じ結合組織細胞が増加する．

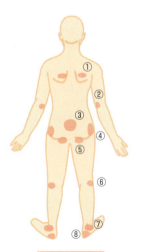

①肩甲部
②肘頭
③仙骨部
④大転子部
⑤坐骨結節
⑥腓骨頭
⑦腓骨外果
⑧踵部

図26-3 褥瘡好発部位

- 脊髄損傷では麻痺域の筋萎縮とは対照的に，残存筋に対しては筋力強化が行われ筋肥大が起こる．そのため体型の変化が現れやすく，車いすの作製時期も筋萎縮による体型変化を考慮しながら検討される．

3 骨萎縮

- 骨強度を維持するためには，骨の長軸方向に圧縮刺激が加わらなければならない．脊髄損傷では長期臥床に加え車いす生活を余儀なくされることから，<u>圧縮刺激が極端に減少し急激な**骨萎縮** bone atrophy が進行する</u>．
- 骨代謝においては，破骨細胞の活性化により骨吸収と骨形成のバランスが崩れ，骨のカルシウム含有量が低下する．
- 骨萎縮による尿中へのカルシウム成分排出量の増加は**尿路結石**の原因となる．
- 受傷後6ヵ月〜1年程度の間は骨萎縮が進み，その後は徐々に骨吸収と骨形成の代謝バランスが安定する．
- 理学療法においては，立位荷重訓練（骨圧縮力）が骨萎縮の予防に好影響を与える．

4 関節拘縮

- 脊髄損傷では骨傷の癒合が安定するまでに一定期間を要するため，局所の安静と長期臥床により少なからず関節拘縮 articular contracture が認められる．
- 一般に**弛緩性麻痺**に比べ**痙性麻痺**を伴うほうが拘縮を生じやすい．
- 関節拘縮は運動麻痺による不動，関節に作用する筋のアンバランス，および重力作用で生じる．また，外科的治療に際しての関節固定によって生じる．
- 頸髄損傷では損傷高位によって上肢に特有の拘縮肢位が発生するので，レベル特有の変形拘縮を念頭に理学療法を行う．

> **memo**
> 頸髄損傷の臥床期には，どのような関節拘縮が予測されるのか？
> 臥床期には不動と残存筋力のアンバランスにより，上肢には損傷高位に特有の肢位が認められる．たとえば，C5損傷では肩甲骨挙上位（肩甲挙筋残存），肩外転位（棘上筋・三角筋残存），肘屈曲位（上腕二頭筋残存）になりやすい．臥床期では座位姿勢のように上肢を下垂することがないため，重力と筋アンバランスを考慮して関節拘縮を予防することが大切である．

5 その他

- 運動機能の低下は循環器系への負荷を低減させ，1回拍出量の低下をはじめとする**心機能低下**をもたらす．
- 運動麻痺からくる身体活動量の減少は**抑うつ傾向**や**食欲不振**をもたらし，広義には廃用症候群と考えることができる．

D 障害受容過程

- 脊髄損傷の障害受容過程としては，障害を1つの危機としてとらえ，その対処過程を通して障害受容がなされる．しかし，あくまでも障害受容は，患者自身のなかで行われることを知っておくことが重要である．
- 受容過程は，①ショック期，②回復期待期，③混乱期，④自己変容期，⑤適応期に区分できる（図26-4）．
- ショック期は，受傷直後の動かない（感じない）自分への衝撃から不安定な心理状態である．

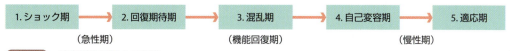

図26-4 障害受容過程の各段階

- **回復期待期**では，急性期治療を終えリハビリテーションも開始される．回復への期待をもちながら治療に協力している段階．
- **混乱期**は，リハビリテーションの目標が障害を治すものではなく障害をもちながら生活していくものと気づき，回復願望と失望の交錯した非常に複雑な心理状態である．障害の告知もこの時期になされることが多い．
- **自己変容期**は，残存機能を活用したADL訓練が中心となる時期で，回復への望みをもちつつも障害者としての自己認識が求められる過渡的な心理状態．同じ障害をもつ仲間との交流などを通して，目標指向的な行動も生まれてくる．
- **適応期**では，新たな自己像を確立し社会の一員として適応しようとする段階である．ADLの再構築と自立が確立し退院後の生活に向けたプログラムが進められる時期である．
- 患者の心理的変化の過程には，年齢，受傷原因，重症度，性格，家族関係，経済状況などさまざまな要因が影響する．
- リハビリテーションアプローチは対象者の障害受容過程を把握しつつ展開し，トレーニングとの相互作用を通して新たな価値意識の生成を支え，社会生活への適応が進められる．
- 障害の受容過程は，脊髄損傷後の機能回復過程とも関連している．急性期から回復期，そして生活期へと身体機能が変遷していく中で，障害受容の心理的変化が生活における身体活動性に影響を及ぼす．二次的合併症を自己管理し生活プログラムの中に定着できるよう，筋力トレーニングや関節拘縮の予防，スキンケアなどのプログラムを指導することが大切である．
- 青壮年期の脊髄損傷では，患者どうしの交流や**障害者スポーツ**への参加などが心理的適応につながる．

学習到達度自己評価問題

以下の文の【　】の中に適切な用語を入れなさい.

1. 交感神経線維は胸髄と【　　　　】から出入りし,副交感神経線維は脳幹と【　　　　】から出入りする.
2. 脊髄排尿中枢は【　　　　】にあり,【　　　　】にある調節中枢(上位中枢)の制御を受けている.
3. 核上型排尿障害では【　　　　】膀胱,核型および核下型排尿障害では【　　　　】膀胱となる.
4. 自律神経過緊張反射は【　　　　】レベル以上の損傷で認められ,
【　　　】【　　　】【　　　　】【　　　　】などの症状を呈する.
5. 横隔膜の支配レベルは【　　　　】で,【　　　　】筋とともに吸気運動を行う.
6. 頸髄損傷では1回換気量が低下し,【　　　　】換気障害が認められる.
7. 脊髄損傷では骨萎縮により尿中カルシウム成分の排出量が増加し,
【　　　　　】の原因となる.
8. 異所性骨化の好発部位として最も頻度の高いのは【　　　　】である.
9. 頸髄損傷での褥瘡好発部位としては【　　　】【　　　】【　　　】【　　　】【　　　　】などがあげられる.

四肢麻痺・対麻痺

27 脊髄損傷の評価

一般目標
- 脊髄損傷における評価の意義と必要な評価項目を知り，評価内容を統合解釈し，どのように理学療法プログラムを立案すべきか理解する．

行動目標
1. 脊髄損傷から生じる麻痺について，脳損傷による片麻痺との違いを説明できる．
2. 脊髄損傷に対する必要な評価項目を説明できる．
3. 脊髄損傷高位の判定法，および麻痺の機能分類を理解し説明できる．
4. 評価の意義を理解し，評価から理学療法プログラム立案までの流れを説明できる．

調べておこう
1. 脊椎椎体高位と脊髄高位の位置関係について調べておこう．
2. 脊髄損傷によって生じる麻痺の種類について調べておこう．
3. 上位運動ニューロン障害と下位運動ニューロン障害の違いを調べておこう．
4. 各種機能検査の結果の解釈方法について調べておこう．

A 脊髄損傷の評価の考え方

1 障害モデルと理学療法評価

- ICF（国際生活機能分類）の障害モデルでは，心身機能と身体構造，活動，参加の3群を中心に，それらに関係する環境因子と個人因子を特定して，障害の構造を理解する（p.41，図4-1参照）．
- 理学療法評価においては，心身機能と身体構造，活動を中心に評価を行う．

2 理学療法の実施内容へどのように評価を反映するか

- ICFの心身機能と身体構造，活動，参加における否定的側面である，機能的障害，活動制限，参加制約に着目点がいきがちであるが，代償動作や環境整備などで動作の向上をはかることができるといった，肯定的側面にも着目する．
- 各構成要素や因子の関係は独立しているわけではなく，また一方向の関係ではない．それぞれは相互関係にあることを理解して評価，治療を進める．

3 上位および下位運動ニューロン障害

- 脊髄損傷は主として上位運動ニューロンの障害がみられるが，馬尾損傷では下位運動ニューロンの障害として現れる（p.9，表1-1参照）．

4 脊髄損傷から生じる麻痺の理解

- 第1頸髄から仙髄円錐部における脊髄の障害では，錐体路徴候（上位運動ニューロン障害，運動麻痺，痙縮，腱反射の亢進，病的反射の出現）がみられる．
- 神経根の障害では，障害髄節に一致した下位運動ニューロン障害の徴候を示す場合と，障害髄節に一致した感覚障害のみを示す場合がある．
- 馬尾損傷では，第2腰椎以下の神経根が単一または複数障害される．これにより，臨床症状としては単ないし複数の神経根症状を示す．上位運動ニューロン障害はみられない．

5 片麻痺（脳損傷）評価との対比

- 脳損傷と脊髄損傷では，両者とも上位運動ニューロンの障害を示すが，脳損傷が同側上肢と下肢の障害による片麻痺を示すのに対し，脊髄損傷では両側の上肢，下肢が障害される四肢麻痺，両側の下肢が障害される対麻痺が生じる．
- 脳損傷では，運動麻痺や感覚障害に加え，意識障害，精神機能障害，および高次脳機能障害を合併する場合があるが，脊髄損傷では合併しない．
- 脊髄損傷による感覚障害は皮膚節（デルマトーム）に従い，運動障害の髄節レベルとほぼ一致する．しかし，脳損傷による感覚障害は皮膚節に従うわけではなく，また必ずしも運動障害とも一致しない．

B　理学療法評価

- 脊髄損傷患者は，受傷年齢が若い方も多く，復職や復学といった社会復帰のニーズも高いため，社会的評価も含めた広範囲な情報収集が必要となる．
- とくに頸髄損傷の場合，損傷高位の髄節の違いが，可能となる基本動作を決定し，将来獲得しうるADL能力に大きな影響を与える．そのため，麻痺の程度と損傷高位を正確に評価することが大切である（表27-1）．

1 神経学的検査

- 深部腱反射検査において，亢進は反射中枢より上位の錐体路障害を意味し，減弱ないし消失は末梢神経を含む反射弓の障害を意味する．たとえば，C7が損傷している場合，C7を反射中枢とする深部腱反射は消失または減弱を示し，C8以下の反射中枢とする深部腱反射は亢進する．また，C6以上の高位の深部腱反射は正常となる．
- 表在反射（腹壁反射など）が消失した場合，錐体路障害を示唆する．ただし，

表27-1 頸髄損傷レベルとADL能力獲得の可能性

レベル	電動車いす	車いす駆動	寝返り	起きあがり	トランスファー ベッド	トイレ	自動車	側方	床車いす	車いす積み込み
C4	B									
C5A	B	B								
C5B	A	B	C							
C6A	A	A	B	B	C					
C6B1	A	A	A	A	B	C	C			C
C6B2	A	A	A	A	A	B	B	C		B
C6B3	A	A	A	A	A	B	A	B	C	B
C7A	A	A	A	A	A	A	A	A	C	B
C7B	A	A	A	A	A	A	A	A	C	B
C8A	A	A	A	A	A	A	A	A	B	A
C8B	A	A	A	A	A	A	A	A	B	A

A：ほぼ間違いなく可能，B：可能性が高い，C：可能性あり
なお，上記の項目は補助具の使用を含んだ内容である．
[津山直一(監)：頸髄損傷のリハビリテーション 国立身体障害者リハビリテーションセンター・マニュアル，協同医書出版社，p.132，1998より許諾を得て改変し転載]

表27-2 主な皮膚節（デルマトーム）高位

髄節	部位	髄節	部位
C5	肩（三角筋部）	L1	鼠径部
C6	母指	L2	大腿前上部
C7	中指	L3	膝蓋部
C8	小指	L4	下腿内側
Th1	前腕内側	L5	下腿外側
Th4	乳頭の高さ	S1	足外側
Th6	胸骨剣状突起	S2	膝窩部
Th10	臍部	S2,3,4	肛門周囲

高齢者の場合は両側とも消失している場合があるため，注意が必要である．
- 病的反射（バビンスキー反射など）の出現は，錐体路障害を意味する．

② 損傷高位の判定法

- 麻痺の程度および高位の判断には，神経学的評価（筋力，感覚，反射）が重要であり，各種画像診断も参考になる．
- 脊椎と脊髄の高位には差が生じているため，注意が必要である．
- <u>脊髄の一髄節の支配する筋と感覚の分布には一定の範囲があり，筋節および皮膚節と呼ばれ，高位診断に用いられる</u>（表27-2）．
- <u>反射検査も同時に行い，対応する反射経路から障害部位を推定する</u>（表27-3）．

③ 筋力および感覚検査の意義

- 各髄節を代表する筋や知覚領域に対する徒手筋力テスト（MMT）や感覚テス

MMT：manual muscle testing

表27-3 反射と損傷髄節

深部腱反射	反射中枢
上腕二頭筋反射	C5, C6（主にC5）
上腕三頭筋反射	C6〜8（主にC7）
腕橈骨筋反射	C5, C6（主にC6）
回内筋反射	C6〜8, Th1
胸筋反射	C5〜Th1
手指屈筋反射	C6〜Th1
膝蓋腱反射	L2〜4
アキレス腱反射	L5, S1, S2
下肢内転筋反射	L3, 4
膝屈筋反射	L4〜S2

[田崎義昭ほか：ベッドサイドの神経の診かた，改訂18版，南山堂，p.89，2018より引用]

表27-4 フランケル（Frankel）の分類

分類	状態
A 運動・知覚喪失	損傷部以下の運動・知覚機能が失われている
B 運動喪失，知覚残存	損傷部以下の運動機能は完全に失われているが，仙髄域などに知覚が残存するもの
C 運動残存（非実用的）	損傷部以下にわずかな随意運動機能が残存しているが，実用的運動は不能なもの
D 運動残存（実用的）	損傷部以下にかなりの随意運動機能が残されており，下肢を動かす，あるいは歩行などができるもの
E 回復	神経学的症状すなわち，運動・知覚麻痺や膀胱・直腸障害を認めないもの．ただし，深部反射の亢進のみが残存しているものはこれに含める

トを行い，障害の程度によって神経学的に正常な機能を有している箇所を特定していく．

- MMTにおいて，とくに0（zero）と1（trace）の鑑別が損傷高位の診断と，獲得しうるADL能力を予測するために重要となる．
- 胸髄損傷において感覚テストは，筋力や反射テストよりも詳細に損傷高位を判定でき，最も有力な評価法である．

4 麻痺の程度

- 麻痺の程度を表す指標として，<u>フランケル（Frankel）分類がある</u>（表27-4）．完全麻痺と不全麻痺について，運動機能と知覚機能の残存の程度によりA〜Eに分類している．
- 改良Frankel分類とは総合せき損センターで開発された評価方法であり，近年，脊髄損傷のリハビリテーションを行っている施設，病院で用いられており，予後予測にも活用される．
- 仙髄領域の肛門周囲の痛覚，触覚も評価指標に入れており，急性期の神経学的回復の予後予測に有用である．

- BからDを細分化している．
- BはB1からB3までの3段階であり，仙髄領域の触覚，痛覚の残存を評価する．
- CはC1，C2の2段階であり，下肢MMTが3程度かそれ以下を評価する．また，臨床的な指標として仰臥位で膝立ちができるか，できないかをみている．
- DはD0〜D4の4段階で，歩行能力と歩行補助具の使用状態を指標としている．中心性損傷はD2としている．

5 ASIAの機能障害尺度（AIS）（表27-5，図27-1）

- AISは脊髄損傷の高位診断および麻痺の程度を評価するものであり，A〜Eの5段階で分類される．
- 評価項目は運動機能と感覚機能に分かれている．感覚機能検査は，痛覚および触覚を検査する．C2からS4〜5の28皮膚節に定められた標的感覚点を検査し，消失0，鈍麻を1，正常を2，検査不能をNTとして点数化する．そして，触覚スコアと痛覚スコアの合計点を感覚スコアとする．
- 運動機能の評価はC5からS1までの10髄節を代表する筋（キーマッスルという）に対して，6段階の徒手筋力テストを行い，0〜5の得点を記録し，筋力評価点の合計が運動スコアとなる．損傷高位は，両側の運動機能と感覚機能レベルが正常な最下位の髄節で決定する．
- 損傷が完全か不完全かを決定するには，仙髄領域の評価が必須であり，仙髄領域の評価は3つある．①S4-5の感覚（肛門周囲領域で粘膜皮膚接合部の外側1cm未満），②DAP（深部肛門圧），③VAC（外肛門括約筋による随意的肛門収縮）．DAPはS4-5の感覚が残存している場合は不全損傷と診断できるため必須ではない．肛門部位のテストは医師が実施する．
- 理学療法士は肛門の知覚と随意運動のテストが行えない．そのため，肛門の感覚は「便が出るのがわかりますか？」「排便後，肛門を拭かれているのがわかりますか」，運動は「肛門を締めることができますか」といった質問の解答で判断することができる．
- AIS Aは完全損傷でS4-5仙髄領域の感覚機能と運動機能が欠如している．
- AIS Bは感覚不全損傷で運動機能は欠如．S4-5仙髄領域を含むNLI以下に感覚が残存している．
- AIS Cは運動不全損傷で，NLIより下位の運動機能（キーマッスル以外も含む）が残存するが，キーマッスルの半分以上が筋力3未満である．またはVACが残存，もしくはS4-5の感覚かDAPが残存している症例でNLIより3髄節を超えて（4髄節以上）尾側に運動機能が残存している場合も含まれる．
- AIS Dは不全損傷で，NLIより下位のキーマッスルの半分以上が筋力3以上である．
- AIS Eは，すべての髄節で感覚および運動機能が正常である．注釈として，初期検査で正常であればAIS自体が適用されない．

ASIA：American Spinal Injury Association
AIS：ASIA impairment scale

324　27　脊髄損傷の評価

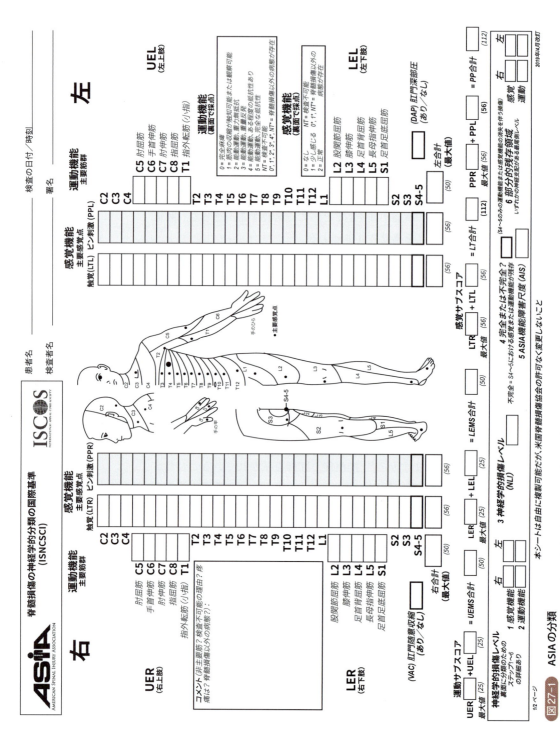

図 27-1　ASIAの分類
[International Standards for Neurological Classification of SCI (ISNCSCI) Worksheet, https://asia-spinalinjury.org/international-standards-neurological-classification-sci-isncsci-worksheet/より引用]

表27-5 ASIAの機能障害尺度（AIS）

A：完全	S4〜S5仙髄節の運動・感覚機能の欠如	
B：不全	運動機能の欠如．感覚は神経学的レベルからS4〜S5仙髄節にかけて残存している	
C：不全	運動機能は神経学的レベル以下で残存．標的筋群の大多数は3未満である	
D：不全	運動機能は神経学的レベル以下で残存．標的筋群の大多数は3かそれ以上である	
E：正常	運動・感覚機能障害は完全に回復．反射の異常はあってもよい	
臨床症候群	脊髄中心 ブラウン-セカール（Brown-Séquard） 前脊髄 脊髄円錐 馬尾	

表27-6 ザンコリーの分類（zancolli classification）

髄節	最下位機能髄節	主要筋群	分類	亜系分類		表記
C5〜C6	C5	上腕二頭筋 腕橈骨筋	I	A 腕橈骨筋なし		I-A, C5A
				B 腕橈骨筋あり		I-B, C5B
C6〜C7	C6	長・短橈側手根伸筋	II	A 弱い手背屈力		II-A, C6A
				B 強い手背屈力	I円回内筋，橈側手根屈筋，上腕三頭筋なし	II-B-1, C6BI
					II円回内筋あり，橈側手根屈筋，上腕三頭筋なし	II-B-2, C6BII
					III円回内筋，橈側手根屈筋，上腕三頭筋あり	II-B-3, C6BIII
C7〜C8	C7	総指伸筋 小指伸筋 尺側手根伸筋	III	A 尺側指の完全伸展あり，橈側および母指伸展なし		III-A, C7A
				B すべての指の完全伸展あり，母指伸展は弱い		III-B, C7B
C8〜Th1	C8	深指屈筋 示指伸筋 長母指伸筋 尺側手根屈筋	IV	A 尺側指の完全屈曲あり，橈側手指および母指の屈曲は麻痺があるが弱い．母指伸展は完全		IV-A, C8A
				BI すべての手指完全屈曲，母指の弱い屈曲．母指球筋の弱い収縮．手骨間筋の麻痺．浅指屈筋機能なし		IV-B1, C8BI
				BII 浅指屈筋機能あり		IV-B2, C8BII

6 ザンコリーの分類 Zancolli classification

- とくに頸髄損傷における麻痺の高位を運動機能の残存にて，より詳細に判断するものである．
- 元来，機能的手術を行うために開発されたが，詳細な評価が頸髄損傷におけるADL能力と深い関係があると認められてきたため，広く高位診断として用いられている（表27-6）．

7 歩行能力の評価（WISCI II）

WISCI II：walking index for spinal cord injury II

- 歩行能力を半定量的に評価するものであり，「介助歩行不可（level：0）」から

表27-7	WISCIⅡ（Walking Index for Spinal Cord Injury）	
0. 介助しても立てないand/or歩けない	介助
1. 平行棒内で，装具を付けて，2名の介助で，10 m以下	2名の介助—中等度から最大の介助量
2. 平行棒内で，装具を付けて，2名の介助で，10 m	1名の介助—最小限の介助量
3. 平行棒内で，装具を付けて，1名の介助で，10 m	
4. 平行棒内で，装具なしで，1名の介助で，10 m	装具—1個か2個の装具，LLB，SLB問わず
5. 平行棒内で，装具を付けて，介助なしで，10 m	立位にスプリントがいる場合はLLB
6. 歩行器で，装具を付けて，1名の介助で，10 m	と解釈
7. 二本クラッチで，装具を付けて，1名の介助で，10 m	歩行器—車輪なしの普通の歩行器
8. 歩行器で，装具なしで，1名の介助で，10 m	クラッチ—ロフストランドかまたは松葉杖
9. 歩行器で，装具を付けて，介助なしで，10 m	杖—普通のまっすぐな杖
10. 一本杖かクラッチで，装具を付けて，1名の介助で，10 m	
11. 二本クラッチで，装具なしで，1名の介助で，10 m	
12. 二本クラッチで，装具を付けて，介助なしで，10 m	
13. 歩行器で，装具なしで，介助なしで，10 m	
14. 一本杖かクラッチで，装具なしで，1名の介助で，10 m	
15. 一本杖かクラッチで，装具を付けて，介助なしで，10 m	
16. 二本クラッチで，介助なしで，10 m	
17. 何も使わず，1名の介助で，10 m	
18. 装具を付けて，介助なしで，10 m	
19. 一本杖かクラッチで，装具なしで，介助なしで，10 m	
20. 何も使わず，介助なしで，10 m	

[Ditunno PL, Dittuno JF Jr.：Walking index for spinal cord injury（WISCIⅡ）：scale revision. Spinal Cord **39**：654-656, 2001より引用]

「補助具，装具，介助なしで10 m歩行可能Level：20)」まで21段階で評価する（**表27-7**）．

C　理学療法評価の実際

■ 脊髄損傷による障害の評価に際して，損傷の原因について十分情報収集を行い，現在の医学的治療の内容，今後の治療方針を把握することが重要である．

■ 交通外傷による脊髄損傷の場合，脊髄，脊椎の損傷以外に，四肢の外傷や胸・腹部の外傷などが合併している場合も多く，評価を行うこと自体にリスクを伴う場合がある．

■ 問診に際しては，心理的に不安定な場合も多いため，本人への医師からの説明内容や説明に対する本人の受け止め方を事前に把握して，不安を助長させたり，過度な期待をもたせたりすることがないように配慮する必要がある．

① バイタルサインのチェック

■ 多くの症例で自律神経障害を合併しており，①体温，②脈拍，③呼吸，④血圧，⑤自覚症状について評価を行う．また，日内変動がみられるため評価時のみな

らず，1日の変化をみる必要がある．

2 機能障害に対する各種テスト

■ 損傷高位の把握と麻痺の程度を評価するために，ROMテスト，MMT，反射テスト，感覚テストを行う．
■ 視診，触診により皮膚の状態，筋の萎縮程度や浮腫の有無などを把握し，必要に応じて周径などの計測を行う．
■ 疼痛は，麻痺域の異常感覚，灼熱感として訴えることがある．疼痛部位は，必ずしも皮膚髄節に一致するとは限らない．

3 廃用症候群のチェック

■ 脊髄の損傷から生じた一次的機能障害に加え，関節拘縮，麻痺筋以外の筋力低下，褥瘡，異所性骨化，骨萎縮，末梢循環障害，精神機能障害などの二次的機能障害が発生していないかをみる必要がある．
■ 関節拘縮や筋力低下は，将来獲得しうるADL能力を左右するため，障害程度とともに制限因子などの特定が必要である．

4 ADL評価

■ ADLテストとして，バーセルインデックス（BI），機能的自立度評価法（FIM）がわが国では広く使用されている（p.56，**表4-11**，**4-12**参照）．

BI：Barthel index
FIM：functional independence measure

5 基本動作テスト

■ 基本動作として，臥位，寝返り，起き上がり，座位にいたるまでの一連の動作と姿勢保持能力を評価する．損傷高位によっては，立位および歩行能力についても評価を行う．
■ 多くの症例が車いすを使用することとなるため，座位から車いすなどへの移乗動作に加え，車いす駆動能力を評価する．
■ 長座位で両上肢を床面につけて，殿部を離床する動作（**プッシュアップ動作**）は，脊髄損傷者では不可欠の動作である．床面での移動に加え，移乗動作，車いす上での除圧に必要となるため，この動作能力を評価する．

プッシュアップ動作に必要な身体機能と単位となる動作には何があるか調べてみよう．

6 動作分析

■ 各基本動作などは，正常とは異なり残存筋力を利用して行うこととなるため，代償動作について分析を行う．
■ 残存能力を最大限に利用するため，身体の**慣性力**と「**てこ**」**の原理**をうまく利用しながら行う．そこで，動作と筋出力のタイミングが効率よく行われているか分析する．
■ 動作を阻害している因子を特定して，治療プログラムに反映させる．
■ 単関節の運動のみを分析するのではなく，運動連鎖という観点からも分析を行う．

7 理学療法評価の実際

a. 情報収集

■医師からの処方内容に加え，カルテ情報や各種検査結果，他部門からの情報を収集し，現在の医学的治療内容，今後の治療方針を確認する．

■一般情報として，氏名，年齢，性別，婚姻歴の有無，現住所，現病歴，既往歴，家族歴，合併症，禁忌事項を確認し，社会的情報として，家屋の状況，経済状況，社会的役割などを確認する．

■脊髄損傷の完全麻痺例では，ADL能力の予後予測が比較的早期から可能なため，損傷高位の判定や麻痺の程度については入念に評価を行う．

■とくに頸髄損傷では，呼吸機能，心拍数，血圧，輸液量などを確認する．とくに人工呼吸管理がなされている場合，口頭で問診が不可能な場合があることに注意する．

b. 各種機能検査

■関節可動域（ROM）テストでは，受傷部位が不安定な時期には注意を要する．

■MMTにおいては，標準の肢位がとれない場合も多く，判断には注意が必要となる．また，代償運動がみられるため，肢位の固定とともに触診により筋収縮の有無を判断する．

■感覚テストでは，触覚，痛覚，温度覚などの表在感覚や位置覚，運動覚などの深部感覚を確認するが，麻痺の高位などの把握には表在感覚が優れているとされる．損傷高位付近では，知覚の脱失や知覚鈍麻帯がみられることがある．

■筋緊張検査では，受傷からの時期により低下または亢進となる．反射検査では，できるだけリラックスした状態で行う．

c. 合併症などの確認

■褥瘡は，坐骨部，仙骨部などの皮下組織が少ない骨隆起部に多く発生する．体動制限に加え，感覚鈍麻，発汗異常，排尿・排便障害などが重なり発生リスクは高まる．いったん褥瘡が生じると，リハビリテーションプログラムの進行に支障を生じるため，入念なチェックが必要となる．

■異所性骨化は，麻痺部の関節周囲での関節運動に伴う疼痛の訴えから発見されることが多く，注意が必要である．

■骨萎縮は，麻痺側肢に発生し骨折の原因となる．

■肩手症候群や肩痛は，頸髄損傷（なかでも高齢者の不全損傷）に合併する場合もある．

■疲労は，身体的疲労に加え，入院中のストレスや心因性疲労を生じる場合もあるため，バイタルサインや自覚症状，表情などから易疲労性を判断する．

■受傷のショックなどから生じる心理・精神機能面のチェックも重要である．

d. 統合と解釈

■得られた情報や評価結果から現在の障害像を特定し，問題点抽出，目標設定，プログラム立案などの思考過程を経て，適切な理学療法を行う．

■機能障害の程度が，活動制限の程度と必ずしも一致しないため，各障害の関係

	C4	C5	C6	C7	C8	Th1〜L4
食　事	全介助	BFO，長対立装具を装着し，前腕回外位で手掌面にポケット付きカフベルトを装着し，L字型のスプーンなどをつける	自助具使用にて自立	自立	自立	自立
いすとベッド間の移乗	全介助	全介助	全介助であるが，一部ベッドへの直角移動が可能な場合がある	自立	自立	自立
整　容	全介助	歯磨き，整髪，ひげ剃りに自助具を用いて可能となる可能性がある	自助具使用にて自立	自立	自立	自立
トイレ動作	全介助	全介助	自己導尿可能	自立	自立	自立
入　浴	全介助	全介助	埋め込み式浴槽への出入り可能	自立	自立	自立
移　動	全介助	電動車いすにて自立		自立	自立	自立
更　衣	全介助	全介助	自助具などの使用により可能	自立	自立	自立
ベッド上起居動作	全介助	全介助（環境制御装置により一部可能）	器具にて自立	自立	自立	自立

表27-8　頸髄損傷のレベルに対応した獲得可能となるADL能力

を考察する.

■麻痺の程度や損傷高位から将来到達可能なADL能力が予測可能である（**表27-1**）．ただし，関節拘縮などの合併症があると到達可能なADL能力が低下するため，動作を阻害している因子を抽出することが大切である.

■現在どれだけ「できていないか」をみるだけではなく，「どれだけできているか」また，「どのようにすればできるのか」という視点に立って評価結果を解釈する.

脊髄完全麻痺の残存髄節ごとの機能的帰結は，**表27-1，27-8**のように予測される.

■第4頸髄損傷者では，動作のほとんどを人的介助あるいは介助機器に完全依存する状態である.

■第5頸髄損傷者では，ADL全般において介助は部分的となる割合が多くなるが，介助機器に依存することもあり，人的補助も必要となる.

■第6頸髄損傷者では，残存機能によって，自助具などを使用することで食事動作，整容動作，更衣動作が自立できる可能性が高い.

■第7，8頸髄損傷者では，上肢装具などの一部の器具を使用することもあるものの，日常生活を送るうえで必要な動作はほぼ自立可能であるといってよい.

- 胸髄および腰髄損傷者では，歩行による移動を除いて，食事動作，整容動作，トイレ動作，入浴動作，更衣動作，ベッド上起居および移乗動作，車いすによる移動動作が完全に自立できる.

e. 問題点抽出

- 問題点の抽出において，多様な問題を機能障害，活動（活動制限），参加（参加制約），また環境因子（促進および阻害）と個人因子の各群に分けて整理する.
- 問題の整理において，理学療法で解決可能な問題とその他の問題を区別して，問題の順位づけを行う.

f. 目標設定

- 目標設定においては，リハビリテーション医療チーム内での統一が必要である.本人および家族のインフォームドコンセントも重要である.
- 総合的な最終目標に沿って，理学療法での治療目標を設定する.
- 短期目標はおおむね2〜3週間，長期目標はおおむね4〜8週間を想定して設定するが，あらかじめ入院期間が設定されている場合，退院時を最終目標とする場合が多い.

g. プログラム立案

- 立案された目標を達成するために必要な，妥当性のある理学療法プログラムを立案する.
- 機能障害や，動作能力の向上を主たる目的としたプログラムを計画するが，同時に家屋改装や社会復帰に向けたサポートも同時に行う.
- 患者の年齢や体力に応じて，動作訓練のなかで同時に筋力の向上をはかるといった効率的なプログラムの立案が必要となる.
- 立位・歩行に対する要望が常にあるが，立位・歩行訓練の目的は骨萎縮予防などの廃用症候群の発生阻止および改善であることを留意しておく.この場合，患者の心理面に配慮した対応が重要である.

学習到達度自己評価問題

以下の項目について説明しなさい.
1. 脊髄の損傷から生じる麻痺にはどのような種類があるか.
2. 脳損傷と脊髄損傷で生じる麻痺の相違点はどのようなものか.
3. 神経学的検査にはどのようなものがあるか.
4. 損傷高位の判定はどのようにすればよいのか.
5. フランケル分類，エイシアの機能障害尺度，ザンコリーの分類とはどのようなものか.
6. ADLの評価にはどのようなものがあるか.
7. バイタルサインのチェックとは.
8. 脊髄損傷によって生じる廃用症候群および合併症とは.
9. 目標設定はどのようにすればよいか.
10. 予後予測に必要な検査とはどのようなものか.
11. 理学療法プログラム立案に際してどのような注意が必要であるか.

四肢麻痺・対麻痺

28 四肢麻痺の理学療法（急性期）

一般目標
- 四肢麻痺者に対する急性期理学療法の意義と目的，さらに基本的な理学療法の方法を理解する．

行動目標
1. 急性期の治療と理学療法の関係について説明できる．
2. 二次的合併症について説明できる．
3. 残存能力の維持方法と，早期理学療法の重要性を説明できる．
4. 理学療法の進め方とその方法について説明できる．
5. 病棟スタッフとの連携の必要性と内容を説明できる．

調べておこう
1. 髄節レベルに応じた最終的な機能的予後とADL能力を調べよう．
2. 四肢麻痺者に代表的な合併症を調べよう．
3. 自律神経系について調べよう．
4. 呼吸のメカニズムと排痰について調べよう．
5. 大関節に作用する二関節筋について調べよう．

A 急性期理学療法の目的

- 脊髄損傷者の損傷高位から，将来獲得可能なADLの各種動作については，ほぼ予測が可能である（p.321, **表27-1**参照）．
- 関節拘縮や痛みなどの二次的合併症は機能的予後に影響を与えるため，急性期での予防は重要である．
- 急性期の最大の目的は二次的合併症の予防である．受傷直後からの座位，立位残在筋の維持は重要である．

1 整形外科的治療の理解

- 脱臼や骨折などを合併する場合が多く，その際は脊椎を整復固定し脊髄の保護を行う必要がある．その方法として大きく保存的療法と観血的療法（手術療法）がある．
- 最近は脊椎の損傷が明らかではない頸髄損傷の高齢者も多く，その場合は保存的療法が行われることが多い．

memo

脊髄ショック期*を脱して頸椎部が安定すれば積極的な理学療法が展開できるが，急性期は頸部損傷部の安静時期でもある．その安静固定の方針を遵守し，安全性が確保されれば，それ以外の部分はアプローチ可能である．二次的合併症予防との関係で具体的な理学療法プログラムを考えることが必要である．

＊脊髄ショック 脊髄が急性の横断性病変に侵されたときに，損傷部位以下の脊髄機能が停止する状態である．すなわち脊髄反射，運動および感覚機能，自律神経機能が消失し，弛緩性麻痺を生ずる．このような状態は数週間ないし数ヵ月間続く（p.306参照）．

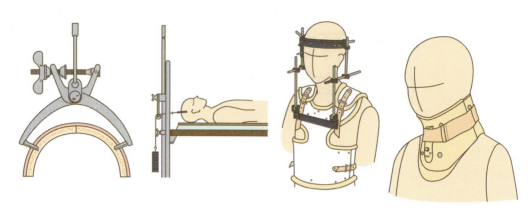

a. クラッチフィールド牽引（直達牽引）　　b. Halo-Vest　　c. ネックカラー（neck collar）

図28-1 直達牽引と頸部固定方法

a. 保存的療法
- 頸椎回旋防止として砂のうなどにより首を左右から固定する．
- 脱臼や骨折の整復および局所の安定を目的として持続的な牽引が行われる．直達牽引（**クラッチフィールド牽引**など）は，頭蓋に直接ピン固定し牽引する（図28-1a）．

- その後に**ハローベスト（Halo-Vest）法**などの外固定や**ネックカラー**などで固定を行う（図28-1b,c）．

b. 手術療法（観血的療法）
- 手術療法は全身状態が落ち着いてから行うことが多いとされているが，最近では受傷後早期に行い固定期間の短縮を目指す傾向にある．
- 目的は骨折部位の整復・固定で安定性獲得，脊髄の圧迫除去，さらなる損傷の回避であり，近年さまざまな手術法が開発されている．

2 二次的合併症の予防

- 急性期は脊髄ショック期があり，この間は受傷した脊髄髄節以下の機能は停止し，脊髄反射低下，筋弛緩状態となり，尿閉も起こる．
- 自律神経系は交感神経系と副交感神経系に分かれ両者がバランスをとって作用しているが，頸髄損傷の麻痺域では交感神経系が遮断され副交感神経系優位となる（p.310，表26-1参照）．

a. 主な二次的合併症とその予防
- 二次的合併症の原因は不動によるものが多く，関節拘縮，筋の短縮，褥瘡，起立性低血圧など四肢麻痺者の随伴症といえそうな症状をいっそう悪化させる．とくに呼吸機能障害は，換気という生命維持の問題に直結しているため四肢麻痺者にとって大きな問題である．
- 四肢麻痺者の呼吸機能障害は呼吸筋麻痺による**拘束性換気障害**＊であり，肺活量は著明に低下する．
- **関節拘縮**は麻痺や不動によるものが大半で，痙縮による筋の短縮なども原因と

> memo
> 自律神経系は交感神経系と副交感神経系に分かれる．交感神経系は胸髄，上部腰髄から内臓に分布しているが，副交感神経系は脳神経および仙髄から分布しているため頸髄損傷でも骨盤内臓器以外の機能は保たれ，副交感神経優位になる．

＊**拘束性換気障害**　80％以下の肺活量で，肺や胸部のコンプライアンス低下により，肺の拡張性が拘束されている状態．

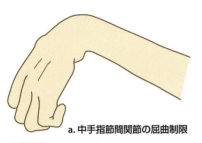
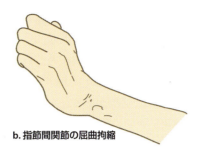

a. 中手指節間関節の屈曲制限　　b. 指節間関節の屈曲拘縮

図28-2　四肢麻痺に多い変形

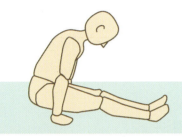

図28-3　四肢麻痺のプッシュアップ動作
肘関節屈曲拘縮やハムストリングス短縮などを起こすと，この動作の制限を招きADL低下を起こす．また膝関節屈曲によって座位バランスそのものも低下することになるので，急性期での予防はきわめて重要である．

なることがある．
- 筋の短縮はとくに手指屈筋に多く，把持困難となりやすい（図28-2）．
- 四肢麻痺者は最終的に，座位保持やプッシュアップ動作（図28-3）による移乗動作などを行うので，肘関節伸展制限や股関節屈曲制限，膝関節の伸展制限などは重大なADL制限をもたらす．
- **褥瘡**は末梢の循環不全や局所の圧迫によって起こり，踵骨，外果，大転子，仙骨部などに好発する．
- 褥瘡予防には2時間ごとの体位変換と良肢位保持が必要であるが，エアーマットなどの除圧効果のあるものを使用すれば，効果的である．
- **起立性低血圧**は，麻痺域の交感神経活動が得られず総末梢血管抵抗の上昇が生じないため，心臓への静脈還流量が確保できないことなどから発生する（p.310，表26-1参照）．完全四肢麻痺者ではほぼ必ず発生するので十分な注意が必要である．

b. 残存能力の維持，増強
- 四肢麻痺者は，損傷高位によって最終的な機能が急性期でもおおよそ確定（p.321，表27-1参照）されるため，医師の指示下で，人工呼吸下であっても筋力や呼吸機能維持・向上，起立性低血圧などの調節機能向上はもとより，座位・立位機能や車いす使用などのADL能力と関連する運動能力向上を早期からはかる．同時に，これらの早期開始は二次障害の予防の観点からも重要である．

> **memo**
> 呼吸筋として，横隔膜はC3〜C5，外肋間筋はTh1〜Th11，腹筋はTh5〜L2支配であるため，上位の頸髄損傷ほど呼吸機能は弱くなる．したがって四肢麻痺者は呼気が障害され，肺活量は低下する．

> 褥瘡について調べてみよう．

- 呼吸機能維持・向上には，胸郭の柔軟性確保と気道内の排痰，横隔膜などの残存呼吸筋の強化が必要である．
- 起立性低血圧の予防，調節のためには，医師の判断・指示の下で，早期からのギャッチベッドを徐々に上げ下げすることで体位血圧反射メカニズムへの刺激を与えておく必要がある．

c. 病棟スタッフとの連携

- 褥瘡予防のための体位変換や呼吸機能維持のための排痰などは終日必要である．
- ギャッチベッドの挙上や，座位・立位などは多くの介助が必要であるため，病棟スタッフとともに，医師の判断や指示によって，短時間から徐々に長くしていく必要がある．
- 臥床による認知機能低下予防等のため，早期からの車いす座位は重要である．医師の判断の下，病棟看護師などのスタッフとの連携は欠かせない．

B　ベッドサイドの理学療法

- 理学療法の目的は二次的合併症予防と呼吸機能の維持・強化，早期の座位獲得である．

1 呼吸理学療法

- 頸髄損傷者の呼吸主動作筋は横隔膜となる．
- C4レベルより高位の損傷では横隔膜が機能しないため，人工呼吸器に依存することになる．

a. 胸郭拡張運動

吸気は胸鎖乳突筋などの呼吸補助筋や横隔膜による胸郭内部の陰圧により空気が入り，呼気時は胸郭の弾力と肋間筋や腹筋の収縮によって排出されることになるが，気道内圧が低いと肺胞部の空気が排出されにくくなる．

- 安静臥床時期は，肋間筋萎縮や短縮，筋の痙縮などにより胸郭の可動性低下が起こりやすく，また低下した可動性を再獲得することは容易ではない．
- 胸郭拡張運動は理学療法士が徒手的に肋骨部へ外力を加え，胸郭を捻るようにする方法が一般的である（図28-4）．
- 頸部の安静固定が解除され，自力で肩の屈曲，外転などができれば，回数や量の確保ができ，自主トレーニングとしてより効果的である．

b. 呼気介助（図28-5）

呼吸訓練時は，深く吸って，十分に吐き出すために，患者には「鼻から吸って，出すときは口をすぼめて吸うときの倍の時間をかけて出す」ように指示するとよい．これは，横隔膜呼吸を行いやすくすることと，口をすぼめることで気道内圧を高めるためである．

- 「吐けない」ことが問題であるため，呼気を介助する．
- 呼気時に口をすぼめて吸気の倍程度の時間をかけて吐き出してもらい，理学療法士はそれに合わせて胸郭を絞るように圧迫を加える．
- 下部胸郭から行い，徐々に上部胸郭も同様に行う．

c. 喀痰介助手技

- **喀痰**は，痰を気道付近まで移動させ，咳によって一気に押し出すが，四肢麻痺者は腹筋，肋間筋などの麻痺により非常に弱い咳しかできず，腹腔内圧，胸腔内圧を高められない．
- 咳と同時に理学療法士が呼気介助と同じ手技で圧迫を加えて胸腔内圧を高める

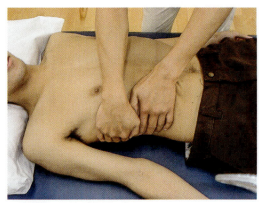
上部胸郭
（上部を自由にしておき下部を動かす）

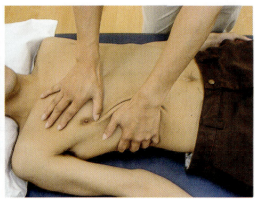
下部胸郭
（上部を固定して下部をひねる）

図28-4　胸郭の拡張運動

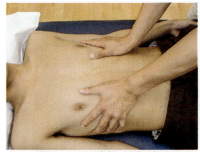
a. 呼気にあわせて胸郭に圧迫を加える

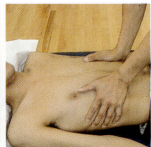
b. 胸郭下部に対しての圧迫

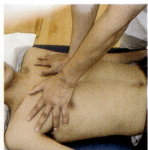
c. 胸郭上部に対しての圧迫

図28-5　呼吸介助（呼気介助）

ことで喀痰を介助する．

d．胸式呼吸と吸気補助
- 胸式呼吸は呼吸補助筋を使い，四肢麻痺者には有効である．
- 吸気の補助は，呼気を介助して十分吐き出したあと吸気に移る際に胸郭の弾力による拡張を利用して空気を胸腔に入れる方法である（図28-6）．
- 同様に下部胸郭に間欠的圧迫を加えることで吸気を誘導する方法もある．
- 胸郭に対して吸気時に徒手的に抵抗をかけて呼吸筋の強化を行う．

e．腹式呼吸（横隔膜呼吸）
- 吸気を通じて軽い圧迫を加え続けることで，横隔膜へのフィードバックを行うとともに，筋としての横隔膜への抵抗運動とすることも可能である（図28-7a）．
- 横隔膜呼吸をある程度円滑に行えるようになったら，0.5〜1 kg程度の砂のうなどによる自主トレーニングによる横隔膜強化が可能となる（図28-7b）．
- 呼吸訓練は疲労しやすく，また過換気によって体内の酸素過多によるめまいや気分不快などを引き起こすことがあるので，回数を調整するなどして慎重に行う必要がある．

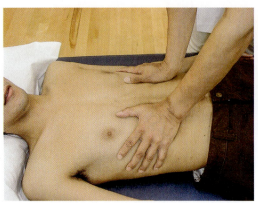
a. 呼気時に胸郭を圧迫する

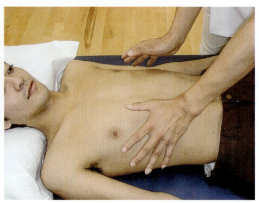
b. 吸気開始時にあわせて急激に離し，胸郭の弾力を利用して吸気させる

図28-6　呼吸介助（吸気補助）

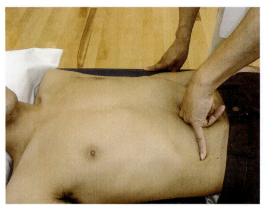
a. 徒手による吸気時抵抗

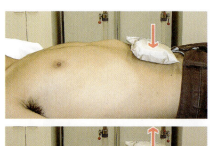
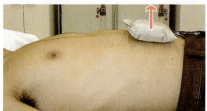
b. 自主トレーニング（0.5 kg 砂のう使用：上；呼気　下；吸気）

図28-7　横隔膜呼吸抵抗

2 良肢位と体位変換

- 四肢の運動機能，感覚機能が消失している場合，頭部や肩甲部のみしか認識できず，ボディーイメージがわかりにくいことが考えられる．体位変換やリラクゼーションなどで，イメージをすすめることも意図するとよい．
- 良肢位は，受傷部位の整復肢位，拘縮予防，褥瘡予防に配慮された肢位といえ，二関節筋などの緊張が少ない肢位といわれている．
- 体位変換は褥瘡予防のための局所の除圧とともに，体位による気道内の痰の移動と排痰にも有効である．

a. 背臥位（p.37, 図3-8a 参照）

①上　肢

- 肩関節は軽度外転，肩甲帯は下制，外転，内・外旋中間位

B　ベッドサイドの理学療法　337

- 肘関節は軽度屈曲位（伸展位でもよいが過進展は避ける）
- 前腕は回内位，手関節は45°程度の背屈位，手指は屈曲・対立位でタオルや包帯などのロールを把持する．

②下　肢
- 股関節は内・外旋中間位で屈曲・伸展0°
- 膝関節は膝下にタオルロールなどを入れた程度の屈曲位
- 足関節は底・背屈0°になるように工夫する．
- 踵部は褥瘡の好発部位であるため，足関節付近にタオルロールなどを入れて直接接地しないように注意する．

b.　半背臥位（p.37，**図3-8b** 参照）
- 各部位は背臥位と同様であるが，上になっている側の上下肢が過度に内転しないように，枕やクッションなどで工夫する．
- 下になっている側の大転子は褥瘡の好発部位なので，体重は大転子後方にかかるように工夫する．
- 下になっている側の肩甲帯にも体重がかかるので，前挙させておく．

c.　半腹臥位（p.37，**図3-8c** 参照）
- 基本的に各部位のポジショニングは半背臥位と同様である．
- 下になっている側の肩甲帯が過度に前挙外転しないように注意する．
- 前傾しすぎると胸部などを圧迫するので過度に傾斜しないように注意する．

d.　体位変換
- 褥瘡の好発部位（局所への圧迫）が出ることは避けられないため，一定時間ごとの体位変換は重要である．
- 褥瘡はいったん発生すると難治性となるため，絶対に避けなくてはならない合併症である．

3　関節可動域の維持，拡大

- 急性期の関節可動域へのアプローチは，四肢，体幹の関節や軟部組織の循環改善，可動域の維持，筋の長さの確保などを目的とする．
- とくに脊髄ショック期は弛緩状態で残存筋も特定できないことが多いので，他動運動となるが，実施に際しては関節包を固定することで，関節包内における関節面の運動を確保しながら行うことで関節保護に努める必要がある．
- 急激なストレッチは軟部組織や筋を傷つけるおそれがあるので，とくにゆっくりと慎重に行わなければならない．
- ショック期を脱したら徐々に自動介助運動を取り入れるようにする．
- 痙縮筋はとくに短縮しやすいので，十分にストレッチする．

a.　肩関節
- 肩関節はとくに自由度が大きい関節であるため，理学療法士は肩関節全体を包むように手掌，手指を使って保護し，**肩甲・上腕リズム**＊を確保しながら肩甲帯から肩関節を動かすようにする（**図28-8**）．
- ただし，全可動域の運動は，頸椎への負担も伴うため慎重に行う．

＊**肩甲・上腕リズム**　肩関節運動時の上腕骨と肩甲骨の移動量の関係で，肩外転30°以上の運動において主に2：1の関係とされている．

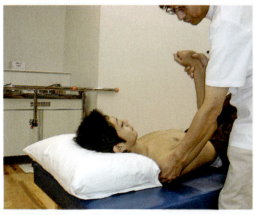
図28-8 肩関節を保護しながらの屈曲

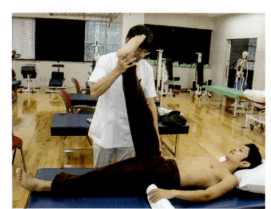
a. 膝伸展での股関節屈曲（ハムストリングス）

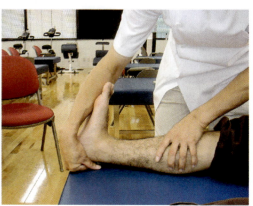
b. 足関節背屈（腓腹筋）

図28-9 ストレッチ

b. 肘関節
- 上腕二頭筋が残存し，筋収縮のアンバランスを生じることもあるため十分に伸展を確保する．

c. 股関節および膝関節
- 股関節屈曲制限とともに膝関節伸展制限をきたす原因は，ハムストリングスの短縮であることが多い．
- プッシュアップ動作のためには**膝伸展位での股関節屈曲（SLR）**は90°以上が必要であるため，ハムストリングスは十分にストレッチしておく必要がある．
- 骨盤の固定を行い，膝関節屈曲を防ぎ，股関節を屈曲させる（図28-9a）．
- 対側下肢は砂のうによる固定や理学療法士の下肢を使った固定などが必要な場合もある．

SLR：straight leg raising

d. 足関節
- 二関節筋である腓腹筋の短縮が多いので，十分にストレッチする（図28-9b）．
- 理学療法士の前腕部で患者の足部付近に体重をかけて背屈させると，アキレス腱，腓腹筋，足底筋などを同時に伸張することが可能である．

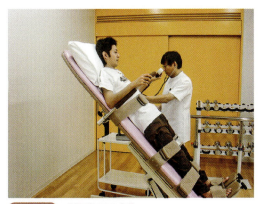

図28-10 斜面台での立位
血圧をチェックしながら徐々に上げる.

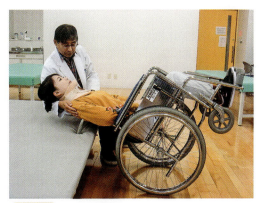

図28-11 低血圧解除

4 筋力維持・強化

- 受傷後1〜2週間を経過したら, 他動運動から徐々に自動介助運動→自動運動→抵抗運動へと進める.
- 四肢麻痺の場合は, 利用可能な残存筋が少なく主動作筋と拮抗筋の協調性が失われているなどのため, 抵抗運動には工夫が必要である.
- 代償作用による固定筋, 主動作筋の運動イメージの再構成をはかるため, 筋再教育も行う.
- 固有受容器を刺激することも有効で, **固有受容性神経筋促通法**(PNF)などを利用してもよい.
- 頸髄損傷ではとくに前鋸筋, 僧帽筋, 広背筋, 大胸筋, 三角筋が起居・移乗・移動動作にきわめて重要となるため, 早期から筋再教育を行っておく.

PNF：proprioceptive neuro-muscular facilitation

固有受容性神経筋促通法について調べてみよう.

5 重力（起立）耐性 orthostatic tolerance の向上

- ベッドアップや座位などの抗重力位姿勢をとると, 交感神経障害のために起立性低血圧を起こし, 悪心, 嘔吐, 意識消失にいたることもある.
- 臥位に戻ることで症状も回復するため, 急性期は徐々にギャッチアップによる抗重力位をとらせて, 血圧低下がみられたら臥位に戻すということを頻回に繰り返す.
- 図28-10に斜面台（ティルトテーブル）を使った立位を示したが, **血圧計測**を行いながら徐々に立位をとらせて, めまいなど感じたら臥位へ戻すなどを繰り返して, 血圧の調節機構を刺激し回復を促す. 常に会話をするなどすると反応がわかりやすい.
- 座位や立位時に腹帯や下肢全体に圧迫帯などを装着することも有効であり, 活用すべきである.
- 車いす座位時は, 前屈で腹圧を高めて血圧低下を防ぐことも有効な場合がある.
- 車いす乗車時にはそのまま後方に倒してもらい, ベッドなどに寄りかかることで血圧を戻すこともできる（図28-11）.

学習到達度自己評価問題

以下の項目について説明しなさい.
1. 頸椎の脱臼, 骨折の整形外科的治療方法について.
2. 脊髄ショックとは何か.
3. 交感神経系と副交感神経系の作用および頸髄損傷時の作用について.
4. 四肢麻痺者にとってADL上阻害となる二次障害とは何か.
5. 頸髄損傷者急性期に起こりやすい合併症とその原因について.
6. 急性期に行う関節可動域訓練で注意することは何か.
7. 急性期に行う呼吸訓練で最も大切なことは何か.
8. 四肢麻痺者の残存筋強化について.
9. 病棟スタッフとの連携の必要性について.

四肢麻痺・対麻痺

29 四肢麻痺の理学療法 （回復期）

一般目標

- 回復期四肢麻痺患者に対する理学療法の意義と目的，さらには他部門との連携の実際を理解する．

行動目標

1. 到達ADLレベルと残存機能（ザンコリーの分類のレベルなど）の関係について説明できる．
2. 二次的合併症などに対する自己管理の方法について説明できる．
3. 残存機能の強化について説明できる．
4. 理学療法の進め方と具体的な方法について説明できる．
5. 社会復帰に向けての他のリハビリテーションチームスタッフとの連携を理解する．

調べておこう

1. 残存機能レベル（髄節レベル）に応じたADL能力を調べよう．
2. 四肢麻痺者に特有の代償的運動のメカニズムを調べよう．
3. 各動作のキーになる筋について調べよう（ザンコリーの分類やASIAの分類のキーマッスル）．
4. 四肢麻痺患者の車いすや自助具などについて調べよう．

A 回復期理学療法の目的

- 「できるADL」については，四肢麻痺のADLの獲得可能性は筋節レベルでほぼ決まるが，前提として環境因子の環境整備が行われることが必須となる．
- 院内環境の調整，車いすの準備，自助具，福祉用具，住宅改造などが含まれるため，回復期の初期から転帰先の社会的要因の調整，住宅環境の調査，住宅改造の準備，自動車運転の準備など身体機能の予後をみすえて準備することがとくに必要となる．
- 一般的に「できるADL」と「しているADL」の差に環境因子が影響するが，四肢麻痺患者の場合，心身機能の残存機能を生かすための環境整備が重要となる．
- 「しているADL」が転帰先でのADLの維持と一致するよう回復期において，病棟，運動療法室，作業療法室，ADL室での環境の調整が必要である．
- そのためには，チーム内での十分な連絡と調整が必要で，各症例に合わせた自

助具，スライディングボードなどの製作や実際の使用が早期から開始される．

■ 退院後のADLの維持を目的に，院内でのできるADLと退院決定後の試験外泊などで，転帰先の環境下でのADLのチェックも必要となる．

■ 車いす駆動を例にとっても，両下肢の開排を防止するためのベルトにもループなどを装着することが必要となるし，駆動についても手指機能を喪失している場合，専用のグローブの製作と使用，またそのグローブを装着するためのループなども必要となる．

■ 車いすの採寸についてもよりきめ細かい配慮が必要で，座位バランスに合わせた座面の傾斜やバックレストの高さの決定ばかりではなく，駆動時姿勢から殿部を持ちあげ，前方に移動しさらに側方への乗り移り動作時のプッシュアップのための手部を置く車いすパイプなどの高さや形状なども影響する．

■ このように，「できるADL」と「しているADL」は環境因子に大きく影響を受けるために，回復期から退院後の環境を想定し，退院後の環境整備の準備を併行して進めていかなければならない．

① 残存能力の強化

■ 移動，とくに車いすの駆動動作の獲得と，座位保持，床上移動動作や移乗に必要な**プッシュアップ動作**の確立のためには，残存能力の強化とそれらの習熟訓練によるADL能力向上が不可欠である．

■ プッシュアップ動作で殿部の持ち上げは通常肘屈曲位から肘の伸筋により肘を伸展させるが，伸筋力が不足している場合，肩甲帯の動きと体幹の屈曲などで代償しなければならない．そのために以下の要素が重要となる．

a. 関節可動域

■ 障害レベルに応じた特有の動作パターンに必要な関節可動域を獲得する．

■ 肩甲帯の屈曲・伸展・挙上・下制（肩鎖関節・胸鎖関節の十分な可動域）

■ 肩甲骨の外転・下制がプッシュアップ動作に必要となる．
肩甲骨の十分な可動性を確保すること（外転・上方回旋・上方傾斜など）

■ 肩甲帯の可動性の大きさが，体幹の上肢支持時の機能的上肢長の長短に関係する．機能的上肢長の獲得が，プッシュアップ動作の可否のポイントとなる．

■ 肘関節の屈曲拘縮がないこと
上肢による体幹支持は肘関節伸筋の筋力が必要であるが，それが不足しているレベルでは，肘関節過伸展位でのロックで代償する．肘関節屈曲拘縮がある場合，これが不可となりADL上の大きな障害となる．

■ 股関節屈曲（体幹前屈）
急性期には，長期臥床期があるため，ハムストリングスの短縮などがある場合がある．頸髄損傷患者は，体幹の筋力がなく，座位バランスをとりながら，上肢の活動を行うことが困難である．したがって，長座位などでは，体幹を大きく前屈し両下肢上に体幹をあずけた状態で，更衣動作などを行うことが必要となる．

b. 筋　力

- 四肢麻痺では，上肢が体重支持を代償しなければならないが，残存筋によって可能な運動方向が限定されるため，各動作パターンでキーとなる筋の筋力増強や関節可動域の拡大が必要である．

- 残存筋力は，損傷レベルによって決定するが，実際のADL獲得と残存機能レベルとは密接な関係がある．とくに，ザンコリー Zancolliの分類に詳しい（p.325，第27章参照）．

- 四肢麻痺（完全麻痺）においては，上腕三頭筋の筋力が残存しておれば，プッシュアップ動作などで，肘関節屈曲位でも支持性が確保されるが，喪失しておれば，肘関節（過）伸展位での支持が必要で，手部を床面に着く位置が限定されたり，さらにそこからの上体の持ち上げや移動動作の力源が喪失するため，肩甲帯の可動域と筋力によってこれら動作を行う必要がある．

- 両麻痺・四肢麻痺ともその移動形態は車いすとなり，駆動はもちろん，ベッドと車いすとの移乗動作などで，プッシュ・アップ動作は必須となる．

- 回復期においては，損傷部の保護に留意しながらも，ベッド上座位，車いす上の時間を延長していき，廃用性症候群の防止や活動性の確保が必要である．

② ADL能力の再構築

- 基本動作能力の獲得
  体位変換：寝返り動作
  移動動作：プッシュアップ動作による前後左右への移動
  移乗動作：プッシュアップ動作によるベッド-車いす，車いす-自動車（自助具・環境整備の準備を含む）

- 残存機能レベルにより，獲得可能な動作が限定される．また，動作の形態も異なってくる．

- 運動麻痺は，筋力低下による関節運動の障害と関節の主動作筋と拮抗筋のバランスの崩れから，特有の動作パターンをとらざるをえない．また，それら未経験のパターンを獲得するうえで，固有受容性の感覚麻痺も大きく影響する．

- 四肢麻痺患者のADLには，自助具の使用や家屋改造などの環境整備が不可欠だが，それらの使用にも特有のパターンが必要であり，障害レベルや症例によって適応のチェックを行う．

③ 二次的合併症の予防（第26章参照）

- 四肢麻痺者では，麻痺による不動，残存筋の分布の相違，そして自律神経障害などによって，さまざまな合併症や随伴症状を伴う．

- 合併症の存在は，ADLの再構築をはかるリハビリテーションの進行を阻害することになるため，その予防と改善は不可欠である．

- 合併症には，拘縮，褥瘡，呼吸障害，排尿障害・尿路感染，起立性低血圧，体温調節障害，異所性骨化，自律神経過緊張反射などがあり，それぞれの特徴と予防・改善の方法を理解しておく必要がある．

a. 拘　縮
- 肩甲帯，肩，肘，股関節の可動域制限は，ADL能力獲得上，大きな阻害因子となる．

b. 褥　瘡
- 回復期は活動性が高まり座位での圧迫，移乗・移動動作時の摩擦などが原因となる．

c. 呼吸障害
- 損傷レベル以下の呼吸に関与する筋の機能低下，胸郭自体の可動性の制限に注意を要する．

d. 排尿障害，尿路感染
- 排尿障害から尿路感染，腎機能障害の予防が必要である．泌尿器科，看護部門，作業療法部門との連携が必要である．

e. 起立性低血圧
- 交感神経の遮断状態のため姿勢変化に伴う重力の影響で低血圧となる．車いす上での訓練中に起立性低血圧を起こす場合もあり注意が必要である．

f. 体温調節障害
- 発汗機能や血管収縮機能などの障害により，気温の変化に適応できない状態となりやすい．

g. 異所性骨化
- 本来，骨の存在がない場所に骨が形成され可動域制限などを生じることがある．関節に対する過剰な負荷による微細損傷が原因とされ，股関節などにみられる．

h. 自律神経過緊張反射

- 第6胸髄以上の損傷者にみられ，血圧上昇，徐脈などが起こる．膀胱の充満や褥瘡，感染などの麻痺域の侵害刺激がきっかけとなり，理学療法中にも起こることがあるため，対応についてはチーム内で日ごろからの情報共有が重要である．

> **memo**
> **褥瘡 pressure sore**
> 褥瘡は，圧迫された部分の血行が低下し，湿潤や組織の栄養状態の不良などが重なって発生する．頸髄損傷者の場合，体位変換が困難で，同一肢位の長時間の保持，床上移動や移乗動作などで殿部を擦ることが多く，褥瘡が発生しやすい．理学療法施行後など，殿部とくに骨突出部の発赤などの有無の確認が必要である．

B　理学療法の実際

1 関節可動域の拡大

- 急性期は，制限を防止する意味が強く，回復期は障害レベルにあわせた正常可動域よりも大きなものを要する場合もあり，動作訓練を通して必要な可動域を確保する．
- 上肢帯の柔軟性の確保が重要である．
- 肩甲骨の動きは四肢麻痺患者のプッシュアップ動作や移乗動作などの獲得に重要な役割を担う．
- 肩関節外旋，肘関節伸展，手関節背屈，股関節屈曲などは姿勢保持，体重支持などに**正常域以上の十分な可動域**を必要とする場合がある．

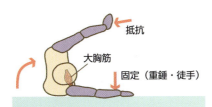

図 29-1　寝返り動作の訓練

② 筋力強化

- 四肢麻痺患者では，両上肢は体重支持の役割を担う．四肢麻痺の場合，対麻痺と比較して，体重支持の役割を担う上肢機能が完全でないことが問題となる（上腕三頭筋など）．工夫が必要となる．
- 肩甲帯周囲の筋力が重要となる．
- キーとなる筋肉は残存レベルにより異なるが，僧帽筋，前鋸筋，広背筋，大胸筋，三角筋などである．

③ バランス訓練

- 長座位では，ハムストリングスの緊張と上肢の支持，肩甲骨・頭部の位置関係を調節することでバランスを保つことができる．
- 車いす上やベッドの端などでいす座位などではハムストリングスの緊張は失われるため，両上肢の支持と肩甲骨・頭部の位置のみでバランスを調整することになる．
- バランスの訓練方法としては，体重支持の基底面が広い姿勢から開始し，徐々に狭くしていく．

④ 床上動作

- 寝返り，起き上がり，床上移動，プッシュアップ動作の獲得を目指す．

a．寝返り

- 寝返り動作は，肩甲帯を突出させ，頸部を屈曲し，回転側の大胸筋の**リバースアクション***によって行われる（図29-1）．
- 両上肢に重錘をつける練習から開始したり，クッションなどで体幹を回旋した状態から始めたりすると，運動の理解が容易となる．
- 仰臥位で，肩関節90°屈曲外旋，肘関節伸展
- 上肢：肩関節屈曲30～45°程度，外旋，肘関節伸展，前腕回外で左右に振り，頭部の回旋と同期させて寝返りをうつ．
- 側臥位から腹臥位の間で，上肢を屈曲し，前述の腹臥位での前腕（肘）支持の肢位になる．

b．起き上がり

- 起き上がり動作は，寝返り動作を利用し，左右上肢への体重移動を繰り返しな

*リバースアクション
通常は筋の起始・停止のうち停止が起始に近づくことになるが，逆となる．この寝返り動作の場合，本来は軽い側の上肢が動くことになるが，重い側の体幹が上肢に近づいて寝返り動作を行うことになる．練習当初は上肢側を床に固定するのを理学療法士が補助する場合もある．

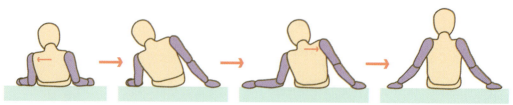

図29-2 起き上がり動作

がら行われる（図29-2）．
- 起き上がり途中の姿勢は，肩関節を外旋させ前腕部で体重支持する．その後，片側ずつ肘関節を伸展して，両手掌部で体重支持し完了する．

c. プッシュアップ動作

プッシュアップ動作を使った座位保持，座位移動，移乗動作，車いす駆動などには，C7レベルの上腕三頭筋の残存がキーとなり，それより上位の損傷レベルでは，これら動作の上肢の伸展位保持のための固有の肢位をとらなければならない．肘関節の伸展位での支持性の獲得のためには，肩関節外旋位前腕部回外，手関節背屈位による肘関節のロックの肢位が必要となる．急性期に行われる関節可動域訓練では，肘関節の伸展可動域の確保，手関節の背屈の正常よりも大きな可動域の確保が目標となる．また，この姿勢で，手部を床面に同時に着き更に殿部を持ち上げるには，上腕三頭筋という力源がないため，肩甲帯の挙上と下制，頸部の屈曲と体幹の前屈などで，上肢長を機能的に延長することによって，殿部を持ちあげることが可能となる．

- 体重支持をしているときの上肢の関節は，肩関節伸展・外旋で，肘関節伸展，前腕部回外位となる．
- 床上移動は，プッシュアップ動作の前段階である．
- プッシュアップ動作は，肩甲帯周囲の筋力と体幹・股関節の関節可動域，バランス能力などが必要となる．
- 四肢麻痺患者のプッシュアップ動作は，肘関節の伸展筋（上腕三頭筋）力を失っているレベルでは非常に困難な動作となる（図29-3）．

①座位保持
- プッシュアップ動作時は，肘関節伸展位でロックするために，肩関節外旋，前腕部回外を保持しなければならない．訓練当初は，肘関節周辺を保持して伸展を介助する必要がある．
- 本格的なプッシュアップ動作の前段階として，肩甲帯の動きを習得するために腹臥位の保持の訓練が有効である．両肘支持での肩甲骨の外転運動などを行い，プッシュアップ動作に備える．

②長座位
- 長座位では，ハムストリングスの緊張で体幹はいす座位（膝関節屈曲位）より安定しやすいが，常時，上肢での支持が必要である．股関節の屈曲外転外旋，膝関節屈曲で体幹の屈曲の可動域が拡大されると，上体を前方に倒し安定した姿勢をとることもできる．床上での更衣動作などで利用できる．

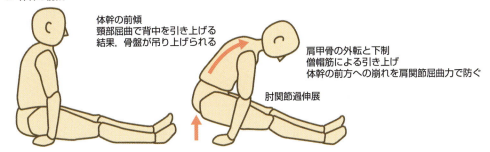

a. 体幹の前傾

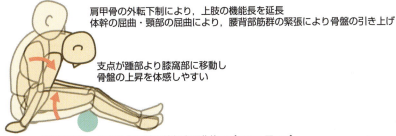

b. 膝関節軽度屈曲位でプッシュアップ動作獲得のための前訓練

図29-3 プッシュアップ動作での殿部持ち上げの前訓練

③いす座位

- いす座位では，長座位に比べて体幹のバランスは取りにくくなるが，殿部の後上方への持ち上げは比較的容易で導入しやすい．いす座位のバランスが不良な段階では，マット上で膝関節屈曲位をとり，プッシュアップ動作を行う．この時期に殿部の上昇を経験し，頭部の位置による背部の筋の緊張の役割などを理解する．
- プッシュアップ動作の流れは，肩甲帯の下制，肩関節を伸展させ，殿部を体重支持する手掌部に近づける．肩甲帯周囲の筋力により，手掌部を床面に押し付ける．三角筋前部により，肩関節を屈曲する．体幹は肩関節を中心に前方に回転し殿部を後上方に持ち上げることになる．このとき，広背筋や僧帽筋の緊張で骨盤が引き上げられる（図29-4）．

d. 移乗動作

- 移乗動作は，床上動作，プッシュアップ動作の応用動作といえる．
- 移乗動作には，垂直移乗と側方移乗がある．
- 難易度は垂直移動のほうが低いが，実用度は側方移乗が圧倒的に高い．

①垂直移乗

- 垂直移乗は，ベッドやプラットホームに車いすを直角につけ，前後方向への床上移動を利用して行う．移乗する高さがほぼ同じでプッシュアップ動作のための手掌部をつく位置が比較的自由な場合にこの方法がとられる．
- 車いすとベッドなどの間の隙間を埋めるトランスファーボード（図29-5）などを利用することがある．

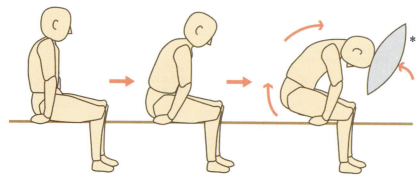

図 29-4 いす座位のプッシュアップ動作
＊訓練の時にセラピストが支持したり，前頭部を支えたりする枕など使用する．

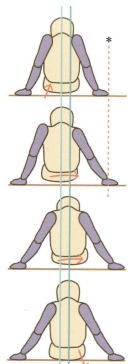

図 29-6 上肢支持
＊肩甲骨の下制と，体幹の屈曲により高さが上がり，横方向に動かす力源がなくても横方向への移動が可能という方法．

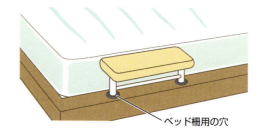

図 29-5 トランスファーボード
ベッド座面と同じ高さになっている．

②側方移乗（横移乗）

- 側方移乗は，プッシュアップ動作が習熟した段階で，車いすとベッドを斜め方向に配置して行う．
- 乗用車に移る場合のように移乗先が平坦でなく，プッシュアップ動作の体重支持部である手掌をつく場所が限定されても移乗は可能となるようなプッシュアップ能力が必要である．
- 側方移乗は，マット上のプッシュアップ訓練で，体重支持の手掌部の位置を非対称位においても可能にならなければ獲得できない．
- 導入は，手掌を位置が非対称位であっても殿部を側方に移動しようと意識するのではなく，通常のプッシュアップ動作の要領で行う（図29-6）．
- 殿部が持ち上げられた瞬間に，頭部を移乗側と反対に側屈すれば，殿部が移乗側に回旋する．
- 車いすと移乗先の間の隙間を埋める楔形のトランスファーボードを使用することもある（図29-5）．
- 移乗動作で車いすの座面に乗っても，安定した位置まで殿部を移動させなければならない．あるいは，側方移乗時には，殿部がタイヤやスカートガードにあたらない位置まで殿部を前方に移動させなければならない．プッシュアップ動

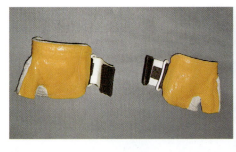
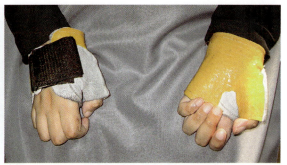

図29-7 車いす駆動用手袋

作に習熟することも大切であるが,車いすの作製時にスカートガードやアームレストの形状などを考慮しなければならない.

③車いすの駆動
- 頸髄損傷者の車いすは,障害レベルから通常のハンドリムでは十分な駆動力を得られない.握力に問題があるため滑り止めを目的としてハンドリムにコーティングしたものやゴムチューブを巻きつけるなどして,握力の低下を補う.
- また,工業用の皮革製の手袋を切開,指先を切除し,手掌部には,工業用のゴム手袋を滑り止めとして縫い付けたり,接着したものを使用する.実際の駆動時には,手掌部でも手関節に近い部分がハンドリムに押し付けられることが多い.
- ハンドリムを把持することができないレベルでは,ゴムなどでコーティングしたハンドリムが選択される.
- 手掌から手関節部をハンドリムに押し付けて駆動する.
- 車いす駆動用手袋を使用する.皮革製の作業用手袋を母指部,手掌部,手関節部を残してカットし,装着がしやすいように手背部でマジックテープで止められるようにする(Oリングで折り返すなどの工夫をする場合もある).さらにハンドリムとの接触部分の摩擦を高めるために,化学薬品耐性のゴム製手袋などの素材を手掌部,手関節部に縫い付ける.装着固定しやすいようにループをつける場合もある(図29-7).
- 車いす上での座位で,股関節が外転外旋し姿勢が崩れるのを防ぐために,布ベルトの両端にループをつけマジックテープで固定できる大腿ベルトを使用して,これを防ぐ工夫をする(図29-8).

C ADL訓練

- 四肢麻痺患者の場合,日常生活動作の獲得には,装具,自助具,福祉機器などの利用が不可欠で,医師,看護師,作業療法士,義肢装具士,ケースワーカーなどとの連携が必要である.また,入院中の日常生活動作の獲得過程や予後を各専門スタッフが共通して理解しておくことが重要である.

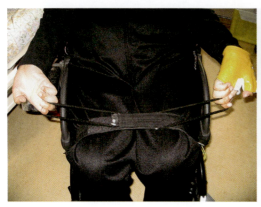
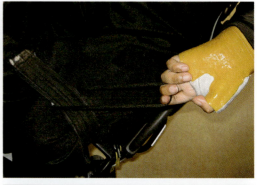
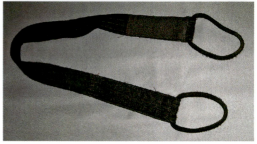

図29-8　大腿ベルト

- 損傷高位で方法がある程度決定されるが，損傷高位が上になるに従って個人差も大きく，自助具や環境整備などの面で，日々の調整が必要となる．

a. 食事動作

- 急性期から回復期にかけて早期に自立していく動作であり，作業療法士との連携が不可欠である．ベッドをギャッチアップして体幹を安定させ，布製のテープとOリング，マジックテープを組み合わせた万能カフなどの自助具を使用したり（**図29-9**），**テノデーシスアクション**＊などで，スプーンやフォークを使用する（**図29-10**）．
- 一般的な万能カフ使用のほかに，スプーンやフォークを前述の手袋の親指部に差し込んで使用する工夫もみられる．

b. 排尿動作

- 自己導尿の形態をとる．清潔なカテーテルを尿道から膀胱へ入れて，腹部を圧迫などして排尿する．延長チューブを用いれば，直接便器に排尿することができる（**図29-11**）．
- 看護師，作業療法士などと協力し，繰り返し訓練することになるが，医師と経過を確認しながら行う．

c. 整容動作

- 整髪，髭剃り，歯磨きなどは万能カフなどを用いて行われる．

d. 更衣動作

- 衣服の工夫や靴下やズボンにループを取り付けること（**図29-12**）によって行う．上衣，下衣ともに素材は伸縮性のあるもので，大きめのサイズのものを選択する．

＊テノデーシスアクション tenodesis action（腱作用）
手関節の背屈により手指の屈筋が緊張して把持動作の一部が遂行でき，逆に手関節の掌屈により手指屈筋の緊張が解除されることで把持が解放される．このように頸髄損傷患者（C6レベル）の場合，手関節の背屈により把握動作の一部を実行することができる．

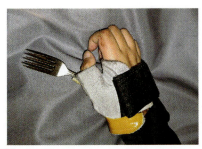
図29-9　万能カフ（フォークを装着）

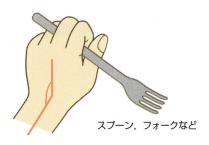
図29-10　テノデーシスアクションを利用した例
スプーン，フォークなど

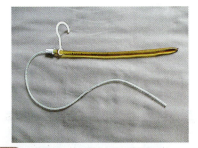
図29-11　延長チューブ付カテーテル

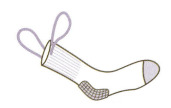
図29-12　ループ付靴下

e. 入浴動作
- 回復期では，床上動作，移乗動作訓練などが進むにつれ，病棟内での入浴動作も全介助から自立へ向けトレーニングする．床上動作や移乗動作の獲得ばかりでなく，病棟の浴室の環境を患者個人に合わせる工夫などが必要となる．
- 脱衣場所への移動や脱衣場所から洗い場，浴槽との移動方法や，殿部の傷などを防止するために，移動のしやすさを考慮し床面の素材などに工夫が必要となる．また，座面に耐水性クッションなどを用いた入浴用車いすの使用や，移乗動作にはリフター（図29-13）の使用が必要となる場合もある．
- 自助具として両端にループを取り付けたタオル（図29-13）を用いて洗体する．福祉機器，病棟内浴室の環境整備などが必要である．これらの過程で得られた情報が，退院後の自宅の住宅改造に重要となる．

f. 書字動作
- 筆記用具などを使用して書字する場合は万能カフなどを使用するが，ポインティングデバイス（図29-14）を使用してパソコンのキーボードを使うと，文書作成やメール作成，伝票処理など就業に役立つ．

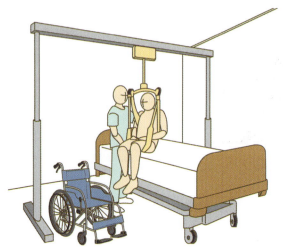
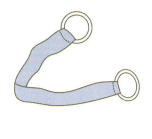

図29-13　リフターとループ付タオル

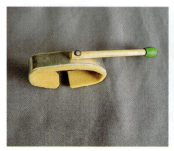
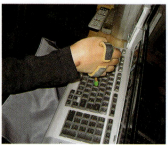
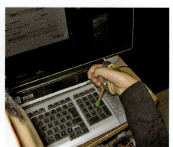

図29-14　ポインティングデバイス

D 二次的合併症の予防

a. 拘縮の予防

- 関節拘縮は，麻痺部分の不動性のもの，運動麻痺による主動作筋と拮抗筋のアンバランスによるもの，痙縮によるものなどがある．
- 手指については，指屈筋の麻痺がある場合，伸展拘縮を起こしやすい．手関節と手指の関節可動域の確保は日常生活動作上，代償運動を利用するために必要で，急性期からの対応が重要である．
- 関節可動域の確保には，正常可動域以上の可動域を必要とする動作などもあり，日々のチェックと自主的な関節可動域訓練を習慣化する必要がある．
- 足関節の底屈と足部，足趾の屈曲は，車いす上の姿勢を崩すばかりでなく，足部の褥瘡の原因となることもある．関節可動域訓練や靴を日常的に正しく装用することが必要となる．

b. 褥瘡の予防

- 急性期は長期間の臥床が原因となるが，回復期は徐々に活動性が高まるにつれ，

座位での圧迫部位（仙骨部，坐骨部など），移乗動作や移動動作時の摩擦による殿部の創が原因となるもの，車いす使用による足部の圧迫・外傷によるものなどの予防が重要である．

- 理学療法施行後や病棟での定期的なチェックと，ベッド上で鏡を使った患者自身のセルフチェックの確立が重要となる．そのためには，患者自身の褥瘡への理解を進めることと，各領域の専門職（医師，看護師，理学療法士，作業療法士など）の緊密な連携が必要となる．
- 車いす，自助具などの適応のチェックにより部分的な圧迫を防止したり，環境整備による摩擦の軽減なども必要である．
- 除圧動作については，**プッシュアップ**が一般的である．
- 車いす上では，除圧部分は仙骨部，坐骨部となる．**体幹を前屈**したり，片側の肘をハンドグリップにかけ，**体幹を側屈**するなどの方法がある．
- 褥瘡予防のためのクッションも有効であるが，殿部の沈み込みが大きく車いす上の殿部の移動が困難となる場合もあり，除圧効果だけでは選定できないこともある．

c. 呼吸障害の予防

- 損傷部位の呼吸筋麻痺によって，胸郭の可動性が低下することがある．そのため，胸部に対する呼吸介助などの方法によって，他動的に胸郭の可動性を確保する．
- 呼吸パターンは浅く速い呼吸パターンになっていることが多い．このため換気の効率を改善させるために深呼吸を意図的に行わせる．
- 呼吸障害の中心は努力性呼気*の障害であるため，**伸縮性の腹帯**を装着すると呼吸が楽になる．

＊努力性呼気　胸部拡張性の低下，腹直筋の麻痺等が原因である．

d. 排尿障害，尿路感染の予防

- 脊髄反射の障害から排尿障害を合併し，適切な管理を行わないと尿路感染，腎機能障害を起こすことになる．早期から泌尿器科医との連携によって，排尿管理を行うことが必要である．
- カテーテルを用いた導尿を行う．
- 泌尿器科医，看護師，作業療法士との連携が必要となる．とくに日々の残尿量の確認や感染の有無などのチェックが重要である．

e. 起立性低血圧の予防

- ティルトテーブル（斜面台）を用いて，定期的な重力負荷を加えることで姿勢変化に対する耐性を高める．
- その際，腹帯，下肢への弾性包帯などを装着して，下半身への血液貯留を軽減することが重要である．
- 車いす上で起立性低血圧が起こった場合は，キャスターをあげて後方に傾斜させて頭部を水平位とし，症状の改善を待つこともある（p.339，**図28-11**参照）．

f. 体温調節障害の予防

- 気温の高い場合など，体温調節機能障害によって適応できないため，頸部に濡れタオルをあてたり，頭部，顔面，頸部に霧吹きなどで水を噴霧して対応する

こともある.

■ 環境温の変化に対する調節障害が頸髄損傷の特徴であることから，エアコンなどの環境調整や服装の工夫なども重要である.

g. 異所性骨化と骨萎縮の予防

■ 関節の長期間にわたる固定を避ける.

■ 可能な ADL 能力で関節可動域の確保ができない場合も考えられるため，他動的関節可動域訓練を継続することが必要である.

■ 拘縮や強直を防止する.

h. 自律神経過緊張反射の予防

■ 膀胱の充満など麻痺域の異常状態によって急激な高血圧が起こるので，排尿，排便などの管理を十分に行うことが必要である.

■ 異常状態が除去されない限り，症状は改善されないため，異常状態の把握と適切な対応が重要である.

■ 即座の対処が必要で，患者自身，家族，関与している医療スタッフ全員の理解が必要である.

■ きっかけとなる事象を医療スタッフの協力で調査し，患者，家族にも理解をすすめる.

学習到達度自己評価問題

以下の項目について説明しなさい.
1. 残存機能レベルで獲得できる日常生活動作は何か.
2. 肘伸展筋力が残存していない場合の代償動作について.
3. プッシュアップ動作などの訓練時の注意点，介助方法は何か.
4. リバースアクションとは何か.
5. 四肢麻痺患者にみられる関節拘縮の頻発部位はどこか.
6. 把持動作にみられる代償動作について.
7. 回復期四肢麻痺者の二次障害が動作に及ぼす影響とは何か.
8. 退院に向けた隣接領域専門職との連携の必要性について.

30 演習5

四肢麻痺・対麻痺

A グループ討議

以下のテーマについて，学生各グループごとに討議し，各用語の意義について示し，その評価方法についても説明しなさい．

a. 頸髄損傷における各髄節機能残存レベルでの主要機能筋は何か．
b. 各髄節機能残存レベルの可能な基本動作およびADL能力は何か．
c. 自動車運転をするために必要なことは何か．

ADL：activities of daily living

B 症例の提示によるロールプレイ

以下の基本情報，情報A，B，Cのうち提示された情報のみから，情報収集，評価，治療技術に関する課題について学生間で討議した後，模擬患者に対してロールプレイしながら実践し，実施技術上の問題点について考察しなさい．

[症例] 頸髄損傷

情報A（カルテ情報および他部門情報）

▷基本情報（指示箋情報）

以下の基本情報だけをみて，情報収集，問診技術を実践しなさい．

- [氏　名] A
- [年　齢] 57歳
- [性　別] 男性
- [住　所] B県C市（他の行政サービスと比較し，特化した内容はない）
- [趣　味] テレビ鑑賞，サブスクリプションにて動画鑑賞
- [保険など] 介護保険（第2号被保険者）介護度4　障害者手帳1級保持

▷医学的情報

- [疾患・診断名] 頸髄損傷（第5頸髄節機能残存）
- [障害名] 四肢麻痺（不全麻痺）
- [現病歴] 仕事に向かう途中，交通事故により受傷．救急搬送し緊急手術（脊髄圧迫除去術）を実施
- [合併症] 褥瘡（殿部および仙骨部）
- [既往歴] なし
- [服　薬] 下剤（飲み薬）服用（2回/日）．場合により浣腸使用

30章の動画一覧

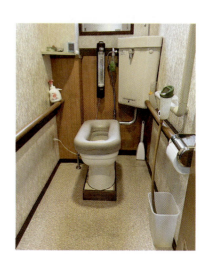

図30-1 トイレ改修
脊損便器と称される特殊な便器に改修している．座位保持が困難なため，奥行きが長い便器を用いることで排便・排尿の動作を可能にしている．

［利用サービス］訪問リハビリテーション（医療保険．2回/週）
▷**身体機能情報**
［身　長］165.0 cm
［体　重］75.0 kg
［BMI］27.55（肥満1度）
［日中の活動度］日中は車いすを自走して生活している．
［主　訴］少しずつ手が動かしにくくなってきた．
［本人の希望］母親への介護や介助の負担を軽減したい．
［家族希望］現在の自分の生活を維持してほしい．
▷**環境情報**
［家族構成］母（腰痛の訴えあり）と2人暮らし
［家族への依存度］自分でなんとかしたいと思う気持ちはあるが，母親への依存傾向は強い．
［家屋構造］持ち家．自宅内車いす移動が行えるようバリアフリーである．自宅内外の段差解消はスロープを設置済みであるが移動は全介助．トイレは洋式（座面を縦長延長，補高の改修済み）（図30-1）
［家屋周辺の環境］未舗装路の箇所もある．自家用車までは車いすにて移動可能
［屋外での移動］砂利道の車いす駆動は困難．車いすのハンドリムは滑り止め加工されているラバー装着．スーパーへの買い物などは改造済みの自家用車を本人が運転する．
［自家用車］改造および工夫している点：アクセル・ブレーキ，ウインカーはフロアタイプの手動運転装置へ変更．ステアリングは旋回装置の装着（図30-2）．運転席ドアの開閉補助としてストラップの装着．運転席と車いすの移乗ではビニール袋を使用（図30-3）．手掌面の滑り止めとして，遠位指節間関節部で切り落としたディスポーザブル手袋を使用

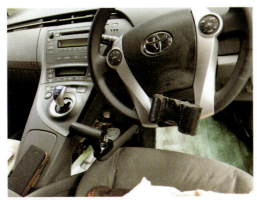

図30-2　ステアリング改造
ステアリングを握る機能が残存していないため，ステアリングに手関節を固定できるグリップを装着する．

　　［職　業］受傷前と同じ会社であるが，現在は現場作業ではなく，設計などパソコンで行えるデスクワーク中心で勤務している．
▷他部門情報
　　［医　師］リスク管理は褥瘡があり，活動性が低いことが懸念される．
　　［ケアマネージャー］日中の活動性が低く今後ロコモティブシンドロームの影響も懸念される．結果として，母親への負担増加が心配される．基本動作能力の維持に努めたい．
　　［作業療法士］上肢機能の維持目標に介入している．主に肩関節，肘関節，手関節，手指の拘縮予防と，残存筋の筋力低下を予防することを目標にしている．

情報B（現在の状況，検査測定・理学療法評価情報）
　上記情報Aおよび下記情報Bを確認し，理学療法評価における統合と解釈および問題点の抽出について考察しなさい．
▷理学療法評価
　　［第一印象］穏やかな性格で自身のことを正確に把握しており，何事にも協力的であった．普通型車いす使用．
　　［感染症・アレルギー］なし
　　［全身状態］
　　　■自宅ベッドサイドでの安静時血圧130/80 mmHg，脈拍75回/分，呼吸数20回/分，体温36.5℃
　　　■理学療法最大負荷訓練直後血圧160/95 mmHg，脈拍110回/分，呼吸数30回/分，体温36.8℃
　　［意　識］清明
　　［精神・知能］問題なし
　　［コミュニケーション］問題なし
　　［呼吸状態］PaO_2 97 Torr，$PaCO_2$ 37 Torr

［起立性低血圧］なし

［姿勢・形態障害］四肢の筋萎縮高度に認める．腰仙関節の拘縮が認められ骨盤後傾位．胸椎の過度な後彎，頸椎の過度な伸展を認める．殿部および仙骨部に褥瘡を認める．

［感　覚］第5頸髄節以下の体性感覚重度鈍麻．上肢は下肢に比べるとわずかにわかる．

［反射・反応］上腕二頭筋腱反射亢進，大腿四頭筋腱反射亢進，足クローヌス（＋），立ち直り反応（＋），傾斜反応（＋），上肢の保護伸展反応（＋）

［筋緊張］上肢より下肢に強い痙縮を認める．

［関節可動域］肩屈曲150°，外転130°，手関節背屈100°，股関節屈曲70°，伸展20°，外転45°，内転10°，外旋45°，内旋20°，足背屈－5°

［徒手筋力検査］
- 徒手筋力測定：肩屈曲段階3，外転段階3，肘屈曲段階4，伸展段階2，手背屈段階3
- 握力：5 kg

［基本動作（自宅）］
- 基本動作：

①寝返り動作：自立．紐を使用して起き上がり可能

②座位保持：自立．長座位も自立．プッシュアップは長座位にて3 cm，2秒間実施可能

動画30-1〜12

③移乗動作：車いす-ベッド間自立

④移動：車いす駆動自立（動画30-1）

- ADL：

①食事は自助具を用いて摂食自立（動画30-2, 3）

②整容動作において爪切り（動画30-4），口腔ケア（動画30-5），手洗い，洗顔，髭剃りは自助具を用いて自立

③清拭（入浴）は自助具を用いて全体の半分未満で自立

④更衣（上）は準備を行えば自立．更衣（下）は全体の半分未満で自立

⑤トイレ動作（ズボンの上げ下ろしは車いす上にて軽介助で可能．お尻は拭けない）中等度介助

⑥排泄コントロールは1回/週程度失敗するがおおむね自立

⑦移乗はベッド-車いす間は自立．車いすから便座への移乗は自立にて可能であるが，便座から車いすへの移乗にはバンドなどを用いて後方に引き上げるなどの介助が必要である（動画30-6, 7）．

⑧移動は主に車いすにて50 m以上自走可能．階段昇降は不可

⑨その他：屋外移動は自家用車の運転可能（動画30-8, 9, 10）．在宅勤務ではパソコンを使用（動画30-11, 12）

⑩コミュニケーション，社会認知は自立

FIM：functional independence measure

⑪FIMの運動項目は48点，認知項目は35点（下記参照）

FIM

項目		点数（点）
セルフケア	食事	6
	整容	6
	清拭（入浴）	2
	更衣（上衣）	5
	更衣（下衣）	1
	トイレ	3
排泄	排尿コントロール	4
	排便コントロール	4
移乗	ベッド，いす，車いす	6
	トイレ	3
	浴槽，シャワー	1
移動	車いす	6
	階段	1
コミュニケーション	理解	7
	表出	7
社会的認知	社会的交流	7
	問題解決	7
	記録	7
合計		83

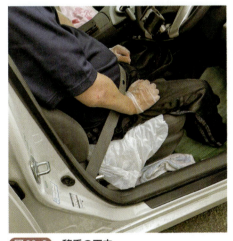

図30-3 移乗の工夫
移乗の際には車のシートとの間に生じる摩擦が動作を制限する．ビニールなどを敷くことにより服との間に生じる摩擦を軽減でき，移乗動作を簡易に遂行することができる．

［問題点の抽出］
- 活動・参加：屋内外車いす移動．買い物などは改造済み自家用車運転可能．ADL一部全介助．社会的交流はテレビや新聞
- 健康状態・心身機能：ロコモティブシンドロームの進行，上肢関節可動域制限，上肢残存筋力低下
- 環境因子：母親の介護量の増加

■個人因子：社交的な性格，母親への依存度が高い

情報C（障害情報に基づく統合と解釈）

上記情報A，Bを確認し，リハビリテーションゴール，理学療法ゴール，理学療法プログラム相互の関係，理学療法の進め方，理学療法プログラム実施上のリスク管理を検討しなさい.

［ゴール設定］

■リハビリテーションゴール：日中の活動性向上，社会的交流機会の増加，家族への依存度軽減，自宅生活における機能の維持
■理学療法ゴール（長期）：介護量の軽減，セルフケアの獲得
■理学療法ゴール（短期）：日中の離床時間延長，関節可動域改善，最大筋力の維持・増大，床上動作の実用性向上

［理学療法プログラム］

①関節可動域運動：（主に上肢）維持・改善
②最大筋力増強運動：（主に上肢）維持・改善
③基本動作実用性の向上：除圧（プッシュアップ動作トレーニング），背臥位からの起き上がり，床上動作（いざり動作前後方向），ベッドと車いすへの移乗動作，車いすと自家用車座席への移乗動作，自家用車への車いす出し入れ
④活動性の向上：離床時間の延長および1日のタイムスケジュール管理

（解答例は巻末p.438参照）

四肢麻痺・対麻痺

31 実習2

一般目標
- 四肢麻痺者の残存機能に応じた基本動作および車いす駆動の手順とその指導方法を理解する．

行動目標
1. 四肢麻痺者の基本動作と車いす駆動の手順を説明できる．
2. 四肢麻痺者の基本動作と車いす駆動における適切な指導ができる．

調べておこう
1. 四肢麻痺者の基本動作と車いす駆動の機能的予後を残存機能レベルから調べよう．
2. 四肢麻痺者の基本動作と車いす駆動について，残存機能レベルに合わせた自助具，車いすの各部の工夫などを調べよう．

A 四肢麻痺者の基本動作

1 寝返り動作（左側方向への寝返り動作の場合）

a. 基本的な方法
基本的な寝返り動作の方法を**図31-1**に示した．

b. 寝返り動作のポイント
- 対麻痺者と比較して，容易に体幹を回旋することができないため，左右両側の床面に触れるまで大きく両上肢を振る動作の繰り返しから訓練を開始する．
- 上肢の振りを大きくするためには，肘関節の伸展が必要である．ただし，肘関節の伸筋群が残存していない場合，肩関節の屈曲角度を小さくし，肩関節を外旋，前腕を回外して肘関節を伸展位に保持するとよい．
- 寝返る際，両上肢を左斜め上方向に振り上げると，体幹が回旋しやすい．
- 初期の寝返り動作訓練では，左側に寝返りしやすいように，左下肢を下にして交叉させたり（**図31-2a，動画31-1**），三角クッションを用いてあらかじめ体幹を少し左側へ回旋させて行う（**図31-2b，動画31-2**）．
- 回旋力を増すために，手関節部に軽量の重錘バンドを装着して行うのもよい（**図31-2c，動画31-3**）．

動画31-1, 2, 3

31章の動画一覧

c. ベッド柵などを用いる方法
❶左上肢を外転させ，肘関節屈曲位で肘をベッドにつけ，手関節を背屈させてベ

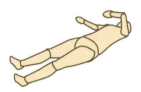 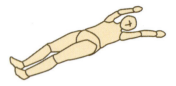 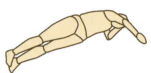

a. 対麻痺者と基本的に同じ方法で行う．背臥位で右側方向に両上肢を振り上げる．
b. 左側方向に勢いよく両上肢を振り出すとともに，頭部も左側に向ける．
c. 一度で寝返ることができなかった場合は，aとbを繰り返し，反動をつけて行う．

図31-1　寝返り動作の基本的な方法
左側方向への寝返り動作の場合．

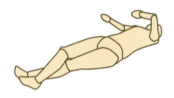 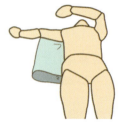 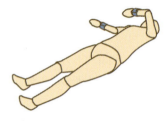

a. 左下肢を下にして交叉させて行う．
b. 三角クッションを用いてあらかじめ体幹を少し左側に回旋させて行う．
c. 手関節部に軽量の重錘バンドを装着して行う．

図31-2　寝返り動作の訓練方法
左側方向への寝返り動作の場合．

ッド柵に引っ掛ける（または前腕をベッド棚に引っ掛ける）．
❷肩関節を水平屈曲させて右上肢をベッド棚に回し，前腕を引っ掛ける．
❸両肘関節を屈曲するように力を入れて側臥位へと寝返る．

2 起き上がり動作

a. 起き上がり動作の基本
主として2つの方法がある．

基本的な方法1
左右どちらから行ってもよい．図31-3に基本的な方法を示す．

基本的な方法2
左右どちらから行ってもよい．図31-4に基本的な方法を示す．

動画31-4

- ベッド柵やベッドに縛りつけた紐をループにして引っ掛けて起き上がる方法もある（動画31-4）．

b. 起き上がり動作のポイント
- 寝返り動作が基本となるので，確実に寝返り動作が行えるようにしておく．
- 四肢麻痺者の場合，目的姿勢である長座位保持には上肢の支持が不可欠であり，安定した長座位を保持するための体幹の屈曲角度も個々人によって異なる．
- 「基本的な方法1」において，左右交互に肘をついたり，手掌部をついた肢位から起き上がりを行うには，左右への重心移動が必要で肩甲帯と頭部の動きの協調が不可欠である．両肘立ち位での左右方向への体重移動訓練を十分に行う

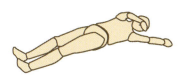
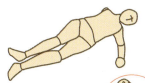

a. 寝返り動作と同様の方法で側臥位となる．

b. 右上肢を素早く背中に回して，背臥位に戻る瞬間に肘をつく．

c. 右肘で体重を支持しながら左上肢を引き寄せて左肘をつき，両肘で上半身を支える．

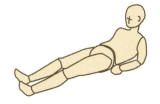
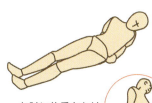
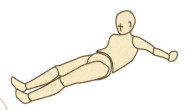

d. 左右方向に体幹をゆすり，肘を交互に引き寄せながら上半身を起こしていく．

e. 左肘に体重をかけるとともに体幹の反動を利用して右上肢を後方に振り出し肘を伸展させる．その際，肘折れを防ぐため肩関節外旋，前腕回外位をとらせる．

f. 右上肢に体重をかけるとともに左肘を伸展して長座位となる．その際，e と同様に肩関節外旋，前腕回外位をとらせる．

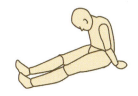

g. 左右交互に体重を移動しながら上肢を一側ずつ前方に引き寄せて安定した長座位となる．ただし，長座位姿勢は，ハムストリングスの緊張や体幹筋の麻痺のため，骨盤の後傾が起こる．

図31-3 起き上がり動作の基本的な方法1

必要がある．この方法では，上肢を後方に振り出すために十分な肩の伸展可動域が必要である．
- 「基本的な方法2」では，十分なハムストリングスの柔軟性が必要である．

3 プッシュアップ動作

a. プッシュアップ動作
- 長座位で体幹を屈曲させ，両上肢を床につく．肘関節の伸筋群が残存していない場合，両上肢は肩関節を外旋，前腕を回外して肘折れを防ぎ，肘関節を伸展位に保持する（図31-5a，動画31-5）．
- 前鋸筋の働き（肩甲骨の外転と上方回旋）による体幹の押し上げ，三角筋前部線維の働き（肩関節屈曲）による体幹の前方回転力に伴う殿部の後上方への持ち上げ，広背筋の働きによる骨盤の引き上げによってプッシュアップを行う（図31-5b）．ただし，上腕三頭筋が残存している場合のプッシュアップ動作と比較して殿部の持ち上げはきわめて小さい．

動画31-5

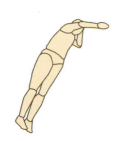
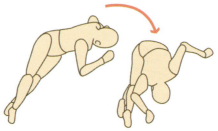
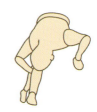

①寝返り動作と同様の方法で側臥位となる．

②体幹を頭部と両上肢で支持しながら下肢方向に移動させる．

③右上肢を右下肢の膝付近に引っ掛け，右肘を屈曲方向に力を入れて体幹を引き寄せる．

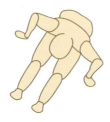
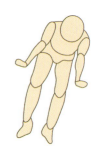

④右上肢を右下肢から抜き，体幹前屈位となる（上からみた状態）．

⑤両肘を伸展させて長座位となる（上からみた状態）．

図31-4 起き上がり動作の基本的な方法2

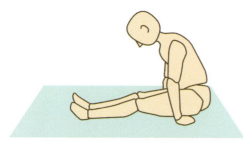
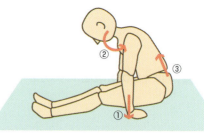

a.
長座位で体幹を屈曲させ，肘関節を伸展位に保持する．

b.
①前鋸筋による体幹の押し上げ
②三角筋による体幹の前方回転力に伴う殿部の後上方への持ち上げ
③広背筋による骨盤の引き上げ

図31-5 プッシュアップ動作

b．プッシュアップ動作のポイント

- プッシュアップ動作は，体幹の前屈が大きいほど上肢の前方への推進力は大きくなるが，上方への鉛直力は小さくなることに注意する（**図31-6**）．
- 訓練当初は長座位のバランスがとりにくいため，肘関節の固定の介助と体幹の前方・後方への崩れの防止に注意する．
- 四肢麻痺者の場合，手掌部のつく位置は個々人によって微妙に異なる．
- 上肢を伸展するには，手掌部を前方について，肩関節と床面との垂直距離を小

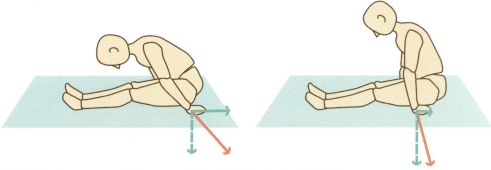

図31-6 プッシュアップ動作における体幹の前屈角度と上肢の推進力方向
体幹の前屈が大きい（小さい）ほど上肢の前方への推進力は大きくなる（小さくなる）が，上方への鉛直力は小さくなる（大きくなる）．

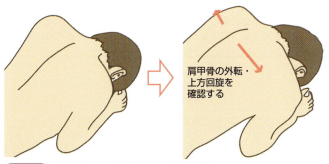

図31-7 前鋸筋による体幹の押し上げ訓練

さくするほうがやりやすいが，プッシュアップ動作は困難となる．適切な手掌部のつく位置を確認することが重要である．
- 対麻痺者のプッシュアップ訓練は有効上肢長を長くするためにプッシュアップ台を使用するが，四肢麻痺者は把持できないため5〜10 cm程度の訓練用台を両側においてその上に手掌部をついて訓練する．
- 訓練開始時には，肩甲帯の動きを理解するために，腹臥位，両肘支持位での前鋸筋による体幹の押し上げ訓練を行うことも有効である（図31-7）．
- 長座位でのプッシュアップ動作が基本であるが，殿部を持ち上げる感覚をつかむために，膝屈曲位でのプッシュアップ動作訓練を行うとよい．

実習時のポイント

①肘関節の伸筋が麻痺している場合の肘関節固定の肢位を体験してみよう．
②長座位のバランスが前方・後方に崩れたときの復元の動作を体験する．体幹を伸展させるには肩関節の水平内転（図31-8）を，体幹を屈曲させるには肩関節の伸展を行ってバランスをとる．
③長座位での両上肢だけ（訓練用台を使用しない）の体重支持を体験し，手掌部のつける範囲が狭いことを確認する．
④訓練用台を使ったときと使わないときの肩甲帯の肢位を比較し，使うことで有効上肢長が長くなることを確認する（プッシュアップ動作開始時の姿勢が

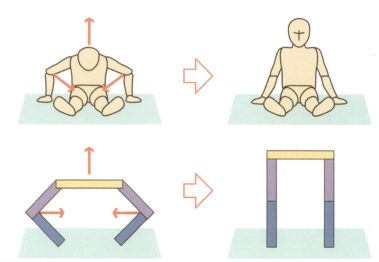

図31-8 長座位で体幹を伸展させる方法
上腕三頭筋が機能しなくとも，肩関節屈曲に働く三角筋前部線維と大胸筋による肩関節水平内転力を利用して肘を伸展し，体幹を起こす．両手掌がマット面に固定されているために可能な現象である．

> 肩甲帯挙上位から開始できるか，中立位あるいは下制位から開始しなければならないかを確認する）．
> ⑤長座位で，膝伸展位と膝屈曲位でプッシュアップ動作を行い，殿部の持ち上げの大きさの違いを体験してみよう．
> ⑥プッシュアップ動作を経験することにより，肩甲帯，肩関節，手関節の関節可動域（ROM）の拡大が必要であることを確認する．同時に，肘関節伸展に可動域制限があれば，これらの動作が困難となることに注意する．

④ 移乗動作（トランスファー）

動画31-6, 7

a. 車いすからベッドへの前方からの移乗動作（図31-9，動画31-6）

①下肢を持ち上げることのできる程度に車いすをベッドから離して位置する．
②車いすからの転落を防ぐため，左上肢を車いすのハンドグリップに引っ掛けて体幹を固定し，右上肢を右下肢の下に入れて持ち上げる．
③右足部をベッドに乗せて膝を伸展する．
④同様に左下肢もベッドに持ち上げて膝を伸展する．
⑤車いすのブレーキを外して，できるだけ車いすをベッドに近づける．
⑥プッシュアップ動作にて前方へ移動する．
⑦ベッド上へ乗り移る．
⑧長座位で肘をロックし，両手を体側につく．
⑨プッシュアップして殿部を浮かせながら前方へ移動する．体幹の前屈を大きくすることで上肢の前方への押し出しが大きくなる（図31-6，動画31-7）．
⑩方向転換の際は，方向転換する側の下肢の外転，対側下肢の内転，プッシュ

A 四肢麻痺者の基本動作　367

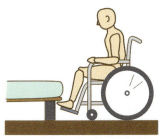
①下肢を持ち上げることのできる程度に車いすをベッドから離して位置する

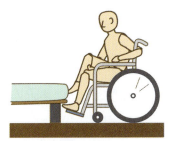
②車いすからの転落を防ぐため，左上肢を車いすのハンドグリップに引っかけて体幹を固定し，右上肢を右下肢の下に入れて持ち上げる

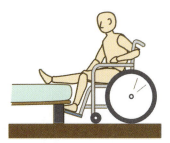
③右足部をベッドに乗せて膝を伸展する

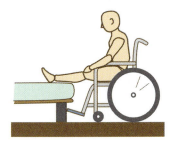
④同様に左下肢もベッドに持ち上げて膝を伸展する

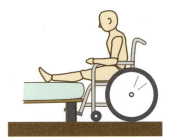
⑤車いすのブレーキを外して，できるだけ車いすをベッドに近づける

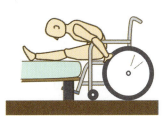
⑥プッシュアップ動作にて前方へ移動する．ただし，上腕三頭筋が残存していない場合には，可能なかぎり体幹を前傾しプッシュアップ動作とともに殿部を左右交互にずらすようにして前方へ移動させる

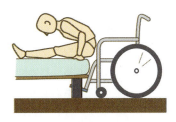
⑦ベッド上へ乗り移る

図31-9　車いすからベッドへの前方からの移乗動作

アップを繰り返して体の向きを変える（動画31-8）．

b. ベッドから車いすへの移乗動作（動画31-9）
①両手を後方につく．
②プッシュアップして殿部を後方に引く．
③①②を繰り返し，後方に移動し，車いすへ乗り移る．
④車いすのブレーキを外して，下肢を下ろすことのできる程度に車いすをベッドから離し，ブレーキをかける．
⑤車いすからの転落を防ぐため，右上肢を車いすのハンドグリップに引っ掛けて体幹を固定し，左上肢を左下肢の下に入れてベッドから下ろす．

動画31-8, 9

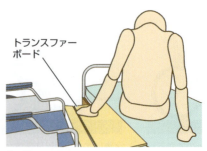

図31-10　トランスファーボード
車いすをベッドの端に近づけられない場合に使用するとよい．

⑥同様に右下肢もベッドから下ろす．

c. 移乗動作のポイント

- 車いすとベッドの高さは，ほぼ同じでなければならない．
- 車いすとベッドの間には，トランスファーボードが必要な場合がある（図31-10）．
- 動作中に車いすが後方にずれ，車いすとベッドの間に転落することがあるため，後方から車いすの固定を行う．
- 下肢の持ち上げ動作には，体幹の側方への転倒が起こりやすいことに留意する．
- プッシュアップ動作時，肘関節が軽度屈曲している場合は，肘関節の固定の介助が必要となる．
- 前方移動時，股関節が外転・外旋してうまくいざれない場合には，両大腿部をベルトで固定するとよい．
- 前方移動時，上腕三頭筋が利用できない場合には，後頸部を勢いよく屈曲し，その反動で体幹を前屈させて殿部を浮かせるとともに，上肢の押し出し（プッシング）で前方へいざる．
- 後方移動時，殿部を浮かすことができない場合には，①頭部を左に振り，重心を右殿部に移し，左殿部を後方にずらす．②頭部を右に振り，重心を左殿部に移し，右殿部を後方にずらす．①と②の動作を繰り返し後方にいざる．頭部を左に振ると，体幹は右に回転運動を起こし，体重が右殿部にかかり，左殿部が浮く．浮いている間に，左三角筋前部線維による肩屈曲力で左殿部を後方に移動させる（図31-11）．
- 移乗動作には，側方移乗の方法もある．

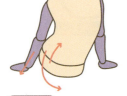

図31-11

5 車いす駆動

動画31-10

a. 車いす駆動訓練（動画31-10）

- 四肢麻痺者の車いす駆動動作は，ハンドリムの把持が困難なため，手掌部をハンドリムに押し付けて駆動する方法をとる．
- そのため，滑り止めの付いた手袋の装着（図31-12a）や，ハンドリムのゴムコーティング（図31-12b）などが必要となる．
- 肩関節外旋，前腕回外位で肩の屈曲，内転と肘の屈曲によってハンドリムを前

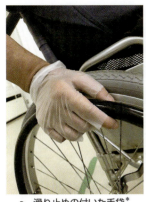 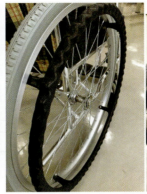 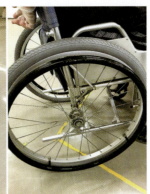

a. 滑り止めの付いた手袋*　　b. ゴムを巻き付けたハンドリム

図31-12　車いす駆動
*滑り止めの付いた手袋には素材，デザインともにさまざまなものがある．

方に押し出す．
- 車いす座位姿勢は体幹筋の麻痺のため，骨盤が後傾して座面における体重支持は仙骨部となり，背もたれへの圧が高くなる．

b. 車いす駆動訓練のポイント
- 車いすに座った際，座位姿勢が安定するように殿部の位置を調整する．
- 車いす座位時，股関節が外転・外旋して姿勢が崩れる場合には，両大腿部をベルトで固定する．
- 四肢麻痺者の車いす上での安定性は，車いすのホイルベースの長さ，フットプレートの高さによる下肢の屈曲角度などに影響される．

四肢麻痺・対麻痺

32 対麻痺の理学療法（急性期）

一般目標

- 胸髄以下の損傷による対麻痺者に対する急性期理学療法の目的と介入方法について理解する．

行動目標

1. 安静固定期における理学療法の目的を理解し説明できる．
2. 整形外科的初期治療の概要を理解し説明できる．
3. 安静固定期に生じやすい合併症について理解し説明できる．
4. 安静固定期から維持，改善すべき残存能力について理解し説明できる．
5. 安静固定期におけるベッドサイドでの具体的な理学療法について理解し説明できる．

調べておこう

1. 胸椎，胸髄以下損傷の疾患概要について把握しよう．
2. 脊髄ショックについて調べよう．
3. 胸椎，胸髄以下損傷に合併しやすい損傷について調べよう．
4. 対麻痺患者の機能的な予後について調べよう．
5. 観血的治療法が機能的な予後に与える影響について調べよう．
6. 精神・心理面への配慮について調べよう．

A 急性期理学療法の目的

- 胸髄以下損傷者における急性期（安静固定期）とは，バイタルサインや外傷状態にもよるがICUや外科病棟などで集中的な医学的管理や損傷脊椎・脊髄の絶対安静固定を必要とする時期である．安静固定の期間は症例によってさまざまである．
- 安静固定期の理学療法は医学的管理と並行して，ベッドサイドで開始されることが多い．この時期における理学療法の主な目的は，病態と整形外科的初期治療を理解したうえで，二次的な合併症を予防しながら，早期離床を阻害する因子を最小限にとどめることである．
- ASIAの機能障害尺度（図27-1参照）などで残存機能を全体的に把握する．これに基づいて，残存機能の維持，改善をはかり，離床期以降の実用的な動作能力の獲得に向けて身体・精神的基礎を築くことも主な目的となる．

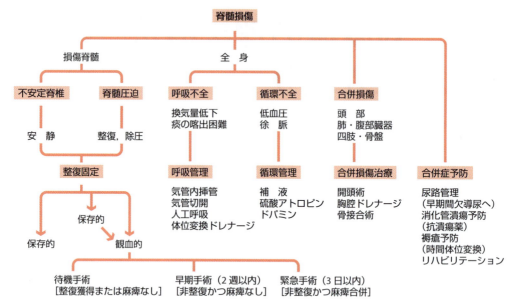

図32-1 急性期脊髄損傷患者への初期治療
[越智隆弘, 菊地臣一(編):NEW MOOK 整形外科 4 脊椎・脊髄損傷, 金原出版, p.44, 1998より引用]

1 整形外科的初期治療法の概要

- 整形外科的初期治療は, 生命や機能の予後に大きく影響する. また, 安静固定期の理学療法のプログラムやリスク管理にかかわる. したがって, 基本的な治療の流れ (**図32-1**) を理解したうえで, 症例ごとに詳細な情報を収集することが不可欠である.
- 整形外科的初期治療の主な目的は, 損傷脊椎・脊髄の局所安静と循環維持・改善, 脊髄損傷と合併損傷による重篤な全身状態の管理, 二次的な合併症の予防, 脊椎の修復固定による神経の除圧と再建, 早期離床である.

a. 局所安静

- 損傷された脊椎は非常に不安定な状態である. 局所安静の目的は無理な負荷や外力による二次的な脊椎・脊髄損傷を予防することである.
- 脊椎の固定性を保つために, 体幹固定装具や, 長いバックボードが使用される.
- 基本的には損傷部を中間位で固定し, 移動や体位変換時には, 徒手介助や補装具, 器具を用いて頭部と体幹を丸太のように一体として扱う.
- 理学療法を行う際には損傷部位の局所安静への配慮を最優先する.

b. 全身管理

- 突然の脊髄麻痺が全身に及ぼす影響は重大である. 生命維持のために呼吸循環器系, 消化器系, 尿路系などの管理が不可欠となる.

c. 脊椎の修復固定(神経の除圧と再建)

- 損傷脊椎の初期治療は脊髄損傷による麻痺の回復, 予後を大きく左右する.
- 脊髄が完全に挫滅損傷されている場合は再建することは難しい.
- 二次的な脊髄障害を予防し, 脊髄の不可逆性変化を最小限にとどめることが治

療の主目的となる.

▷保存的治療

- 骨傷のない脊髄損傷は保存的治療が第一選択となる．また，椎体や脊椎突起に骨折があったとしても神経障害がなく，椎間板，靱帯，関節包などの脊椎連結機構が保たれ安定している場合にも保存的治療が適応となる．
- 圧迫骨折や，重度の麻痺を呈していない破裂骨折症例では装具による外固定で対応されることが多い．保存的治療が選択された症例では，観血的整復固定術を受けた症例よりも，二次的な脊髄損傷のリスクが高いため急性期理学療法においては局所的な安静への配慮がとくに重要となる．

▷観血的治療

- 術後急性期に理学療法を開始する前には観血的治療の主目的を理解し，治療効果や合併症管理を阻害することがないように十分に注意する（**表32-1**）．
- 脊椎インストゥルメンテーション手術*の導入による積極的な早期離床によって合併症を予防し，より早期にリハビリテーションを開始することが可能となってきている．嵌頓*した脱臼骨折や麻痺を伴う破裂骨折などの不安定骨折が適応となる．
- 観血的治療は骨折のタイプ，神経学的所見，合併症，年齢，活動性などを総合的に考慮して選択される．

d. 薬物療法

- メチルプレドニゾロン大量投与（パルス療法）が行われる場合がある．これは損傷部の浮腫や血管透過性などを抑制することで脊髄二次損傷の防止をはかる治療である．

② 二次的合併症の予防

- 脊髄損傷患者に生じる全身，各臓器の合併症（**表32-2**）は機能的な予後に悪影響を及ぼすため，積極的に対応する必要がある．
- とくに，廃用症候群などの二次的合併症の予防には理学療法士の積極的な関与が求められる．この際，医師，看護師，作業療法士，義肢装具士などの他職種との連携が不可欠となる．
- 介入は合併症に関する予備知識をふまえたうえで，処方内容の確認から評価，治療，再評価を効率的に進める（**図32-2**）．
- 安静固定期の合併症予防や機能訓練においては，損傷部位を保護し二次的損傷を防止することが原則となる．
- 整形外科医とともに脊椎・脊髄損傷部位の安定性にかかわる要素（**表32-3**）について事前に話し合い，それらを総合的に考慮しながら，損傷部位に加わるストレスが最小限となるよう注意して介入を進める．
- 脊椎・脊髄以外の合併損傷に対しても細心の注意を払う．

a. 褥瘡の予防

- 褥瘡は一定部位に一定以上の応力（圧縮応力，剪断応力，引張応力）が一定時間以上加わることにより生じる．

表32-1 観血的治療の主な目的

- 骨片，椎間板，血腫などによる脊髄圧迫の除去
- 脊柱配列の整復
- 内固定による脊椎の力学的安定性の確保

*脊椎インストゥルメンテーション手術 spinal instrumentation　金属性の固定材を用いて，脊柱の矯正固定をはかる手術法．分節的矯正固定が可能であり，矯正効果に優れている．

*嵌頓 locking　関節内に関節の構成体や遊離体がはさまることによって関節運動が阻害される状態．

memo

治療法に関するトピック

近年，神経幹細胞の移植による損傷脊髄再生が試みられ，胚性幹細胞やiPS幹細胞による神経機能の修復に関する研究がさかんに行われている．いまだ解決しなければならない課題は多いが，損傷脊髄再生の臨床応用が期待されている．

表32-2 胸髄以下損傷における主な急性期合併症

呼吸障害
排尿・尿路障害
消化管合併症：麻痺性イレウス，消化管出血，便秘，急性腹症
循環器系合併症：受傷初期低血圧・徐脈，起立性低血圧，自律神経過緊張反射
深部静脈血栓症・肺塞栓
褥瘡
痙縮
疼痛
自律神経障害：体温調節障害，血管運動障害
性機能障害
廃用症候群：筋萎縮，拘縮
精神・心理障害

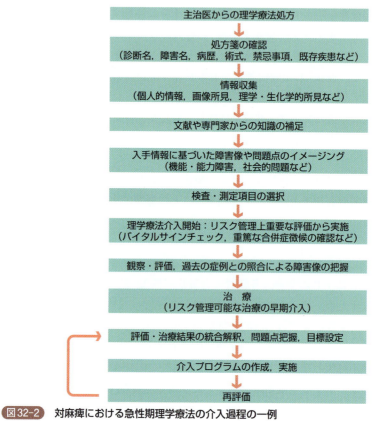

図32-2 対麻痺における急性期理学療法の介入過程の一例

表32-3 脊椎・脊髄損傷部位の安定性にかかわる主な要素

①損傷の部位，型，程度
②外固定の方法
③観血的治療法（内固定方法など）
④精神機能状態
⑤理学療法介入内容

- 安静臥床を強いられ，患者自身による除圧動作が困難な時期にとくに発生しやすい．
- 褥瘡が生じやすい部位（p.315，図26-3参照）に知覚障害がある場合には，患者が圧力や痛みを感じて自ら訴えることが少ないため，看護師と連携しながら除圧のための体位変換を管理する．

b. 起立性低血圧への対応

- 上位胸髄（Th5以上）損傷では交感神経が遮断され，心臓・血管運動の低下や

欠如から，血液配分の不均衡が生じやすい．

■ 臥床による自律神経機能の低下も加わり容易に低血圧が生じやすくなる．

■ 適切に循環を管理し，早期から体位変換を行うことによって自律神経系を刺激することが重要となる．

■ バイタルサイン，循環動態を監視し，患者の訴えに注意しながら段階的にギャッチアップを進める．

■ 重症例では，弾性包帯で腹部や下肢を圧迫し，血液の下降を抑制することも検討する．

c. 関節拘縮の予防

■ 安静固定期には不動による関節拘縮が生じやすい．

■ 痙縮や重度の浮腫は関節拘縮の原因になりやすい．

■ 可能な限り早期から良肢位保持や関節可動域運動を開始する．

d. 深部静脈血栓症（DVT）の予防

DVT : deep vein thrombosis

■ 脊髄損傷の急性期には血管収縮機能が低下または消失し麻痺域の血管拡張，静脈系の血液貯留，血圧低下が生じやすい．さらに，運動麻痺と安静により下肢静脈還流が阻害され，静脈内に血栓が生じやすい状態になる．

■ 下肢の血栓が遊離して肺梗塞を生じ，致命的となる場合もある．

■ 静脈還流を促進するには随意的な筋収縮が最も効果的であるが，運動麻痺により不可能なため他動運動や体位変換により血流の停滞を可能な限り防ぐ．

■ 弾性包帯，圧迫ストッキングなども補助的手段として有効である．

e. 肺感染症の予防

■ 胸髄損傷によって腹直筋，腹斜筋群，肋間筋の麻痺が生じると努力性呼気や咳嗽が障害され，痰を喀出する機能が低下する．また，交感神経遮断により線毛運動が低下し，急性期の安静臥床による二次的な呼吸器合併症が加わることで無気肺や肺炎を引き起こしやすい状態となる．

■ 適切な呼吸理学療法により呼吸機能を改善し，痰の喀出を促進するなどして肺感染症の予防をはかる．

③ 残存機能・能力の維持，増強

a. 関節可動域（ROM）の維持，増大

■ 安静固定期では拘縮，痙縮，浮腫などによってROM制限が生じやすい．

■ ROM制限の因子を最小限にとどめることを目的にROM訓練が行われる．

■ 関節可動性は離床期以降の動作の代償機能に関与し，正常域以上の可動性を必要とする場合もあるため，患者の機能的予後をイメージして動作に要求される可動性を考慮しながら訓練を進める必要がある．

b. 筋力の維持，増強

■ 安静固定期の臥床により不全麻痺筋や非麻痺筋には筋力低下や萎縮が生じやすく，これらは後の動作能力を大きく左右する．

■ 損傷部の保護に努めながら筋に段階的に負荷を与えて筋力の維持，増強をはかる．

■ 損傷部の保護が優先され積極的な抵抗運動が不可能な場合は，維持目的での低

負荷運動や自動運動にとどめる．
- 離床期以降に獲得すべき動作に要求される筋力を，優先的に強化する視点が重要である．<u>筋萎縮を予防するために電気刺激の使用を検討する．</u>

c. 呼吸機能の維持，向上
- 胸髄損傷では，呼吸補助筋が麻痺することによって換気効率と肺活量の低下がみられる．換気量の約70％を担う横隔膜の機能は残存しているが，肋間筋や腹斜筋群，腹直筋の麻痺により呼吸機能が障害される場合がある．
- 頸髄損傷と比べると呼吸麻痺が問題になることは少ないものの，高齢者や高位損傷者では安静臥床期の二次的合併症が加わりやすいため注意する．

B ベッドサイドの理学療法

- 安静固定期の理学療法は損傷部位の保護と早期介入による合併症予防の両方の観点から，医学的な管理と並行してベッドサイドから開始される症例が多い．
- 実際の理学療法の内容は脊椎脊髄の安定性，合併損傷や合併症の状態，理学療法評価結果などにより決定される．
- 理学療法を開始して数日間は痛みや不快感，起立性低血圧などに注意し，神経症状の増悪がないことを常に確認しながら評価，治療を進める．
- 主治医や看護師と体位変換の可否，ベッド上の肢位，全身管理，予定している理学療法内容の安全性などについて随時協議する．
- ギャッチアップではバイタルサインや顔面色調，自覚症状を確認しながら，10～15°ずつ段階的に角度を増していく．ギャッチアップの角度は最大でも70°前後でとどめる．異常を認めた場合には，速やかに背臥位に戻して，必要に応じて下肢を少し挙上する．異常を認めた角度やその対応については必ずカルテに記載し，他職種と共有しておく．
- 理学療法実施中に神経症状の増悪を認めた場合は，安静を保ち，ただちに医師に連絡し指示を仰ぐ．
- 理学療法開始時は，評価や治療を安全かつ効果的に進めるために，他の医療スタッフや家族との綿密な連携が欠かせない．

 memo

精神・心理面へのアプローチ

　脊髄損傷は完全回復がいまだ難しいため，患者は不安，恐怖，悲しみ，否認，抑うつ状態などの種々の反応を示しやすい．家族についても患者と同様もしくはそれ以上の心理的な負担を背負っていることを忘れてはならない．身体機能面に対して効果的に介入するには，精神・心理面の問題に対して他職種が統一した見解のもとでチームアプローチを展開する必要がある．
　決して独断で安易な説明やアドバイスを行わないように注意する．他の医療スタッフと連携しながら，適切な時期に障害の状況や支援制度などの説明を行い，中立的かつ受容的な態度で接するように努める．

B　ベッドサイドの理学療法　　377

1 呼吸理学療法

- 実際の評価，治療に先立って，肋骨骨折や肺損傷などの合併損傷の有無，単純X線画像，血液ガスデータ，呼吸管理法などを確認しておく．
- 評価では，呼吸数，呼吸の深さ，呼吸パターン，胸郭および腹部の動き，咳嗽の有無と強さ，呼吸筋の動き，気道内分泌物などから呼吸状態を把握する．
- 安静固定期の呼吸理学療法としては，呼吸訓練と排痰療法が行われる．

a．呼吸訓練

- 換気の量を増大させ，効率を向上させるために行う基本的な訓練である．
- 腹式呼吸（横隔膜呼吸）や部分胸式呼吸を徒手で介助・誘導しながら行う．
- 腹式呼吸の吸気訓練では，肋骨運動との協調性を意識させながら上腹部に意識を集中させ，鼻から大きくゆっくりと吸気をさせる．吸気の間は理学療法士の手掌を上腹部に当ててごく軽い圧迫を加える．これにより，感覚障害がある場合でも腹式呼吸を意識しやすくなる．
- 患者は斜角筋群や胸鎖乳突筋などの呼吸補助筋を優勢とした浅くて速い上部胸郭吸気パターンをとりやすいため，鎖骨の挙上や上部胸郭の拡大を先行させすぎないように指導しながらコントロールさせる．
- 呼気訓練では，理学療法士の手掌を肋骨部にやわらかく当て，呼気に伴う肋骨の動きに合わせて持続的に最終可動域まで加圧する．
- この際，指球や指頭で局所的な圧迫が加わらないように注意し，損傷固定部にストレスを与えない程度の圧力とする．吸気開始のタイミングに合わせて加圧を除去することも忘れてはならない．
- 呼気を介助・誘導する部分は上胸部を上部と下部胸郭に分けて行う．上部胸郭は前後方向に拡大・縮小しやすく，下部胸郭は内外側に拡大・縮小しやすいことを考慮し，この運動をイメージしながら介助・誘導することがポイントである．
- 可能であれば，自己介助による練習（図32-3）も指導する．

b．排痰療法

- 体位ドレナージと深呼吸，強制呼出，咳嗽を組み合わせて，肺や気管支内に貯留している分泌物の喀出を促す．
- 安静固定期の体位変換には制限があるため，背臥位，半側臥位，ギャッチアップ座位などの修正体位を利用する．
- 深呼吸の反復や呼吸介助による呼気で痰の中枢側への移動を促し，強制呼出や咳嗽を利用して分泌物を喀出させる．
- 咳嗽の補助手段として，強制呼出が用いられる．呼吸調節とハッフィング*を組み合わせたものであり，呼気流速を速めることによって気道内分泌物の中枢側への移動をより促す手技である．腹式呼吸の吸気後に，ハッフィングを行わせる．患者自身に行わせるのが基本であるが，必要に応じて胸郭への徒手による呼気介助を行う．
- 排痰を目的とした他の手技に，スクイージング，パーカッション，バイブレー

*ハッフィング huffing
声帯を閉じずに，「ハッ，ハッ」と呼気を短く強く行う手技．咳嗽よりも気道閉塞が生じにくく，患者の負担も少ない．

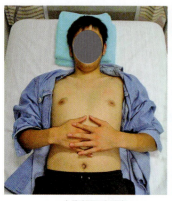
上腹部用手圧迫

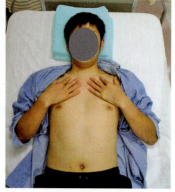
上部胸郭呼気介助

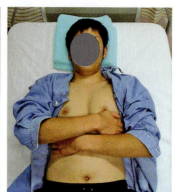
下部胸郭呼気介助

図32-3 自己呼吸介助方法

ションなどがあるが，急性期では損傷部に過度なストレスが加わる可能性があるため，適用を慎重に判断すべきである．

2 ROM訓練

四肢麻痺に準じる（第28章参照）．
- ROM訓練の主な目的は拘縮予防，血行・浮腫改善，褥瘡予防，DVT予防，痙縮抑制，異所性骨化予防である．
- 麻痺部，非麻痺部に対して可能な限り早期から静的な他動運動を始める．
- 損傷部の疼痛や神経症状の増悪に注意しながら進める．
- 胸腰椎部の不安定性が強い症例では，四肢の他動運動による肩甲帯や骨盤の動きが損傷部の不安定性を助長する可能性がある．このような場合には他動運動の強さや方向をより慎重に調整し，必要に応じて肩甲帯や骨盤を固定しながら行う．

- 痙縮や拘縮が生じやすいハムストリングス，股関節内転筋，下腿三頭筋に対しては優先的に伸張する．
- ハムストリングスの柔軟性は長座位姿勢保持やプッシュアップ動作を阻害しないために重要となるためとくに重点的に伸張する．
- 運動の効果を維持するために，安静時の良肢位保持に努める．拘縮予防の観点からは下肢では股関節軽度外転位，膝伸展位，足関節中間位が望ましい．
- ROM訓練や良肢位保持の効果を維持するには看護師などの病棟スタッフや家族に協力を仰ぐことも大切であり，必要に応じて具体的な方法を確認，アドバイスをする．

3 筋力維持・増強訓練

- 筋機能が残存している頸部，体幹，上肢に対して行う．
- 自動介助運動から開始し，自動運動，抵抗運動へと段階的に負荷をかけることで筋力や筋持久力の維持，増強をはかる．
- 安静固定期では主動筋や固定筋の起始・停止，走向，収縮強度を考慮して損傷

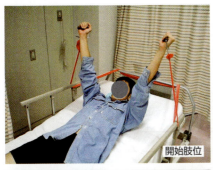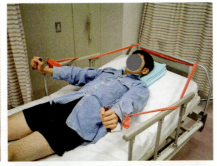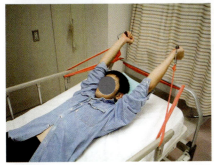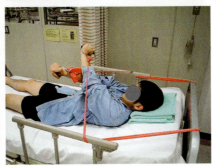

図32-4 臥位でのゴムバンドを用いた上肢・体幹筋力運動

部への機械的なストレスを最小限にとどめながら行う.
- 損傷部に非対称的な負荷がかからないように，左右対称的（左右同時）な運動を行わせることが基本となる.
- 理学療法士による徒手的抵抗運動では，固有受容性神経筋促通法などを利用してより効果的に維持，増強をはかることが望ましい.
- 上肢への抵抗運動の際に下肢の痙縮が増強し不随意運動が生じてしまう症例では，クッションなどを用いて股関節や膝関節を屈曲位に保ち痙縮を抑制しながら行う.
- 訓練頻度を増し，さらなる効果を得るために器具を利用した自主運動も重要になる. 非監視下での自主運動では，安全かつ習慣的に行わせるために使用器具の選択や環境の設定がポイントとなる. 上肢のトレーニングとしては，ベッド上でのゴムバンドを用いた抵抗運動（図32-4）が推奨できる. このトレーニングは患者の意思で運動を開始・終了することが可能で，両側対称的な抵抗が可能であり，安全性も高い.
- 訓練は離床期以降の動作を想定し，動作に必要となる筋に対して重点的に行う. たとえば，除圧や移乗動作に用いられるプッシュアップ動作を想定して，三角筋，上腕三頭筋，大胸筋，広背筋などを個別的，複合的に強化する.

C 生活期への適応を視野に入れた取り組み

- 脊髄損傷後の急性期ではセルフケアを含めた生活動作を実際に訓練することは

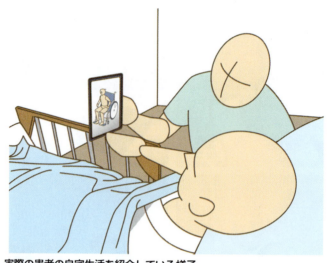

図32-5　実際の患者の自宅生活を紹介している様子

現実的ではないが，将来的な生活期への適応を視野に入れた取り組みは重要である．担当している患者と同等の障害や残存機能を有する方の社会復帰後の実際の自宅生活（移乗，更衣，入浴，炊事など）や社会活動（運転，オフィスワーク，趣味など）について，実際の写真や動画をみていただきながら生活期のイメージを整理する機会を設ける（図32-5）．

■当然のことながら，急性期管理を要する時期では患者の安静度や**障害受容***過程を考慮し，多職種でプログラムの内容や導入時期を検討する．このような取り組みによって急性期からの自己管理やエクササイズの開始や段階的実施の意義を患者本人やご家族に理解していただく．患者の希望に応じて，脊髄損傷に関する支援団体・家族会の情報を過不足なく提供することも生活期の環境や支援の理解に役立つであろう．

***障害受容**　機能不全があっても自分自身の価値観を持ち，実現可能な将来の目標に向かってこれからの人生を歩んでいこうと決意することである．5つの過程で説明されている（p.317，**図26-4**参照）．

学習到達度自己評価問題

以下の項目について説明しなさい．
1. 対麻痺者における急性期（安静固定期）理学療法の役割
2. 対麻痺者に生じやすい主な急性期合併症とそれに対する理学療法
3. 対麻痺者において安静固定期から維持，増強すべき残存機能とそれに対する理学療法
4. 胸椎，胸髄以下の損傷に対する整形外科的初期治療法の概要

四肢麻痺・対麻痺

33 対麻痺の理学療法（回復期）

一般目標
1. 対麻痺やその原因となる脊髄損傷が，時として「弛緩性麻痺」や「整形疾患」と混同されるが，その本質は「中枢神経障害」と「末梢神経麻痺」が混在しているためであることを理解する．
2. 対麻痺の急性期から生活期に至る各病期の特徴のなかで，回復期をどのようにとらえ，理学療法をどのように展開し，そしていかに生活期につなげていくのかを考える．

行動目標
1. 脊髄損傷による対麻痺が，しばしば「整形疾患」や「末梢神経障害」と混同される原因を考えてみる．
2. 対麻痺の原因にさかのぼって，付随する障害や合併症を説明することができる．
3. 回復期を病期の1つととらえ，対麻痺の回復期としての特徴を理解し説明できる．
4. そのうえで，対麻痺の回復期における理学療法の意義や効果的な方法を考えてみる．
5. 髄節レベルと支配筋群を考慮しながら，「四肢麻痺」に対比した対麻痺の各動作の特徴を説明できる．

調べておこう
1. 髄節と支配筋群，関節運動および関連動作の関係を調べておこう．
2. 各種脊髄反射とその反射弓について調べておこう．
3. 病期としての回復期の特徴を調べておこう．
4. 運動生理の基本事項や筋力増強訓練ならびにトレーニング法の基礎理論について調べておこう．

A 回復期理学療法の目的

- 回復期は安静固定の状態で医学的管理をされてきた急性期とは異なり，徐々に**自己管理**および**自立**に向けて，積極的にリハビリテーションと理学療法を実施する時期である．
- 骨傷部の安静固定が不可欠な急性期を過ぎた回復期には，むしろ徐々に**脊柱部分への荷重**が必要である．回復期においても最初は，骨傷部の保護を考慮するが，徐々に**抗重力位**での耐性を向上させつつ，**ADLの拡大**を目指して，積極的な理学療法へと移行，展開していかなければならない．
- 「対麻痺」の麻痺部にみられる障害は脊髄円錐よりも上位の損傷であれば「中

枢神経」障害としての「痙性麻痺」である．障害部より下位の脊髄反射弓は残存するが，中枢からの抑制が無効となるため深部腱反射亢進などの中枢神経障害としての症状がみられる．

- 一方，脊髄円錐よりも下位（第2腰椎以下）の損傷では，脊柱管内に存在するのは神経根（馬尾）であることから，「末梢神経」障害としての対麻痺となる．そのため，深部腱反射は消失し「**弛緩性麻痺**」となる．
- また，残存している上肢（障害レベルによっては体幹，下肢）筋を最大限に利用することで基本動作の獲得ならびにADLの拡大などを目指している（p.321, 表27-1参照）．
- つまり，障害部分は今後のさらなる阻害因子*とならないように予防し，残存している部分は効率的な利用をはかるべく，十分なトレーニングを行うことが目的となる．

＊**阻害因子** たとえば，痙縮や痛み，褥瘡などによる筋の不均衡や持続的な特定肢位の変形，拘縮，肥満などは，運動や動作を制限し，ADLを著しく阻害する．

脊髄損傷による四肢麻痺・対麻痺のイメージは！？

「脊髄損傷」は，交通事故や労災などで生じる「脊椎骨折」に合併することが多い．そのために「脊髄損傷」が整形外科学の中で紹介される．また，だらりとしたイメージから「弛緩性麻痺」と間違えられやすい．さらに「脊髄損傷（四肢麻痺や対麻痺）」は，「脳血管障害（片麻痺）」と比べた場合に，比較的早期よりリハビリテーションの目標が残存能力の代償によるADL獲得とされる．そのために，「脊髄損傷（四肢麻痺や対麻痺）」のリハビリテーションが麻痺部の「治療」というよりは残存部の「訓練」「トレーニング」に偏りやすく，「整形疾患」や「末梢神経障害」と混同されやすい．四肢麻痺や対麻痺は，「片麻痺」同様に「中枢神経障害」であるにもかかわらず，リハビリテーション的には「整形疾患」に近いアプローチが行われるという障害としての特徴がある．理学療法を行ううえでは，ここを理解しておくことが重要なポイントとなってくる．

しかしながら，脊髄円錐は第1または第2腰椎の高さに位置し，それ以下の脊柱管内には神経根（馬尾）しか存在しない．そのため，第2または第3腰椎以下の脊椎骨折に伴う損傷による場合，対麻痺の形態は同様であるが，麻痺は「末梢神経障害」によるものとなる．

1 残存能力増強とADL能力再構築

- 各種動作獲得のための代償機能として，より大きな関節可動域の確保と残存筋の積極的な**筋力増強**は必要不可欠である．とくに，対麻痺では，下肢機能の代償を上肢機能で行うため，肩関節や肘関節を十分に固定する能力は重要である．
- そのために，**徒手抵抗**による筋力増強のほか，重錘や鉄亜鈴などを利用した**漸増的筋力増強**が用いられる．
- 座位保持やプッシュアップ，各種基本動作の訓練を行う過程においても，より安全かつ効率的な筋力増強を行うように，またスピードや正確性，巧緻性を高めるように工夫することが重要である．
- このようにしてトレーニングされた筋群の働きにより，障害部分を代償した，

今までと異なる新しい動作を用いて生活期につながるADLを再構築していかなければならない．

2 車いす動作によるADL自立

- 車いすは対麻痺患者の最も重要かつ一般的な移動手段である．その動作の獲得は，単にADLの自立と拡大に不可欠なだけではなく，**社会復帰**や**生活圏の拡大**，さらには心理面を含む**QOLの拡大**にもつながっていく．
- 車いすが対麻痺患者の足として十分に機能するためには，安全面や速さ，距離などいろいろな面の問題を解決しなければならない．そのためには，座位バランスの獲得はもちろんのこと，車いすを使いこなす能力や車いすを駆動するおよび車いすを自家用車に積載するための筋力が必要である．
- 除圧などの車いす上での自己管理能力も重要である．

B 理学療法の実際

1 抗重力位耐性の向上

a. 血液循環の改善
- 今後，車いすを含め多くの時間を座位で過ごすことになるために，回復期には抗重力位耐性の向上を目指し，早期に離床を促すことが重要である．
- 問題になるのが起立性低血圧である．とくに上位胸髄損傷では，交感神経障害によって下肢，腹部に循環血液が集まり，静脈環流が不十分となって，起立性低血圧を起こしやすい．ギャッチベッドや**ティルトテーブル（斜面台）**を利用し，漸増的に起こしていくようにする．

- 車いす着座時間は徐々に長くするようにしていく．両下肢は挙上位から徐々に降ろしていくようにする．途中で起立性低血圧が起これば，ただちに車いすを後方に倒し，両下肢を挙上させるなどの対応が必要となる．
- 場合によっては，腹帯や下肢に弾力包帯を巻くなどにより血液循環の改善をはかる工夫を行うとよい．

b. 座位保持
- Th5レベルまでの損傷では体幹保持に必要な脊柱起立筋・腹筋が機能しないため，座位保持には上肢の支持または**支持基底面**の中に体幹以上の**重心線**を移すことが不可欠である．
- Th6レベル以下であっても安定した座位を獲得するためには，骨盤の後傾と体幹の屈曲が必要である．

2 プッシュアップ動作，移乗動作の確立

a. プッシュアップ動作
- **プッシュアップ動作**は，座位の際の除圧はもちろんのこと，移動，移乗の手段

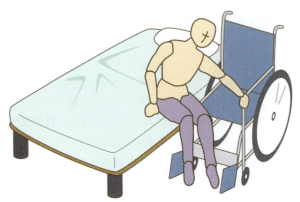

図33-1 側方移乗（横移乗）
紫色は麻痺部を示す．車いすのアームレスト（肘あて）は，殿部が触れないようにデスク型や着脱式が望ましい．

としても重要不可欠な動作である．プッシュアップ動作には，**筋力**と体幹に対する**上肢長**が大きく関係してくる．

- 対麻痺においては，上肢の筋力が残存しているために，肩甲帯および肘関節などの固定もしっかりしている．また，麻痺部と非麻痺部を連結する意味からブリッジマッスルと呼ばれている**広背筋**や**体幹筋群（腰方形筋**など）が残存しており，体幹の支持やバランスに有効で，しかもプッシュアップ動作においては，通常みられる筋収縮の様態とは異なり，両上肢を床につき，あわせて肩甲帯を固定することで，筋の停止部である骨盤が起始部である上腕骨や肩甲骨・肋骨等に近づき，重い側に相当する骨盤に運動が起こる逆（反）作用 reverse action を利用しての**骨盤挙上**が容易になる．

- 通常，体幹に対して上肢長が長いとプッシュアップに有利である．したがって，訓練当初は**プッシュアップ台**を有効利用する．また，骨盤が後傾し，体幹がCカーブとなれば，相対的な上肢長の延長につながるため，プッシュアップが容易になる．この姿勢には，間接的にハムストリングスの長さが関与してくる．

- 四肢麻痺では，ハムストリングスが短縮することによる骨盤の後傾，さらには体幹のCカーブによる上肢長の相対的延長を有効利用することが不可欠である．しかし，対麻痺では上肢や体幹の筋力が十分に利用できるため，その必要はない．むしろ，早期よりストレッチを十分に行い，柔軟性を確保することが各動作やADLを獲得するうえでは重要である．

b. 移乗動作

- ベッド上などにおいては，プッシュアップ動作を利用し，殿部を挙上して前後または左右方向へ移動する．その際に，殿部への圧迫，打撲，その他の外傷などには十分に注意を要する．

- 四肢麻痺におけるベッドと車いすとの間の移乗が直角的移乗であるのに対して，対麻痺における移乗においては，原則的に「**側方移乗（横移乗）**」，つまり，ベッドに横づけした車いすの，安全かつスムーズな横方向へ移乗を確立する（図33-1）．

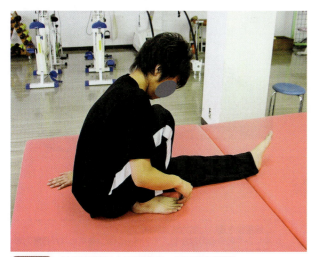

図33-2　自己他動による足背屈・足趾伸展訓練
できるかぎり支持基底面を広くし，体幹前傾しバランスを確保しながら行う．

③ 関節可動域の維持改善，筋力増強

a．関節可動域維持改善

- **関節可動域訓練**の目的は，障害部においては拘縮を予防することである．また，ADL動作をスムーズに行うために，障害部，残存部にかかわらず，上肢，体幹にはより大きな柔軟性hyper-mobilityが求められる．そのために，十分な関節可動域を拡大，確保することである．
- 急性期の関節可動域訓練は，骨傷部に影響を及ぼさないように，他動かつ愛護的に行うことを原則としている．
- 回復期の関節可動域訓練では，他動運動から**自己他動運動**や自動運動へ，愛護的からより**積極的**へと移行していく（図33-2）．ただし，ADL拡大の阻害因子となりうる**異所性骨化**が起こりやすい股関節周囲などの暴力的な関節可動域訓練は，発症の一因であり症状の1つである腫脹を助長することでかえって関節可動域制限を引き起こす可能性があり，とくに注意をする必要がある．
- 変形や拘縮を助長し，関節可動域制限をもたらす一因に痙縮（痙性）がある．それに対する治療として薬物療法や外科的手術のほか，ボツリヌス療法やバクロフェン髄注療法等が行われている．
- 理学療法においては，筋緊張をやわらげるリラクセーションや痙縮（痙性）を増悪させにくい姿勢や肢位を取るようにする．また，関節可動域訓練の際に反射を助長しないようにゆっくりとした速さで行うことや持続的なストレッチを行うことで痙縮（痙性）の抑制を図っている．さらには，温熱や寒冷，電気刺激等を用いた物理療法も痙縮（痙性）抑制のために用いられる．

b．筋力増強

- 筋力増強の目的は，障害部の機能を代償し，かつADL動作を拡大するために残存部である上肢，体幹筋群の能力を高めることである．まずは，上肢ならび

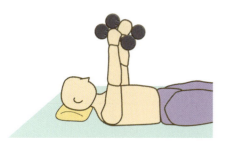

a. 鉄亜鈴を使用した抵抗運動
紫色は麻痺部分を示す．急性期には胸椎回旋を予防するために左右対称的な運動を行う．また回復期には漸増的抵抗運動を行うようにする．

c. 腕相撲を用いた筋力増強訓練
楽しみや競争心のなかで，モチベーションを高めながら筋力増強を行う．

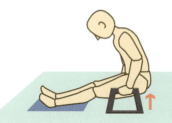

b. 台を使用したプッシュアップ動作
殿部を楽に挙上するためには，プッシュアップ台を使用し，上肢長を補うとよい．

図33-3 筋力増強訓練

に体幹を固定する能力を向上させることがさまざまな動作の獲得，拡大の第一歩である．

- 対麻痺では，<u>鉄亜鈴やエキスパンダー</u>などの機器・器具を用いた<u>漸増抵抗運動を行うことで上肢，体幹筋群の筋力強化をはかることが基本となる</u>（図33-3a，動画35-5）．
- トレーニング方法論から考えた場合，単に筋力増強を行うより，プッシュアップなどの動作に関連したプログラムをあわせて行うなかで筋力増強をはかることのほうが効果的であるといわれている（図33-3b，動画35-5）．また，そのことにより，筋力増強のみならず，動作の獲得やモチベーションの向上につながっていく．
- さらには，腕相撲などの娯楽性や競争心を高めるようなゲームや競技などを取り入れた筋力増強を行うことも，モチベーションの向上には有効である（図33-3c）．

4 床（マット）上動作

- 「寝返り」「起き上がり」「プッシュアップ」「座位バランス」「四つ這い位」などのマット上動作訓練は，関節可動域の維持・向上や筋力強化のための訓練としても有効である．また，移動ならび移乗動作の基本となる重要なものである．
- 各動作は，「バランス」や「感覚」「反射」といった神経・筋の再教育につなが

B 理学療法の実際　387

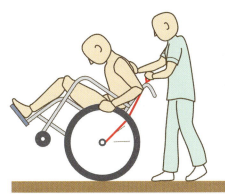
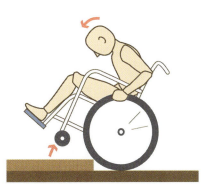

a. 紐を使用したキャスター（前輪）上げ
理学療法士は後方の紐で転倒を防止するとともに，安心した状態でバランス感覚を習得させる．

b. キャスター（前輪）上げによる段差こえ
体幹前傾によりキャスター上げを容易にするとともに，体重が前方移動することで後輪の段差こえが楽になる．

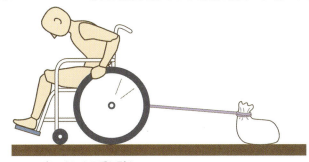

c. 車いすによる重り引き
重りの重量により，筋力強化はもとより耐久性の向上にも応用できる．

図33-4　車いすにおける各種訓練

る要素を含むため，障害部の回復にも好影響を与える可能性がある．
- とくに対麻痺では，「腹臥位」や「四つ這い位」といったより体幹および骨盤，下肢の支持やコントロールを必要とする動作訓練が重要であり，歩行訓練の前準備としても必要である．また，「腹臥位」の習慣化により，車いす生活で陥りがちな股関節や膝関節の屈曲拘縮などを予防する効果が期待できる．

5　車いす動作，応用動作（キャスター上げ）

- 対麻痺者にとっては，今後の生活期を通じても車いすは最も一般的な移動手段となる．また，そのために車いす上での生活を徐々に長くしていかなければならない．その際には，拘縮予防や褥瘡予防，排尿排便などの車いす生活における**自己管理***が必要不可欠となる．
- また，道具としての車いすの取り扱いや各パーツの操作などの習熟は，車いす動作の基本となる．
- 車いす駆動による平地走行はもちろんのこと，今後の生活期を考慮した日常生活におけるさまざまな場面を想定しての訓練が必要である．段差や障害物を乗りこえるための**キャスター（前輪）上げ**や，坂道などを上るための駆動力を強化するための**重り引き**，車いすに乗ったままで床上のものを拾う動作などがとくに重要である（図33-4，動画35-12）．

***自己管理**　たとえば定期的な腹臥位による体幹，股関節の伸展やプッシュアップ，体幹前・後屈，側屈を用いた除圧，自己導尿や規則正しい排便の習慣など．

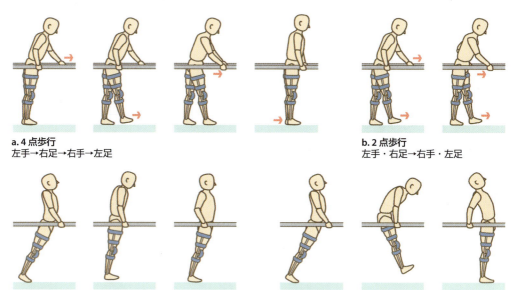

a. 4点歩行
左手→右足→右手→左足

b. 2点歩行
左手・右足→右手・左足

c. 小振り歩行
骨盤帯を過伸展し安定性をはかる．

d. 大振り歩行
ジャックナイフ運動を利用している．

図33-5 歩行訓練

*ジャックナイフ訓練
両上肢支持にて骨盤を後方移動または後上方へ引き上げる際，股関節屈曲，体幹前屈を強調する肢位をとる．

6 歩行訓練

- 手段としての立位・歩行動作訓練は，**全身調整や下肢筋・骨の萎縮予防，拘縮の予防**，さらには，**尿路系の感染症予防**などが期待できる．そのために，訓練としては非常に重要である．

- 平行棒内にて，過度の腰椎前彎を起こさないようにしながらの**バランス訓練**や**ジャックナイフ訓練***，**プッシュアップ訓練**などを積極的に行う．その後，**引きずり歩行や大振り歩行，小振り歩行**をトレーニングする（図33-5）．さらには，損傷レベルにより，**松葉杖**や**杖**へと移行していく．必要に応じて，**転倒訓練**なども取り入れるようにする．

- また，損傷レベル（髄節）に対応して，骨盤帯付長下肢装具での大振り歩行（Th6），長下肢装具装着での松葉杖歩行（Th12），短下肢装具装着での松葉杖歩行（L4）が可能である．

- 損傷レベルが下がれば，立位，歩行の能力は高くなってくる．上肢が使用可能な対麻痺においては，実用歩行が可能なレベルの上限はT10といわれているが，残存高位がT6であれば骨盤帯付長下肢装具装着による松葉杖歩行がT12であれば長下肢装具装着による松葉杖またはロフストランド杖歩行が，さらにはL4であれば短下肢装具装着による松葉杖またはロフストランド杖歩行が可能である．

- しかし，現状では，対麻痺に対する立位・歩行訓練は，四肢麻痺に対するそれと同様に，実用性の観点から考えた場合には消極的なアプローチになっているように思われる．また，損傷レベルが下がって，上肢や体幹の残存能力が高ければ高いほど，これらの代償によって車いすによる移動の方が歩行能力の向上

以上にADLの自由度拡大につながっていて，実用的手段として用いられやすくなっている．

- したがって，装着の面倒さや体力の消耗などもあって立位・歩行訓練が敬遠される傾向にあるのも事実である．しかし，対麻痺における立位・歩行訓練は動作の獲得自体が真の目的ではなく，このような手段を介した筋力増強や持久力向上・モチベーションの維持などには有効である．
- 近年，脊髄損傷の治療において「**再生医療**」が注目されている．2006年に京都大学の山中伸弥教授らが「人工多能性幹細胞（iPS細胞）」の作製に成功して以降，慶應義塾大学（iPS細胞から作成した神経前駆細胞のヒト損傷脊髄への移植治験，2019年）や札幌医科大学（自家骨髄間葉系幹細胞の静脈投与，2018年）など多方面にわたり細胞移植の試みがなされている．また，「**歩行補助ロボット**」を用いたリハビリテーションもさらなる研究・開発が進み，脊髄損傷患者においてもいろいろな**設置型**の機器，WPALやReWalkなどの**装着型**の機器が使われている．これらの臨床応用や実用化に向けて，理学療法士のかかわりにもこれまで以上に専門性が要求されてくると思われる．

iPS細胞：induced pluripotent stem cell

WPAL：wearable power asist locomotor

C　ADL訓練

1 各種杖，装具

- 対麻痺の歩行においては，通常，両松葉杖歩行が行われる．その損傷レベルに準じて前述のごとく，骨盤帯や長下肢装具，短下肢装具の装着が必要となる．

2 車いす動作と歩行動作のエネルギー消費比較

- 対麻痺の長下肢装具装着による両松葉杖歩行を車いす移動と比較した場合，エネルギー代謝率では通常4〜5倍の負荷量に匹敵する．したがって，車いす動作のほうがエネルギー効率がよく，疲労もしにくい．さらには，その安全性や実用性からいっても，長下肢装具装着による両松葉杖歩行とは比べものにはならない．
- しかしながら，車いすのみを移動手段とした場合には，慢性的な運動不足に陥ることになり，何らかの運動量確保の手段を確保しなければならない．

3 実用的移動手段の確立

- 対麻痺の損傷レベルによっては，装具などを装着しての両松葉杖歩行が十分に可能である．しかし，安全面やエネルギー面，スピード面などを考えた場合，車いす移動のほうが実用的に優れている．
- したがって，早期から車いす移動が選択され，それに伴うADLの拡大・向上がはかられている．また，そのために必要な筋力強化などのトレーニングが工夫され実施されている．
- 今後の生活期以後におけるより広い生活空間の獲得のため，徐々に自家用車へ

の対応も行わなければならない．

4 他部門との連携

a．病棟との連携

- 対麻痺の回復期においては，自己管理の状況や各種動作，ADLの獲得状況などを病棟と連携しながら，病棟でも積極的に実施することが重要である．訓練室以外にも訓練の領域を拡大し，これら動作や活動の質を向上させる場面設定や体制づくりが必要となってくる．
- また，訓練当初は歩行への期待感があり，モチベーションも高いが，実用的な歩行が難しいことを現実のこととして認識してくると，少なからずショックを受けることになる．このような「障害受容」の過程における，**精神的サポート**も病棟と連携して行うことが重要である．

b．作業療法士との連携

- 対麻痺においては，上肢や体幹筋群の残存およびその代償により，多くの基本動作やADLが可能となる．したがって，よりよい家庭生活や社会生活や職業復帰を目指して，個々の能力に応じた細かな動作およびADL，職業前訓練などが必要となる．作業療法士とは，早期から連絡を密にし，かつ協力して，これらの獲得や自立に向けた訓練を行わなければならない．

c．その他

- 医師をはじめ看護師，リハビリテーション専門職などの医療部門との連携はいうまでもなく，さらに，家庭や社会復帰，職業復帰に向けて，医療ならびにリハビリテーション工学やソーシャルワーカーなどの福祉部門との連携がより必要となってくる．

- そのためには，脊髄損傷患者に関係する社会保障制度を知ってないければならない．関係する制度の種類や特徴，優先順位（労災保険＞介護保険＞身体障害者福祉制度＞生活保護制度）などの理解が必要である．とくに，障害等級に基づく身体障害者手帳の交付と利用可能な福祉施策を規定している「**身体障害者福祉制度**」や「障害者自立支援法（2005年）」を改訂した「**障害者総合支援法**（正式には，障害者の日常生活及び社会生活を総合的に支援するための法律．対象には障害者に加え難病患者を含む．2013年）」については，回復期のみならずその後の生活期や社会・職業復帰に向けてさまざまな支援を行うに足りる十分な知識や理解が必要である．

5 食事，排泄，整容，更衣，入浴動作と自助具について

- 対麻痺では，上肢に問題がないため，食事や整容動作にほとんど問題はない．また，更衣動作においても，ズボンや靴下（靴）の脱着以外は問題ないことが多い．また，排泄や入浴動作で問題となる移乗および移動手段も，プッシュアップなどが十分に獲得されていれば問題はなくなる．

- これらの動作をよりスムーズにするためには，むしろ**環境設定**に工夫が必要となる．たとえば，入浴動作については，浴槽レベルのプラットホームや**トラン**

スファーボード*の設置，シャワーチェアーの使用などにより移動や動作が容易となる．

*トランスファーボード　浴槽へ，また浴槽からの移動の際に腰かけながら安全かつ容易に移ることを目的として用いる板状の介助機器，器具．

6 膀胱訓練

- 尿路管理においては，感染症を予防する，腎機能を維持する，カテーテルを除去し，自然な尿路を利用し排尿するなどが目的となる．とくに，回復期においては，カテーテルから解放されるように下腹部の**トリガーポイント（刺激点）***の叩打や手圧などにより膀胱内圧を高め，排尿を促すなどの訓練を積極的に取り入れることが重要である．

*トリガーポイント　反射などが起こるために最も敏感かつ重要で，治療などにおいて操作が加えられる最も効果的な部位．

学習到達度自己評価問題
以下の項目について説明しなさい．
1. 病期としての「回復期」の特徴
2. 「回復期」における関節可動域維持・向上および筋力増強訓練のための考え方，方法
3. 対麻痺における立位・歩行訓練の意義
4. 各動作およびADL再構築のための訓練方法

四肢麻痺・対麻痺

34 演習6

A グループ討議

　以下のテーマについて，学生各グループごとに討議し，各用語の意義について示し，その評価方法についても説明しなさい．
a. 胸髄損傷および腰髄損傷における残存筋および残存機能は何か．
b. 胸髄損傷および腰髄損傷における基本動作およびADL能力は何か．
c. 対麻痺患者が自宅で自立した生活を送るために，環境面にはどのような調整が必要か．
d. 仕事を続けるために必要な情報・手続きは何か．

ADL：activities of daily living

B 症例の提示によるロールプレイ

　以下の基本情報，情報A，B，Cのうち提示された情報のみから，情報収集，評価，治療技術に関する課題について学生間で討議した後，模擬患者に対してロールプレイしながら実践し，実施技術上の問題点について考察しなさい．

[症例] 胸髄損傷

情報A（カルテ情報および他部門情報）
▷基礎情報（指示箋情報）
　以下の基本情報だけをみて，情報収集，問診技術を実践しなさい．
　［氏　名］B
　［年　齢］28歳
　［性　別］男性
　［住　所］B県C市（他の行政サービスと比較し，特化した内容はない）
　［趣　味］以前は片道2時間程度運転し，釣りに行っていた．高校時代の仲間と1回/月程度バスケットボールを行っていた．
　［保険など］障害者手帳3級保持
▷医学的情報
　［疾患・診断名］胸椎骨折・第11胸髄損傷
　［障害名］対麻痺（不全麻痺）
　［現病歴］3ヵ月前，自転車にて買い物に行く途中，自動車との接触事故を起こし受傷した．救急搬送され，神経圧迫除去術を実施し，現在は回復期病棟で

34章の動画一覧

入院中である.

[合併症] なし

[既往歴] これまでに大きな病気やけがはなし

[服　薬] 下剤（飲み薬）を1回/日服用

▷身体機能情報

[身　長] 175.0 cm

[体　重] 65.0 kg

[BMI] 21.22　（普通体重）

[日中の活動度] 屋内・屋外とも移動手段は車いすであり，ほぼ毎日規則正しく生活を送っている.

[主　訴] 元の体に戻らないのはわかっているが，下半身が動かしにくい. 釣りに行きたい.

[妻の希望] 早く退院して以前の生活に少しでも近づいてほしい.

▷環境情報

[家族構成] 妻と娘2人の4人暮らし

[家屋構造] 二階建ての持ち家. 自宅の環境は，車いすでの移動が可能となるような廊下の幅は確保できている. トイレや浴室などに手すりは設置されていない. 寝室は二階，寝具はベッドを使用. トイレは洋式トイレ. 玄関上がり框20 cm，廊下幅90 cm

[家屋周辺の環境] 未舗装路の箇所もある. 自家用車までは車いすにて移動ができるスペースが確保されている.

[屋外環境] 自宅周辺は住宅地で道路幅も広いが，坂道が多い. 会社は自宅から自動車で片道30分. 会社内はバリアフリーでエレベーターやスロープなど設置されている.

[職　業] 会社員. 事務職. 経理を担当している.

[自家用車] 現時点で改造は行っていない.

▷他部門情報

[医　師] 医学的に注意すべきリスク管理はとくにない. 年齢が若いので，早期に障害受容を進める必要がある. 動作を獲得させながら社会復帰ができるように積極的なリハビリテーションを行ってほしい.

[作業療法士] 上肢機能の維持・向上目標に介入している. 主に手指の筋緊張亢進予防および拘縮の悪化防止に努めている.

情報B（現在の状況，検査測定・理学療法評価情報）

　上記情報Aおよび下記情報Bを確認し，理学療法評価における統合と解釈および問題点の抽出について考察しなさい.

▷理学療法評価

[第一印象] 障害受容は完全ではないが，受け入れようとする姿勢は感じられる. 何事にも，協力的である

[感染症・アレルギー] なし

［全身状態］
- 自宅ベッドサイドでの安静時血圧120/70 mmHg, 脈拍70回/分, 呼吸数20回/分, 体温36.0℃
- 理学療法最大負荷訓練直後血圧150/85 mmHg, 脈拍110回/分, 呼吸数30回/分, 体温36.5℃

［意　識］清明
［精神・知能］問題なし
［コミュニケーション］問題なし
［呼吸状態］PaO_2 98 Torr, $PaCO_2$ 32 Torr
［起立性低血圧］なし
［運　動］Th11レベル以下の不全麻痺
［感　覚］脊髄分節支配, Th11以下の感覚重度鈍麻
［反射・反応］大腿四頭筋腱反射（＋＋）, 病的反射（－）
［筋緊張］上肢より下肢に強い痙縮を認める.
［関節可動域］右肩関節120°・伸展15°・外転110°, 右肘関節屈曲110°・伸展－10° SLR90°
［徒手筋力検査］従手筋力測定：両側上肢および頭頸部は段階4, 体幹は段階3
- 握力：20 kg

［疼　痛］なし
［基本動作（病棟内）］
- 基本動作：①起き上がり・座位保持：自立, 実用性あり
  - ②プッシュアップ：軽介助
  - ③ベッド-車いす移乗：自立
  - ④移動：車いす駆動自立, 室内では実用性あり. 歩行は実用性ないため練習程度
  - ⑤車いすでの段差昇降：自立, 室内では実用性あり
- ADL：①食事, 整容, 更衣（上衣, 靴下, 靴. **動画34-1, 2**）, 移乗（車いすとベッド）, コミュニケーション, 社会認識は自立
  - ②清拭（入浴）は自助具を用いて準備, 見守りにて可能
  - ③更衣（下）は全体の半分未満で自立
  - ④トイレ動作（ズボンの上げ下ろしは車いす上にて可能. 手すりを使用）は可能
  - ⑤排尿排便管理は, ともに自己管理は不十分なため看護師の介入あり. 排尿では叩打法. 残尿分はカテーテルを使用. 排便では, 腹部マッサージ, 定時の排便習慣の確立, 水分調整, 下剤の内服が必要である. また, 排泄コントロールは1回/月程度失敗する.
  - ⑥ベッド, 車いすへの移乗は自立. 浴槽への移乗は両下肢をまたがせて引き上げの介助が必要
  - ⑦移動は主に車いすにて50 m自走可能. 階段昇降は不可
  - ⑧FIMの運動項目は69点, 認知項目は35点, 合計104点（次頁参照）

動画34-1, 2

FIM：functional independence measure

FIM

	項目	点数（点）
セルフケア	食事	7
	整容	7
	清拭（入浴）	5
	更衣（上衣）	7
	更衣（下衣）	5
	トイレ	6
排泄	排尿コントロール	5
	排便コントロール	5
移乗	ベッド，いす，車いす	6
	トイレ	6
	浴槽，シャワー	3
移動	車いす	6
	階段	1
コミュニケーション	理解	7
	表出	7
社会的認知	社会的交流	7
	問題解決	7
	記録	7
合計		104

［問題点の抽出］
■ 活動・参加：屋内外車いす移動，起立・歩行困難，職業および趣味活動困難
■ 健康状態・心身機能：上肢関節可動域制限，上肢残存筋力低下
■ 環境因子：在宅復帰困難，職場復帰困難，通勤手段の確保
■ 個人因子：若い男性．障害受容が完全ではない．

情報C（障害情報に基づく統合と解釈）
　情報A，Bを確認し，リハビリテーションゴール，理学療法ゴール，理学療法プログラム相互の関係，理学療法の進め方，理学療法プログラム実施上のリスク管理を検討しなさい．
［ゴール設定］
■ リハビリテーションゴール：在宅復帰，職場復帰，趣味活動復帰
■ 理学療法ゴール（長期）：屋外移動の自立（坂道・段差の向上含む）
■ 理学療法ゴール（短期）：プッシュアップ動作の向上，関節可動域改善，最大筋力の維持・増大，床上動作の実用性向上
［理学療法プログラム］
①関節可動域運動：（上肢および下肢）維持・改善．とくに，下肢に関してはSLR120°を目指した可動域改善を目指す．
②最大筋力増強運動：（主に上肢における）維持・改善
③基本動作実用性の向上：プッシュアップ動作，背臥位からの起き上がり，車いすと床上間の移動　　　　　　　　　　　（解答例は巻末p.441参照）

四肢麻痺・対麻痺

35 実習3

一般目標
- 対麻痺者の運動機能(残存機能)に応じた適切な基本動作,車いす動作,立位・歩行動作とその介助法を理解する.

行動目標
1. 対麻痺者の基本動作,車いす動作,立位・歩行動作の各動作手順を説明できる.
2. 対麻痺者に対する理学療法として,適切な動作指導(誘導,介助)ができる.

調べておこう
1. 対麻痺者の基本動作と車いす動作の機能的予後(可能性)について,上位胸髄損傷者,下位胸髄損傷者,腰・仙髄損傷者に分け調べよう.
2. 対麻痺者の歩行動作の機能的予後(可能性)について,残存高位別に歩行様式,下肢装具,杖の適応を調べよう.

A 対麻痺者の基本動作

1 寝返り動作

a. 反動を使って寝返る方法(図35-1,動画35-1)

動画35-1

❶反動をつけるために,寝返る方向とは逆方向に顔を向け,両上肢を水平に回旋する.
❷寝返る方向に,両上肢を伸ばして勢いよく振る.
❸同時に頭部を屈曲,回旋し,肩甲帯を前方に突出させて,体幹を回旋させる.
❹体幹の回旋に伴い,骨盤帯および下肢が回旋し,腹臥位となる.
❺側臥位までの場合は,体幹に続いて骨盤帯が回旋し,側臥位になったところで上肢によって回旋運動を止める.

b. ベッド柵を利用する方法

❶寝返る側のベッド柵をつかんで,上半身を引っ張り起こして回転させる.
❷ある程度回転したところで,対側の上肢も柵にかけ,さらに回転させる.
❸骨盤が十分回転し,安定した側臥位が得られたところで動作は完了する.

35章の動画一覧

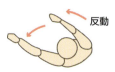

①両上肢を寝返る方向と反対の方向に移動させる　②寝返る方向に両上肢を勢いよく振るとともに，頭部を持ち上げ，寝返る方向に向ける　③両上肢を振る反動を使い，体幹を回旋させる　④体幹を回旋に伴い，骨盤帯および下肢が回旋し，腹臥位となる

図35-1 反動をつけて寝返る方法

 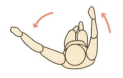 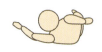

①両上肢を寝返る方向と反対の方向に移動させる　②両上肢を右から左に勢いよく振る　③背臥位に戻りながら，右上肢を素早く背後に引き，片肘をつく

④右肘に体重を乗せながら，左上肢を引き寄せて，左肘をつき，両肘で上体を支える　⑤左肘に体重をかけ，右肘を浮かせ，右上肢を引き寄せながら肘をのばして，後方に手をつく　⑥体幹を右に傾け，右上肢に体重を乗せて，反対側の屈曲している左肘をのばし，後方に手をつく

図35-2 両肘をついて起き上がる方法

実習時のポイント

①上肢の振りは，前腕の回内・外の動きを許し，より大きく，速く行わせる．
②下肢をあらかじめ交叉させておくと，骨盤帯が回旋しやすい．
③枕やクッション類を寝返る側の反対側の背部や殿部に敷き，段階的に行う．
④ベッド柵を利用して寝返る方法もある．

② 起き上がり動作

動画35-2

a. 両肘をついて起き上がる方法（図35-2，動画35-2）

❶両上肢を勢いよく振り，側臥位まで寝返りを行う．
❷背臥位に戻りながら，上側となった右上肢を素早く背後に引き，片肘をつく．
❸体幹を右に傾け，右肘に体重を乗せながら，右上肢を引き寄せて左肘をつき，両肘で状態を支える．
❹左肘に体重をかけ，右肘を浮かせ，右上肢を引き寄せながら肘をのばして，後方に手をつく．
❺体幹を右に傾け，肘をのばした右上肢に体重を乗せて，反対側の屈曲している左肘を浮かせながらのばし，後方に手をつく．

①両上肢を寝返る方向と反対の方向に移動させる　②両上肢を左から右に勢いよく振る　③寝返った側の肘を立て，体重を支える

④体幹を戻しながら，反対側の手を後方につく　⑤体重をついた手に移しながら，屈曲している肘を浮かせながらのばし，後方に手をつく　⑥左右上肢に交互に体重を移しながら，手を前方に引き寄せ，上体を直立位に近づける

図35-3 片肘をついて起き上がる方法

❻左右上肢に交互に体重を移しながら，手を交互に前方に引き寄せ，上体を直立位に近づけ長座位となる．

b. 片肘をついて起き上がる方法（図35-3，動画35-3）

動画35-3

❶両上肢を勢いよく振り，側臥位まで寝返りを行う．
❷寝返った側の肘を立て，体重を支える．
❸体幹を戻しながら，反対側の手を後方につく．
❹体重をついた手に移しながら，屈曲している肘を浮かせながらのばし，後方に手をつく．
❺左右上肢に交互に体重を移しながら，手を前方に引き寄せ，上体を直立位に近づけ長座位となる．

> **実習時のポイント**
> ①段階的な訓練において，重心の移動，方向，タイミングなどを体験して学習する．
> ②繰り返し行って，重心移動や各関節の位置関係を確認する．
> ③ベッド柵を利用する場合は，その取り付け位置やにぎり位置を変化させ，影響の違いを実感する．
> ④事前に長座位時の姿勢を確認しておく．

3 プッシュアップ動作

a. プッシュアップ動作（図35-4，動画35-4）

動画35-4

❶大転子側方に手をつく．
❷肩甲帯を下制，体幹・骨盤を大きく前傾させ，身体を押し上げるようにして殿部を引き上げる．

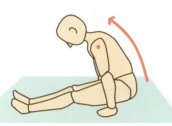

図35-4 プッシュアップ動作
肩甲帯を下制，体幹・骨盤を前傾させ，殿部を引き上げる．

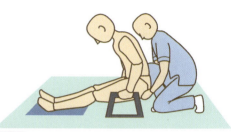

図35-5 プッシュアップ訓練
訓練開始当初は，プッシュアップ台やトランスファーボードを利用し，理学療法士が後方から介助する．

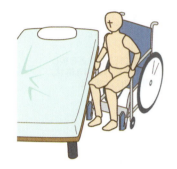
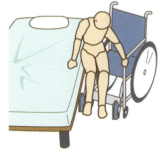
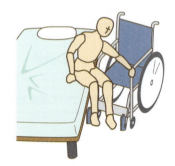

a. 車いすをベッドに斜めにつけ，浅く腰掛ける．
b. プッシュアップにて殿部を引き上げる．
c. 体幹を回旋しながら側方へ移乗する．

図35-6 車いすとベッド間の側方移乗動作

❸肩関節を中心にして体幹を回旋させ，脊椎を介して骨盤を引き上げる．

> **実習時のポイント**
> ①プッシュアップ台やトランスファーボードの利用方法を体験する．
> ②バランスを崩しやすい場合を想定し，後方への転倒，および介助を体験する（図35-5，動画35-5）．
> ③手をつく位置を変化させ，安定度を確認する．
> ④プッシュアップ動作での前方，後方，側方移動を体験する．

動画35-5

④ 移乗動作

a. 車いすとベッド間の側方移乗動作

❶車いすをベッドに斜めにつける．
❷肘当て（アームレスト）が邪魔にならないよう，殿部を前方に移動し，浅く腰掛ける（図35-6a，動画35-6）．
❸両下肢をフットサポートより下ろす．
❹一方の手をベッド，他方の手で肘当てをもち，プッシュアップして体幹を回旋しながら側方へ移乗する（図35-6b,c）．

動画35-6

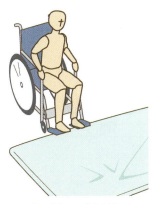 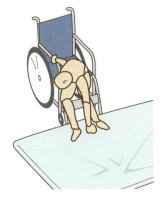 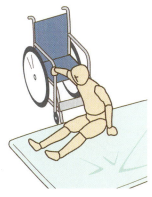

a. 車いすをマットに対して直角に近づける.　　b. 両足をマットへ降ろし，一方の手を肘当て，他方の手を前方のマットにつく.　　c. 両足を軸にして殿部を回旋させて床に降りる.

図35-7 車いすからマットへの移乗動作

実習時のポイント

①車いすが移乗中に動きやすいため，介助者は，対象者の後側方に位置し，対象者の介助と車いすの固定を行う．
②車いすの肘当てのタイプを変化させ，長所・短所を確認する．
③事前に，プッシュアップした状態での体幹のバランス状態を確認する．
④手をつく位置や膝関節の角度を変化させ，安定性を実感する．
⑤車いすとベッドの高さの関係を考える．
⑥プッシュアップが十分に行えない場合を想定し，トランスファーボードなどの利用を体験する．

---

b. ベッドと車いす間の側方移乗動作（動画35-7）

❶車いすをベッドに斜めにつけ，浅く腰掛ける．
❷両側の膝関節が90°屈曲位程度となるように足部の位置を調整する．
❸プッシュアップにて殿部を引き上げる．
❹体幹を回旋しながら，側方へ移乗する．

動画35-7

5 昇降移乗動作

a. 車いすからマット（床）への移乗動作（動画35-8）

❶車いすをマットに対して，できるだけ近づけ直角に止める．このとき，前輪（キャスター）は，前向きにしておく（図35-7a）．
❷車いす座面の前方に殿部を移動し，浅く腰掛ける．
❸両足をマットへ降ろす．
❹一方の手を肘当て，他方の手を前方のマット上につく（図35-7b）．
❺両足を軸にして殿部を回旋させて床に降りる（図35-7c）．

動画35-8

b. マットから車いすへの移乗動作（動画35-9）

❶車いすに対して横向きに接近する．
❷車いすのキャスター（前輪）が，前向きになっていることを確認する．

動画35-9

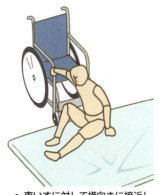 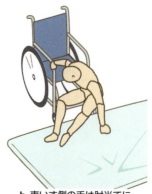 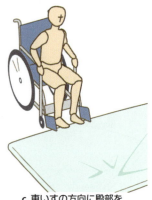

a. 車いすに対して横向きに接近し，車いす側の膝をたてる．

b. 車いす側の手は肘当てに，もう一方はマットにつき，殿部を持ち上げる．

c. 車いすの方向に殿部を回旋させて乗り移る．

図35-8 マットから車いすへの移乗動作

❸車いす側の膝をたてる（図35-8a）．
❹車いす側の手は肘当てに，もう一方はマットにつく．
❺プッシュアップの要領で，殿部を持ち上げる（図35-8b）．
❻車いすの方向に回旋させて乗り移る（図35-8c）．

> **実習時のポイント**
> ①移乗動作中に，前方へ重みがかかり後輪が浮き上がる現象を体験するため，キャスターの位置を変化させてみる．
> ②昇降時ともに，足板の上に一度，殿部を乗せる方法もあるため，これを体験してその際の注意点などを考える．
> ③介助役は，対象者の後側方に位置し，対象者の介助とともに，車いすの固定なども体験する．

動画35-10

⑥ **車いす駆動**（動画35-10）

❶両肩関節を伸展させ，後方でハンドリムを把持する．
❷ハンドリムを把持したまま，肩関節を屈曲，肘をのばし，前方へ駆動輪を回転させる．
❸方向転換，回転する時は，片方のみ駆動するか，左右反対方向に回転させる．

B 対麻痺者の車いす応用動作

a. キャスター上げ動作

動画35-11

❶ハンドリムを軽く後方に引き，ついで素早く前方に回転させると，前輪が上がる（図35-9，動画35-11）．
❷前輪を上げた状態でのバランスは，頸部，体幹は伸展位のままで，後輪を前方

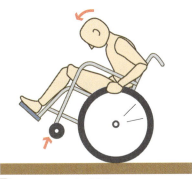

図35-9 キャスター上げ動作

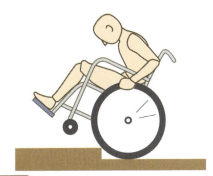

図35-10 車いす段差昇り動作
体幹の前屈とタイミングよく,前方に駆動させ,上段に上がる.

あるいは後方に動かして調整する.
b. **車いす段差昇り動作**(**動画35-12, 13, 14**)
❶上るときは,前輪を上げて上段に乗せ,ゆっくり下ろす.
❷両側の後輪を段差部分に接触させる.
❸キャスターが落ちない程度に後輪を後ろに引き,頸部,体幹の前屈とタイミングを合わせて,勢いよく前方に回転させ,上段に上がる(**図35-10**).
❹下りるときは,キャスター上げの状態で,前方から下りる.キャスター上げ動作が不安定な場合は,下りる側に背を向けて直角に近づき,上体を十分前方に傾けて,ゆっくり後退し,段差を下りる.

動画35-12, 13, 14

実習時のポイント

①介助役は,必ず後方に位置し,ハンドグリップやクロスバーに結んだひもをもち,後方への転倒を防ぐ(**図35-11**,**動画35-15**).
②初期には,傾斜台の利用や介助にて車いすを傾斜させ,バランス(重心移動)感覚の習得を目指す.
③バランスを崩して後方に転倒するときは,上肢機能のよい者では後方に手をつく場合があるので同じ動作を体験する.困難な場合を想定し,後頭部を床に打ち付けないように,頸部を前屈し,ハンドリムを放さないようにする.

動画35-15

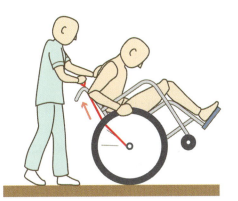

図35-11 キャスター上げ動作の訓練

実習時のポイント

　私たちにとって動作の要領を記憶し，模範を示すことは容易である．しかし，対麻痺者における訓練では，新たな動作の学習過程となる．たとえば，私たちでいうと一輪車にはじめて乗ることに相当する．身体機能に問題のない私たちが，障害者の動作学習過程を疑似体験できる機会は多くない．その点でいうと，キャスター上げ動作の学習体験は貴重である．

　学習過程において，誤りを少なくした動作訓練プログラムが有効で，以下のような技法が使われる．

①**課題分析と連鎖化***：キャスター上げでは，キャスターを上げる動作と，その後大車輪のみでバランスを保つ動作に分けられる．バランス保持はさらに，後方へ崩れそうになった場合と，前方へ崩れそうになった場合の復帰要領に分けられるであろう．

②**シェイピング***：最初は転倒防止用のひもを装着し，車軸の位置が前方でキャスターが上がりやすい車いすを選択する．上手にできるようになれば，車軸の位置が後ろの車いすや，転倒防止用のひもを除いた条件にトライする（これは，動作学習体験をするため実施するものである）．

③**プロンプトフェイディング***：連鎖化やシェイピングの技法を用いても，すぐには上手にならない．そういうときには，身体的ガイド*や口頭指示などのプロンプトを用いて動作を成立させる．

　たとえば，キャスターを上げた状態で保持できないのであれば，介助者がハンドグリップをもって，バランスが崩れないように補助する．重心が大きく外れることがなくなれば，徐々に力を弱め，クロスバーに結んだ転倒防止用のひもだけで介助するようにする．

④**結果のフィードバック**：上達に伴って，介助量の減少や動作の成功があった場合には，賞賛しよう．キャスター上げ持続時間をフィードバックすることも有効である．

　キャスター上げ動作の練習を通じて，対象者が感じる学習の困難性や動作上達の喜びが経験できる．試行錯誤型学習に対する上記の技法の有効性が体感できれば，動作訓練の要領がよく理解できるだろう．

＊課題分析と連鎖化　動作は通常，いくつかの下位動作のつながりによってできている．これは行動連鎖と呼ばれる．課題分析とは，複雑な行動連鎖をより下位動作別に練習することであり，一つひとつの下位動作が可能になった後，それをつないでいくのが連鎖化である．

＊シェイピング shaping　達成可能な目標を設定することで，練習に成功や上達を随伴させる技法である．

＊プロンプトフェイディング prompt-fading　教示やモデリング，身体的ガイドによって動作を確実に成功させる．その流れが確実に成功したところで，つぎの手がかりとなる刺激を徐々に減らしていく．これがプロンプトフェイディング法である．

＊身体的ガイド physical guidance　教示（動作の手順を文章や図で示す）やモデリング法（理学療法士が動作手順を示範し，対象者に模倣させる方法）を用いても適切な動作が生じない場合には，理学療法士が対象者の身体（体全体，腕，手など）を直接誘導する．これが「身体的ガイド」である．

C　対麻痺者の立位・歩行動作

① 立位保持動作

a. 平行棒内立位動作

❶座位にて両側に長下肢装具を装着し，膝関節は伸展位にてロックする．

❷両上肢にて平行棒を把持し，立位をとる．このとき，骨盤を後傾し，腸骨大腿靱帯などで股関節を軽度過伸展位にロックする（**図35-12**）．

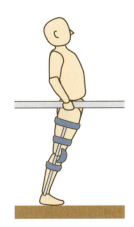

図35-12　平行棒内立位動作
骨盤を後傾し，股関節過伸展位にて立位をとる．

実習時のポイント

①理学療法士は，対麻痺者の残存機能や訓練過程を想定して，側方，後方，前方から介助法を体験する．
②鏡などを用いて自らの姿勢を視覚的に確認し，姿勢コントロールを体験する．
③片手や両手を離しての立位保持感覚を実感する．
④立位姿勢から体幹を前傾して，両上肢に体重をかける姿勢（ジャックナイフ姿勢：図35-13a）とその反復動作や，プッシュアップ動作の要領で体幹を持ち上げ，殿部を引き上げ，両足を床から離す動作（ジャックナイフ運動：図35-13b）を体験する．

2 歩行動作

a. 交互引きずり歩行（図35-14）

　この歩行は，腰方形筋や股関節屈折群の筋力が低下あるいは欠如していても，広背筋を使って行うことができる．

❶左手を前方に出し，左手・左足に体重をかける．
❷右手で体幹を押し上げ，骨盤挙上筋や股関節屈筋群を働かせ，右足を床面上で引きずり前方に出し，体重をかける．困難な場合は，右体幹の前方回旋の反動を利用する．
❸以下右手，左足の順に，この動作を繰り返す．

b. 4点歩行（図35-14）

　この歩行は，股関節屈曲筋力が低下あるいは欠如していても，骨盤挙上筋力があれば可能である．

■交互引きずり歩行の方法と同様で，足を床から離して振り出し，歩行する．

c. 同時引きずり歩行（図35-15）

　この歩行は，交互引きずりと同様の状態の時に用いるが，交互引きずり歩行よ

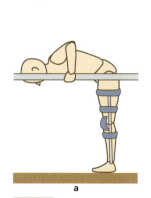
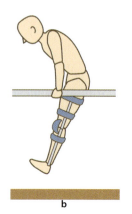

図35-13 ジャックナイフ姿勢・運動
(a) 立位姿勢から体幹を前傾して，両上肢に体重をかける．肩を後方に張り骨盤を後傾した姿勢から，ふたたび手で体幹を押し上げて立位に戻る．
(b) 体幹を持ち上げ，殿部を引き上げ両足を床から離す．

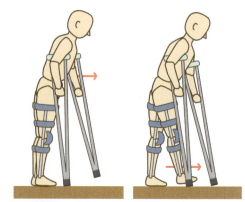

図35-14 交互引きずり歩行，4点歩行
左手，右足，右手，左足の順に歩行する．

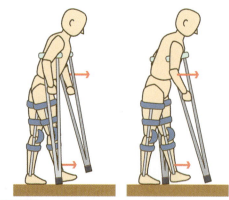

図35-15 同時引きずり歩行，2点歩行
左手と右足，右手と左足を同時に出し，歩行する．

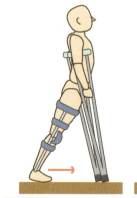
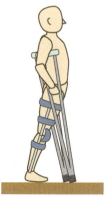

図35-16 引きずり歩行

りわずかに安定性への留意が必要である．
❶左手を前方に出すと同時に，右手で体幹を押し上げ，骨盤挙上筋や股関節屈筋群を働かせ，右足を床面上で引きずり前方に出す．
❷体幹を右前方に傾け，右手と左足を同様に前方に出す．

d. 2点歩行（図35-15）

この歩行は，股関節屈筋群が働かなくても，腰方形筋が作用すれば体幹の回旋を利用して可能である．
■同時引きずり歩行の方法と同様で，足を床から離して振り出し歩行する．

e. 引きずり歩行（図35-16）

この歩行は，腰方形筋の筋力がなくても，広背筋にて可能である．
❶立位姿勢を保ちつつ，身体全体を前傾させて，両手を前方に移し体重をかける．
❷両手で体幹を押し上げ，両足を床面上で引きずり前方に振り出す．
❸両足は両手の位置より少し手前でとめる．

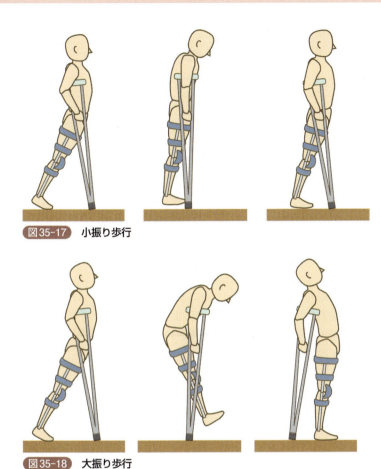

図35-17 小振り歩行

図35-18 大振り歩行

f. 小振り歩行（図35-17）

　この歩行は，引きずり歩行と同様の状態のときに用いるが，背筋や腰方形筋が作用すれば安定性が高まる．

❶身体全体を前傾させて，両手を前方に移し体重をかける．
❷両手で身体を押し上げると同時に背筋，骨盤挙上筋などを働かせ，両足を床から離して前方に振り出す．
❸両手の位置より少し手前に着地させる．

g. 大振り歩行（図35-18）

　この歩行は，杖歩行の中で最も速度が速い歩行である．小振り歩行より安定性への留意が必要である．

❶身体全体を前傾させて，両手を前方に移し体重をかける．
❷両手で身体を押し上げると同時に背筋，骨盤挙上筋などを働かせ，両足を床から離して大きく前方に振り出す．
❸両手の位置より前方に踵を着地させる．
❹両肩を反らせ骨盤を前傾し，股関節軽度過伸展位での立位姿勢となる．

表35-1 対麻痺者の残存機能レベルと下肢装具，歩行様式，杖の適応

残存機能レベル	体幹装具	骨盤帯	KAFO	AFO	小振り歩行	大振り歩行	4点歩行	松葉杖	ロフストランド杖
Th1	±	+	+		+	±	+	+	
Th6	−	+	+		+	+	+	+	
Th12	−	−	+		+	+	+	−	+
L2	−	−	+		+	+	+	−	+
L4	−	−	−	+	+	+	+	−	+（or 一本杖）
S1	−	−	−	−	+	+	+	−	±（or 一本杖）
S2	−	−	−	−	+	+	+	−	−

＋：必要または可能　　−：不必要または不可能　　±：ときに必要または不要，ときに可能または不可能
KAFO：knee ankle foot orthosis，長下肢装具，AFO：ankle foot orthosis，短下肢装具
[武田　功（編）：PTマニュアル　脊髄損傷の理学療法，第2版，医歯薬出版，p.24-27，132，2008を参考に著者作成]

実習時のポイント

①理学療法士は，歩行動作を妨げないように基本的に介助は後方から行う．
②前進動作と同時に後退動作や方向転換（ターン）動作も体験する．
③対麻痺者の残存機能レベル別の歩行動作（**表35-1**）を平行棒内歩行，次いで各種杖歩行の順に実際に体験する．

四肢麻痺・対麻痺

36 不全損傷

一般目標
- 脊髄不全損傷者における必要な評価項目を選択して、その結果から病態を知り、理学療法プログラムを立案することを理解する．

行動目標
1. 脊髄不全損傷の症状を理解できる．
2. 脊髄横断面の伝導路と障害部位から障害像を理解できる．
3. 障害部位から機能を理解し、説明ができる．
4. 脊髄損傷の特異的な評価法を理解する．
5. 評価結果から判断する問題点と残存機能を整理し、理学療法プログラムを立案できる．
6. 残存機能を生かすことで介護が軽減できるプログラムの立案ができる．
7. 歩行再建のための機能維持訓練と各種装具の特徴などを理解する．

調べておこう
1. 脊髄の伝導路の位置関係について調べよう．
2. 脊髄の障害部位による損傷について調べよう．
3. 理学療法に使用している各種歩行訓練用機器と装具について調べよう．

A 不全損傷の疫学と病態

1 疫　学

- わが国で2021年に実施された調査（有効回答率74.4％，3,771病院中2,804病院）から傾向をみる．Frankel Eを除くTSCIの推定年間発症率は100万人当たり49人で，年齢中央値は70.0歳，70歳代が最も多い．男女比は3：1であった．頸髄損傷は88.1％にみられた．グレードはFrankel Dが最も多く（46.3％），次いでFrankel C（33.0％）であった．原因は，平地での転倒が38.6％と最も多く，次いで交通事故が20.1％であった．平地での転倒の割合は年齢とともに増加した．10歳代ではスポーツによるTSCIが最も多かった（43.2％）．

TSCI：traumatic spinal cord injury

2 病　態

- 転倒による頸髄中心部損傷の病態は，頸髄横断面の解剖から説明されることが多い．すなわち，頸髄横断面では白質の錐体側索路，脊髄視床路，後索などで

は，外側より仙髄・腰髄・胸髄・頸髄の順で中心に向かい配列されているとするForesterのラミネーション仮説に基づいている．
- Schneiderもその理論を支持し，脊髄中心部の灰白質と周辺白質の障害（出血・血腫）のため，頸髄中心部損傷では上肢の障害が強いとした．
- 受傷のメカニズムは，Taylorらは死体を脊髄造影にて頸椎を過伸展させて実験をした．脊柱管の狭小化（椎体後方骨棘，OPLL，膨隆した椎間板，黄色靱帯肥厚）がもともと存在していたところに外力が加わり生じると，上位椎体下縁と下位椎弓上縁との間で脊髄が狭窄を生じることにより発生する．

OPLL: ossification of posterior longitudinal ligament

- 脊髄の狭窄は後方からの圧迫で側索・後索が**損傷**されて，次に灰白質の障害が起こるとされている．
- 解剖学的には頸髄の辺縁部は周辺の血管から栄養供給があるが，中心部は中心動脈から派生する毛細血管から栄養供給を受けているため豊富な栄養供給は受けにくい．そのため，頸髄の中心部は，損傷を受けやすい上，回復しにくい部位である．

3 不全損傷の症状

ASIA: American Spinal Injury Association

- 横断面での損傷部位の違いによる損傷の症状をASIAでの特徴を示す．しかし，臨床場面では各損傷型が混在することも多く，明確な分類は困難である（p.307，図25-13参照）．

a. 中心性（頸髄）損傷
- 脊髄の中心部の損傷である．頸髄損傷に多くみられるために中心性頸髄損傷と呼ばれている．
- ASIAの評価表では<u>下肢よりも上肢に強い運動障害</u>がみられる．損傷部位の程度により温痛覚障害もみられるが，触覚と深部感覚は温存される．
- 下肢より上肢の麻痺が重度である理由は，①白質の存在する運動伝道路である外側皮質脊髄路の神経線維が中心に近いほうから上肢，体幹，下肢の順に並んでいる．②灰白質に存在する前角細胞（運動神経細胞）が損傷を受けやすい．③脊髄中心部を形成する灰白質が脆弱で外力に弱い．④血流循環に傷害を生じやすい．

b. 脊髄半側損傷（Brown-Séquard症候群）
- 脊髄の片側の損傷である．銃創，刺創（ナイフなどの鋭利な刃物による），脊髄腫瘍，椎間板ヘルニアなどで左右どちらかに極端な偏在に圧迫されて起こる．
- ASIAの評価表では<u>損傷側の運動麻痺と深部感覚障害</u>がみられる．
- 損傷の<u>反対側では温痛覚障害</u>がみられる．
- <u>損傷高位の両側には全知覚障害</u>がみられる．
- 脊髄を上行する伝導路のうち後索路は脊髄で左右交叉しない．ゆえに後索路を通る深部感覚，2点識別型触覚の麻痺は障害側にみられる．これに対して，脊髄視床路は脊髄で左右交叉するため，走行する温度覚，痛覚障害は反対側にみられる．

c. 前部脊髄損傷
- 前索，側索が損傷である．
- 前脊髄動脈症候群が多く，ASIA の評価表では損傷レベル以下の運動麻痺と温痛覚障害がみられる．
- 後索を走る深部感覚と触覚は保たれる．これを解離性感覚障害という．

d. 後部脊髄損傷
- 後索の損傷である．
- 脊髄癆*でみられ，ASIA の評価表では後索を走行する触覚障害がみられ，運動障害はみられない．
- 深部感覚障害もみられ，ロンベルグ徴候が陽性となる．
- ワイドベースで足音を立てて足底が接地していることを確認しながら歩行する失調型歩行がみられる．

e. 横断損傷
- 脊髄横断面を全体的に損傷しているがその一部の機能が保たれている状態で，完全損傷に近く予後不良であることが多い．
- ASIA の評価表では完全損傷に近いが，損傷程度により運動が障害され，感覚が温存されている．または逆の場合もある．

> *脊髄癆　梅毒トレポネーマの感染によって生じる脊髄障害で，通常梅毒の第3期（晩期）に発病する．脊髄後根および後索に変性を生じるため，深部感覚の鈍麻と，これに基づく脊髄癆性運動失調を生じる．

4 臨床像

- 損傷レベル以下の上肢機能が下肢機能に比べて優位に障害されており，さらに上肢のしびれ，疼痛，異常知覚がみられる．
- 高齢者は加齢による筋萎縮により，歩行能力の低下が顕著になる．
- 麻痺の回復パターンはまず初めに下肢機能が，次いで膀胱，上肢とつづき，手指の機能が最後に遅れて改善する．下肢の症状の次に改善していく排尿や排泄は仙髄の機能であり，脊髄の最も外側を走行するためである．
- 予後の良好な因子としては 40 歳以下，広い脊柱管，下肢の障害が軽度で十分な歩行能力を有している上肢型であり，予後の不良因子は 70 歳以上，狭い脊柱管の狭小化（OPLL，黄色靱帯肥厚，脊柱管狭窄症など）である．

5 頸髄中心部損傷の割合が増加したわけ

- 簡潔に説明すると高齢者，そして，脊柱管の狭小化（椎体後方骨棘，OPLL，膨隆した椎間板，黄色靱帯肥厚）を持っているものが増加し，転倒により頸髄中心部が損傷される不全損傷が増加したためである．
- 外傷性脊髄損傷全国疫学調査における推定発生率人口 100 万人あたり年間 49 人（2018 年）で，受傷年齢の中央値は 70 歳の一峰性であり，頸髄損傷が 88% を占め，麻痺は Frankel D が 46%，受傷原因は転倒が 39% であった．このことから，外傷性脊髄損傷の受傷原因が高齢者の平地，自宅，階段での転倒，Frankel D の不全損傷のデータが得られた．

6 感覚障害（異常感覚）

a. 概　要

- 感覚障害としてみられるのは感覚低下，感覚過敏，異常感覚である．
- 異常感覚は「しびれ」として表現されることが多い．
- 臨床上，脊髄損傷者に出現する感覚障害は，程度の差はあるものの生涯残存することが多い．

b. 代表的な感覚障害

- 解離性感覚障害（感覚解離）：脊髄空洞症，前脊髄動脈症候群，前部脊髄障害のように損傷が限局された部位でみられ，温痛覚障害，深部感覚の温存でみられる．このように温痛覚と深部感覚が解離しているので，解離性感覚障害の原因は温痛覚感覚伝導路が損傷され，損傷を逃れた深部感覚伝導路が存在するためである．
- サドル状感覚消失：馬尾損傷でみられ，肛門周囲，会陰部を主として感覚障害があり，尿閉，便失禁，勃起不全もみられる．

B　理学療法評価

1 評　価

- 脊髄不全損傷の障害像を把握するには的確な評価が必要であり，そのために神経学的な損傷レベル，次にそのレベルでの損傷程度を評価することが重要である．
- 脊髄損傷の評価方法には特異的な機能評価と能力評価があり，不全損傷の評価項目は基本的に完全損傷の評価と同様である．
- 機能評価では①残存高位と②重症度分類がある．能力評価では①座位バランス，②歩行能力，③ADLがある．
- 残存高位の評価には①国際基準評価基準（ISNCSCI）と②Zancolliの上肢機能分類がある．重症度分類は①ASIA機能障害尺度（AIS），②Frankel分類，③改良Frankel分類がある．
- 能力評価では①座位バランスはISMGの鷹野改変版，②歩行能力はWISCIⅡ，③ADLはSCIMがある．
- 本項では不全損傷の評価法の主軸となるISNCSCIを重点的に述べる．

ISNCSCI：International Standard for Neurological Classification of Spinal Cord Injury
AIS：American Spinal Injury Association Impairment Scale
ISMG：International Stoke Mandeville Games
WISCIⅡ：Walking Index for Spinal Cord Injury Ⅱ
SCIM：Spinal Cord Independence Measure

2 ISNCSCI

- 脊髄損傷者のリハビリテーションを施行している施設，専門病院では運動と感覚テストによるAISA/ISNCSCIの評価表（p.324，**図27-1参照**）を用いている．この評価表は保険，裁判に重要な資料として取り扱われるので，正確に記入できる能力が要求される．

B 理学療法評価 413

■ 感覚と運動テストを行い重症度（横断面）から完全損傷，不全損傷の判断をする．

a．AISA/ISNCSCIの評価表

■ 国際的な脊髄損傷の評価法であり，ASIAのホームページから評価表が閲覧でき，感覚スコアと運動スコアから損傷の高位と重症度を分類する．

■ 略語や用語については略語・用語一覧表（**表36-1**）を参照．

■ 脊髄損傷の程度はNLI（神経学的損傷レベル）がC2～S4-5，AISがA～Eで表現される．

■ 感覚と運動テストは急性期から生活期までの病期を問わず，ベッド上で実施可能な仰臥位で行う．

■ 評価表の欠点はC4より上位の損傷レベルを判断することや，体幹機能の評価を十分にカバーできていない点である．

■ 神経学的損傷レベルを示すNLIの分類にはC2～S4-5までの28レベルがあり，以下の手順で評価を行う．

b．感覚レベルを測定する

■ 感覚レベルとは，感覚機能の残存高位のことで，痛覚と触覚の両方が正常な最も尾側の皮膚分節である．

■ 感覚機能の障害範囲および残存高位を評価するために，Key Sensory Point（C2～S4-5までの片側28ポイント，左右で56ポイント）（**図36-1**）に準じて痛覚と触覚を検査する．

■ 検査では患者の頬の感覚を基準として，正常：2，鈍麻：1（過敏も含む），消失：0，検査不能：NTで判定する．半側で56点，両側で116点である．

■ 触覚は閉眼もしくは視界を遮り，ほぐした綿棒で皮膚に触れる．綿棒は1cm以上動かさず，1回なでる．

■ 痛覚は鋭いか鈍いかの識別テストを行う．使い捨て安全ピンの両端を用い，ピンの尖った先を「鋭」，丸い側を「鈍」に用い，「鋭」と「鈍」の判別を繰り返し検査する（曖昧な場合は10回中8回以上の正解で正常とする）．鋭と鈍を判別できない場合は消失とする．

c．運動レベルを測定する

■ 運動レベルとは運動機能の残存高位のことであり，キーマッスルの筋力が段階5と判断される最も下位の髄節高位である．

■ 上下肢合わせて10のキーマッスルをMMTで評価する．点数は上肢25点，下肢25点，つまり片側で50点（両側で合計100点）となる．数値が高いほど機能が残存している．

■ キーマッスルの設定がない髄節（C2-4，T2-L1）での運動レベルの決定は，それより高位のテスト可能なMMTが段階5であれば，正常な感覚レベルと同レベルと判断する．

■ 評価された感覚と運動レベルで，より頭側のレベルをNLIとする．

d．重症度分類

■ AISについては第27章，p.325，**表27-5**を参照．

表36-1　ASIAに関連する略語一覧

ASIA (American Spinal Injury Association)：米国脊髄損傷協会
NLI (neurological level of injury)：神経学的損傷高位
AIS (ASIA impairment scale)：ASIA機能障害尺度
DAP (deep anal pressure)：深部肛門圧覚のことで，検者の人差指を肛門に挿入し，肛門直腸壁に穏やかな圧力を加え，再現性のある圧覚の有無（Yes/No）を確認する
VAC (voluntary anal contraction)：外肛門括約筋による随意的肛門収縮の有無（Yes/No）を確認する

MMT：manual muscle test

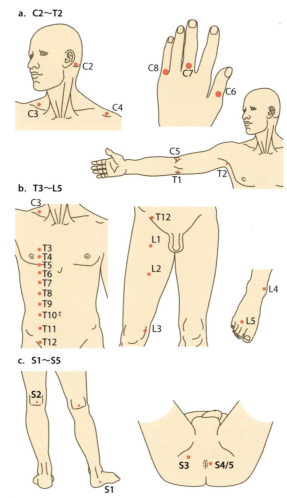

図36-1 AISA key sensory point
[International Standards for the Classification of Spinal Cord injury, Key Sensory Points, https://asia-spinalinjury.org/wp-content/uploads/2016/02/Key_Sensory_Point.pdf（2024年12月4日閲覧）より引用]

③ Frankel分類

- 歴史的に古く，A～Eまでの5段階で簡便であるが，CとDの差が曖昧であり，評価者により異なる結果となる（p.322，**表27-4**参照）．

④ 改良Frankel分類

- 詳細は第27章，p.319を参照．

⑤ ISMGの鷹野改変版

- 能力評価の座位バランス評価であり，方法は長座位，または端座位で背面支持なしで，両上肢を挙上して行う（陶山哲夫ほか：脊髄損傷患者に使用されたHarrington-rodの抜去前後の自覚症状と車椅子応用動作評価．リハビリテー

ション医学**25**：23-27，1988）．その際，安全を考慮して検査者は背面に位置する．段階は normal～zero の6段階である．

6 WISCI Ⅱ

- 詳細は第27章，p.319を参照．

7 SCIM

- 脊髄損傷者に特化した評価法であり，損傷レベル，外傷性，非外傷性を問わず利用できるため，汎用性が高い．
- ADL評価であり，セルフケア，呼吸と排泄管理，移動（室内とトイレ），移動（屋内と屋外）に分類され，セルフケアは4項目，呼吸と排泄管理は4項目，移動（室内とトイレ）は3項目，移動（屋内と屋外）は6項目の計17項目で満点は100点である．

C　理学療法

1 原　則

- 正しい運動を促すために，感覚情報の適切な提供を重視する．
- 運動と感覚は常にフィードバックしあいながら適切な活動を調整している．この考え方は完全損傷，不全損傷のリハビリテーションとしては原則となる．
  - ①運動をみせる．
  - ②運動をガイド（他動運動）してイメージづけをする．
  - ③実際に運動を分離させて正確にガイド（他動運動）する．最初は他動運動から始め，徐々に介助量を減じながら自動運動へと移行させる．

2 立位訓練の前に行う訓練

a. 座位で足底をつけ，踵を支点として背屈訓練

- 立位では安全を考慮して平行棒内で開始することが多い．平行棒はシュナイダー型では上肢の損傷があるため，手関節背屈位で平行棒を押すことが困難な場合がある．その際は，手関節掌側面で平行棒を押して立位の保持をさせる．

b. 立位保持が可能なレベル

- いきなり立位保持を行わせるのではなく，昇降式のベッドに座らせて，足底接地した状態で徐々にベッドを高くしていく．その際に重心の高さに合わせた膝関節の伸展を促し立位に近づける．

3 立位，ティルトテーブルを用いて（図36-2）

- ティルトテーブルを使用により，受傷後早期から立位訓練が可能となり，さらに体幹・下肢機能の変化に合わせて平行棒内立位訓練へと移行できる．

> **memo**
>
> ポイントとしては坐骨結節に荷重させて，骨盤の傾斜をさせず，腹部に力を入れて骨盤中間位を意識させる．指示としては「顎を引いて，おなかに力を入れて身体を伸ばすようにして下さい」または「天井から操り人形のように頭を引っ張られている感じです」と体幹の伸展を意識させることが重要である．

急な膝折れに対応するため
軽く膝関節を支持しておく．

図 36-2 ティルトテーブルでの立位訓練（下肢交互運動）
歩行に必要な下肢の交互運動を行う．
膝関節のベルトを緩めて下肢を交互に屈伸する．
交互運動の感覚がつかめるまでは傾斜角度を下げて負荷量を軽減して行う．
下肢支持力により傾斜角度を徐々に上げて負荷量を増していく．

■ 訓練のポイントは以下のとおりである．
　①傾斜角度により下肢荷重量の調整が可能．
　②下肢固定ベルトを用いることで，膝折れや転落などのリスクを回避でき，さらに体幹・下肢の運動をコントロールできる．
　③頸髄損傷者の場合，起立性低血圧を留意する．

4 平行棒内で歩行

a. 訓練の原則
■ 患者の安全性を確保するために，平行棒内での歩行訓練から開始する．
■ 分回し歩行などの代償運動を軽減させるためにも理学療法士は適切な指示を与えることが重要である．
■ 歩行動作は立位からの片脚への重心移動と反対側の振り出し能力が必要である．
■ 下肢の機能に合わせた装具を検討する．
■ 上肢の支持性が不十分な場合は前腕支持ができる歩行器などを用いる．

b. 立脚相訓練（図 36-3）
　①立位（左右どちらからでもよい），つま先立ち，踵立ち
　②立位（左右どちらからでもよい），つま先立ち，踵立ち
　③片脚立位（左右どちらからでもよい）
　④立位で膝関節伸展位から膝関節を緩めていく（release）訓練と，体重を乗せて膝を伸展していく訓練を交互に繰り返す．
　⑤立位姿勢で，片膝のreleaseを左右交互に行い，その運動がリズミカルに行えるように訓練する．

c. 遊脚相訓練（図 36-4）
■ ポイントは足を振り出す動作の前に，体重移動を促すことである．
　①立脚側下肢に重心を移動させ，その状態でバランスを崩さないように体幹を

memo
指示は「右足に体重を移動しましょう」「体重かけた側の身体を伸ばしましょう」「お腹に力を入れて身体を伸ばしましょう」「膝を曲げるのではなく，膝を緩めましょう」など，患者にわかりやすい言葉で指示を与える．

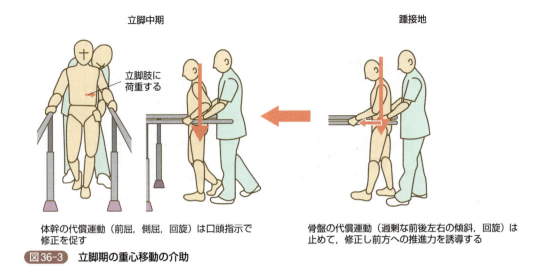

図36-3 立脚期の重心移動の介助

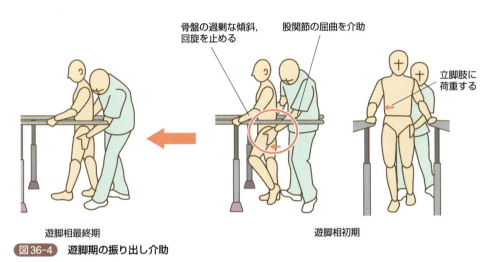

図36-4 遊脚期の振り出し介助

支持させる．
②遊脚側下肢の足底を少し浮かせて床面を滑らせるようにゆっくり振り出す．
　無理に力を入れて遊脚すると下肢の筋緊張が高まる．
③上記の①と②を左右交互に繰り返す．動作が困難な場合は適切に介助して余計な筋緊張を高めないように配慮をする．

d. 上肢の支持性が低い場合

- 上肢支持が不十分な場合，前腕支持タイプの歩行車を利用する．
- 歩行車歩行は支持基底面が前方に大きく確保されるため，比較的容易に歩行が可能となる．
- 両上肢の支持が可能であればロフストランド杖を試みる．
- 中心部損傷の患者は上肢に強い麻痺が出現することが多く，杖の使用が難しい場合が多い．そのため，サークル歩行器の前腕部にベルトを巻いて肘が落ちないように工夫する必要がある．

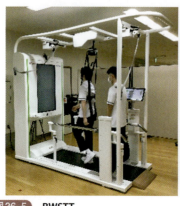
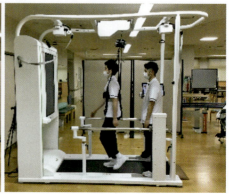

図36-5 BWSTT

BWSTTを実施している様子．対象者は上から吊るされたベルトで体重を免荷し，トレッドミル上を歩行する．免荷量を調整することで下肢の筋力不足やバランス能力不足を補い，最適な負荷量で歩行訓練を実施できる．理学療法士が対象者の後方や側方に立ち，下肢の振り出しの介助等を行うこともある．
[写真は吉川昌太先生（さくら会病院）より提供]

e．下肢の支持性が低い場合

- 下肢の支持性が両側とも低下しており，歩行時に要求される体幹の機能が不十分な場合は免荷式歩行車を使用する．
- 膝関節伸筋が3レベルの場合は膝装具＋SHBの組み合わせで対応できる．

D 体重免荷式トレッドミルトレーニング（BWSTT）

1 BWSTTの特徴

BWSTT：body weight-supported treadmill training

- 体重免荷式トレッドミルトレーニング（BWSTT）は牽引装置付きのトレッドミルを用いて，ハーネスにて免荷された状態で歩行訓練を行うものである（図36-5）．
- 早期から安全に歩行訓練が可能で立位保持能力や歩行能力の改善を目指す者が適応となる．
- 転倒のリスクが低下し，安心して歩行ができ，さらに，歩行用の運動ができることにより，訓練に対するモチベーションの向上が期待できる．

2 BWSTTの対象者

- 脊髄損傷は完全・不全損傷とも適応とされる．頸髄レベルでの損傷者に効果が得られるとされている．AISでC以上，下肢のMMTが2以上，改良フランケルではC2が適用の範囲と考えられる．

③ 訓練の実際（プログラム，留意点）

- 免荷量の設定は各施設でそれぞれ設定されており，基準値はないが，一般に体重の40～60％で開始し，下肢の遊脚と体幹の伸展の状態をみて軽減していく．
- 歩行速度の設定は0.2～0.4 km/hから開始し，自動もしくは介助での下肢の振り出しが可能な速度とする．
- 訓練時間は①身体的負担を考慮して最初は数分でもよい．②可能となれば，20～30分まで延長する．

④ 効果の機序

- BWSTT，ロボティクスを用いた受動歩行訓練は，中枢性パターン発生器（CPG）を駆動し，自律的で協調的な歩行を行わせること，またそれを繰り返すことで生じる運動学習が効果の機序の1つと考えられている．

CPG：central pattern generator

- 歩行のための運動パターンを生成するCPGは，脊髄膨大部にあると考えられている．人工的に脊髄損傷を生じさせた猫がBWSTTにより歩行様運動パターンが誘発されたこと，さらにこの訓練の繰り返しにより歩行能力が向上したことから，人間の脊髄損傷症例でも同様の機序で回復が得られるのではないかと考えられている．
- 歩行の運動パターンを生成するCPGが働きやすいのは正常歩行に近いリズムや歩幅で歩行が行われた時と考えられている．そのため，歩行訓練では左右の下肢の運動が対称的であること，体幹や骨盤の位置，股関節等の運動範囲が正常歩行から大きく逸脱しないこと，また正常歩行に近い慣性が身体に生じる速度になることに注意して行う．そのために2人以上のセラピストの介助下で歩行訓練を行うこともある．
- ただし，CPGはあくまでも歩行運動の構成要因の1つであり，CPGだけに注目した歩行訓練では機能的な歩行を獲得することはできない．

E 高齢者における中心部損傷患者の転倒予防について

- 高齢者に対する転倒予防対策が課題と考えられるので，理学療法士が中心となり，転倒予防を目的としたバランス訓練や筋力増強訓練などの運動療法を体操教室，また，家庭での日常生活に取り入れることである．
- 運動療法だけではなく，転倒リスクがある場合は適切な杖，装具の活用し，さらに，滑りやすい床面，段差，風呂場などの生活環境の整備といった対策も必要である．
- 日常生活動作で転倒する場面
  - 上衣，下衣の着脱，靴の脱ぎ履きは肘台付きのいす，または姿勢を崩しても安全なスペースがあるベッドで行う．
  - いすに着座する場合は必ず，両足底を床に接地を目視で確認し，安定をはかる．

学習到達度自己評価問題

1. 不全損傷の病態を説明しなさい.
2. 不全損傷の症状を説明しなさい.
3. 不全損傷において使用される主な評価表をあげなさい.
4. 不全損傷の理学療法における原則をあげなさい.
5. 体重免荷式トレッドミルトレーニングの特徴, 効果を説明しなさい.

付録 演習の解答例

演習1の解答例

A　グループ討議

a．抗重力位姿勢をとる意義

■なるべく早期から抗重力位姿勢をとることは，心身機能に対して有利な刺激を
与え廃用症候群全般の予防に寄与する．

■ヒトの全身の器官は地球の重力に適応して働いているため，抗重力姿勢をとる
機会が失われると短期間のうちにさまざまな心身機能の低下を招き，リハビリ
テーションの重大な阻害因子となる．とくに重症片麻痺の場合は，抗重力位姿
勢の導入が遅れることのないように留意してプログラムをすすめる．

b．廃用症候群と重症片麻痺の関係

■軽症の片麻痺では基本動作や立位歩行が比較的早期から獲得され，生活の中で
使われるようになる．しかし認知症や高次脳機能障害などの合併症例，重度の
麻痺を伴う症例など歩行や抗重力姿勢保持などが自立で行えない重症片麻痺に
おいては，理学療法の積極的な関与がなければ廃用症候群は必発である．

c．抗重力位姿勢をとる際のリスク管理

■理学療法士が行うリスク管理としてとくに重要なのは，循環機能の調節不全と
転倒などの危険回避である．

■脳血管障害では脳循環自動調節能が障害されており，また心疾患の合併も多い
ため，バイタルサインをチェックし訓練中止基準に留意しながら抗重力位姿勢
を開始する．

■片麻痺患者においては，半身の運動障害および知覚障害により体の不均衡を生
じバランスをとることが不十分となるため，姿勢や動作を変化させるときに転
倒を起こす可能性が高い．転倒に伴い骨折などの運動器の障害を合併する危険
があり，また転倒による心理的な影響も大きいため，抗重力位姿勢を導入する
際には十分な安全管理を行う必要がある．

■安定した支持基底面を確保し周辺の危険物を除くなど環境整備を行い，近接監
視下にていつでも補助できる体制をとることが理学療法士の責務である．必要
に応じ転倒防止ベルトや補装具を活用する．

d．下肢の関節拘縮が，片麻痺患者の機能的予後に与える影響

■尖足：足関節底屈位では足底の接地が不十分となるため支持が不安定となり立
位・歩行バランスに影響する．足関節底屈位のまま歩行を続けると反張膝を招

くおそれがある.

- 足関節背屈制限：立脚中期から後期へかけての踏み返しと円滑な体重移動が適切に行われなくなる.
- 股・膝関節屈曲拘縮：見かけ上の脚長差を生じ立位・歩行姿勢の不良を招く. 立脚期には体重を支持できず膝折れを起こす.
- いずれの場合でも立位・歩行を困難とし, そのまま歩行を続ければ関節破壊につながるなど, 機能的予後を悪化させる. 関節拘縮は一度生じると矯正困難な場合が多く, 麻痺側についてはもちろん, 非麻痺側の廃用による関節拘縮にも注意をはらい早期から予防することが理学療法の必要最低限の役割である.

e. 重症片麻痺の理学療法における補装具などの使用目的

- 重症片麻痺では麻痺側下肢の支持性低下により立位保持が困難となることが多い. 長下肢装具などの補装具を適応することで下肢の支持性が向上し, 早期からの立位・歩行訓練が可能となる.
- 重症片麻痺に下肢装具を使用する目的として, 麻痺側下肢の支持機能補助, 立位の安定性向上, 麻痺側下肢の筋収縮促進, 歩行パターンの改善, 歩行量増大, 介助者の介助量軽減などがあげられる.

B　症例検討

基本情報

- 高齢である点をふまえ, 骨粗鬆症の有無, 薬物の副作用, 認知症, 高次脳機能障害の有無などの情報が転倒リスク管理の観点からも重要である.
- 問診のロールプレイ実践においては, 平易な言葉を使い, 聞き取りやすいように声のトーンや話すスピードにも留意すること.

情報A

情報Bを参照.

- 端座位保持不安定であることから, 座位で評価を行う際, 検査のために肢位を変えるときには転倒に注意をはらう必要がある. また, 左半側空間無視により, 左方向に注意が向かないことにも留意する. 安定した支持面の確保・危険物の除去に留意し, いつでも補助できる状態で検査を進める.

情報B

情報Cを参照.

- 理学療法プログラムの立案を実践する過程で, たとえば以下のような情報の不足が指摘される.
  ①座位, 立位, 動作時の血圧, 脈拍
  ②座位, 立位の持久性
  ③疼痛（とくに立ち上がり, 立位に関連する関節痛）
  ④骨粗鬆症の有無
- ニーズや目標の検討のためには, 対象者の環境因子や個人因子に関する情報が

全般的に不足している．生活背景や病前の活動レベル，本人・家族の希望を考慮に入れつつ現実的な目標を設定する．

■本症例は高齢かつ麻痺が重度であるため，身体活動の減少から廃用症候群を生じるリスクが高いと考え，抗重力姿勢をとることを優先してプログラムを作成した．発症後1ヵ月でありADLの改善も期待できるので，介助量の軽減を念頭においてプログラムに組み入れた．排泄動作はポータブルトイレの使用であり，介助量の軽減と安全性の確保を目的に実施する．立ち上がり，立位保持，移乗動作のプログラムが基本になる．

情報C

治療メニュー（例）

［座位保持・立位保持訓練］

■端座位にて聴覚や視覚などの刺激を与え左側への注意を促すとともに，頭部や体幹のアライメントを正中位に修正する．無視症状が改善しない場合は，視野を右に10～20°偏位させるプリズムメガネを用いたプリズム順応や，頸部への振動刺激などを併用する．

■端座位にて重心移動，前後左右へのリーチ（輪投げなど利用）．外乱に対する座位保持

■平行棒内立位にて重心移動，前後左右へのリーチ．外乱に対する立位保持

■平行棒内歩行の準備として左下肢の振り出しを行う．理学療法士が体重移動，骨盤の回旋を補助して振り出しを助ける．

■本症例では抗重力位姿勢により廃用症候群を予防することが目的であるため，対象者の持久性に合わせ保持時間の延長をはかることも大切である．

■実践にあたっては，まずバイタルチェックを行うこと．安定した支持面を確保し，周辺の危険物を除いておく．

［筋力訓練］（とくに右膝周囲筋）

■右膝の屈曲，伸展に対し徒手的に抵抗を加える．

■徒手抵抗の代わりに，重錘バンド，滑車と砂のう，ゴムバンドなどを利用した抵抗運動も考えられる．

［関節可動域訓練，伸張運動］

■徒手的に身体各関節を全可動域にわたって動かす．

■とくに左足関節背屈5°に注意を払い，改善，維持に努める．足関節矯正起立板使用．長下肢装具作製にあたり，足継手角度を適正に調整する．

［基本動作訓練，ADL訓練］

■長下肢装具を着用して平行棒内歩行．転倒防止用ベルトを使用し，後方から補助を行う．

■いす座位からの立ち上がり．肋木などを使用する場合は腕の力だけで身体を引き上げないよう，重心の前方移動（左足は少し前に出し，右足を引き体幹を前傾）を誘導しつつ殿部挙上を誘導し，介助は最小限にする．感覚障害が重度で左半側空間無視もあるため左足の位置を視覚的に確認させながら行う．右膝周囲筋の筋力訓練も兼ねて実施する．

演習2の解答例

A　グループ討議

a. 共同運動と連合反応の違い
- 共同運動はパターン化された随意的な動きであり，連合反応は不随意運動である．
- **共同運動**（異常共同運動 abnormal synergy pattern）：片麻痺の回復の初期に，ようやくわずかながら随意的な動きが可能になった時点で出現するパターン化（たとえば下肢の屈筋共同運動は股関節屈曲外転外旋，膝関節屈曲，足関節背屈内反）した運動のことを指す．
- 下肢の屈筋共同運動パターンが強い症例では立位が阻害される．
- **連合反応** associated reaction：運動麻痺によりまったく随意的な運動が不可能な場合でも，体の一部分の筋を強い力で働かせると，その影響が他の部分に及んで，筋収縮または運動が誘発される反応のことで不随意運動である．片麻痺の場合対側性に起こり，とくに股関節の外転（内転）運動をレイミステ現象と呼ぶ．

b. 腱反射と筋緊張の違い
- 腱反射の亢進や筋緊張の亢進（痙縮）の出現は回復のチェックとして必要．
- **腱反射** tendon reflex：急な外力によって筋が損傷するのを防ぐための生理的な防御反応．一般的に腱反射が亢進していれば筋緊張も亢進している．
- **筋緊張** muscle tone：筋を他動的に伸張したときに筋に生じる抵抗感，という臨床的概念で表現される．不随意的であり，筋緊張の異常は筋緊張亢進状態すなわち**痙縮** spasticity と**強剛** rigidity，筋緊張低下状態すなわち**弛緩** flaccidity に分けられる．

c. 平衡機能（バランス）の構成要素
- 平衡機能とは広義のバランス機能ととらえられるが，関連する用語には**姿勢**，**姿勢調節**，**立ち直り反応**，**平衡反応**などがある．
- いわゆる**平衡機能** equilibrium function/balance function の構成要素は
　①支持基底面の広さ
　②支持基底面から重心までの距離（高さ）
　③重心からの垂線の支持基底に対する位置
　の3つである．
- 片麻痺があれば支持基底面は非麻痺側に偏り狭くなる．重心からの垂線が支持基底面中央にあるほど転倒しにくい．身長が低いほど重心は低くなり安定する．
- 支持基底面から逸脱した場合，適切な位置関係に姿勢を調節しようと立ち直り反応がみられ，加えて平衡反応として下肢のステップ反応や上肢の保護伸展反応が新たな基底面をつくりバランスを保とうとする．
- 片麻痺のバランス訓練においては，バランスの逸脱範囲を患者に経験させる．

演習2の解答例一覧

バランスを保持できる範囲を拡大することは，静的な場面でも動的な場面でも重要な訓練の1つである．
- 平衡機能の評価は歩行能力やADL能力を推測するうえで重要となる．

B 症例検討

基本情報
- 脳卒中患者の多くは障害の受容ができておらず，「自分がこんなことになるなんて」と思っている．とくに症例のように比較的若く，就労していた患者ではなおさらである．また，多くの患者はすべての麻痺が治ると思っていることについても留意しておく．
- 治療される者＝弱者，治療する者＝強者ではない．「人生の先輩方に対して社会復帰のお手伝いをさせていただく」といったスタンスで問診に臨むべきであり，またそのほうが信頼関係を築きやすい．
- 一般的に理学療法士は知りえた情報で，医師よりも先に予後について患者に説明してはならない．

情報A
- 被殻出血はその出血量と内包への侵襲の程度により麻痺の程度は異なる．出血に限らず障害（虚血）の場所を正確に知ることは予後を予測するうえで重要であるが，だからといって問診や理学療法評価をおろそかにしてはならない．画像所見はあくまで補助診断である．
- 脳卒中患者に対する血圧の管理は重要である．とくにこの症例では高血圧性の脳出血のため，服薬情報を確認する必要がある．
- 既往歴からも動脈硬化の進展が予想される．総コレステロール，LDLコレステロール，HDLコレステロール，中性脂肪などの値および基準値を確認する．
- メタボリックシンドロームの基準に該当するが，回復期のリハビリテーションでは運動量に比し，栄養（摂取エネルギー）量が低下しやすい．体重の大幅な減少には注意をはらい，適切な量の栄養量を確保する．
- 家屋情報から，現状のままでは寝床からの立ち上がり，移動の際には段差ごえ，和式便所へのしゃがみこみが必要である点を考慮して理学療法評価を進める必要がある．
- 座位姿勢異常は比較的とらえやすい．片麻痺患者は麻痺側や非麻痺側へ側方傾斜し，円背，骨盤後傾で体幹が崩れている場合が多い．この状態から，垂直方向に背を伸ばし（仙骨座り→坐骨座り），正中線もしくは非麻痺側へしっかりと体重をかけ座位がとれると，ADL動作が獲得しやすい．

情報B
- 本症例では発症後1ヵ月半たった時点で上肢は重度麻痺，下肢には中等度の麻痺が残存しているが，その他，歩行を阻害する因子はなく日常の移動手段として歩行を用いることができると予測できる．

- リスク管理として患者個別の血圧の上限の中止基準を医師に確認する必要がある（すでに病院独自の設定がある場合もある）．
- 入院前の運動習慣および前病院での運動療法の種類と量を聞き取れれば，ある程度の現在の体力が推測可能であり，プログラムに反映させることができる．
- とくに急性期病院からの添書（サマリー）情報はFIMなどのADL情報が中心となりやすいが，上記の運動量に加えて，退院にあたり指導したことや残された課題などを直接急性期病院のカンファレンスに参加したり，転院後電話等で確認したりする前方連携も重要である．

情報C
- 活動性を向上していくと一人で何でもできると思い込みやすく，転倒の危険が増す．病棟スタッフも含めて十分に注意を喚起する必要がある．
- 急性期の段階で靴型の長下肢装具が処方されている．自宅復帰に際して屋内歩行は裸足歩行が可能かもしれないが，安全性を十分に考慮し，麻痺の回復の程度によっては室内用装具を検討する．

動画 演習2解答例-1〜5

- 訓練に際しては肩手症候群と足関節の背屈制限に注意しながらROM訓練が必要である．また，セルフストレッチ（**動画 演習2解答例-1，2**）やパートナーストレッチ（**動画 演習2解答例-3，4，5**）の指導も必要である．
- 上肢の重度な機能障害に対しては初期の段階から予後不良だとあきらめずに，作業療法士と協力してさまざまな動作訓練を回復期入院期間程度は継続して行う必要がある．
- 歩行能力改善とともに再発予防のため栄養指導，服薬の重要性の指導に加え有酸素運動の導入を行う．
- 外泊訓練の際に同行し，実際に家の中での訓練を行うことも効果的である．また，クリーニング業における細かい個別のチェックリスト（動作の確認リスト）を作成することで外泊訓練が充実したものになる．
- 在宅復帰に際し，手すりの設置や福祉機器の購入が必須になってくると考えられる．ケアマネジャーとの連携が重要となる．

動画 演習2解答例-6〜8

- 自動車の運転（**動画 演習2解答例-6**）に関しては，簡単な確認であれば病院の駐車場などで行えるが，最終的には自動車学校や運転免許試験場にて訓練，確認してもらったほうがよい．なお，運転免許制度の所管は都道府県警察（公安委員会）であり，運転免許の継続の判断は，ここが行うことを知っておく必要がある．医療関係者の安易な発言は控えたほうがよい．
- 外来診療のなかで機能や運動量などを定期的にチェックし，自主訓練としてROM，ストレッチ，反復起立訓練（**動画 演習2解答例-7**），基本動作訓練（**動画 演習2解答例-8**）や有酸素運動を提案する．身体活動量を維持していくことは，二次障害や再発の予防につながっていく．

演習3の解答例

A　グループ討議

1 運動失調の病態

a. 損傷部位と出現する小脳性運動失調の種類
- 運動失調とは運動麻痺がないにもかかわらず，筋が協調的に働かないことで円滑な動作や運動ができない症状である．
- すなわち，運動自体は行うことができるものの，運動の協調性や正確性が損なわれ，上肢では巧緻性障害，体幹や下肢ではバランス障害が出現する．
- 代表的な運動失調の原因は小脳性，脊髄性，迷路前庭性，大脳性に分類されており，損傷部位によって出現する症状が異なる．
  ①小脳半球（大脳小脳）：四肢の運動失調，企図振戦，筋緊張低下，構音障害
  ②小脳虫部（脊髄小脳）：体幹の運動失調
  ③片葉小節（前庭小脳）：眼球運動障害（眼振など），平衡機能障害

b. 脳血管疾患と神経変性疾患による運動失調の違い
- 脳血管疾患による運動失調は小脳や脳幹の脳血管障害，腫瘍，炎症などによって神経細胞が損傷されることで出現し，神経変性疾患による運動失調は脊髄小脳変性症などによって小脳またはその連絡線維の変性で出現することが多い．
- 脳血管疾患による運動失調は損傷部位以外の神経線維の可塑的変化や他の機能代償によって回復傾向を示す．
- そのため，機能改善をみすえたうえで理学療法を展開する．しかし，完全に回復しない症例も多く，予後を予測しながら補助具や住宅改修を検討する．
- 神経変性疾患による運動失調は慢性的に進行することが多く，症状に応じて適切な補装具や自助具の活用，社会資源の提供を考慮する必要がある．
- 症状の進行にも病型や年齢によって個人差があるため，効果的な介入方法を適切な時期に行う．

2 小脳性運動失調に対する理学療法の視点と注意点

a. 小脳性運動失調の評価方法
- 運動失調は数値化できる評価を行うことで他者と情報を共有しやすく，患者に対しても客観的な情報を提供することで障害像をイメージしやすい．
- しかし，評価は数値だけをみるのではなく，評価している時の動作を注意深く観察し，どのような場面で失調が強くなるのか把握する必要がある．
- 小脳は脳損傷領域によって出現する失調症状が異なるため，損傷部位に応じた評価を選択する．代表的な運動失調の評価として，上肢では鼻指鼻試験や手の回内回外試験，下肢では踵膝試験やロンベルグ試験が挙げられる．
- また，重症度評価としてSARAを用いた小脳性運動失調の総合的な評価方法が

SARA：The Scale for the Assessment and Rating of Ataxia

428 付録 演習の解答例

ある．
- 損傷部位によっては眼球運動障害が出現する場合があるため，動作時の目の動きにも着目して評価する必要がある．

b. 小脳性運動失調に対して理学療法を行ううえでの注意点
- 運動失調は，急いでいる時の心理的緊迫や同時に2つ以上の課題を行う多重課題遂行時の動作などさまざまな状況で症状が強く出現する傾向がある．
- そのため，単に評価を行うのではなく，状況や条件を変えて同じ評価を行った時の失調症状の違いを評価するという視点が必要となる．
- 歩行障害に対する理学療法を行う時には転倒に気をつける．
- 運動麻痺では麻痺側に転倒しやすい傾向があるが，運動失調を呈している患者では下肢筋を制御できず，障害側に限らず転倒しやすい．
- そのため，失調による転倒リスクが高い患者に対しては歩行時に患者から目を離さないように心掛ける．

B 症例検討

基本情報
- 小脳の脳梗塞では損傷領域の画像所見を確認するとともに，発症する要因となる高血圧，糖尿病などの合併症や血圧変動を含めたバイタルサインの変化に対する情報を収集する．
- 現病歴では発症時にふらつきが認められており，めまい症状も出現している．これらの症状は肢位変換や歩行時に生じることで転倒転落の危険性が高くなる．
- そのため，ふらつきやめまい症状が持続しているのか問診するとともに，安静時や頭位変換による症状の出現を確認する．
- 主介護者の介護力は非常に重要な情報となる．
- 同居家族がいる場合には発症前の生活状況を踏まえて具体的に情報収集する．
- また，家屋環境も自宅復帰を目指すうえで大切な情報となるため，家屋・周辺環境や生活状況も聴取する．
- 家屋・周辺環境において，玄関の上がり框や敷居の段差等は転倒の原因となることから，患者自身の動線を含めて詳細に情報収集する必要がある．
- もし状況把握が難しい場合には，ソーシャルワーカーや看護師から情報を収集する．
- 本症例は脳梗塞による回復型の症状を呈しているが，進行型の疾患の場合は今後の生活支援の進め方が変わる．

情報A
- 本症例の頭部MRIからは，小脳半球による四肢の運動失調や筋緊張低下，小脳虫部による体幹の運動失調，片葉小節による眼球運動障害などさまざまな症状が出現することが予測される．
- そのため，これらの内容に則した評価が必要となる．

- しかし，画像所見だけで症状を決めつけるのではなく，あくまでも補助診断の1つとして活用すべきである．
- 既往歴には高血圧があり，血圧の変動には十分に注意する．
- また，服薬状況の詳細な確認を行うとともに，肢位変換による起立性低血圧には留意する．
- 看護情報から，せっかちな性格との情報がある．
- 小脳障害では構音障害が出現する可能性があり，言葉が聞き取りづらい場合には傾聴するとともに適宜，ゆっくり話すように伝える．
- ただし，患者の感情の変化を十分に理解しながらコミュニケーションを取る必要があり，ただ聞き取りづらいことを指摘するのではなく，状況に応じたコミュニケーション技術が重要となる．
- また，セラピスト側も聞き取りやすい声のトーンや話すスピードに留意する．
- 構音障害の今後の経過に関して，言語聴覚士に確認するとともに情報を共有する必要がある．

a. 理学療法評価項目の立案

- 理学療法評価の測定項目は情報B参照．
- 運動失調症状を把握するために，協調性の評価を行う．
- その時に，さまざまな課題を与えて，詳細に動作を観察する必要がある．
- たとえば鼻指鼻試験では，上下左右前後のさまざまな方向に患者がリーチする時の反応を観察する．
- 前後で検査者の指の位置を変える際，患者が遠方へリーチするには体幹の安定性が必要となる．
- これによって，企図振戦の症状だけではなく体幹の運動機能も含まれる．
- 1つの評価でも課題を変えることで複数の運動機能を評価できる．
- また，体幹の運動失調を評価する際，上肢支持なしでの座位もしくは立位で体幹運動を行う時の動作観察によって失調症状を確認できる．
- Trunk Impairment Scaleなどによって体幹機能を評価することもできる．
- ADLに関して，病棟でのADLと理学療法士によるADL評価では乖離している場合があり，それらの項目を見出し，適宜，修正することが必要である．
- 病棟ADLは日常的にしている動作，理学療法によるADL評価はできる動作となる．
- 病棟ではより安全に動作を行うために，理学療法評価上で自立していても病棟では監視，修正自立となることがある．
- 看護師との密な連携によって，これらのADLの乖離を小さくすることで自立へと近づけることができる．
- 歩行能力評価は患者の社会的背景に合わせてさまざまな条件，状況で実施すべきである．
- 歩行器や杖など歩行補助具を使用することで転倒のリスクを軽減できるため，早期から歩行自立できる可能性がある．
- しかし，自宅復帰を想定する際，敷居段差は歩行器歩行ではまたぐことが困難

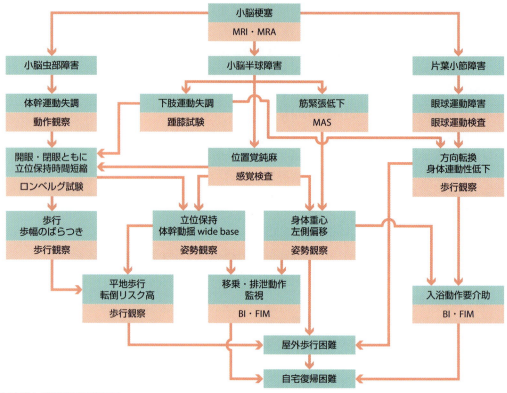

図A3-1　各症状と評価項目の関係図
緑枠は症状，矢印は症状間の関係性，オレンジ枠は評価項目の一例を示す．

であり，段差を解消するために住宅改修するか，歩行器ではなくT字杖の使用を検討する必要がある．
- 一方，T字杖は歩行器と比較して，持ち運びやすい利点はあるが，転倒の危険性は高くなるため環境や姿勢制御能力に応じて選択する．
- そのため，さまざまな歩行補助具を使用した時の歩行安定性を評価する必要がある．
- 歩行能力や方向転換を含むバランス能力を評価する際，10m歩行テストやTUG，BBS，BESTestなどを用いて客観的な評価を行うとともに，動作観察することも症状を把握するために有効な手段となり得る．

情報B

a. 評価の統合と解釈
- 障害情報に基づいた各項目の関係性と評価項目の一例を図A3-1に示す．
- 小脳虫部の障害では体幹失調，小脳半球の障害では下肢運動失調，位置覚鈍麻，筋緊張低下，片葉小節では眼球運動障害が出現しやすい．
- ロンベルグ試験により開眼，閉眼ともに立位保持時間が短縮しているのは下肢，体幹運動失調および左下肢位置覚鈍麻が影響しており，その結果，歩行時の歩幅のばらつきや立位保持での体幹動揺，wide baseが出現している可能性がある．
- これによって，平地歩行での身体不安定性が増大し，歩行補助具なしでは転倒

リスクが高くなることが考えられる.
- また，身体重心位置が左側へ偏移しているのは，左下肢の筋緊張低下や位置覚鈍麻が関係している.
- 一方，方向転換時の身体連動性の低下には，主に眼球運動障害や下肢の運動失調症状が影響している.
- 平地歩行での身体不安定性，身体重心の左側偏移，方向転換時の身体連動性の低下は応用歩行能力に直接影響するため，これらの症状によって屋外歩行が困難となっている.
- この状況に加えて，移乗・排泄動作監視や入浴動作要介助によるADL能力の低下が認められているため，現状では自宅復帰が難しい.

b. 問題点
- 情報C問題点を参照.

c. ニーズ・リハビリテーションゴール
- 患者は復職を希望されているが，仕事内容や職場への移動手段が十分に把握できていないため，これらの情報だけでは判断できない.
- まずは，寝室を一階に移動できたと想定して，一階部分での自立した生活をニーズ，自宅復帰をリハビリテーションゴールとするなど実現可能性が高い設定にする.
- 患者の回復程度にはさまざまな要因が影響するため，随時ニーズを現実的な範囲で変更していく.

d. 理学療法ゴール・理学療法プログラム
- 情報C理学療法ゴール，理学療法プログラムを参照.

情報C
- 理学療法プログラムはニーズやゴール，身体機能に応じて随時変更する.
- 介入序盤では身体機能を向上するために①～⑤に比重を置きながら，自宅復帰を目指す段階で⑨に移行する.
- ⑥，⑦は病棟生活の早期自立をはかるためにも積極的に介入する必要があるが，作業療法士とも情報を共有しながら進めていく.
- ⑧は変化する身体機能や能力を見定めながら，導入を検討する.
- 協調運動障害だけに注目するのではなく，筋力や筋持久力向上を追求することも必要である.
- 入院中は日常生活と比較して極端に活動量が低下する傾向にある.
- そのため，意識的に活動量を増加するように，理学療法を行っている時間以外の活動を把握し，リスクを考慮しながら可能な範囲で運動を促す.
- 可能であれば活動量計などを用いて日中の活動量を管理することが必要となる.
- 既往歴に高血圧があり，高強度トレーニングを実施するときには血圧を管理する必要がある.

演習4の解答例

A　グループ討議

①錐体路障害と錐体外路障害の相違

a.　錐体路の障害でみられる徴候

■錐体路は，前頭葉の中心前回から，内包後脚，中脳の大脳脚，橋腹側，延髄の錐体部を通り多くは交叉し，対側の脊髄前角細胞の下位運動ニューロンへと連絡する．

■この神経路は皮質脊髄路と呼ばれ，下位運動ニューロン（脊髄前角から直接筋を支配する経路）に対し，上位運動ニューロンとも呼ばれる．

■また，上位運動ニューロンには，脳幹に存在する脳神経の運動核に連絡する皮質延髄路も含まれる．

■これらの経路で障害が起こると，**痙性麻痺**（筋萎縮を伴わない），**深部腱反射（膝蓋腱反射など）の亢進**，**病的反射（バビンスキー反射など）の出現**，**表在反射（腹壁反射など）の消失**などの徴候がみられる．この4大徴候を錐体路徴候という．

b.　錐体外路の障害でみられる徴候

■運動の実行に関与する神経路として，錐体路以外に錐体外路がある．

■錐体外路は，大脳基底核（尾状核，被殻，淡蒼球，黒質，視床下核）を中心とする経路で，大脳皮質，視床および連絡線維を含む．

■大脳基底核の機能には，運動の発動，運動速度，運動の大きさ，運動量の調整などがあり，運動の調節に関与する．この調節ができないことで，パーキンソン症候群や不随意運動が出現する．

■錐体外路の障害は，筋緊張の亢進，運動の過小，不随意運動の出現により，**無動-筋強剛症候群**akinetic-rigid syndromeと**運動過多症候群**hyperkinetic syndromeの2つに大別することができる．

■無動-筋強剛症候群は，筋緊張の亢進と運動の過小をきたし，代表疾患の1つとして**パーキンソン病**がある．

■運動過多症候群は，不随運動（振戦，バリズム，舞踏運動，アテトーゼなど）の出現を特徴とし，筋緊張は低下と亢進の2つのタイプがある．

c.　代表的な不随意運動

■振戦：律動的な振動で，安静時にみられる静止時振戦，ある姿勢を保持するときにみられる姿勢時振戦，運動時にみられる運動時振戦がある．

■バリズム：上下肢を突発的に激しく投げ出すように反復する運動

■舞踏運動：不規則で踊るような運動

■アテトーゼ：四肢，体幹の不規則でゆっくりとした身をくねらせて動く蠕動のような運動

- ■ミオクローヌス：ピクッとした素早い突発的な運動
- ■固定姿勢保持困難（羽ばたき振戦）：上肢を伸展挙上して保持するときにみられる，羽ばたくような不規則な運動
- ■ジストニー（ジストニア）：ゆっくりとねじれるような運動
- ■ジスキネジア：顔面，四肢，体幹にみられる．口部にみられるジスキネジアは，舌を捻転させ，反復的に口を動かす運動を呈す．

2 パーキンソン病の特徴

a. パーキンソン病における4大症候

- ■パーキンソン病には，4つの特徴的な症状（4大症候）がみられる．4大症候とは，振戦，筋強剛，無動，姿勢反射障害である．
- ■パーキンソン病では，4大症候による患者像をとらえ，症状の進行に合わせ，生活機能をできるだけ維持し，活動的な生活が送れるよう理学療法をすすめることが望まれる．

①振戦 tremor
- ■安静時にみられ，精神緊張で増強し，随意運動時（書字，食事など）や睡眠中には減少する．
- ■一側の上肢または下肢から同側他肢へ，続いて対側肢へ拡大する（N字型または逆N字型の進行）．

②筋強剛 rigidity
- ■筋強剛には鉛管様筋強剛と歯車様筋強剛とがある．
- ■関節可動域を制限する因子ともなるため，その部位を確認しておく．

③無動 akinesia
- ■無動とは，動作の開始や切り替えに時間を要し，ゆっくりとした動作しかできない症状で，動作緩慢となったり，突然動作が停止して動かなくなったりする．
- ■理学療法の臨床場面で頻繁に問題となる症状である．
- ■手拍子，メトロノームなどによる音刺激であったり，歩行路上の目印線などにより，歩行の改善がみられる場合がある．運動開始のきっかけとなる鍵を見極め，運動方法にさまざまな工夫が必要となる．

④姿勢反射障害
- ■姿勢反射障害とは，バランスを崩した際に反射的に姿勢を立て直すことができない症状で，ホーエン＆ヤールの重症度分類（p.233，表19-1参照）のステージ3以降でみられる．そのため，理学療法場面では，常に転倒の危険性を伴っていることに注意しておく．

⑤その他
- ■4大症候以外に，自律神経症状（便秘，起立性低血圧，体温調節障害など）や精神症状（抑うつ傾向，不眠，食欲不振など），顔貌，発語，嚥下，立位での姿勢，歩行，姿勢反射，体位変換動作，反復動作，動作全般に運動障害がみられる．パーキンソン病の標準的症状を表A4-1に示す．
- ■パーキンソン病の病態を把握する方法として，ホーエン＆ヤールの重症度分類

434　付録　演習の解答例

表A4-1　パーキンソン病の標準的症状

要素的徴候	症　状
筋強剛	左右差あり．歯車様>鉛管様
振　戦	左右差あり．安静時
無　動	あらゆる運動の回数減少，スピード低下
姿勢反射障害	屈曲姿勢，側弯，突進
自律神経症状	便秘>低血圧>起立性低血圧，脂漏性顔貌
精神症状	うつ傾向，思考緩徐
運動障害	症　状
顔　貌	無表情，脂漏性（手入れによる）
発　話	小声，単調，抑揚がない
嚥　下	流延（嚥下回数の減少），嚥下物の梨状窩貯留
立位での姿勢	腰，肘，膝，手の屈曲
歩　行	小股・すり足，歩調の促進現象・突進，腕の振りの低下・消失
姿勢反射	突進現象
体位変換動作	寝返り，立ち上がりなど姿勢変換障害
反復動作	振幅の減少，リズムの促進（指タップ，手回内回外など）
動作全般	動作回数の減少，動作のスピードの遅さ

［近藤智善：パーキンソン病の臨床症状―診断のポイント．内科 **93**：631，2004より引用］

のほかに，①精神機能，行動および気分，②日常生活動作（ADL），③運動能力検査，④治療の合併症の4パートに分かれ，全42項目からなるパーキンソン病統一評価尺度（UPDRS）がある．

UPDRS：unified Parkinson's disease rating scale

③ パーキンソン病と症候性パーキンソニズムについて

a. パーキンソン病と症候性パーキンソニズムの鑑別

■臨床上多くみられる，脳血管性パーキンソニズム，薬剤性パーキンソニズム，および正常圧水頭症（脳血管性パーキンソニズムに似た歩容を示す）の特徴を**表A4-2**に示す．

B　症例検討

■本症例は65歳と年齢的に若く女性であることから，5年前のパーキンソン症状の出現まで振り返り，家庭内での役割をはじめ家族構成，趣味など生活状況の確認，および投薬状況について情報収集する．

■BMIが16.2とやせており，栄養状態のチェックとともに，その原因についても確認する．自律神経症状でもある便秘や精神症状としての食欲不振なども原因として考えられる．パーキンソン病では身体症状をはじめ，自律神経症状，精神症状など多様な症状の訴え（**表A4-3**）が認められ，リハビリテーションを進めるうえで意欲低下などについても確認する．

■投薬状況はL-ドパの長期投与による日内変動（up and down現象，ウェアリン

＊ up and down現象，ウェアリング・オフ現象　　L-ドパの長期服用に伴い，薬の効果持続時間が徐々に減少していき，効果の得られている時間と効果が得られていない時間ができてしまい，症状の日内変化を生じてしまうこと．

表A4-2　症候性パーキンソニズムの特徴

	パーキンソン病	薬剤性パーキンソニズム	脳血管性パーキンソニズム	正常圧水頭症
症状の進行	緩徐, 年単位	急, 週〜月単位	緩徐, 時に階段状	緩徐
症状の左右差	あり	目立たず	目立たず	目立たず
振戦	静止時振戦	なし〜姿勢・動作時	なし〜姿勢時	なし
筋強剛	歯車様が多い	鉛管様	鉛管様, 抵抗性	鉛管様, 抵抗性
無動	顔面, 上・下肢	顔面, 上・下肢	下半身	下半身
歩行	閉脚, 片足すり足, 小刻み	閉脚, 小刻み	開脚, 小刻み, すり足, つまり歩行	開脚, 小刻み, すり足, つかまり歩行
姿勢	前傾, 前屈	前傾, 前屈	背筋は伸びる, 不安定姿勢	背筋は伸びる, 不安定, 失立
不随意運動	初期にはなし	口舌ジスキネジア	なし	なし
精神症状	初期にはなし	ときに抑うつ	ときに認知症	認知症, 無関心
その他		運動不活発	片麻痺, 感情失禁, 仮性球麻痺	尿失禁
画像所見	年齢相応	年齢相応	大脳白質病変, ラクナ梗塞	脳室拡大, 白質低吸収域 (CT)
L-ドパの効果	著効	被疑薬投与中無効	ほとんど無効	無効

[内藤寛：薬剤性パーキンソニズム, 脳血管パーキンソニズム, 正常圧水頭症との鑑別. 内科 **93**：649, 2004より引用]

表A4-3　パーキンソン病によるさまざまな訴え

身体症状

【手先のことなど】
手が震える. 身体が震える. 手を使いにくい. 手を動かしにくい. 手が麻痺する. 手に力が入らない. 字が書きにくい. 年賀状が書けない. 手がこわばる. シャンプーがしにくい. 歯磨きがしにくい. りんごの皮がむけない. 包丁を使いにくい. 米がとぎにくい. カフスボタンがとめにくい.

【起立, 歩行など】
めまいがする. ふらふらする. 雲の上を歩いているようで不安定. 一度にさっと立ち上がれない. おしりが沈むようなソファーに座ると立ち上がれない. 電車で両脇にぴったり座られると立ち上がれない. 前に人が立つと立ち上がれない. 自転車にのっていて一方にそれていく.

【すくみ足のようなことなど】
足が前に出ない. 足の裏に吸盤か磁石がついたようだ. 声をかけられると動きが止まってしまう.

【話し方など】
声が小さくなった. 何をいっているのかわからないといわれる. 早口になった. 飲み込みにくい.

【痛みなど】
足がしびれる. 腰が痛い

自律神経症状

夜トイレに起きにくい. しょっちゅうトイレに行きたくなる. 便がでない.

精神症状

虫がみえる. 虫が身体の中に入ってくる. 犬や猫などの小動物がみえる. (いないはずの)人がいる. 怖い夢をみる. どろぼうが入ってくる. 後に人がいる感じがする. 財布をとられた. 夫が浮気をしている.

グ・オフ現象*, オン・オフ現象*)についても情報収集する.

情報A

■ パーキンソン病特有の症状と徐々に悪化していくことによる身体活動性の低下が原因で起こる廃用症候群の2つの観点から検査・測定を選択し, 実施していく.

■ 本症例は易転倒性を認めているため, 検査・測定の実施において転倒恐怖に対

***オン・オフ現象**　薬の効果が得られているオンの状態と薬の効果が得られていないオフの状態があり, 長期服用によって薬効がオンの時間帯にもかかわらず突然薬効がオフとなる. このようにスイッチを入れたり切ったりするかのごとく突然症状の変動が生じてしまうこと.

する配慮および転倒に対する十分なリスク管理に努める.

■ パーキンソン病は自律神経症状をきたすことから,起立性低血圧や体温調節障害などの合併症の有無について検査・測定実施前に必ず確認する.

■ ADL評価では自立度だけでなく,動作遂行時間(動作を行うことに要する時間)や安全性(転倒の危険性)についても把握する.

■ 歩行においては,パーキンソン病に特徴的な上肢の振りの減少,体幹の回旋の減少,方向転換障害,すくみ足,小刻み歩行,突進現象の有無についても確認する.

■ L-ドパの長期服用によってオン・オフ現象がある場合には,オン時間のみでなくオフ時間のADL評価も行い,変動状況を把握する.日内変動がある場合,理学療法は症状が軽減している時間に実施する.1日の生活状況をタイムスケジュール表で管理し,服用時間,症状改善の目安を記すとよい.

情報B

■ ホーエン&ヤールの重症度分類はステージ3であり,立ち直り反射の障害がみられ,歩行障害など活動制限があり,ADLでの影響もみられる.

■ UPDRSは,精神機能,行動および気分について0点,ADLについてオン時6点,オフ時11点,運動能力について15点,治療の合併症について4点の36点となっている.

■ ADL評価では自立度だけではなく,本症例は歩行障害をきたしていることから歩行状態(すくみ足や小刻み歩行,突進現象など)や転倒経験の有無,生活行動範囲についても情報収集し,動作遂行時間(動作を行うごとに要する時間)や安全性(転倒の危険性)についても把握する.

■ 歩行の改善方法として,床に貼ったテープを目印とした視覚的フィードバックやメトロノームのリズムによる聴覚的フィードバックがある.

■ 本症例では筋強剛,動作緩慢,姿勢反射障害によって立位姿勢,寝返り動作,起き上がり動作,歩行,更衣動作,入浴動作に障害をきたしているものと考えられる.

■ 体幹のROM制限と筋力低下は,筋強剛や動作緩慢,姿勢反射障害による身体活動性の低下が主たる原因と考えられ,これが起き上がり動作や更衣動作に障害をきたしているものと考えられる.ROM制限に対しては,ROM訓練のほか,ストレッチ体操など自身でも継続可能なプログラムを実地する.

情報C

■ パーキンソン病は,慢性かつ進行性の疾患であり,徐々に機能障害が深刻化していく.そのため,病気の進行に伴って生じやすい廃用症候群にも目を向け,関節拘縮や変形,筋力低下の助長防止に努める.在宅生活においては,家屋改修のアドバイスと家族への介助方法の指導を行い,活動的な生活が送れるようADLの維持,改善をはかっていく.

■ パーキンソン病患者の中には,進行性の疾患ということもあり,「自立した生活動作を今後も継続することが可能なのか」という不安も少なくなく,精神的プレッシャーに打ち勝つ必要もある.そうした中では,しているADLの評価

として，日中の活動量とあわせて，生活動作が継続的に自身で行えているかなどについても詳細に把握することが重要となる．

- 本症例では歩行能力の改善を主とし，趣味活動を含めた活動的な生活の獲得を目標とする．歩行障害を有するものの，下肢筋力はMMT 5レベルと問題はなく，T字杖歩行が可能なレベルである．バイタルサインに問題はなく，廃用症候群の防止も含めて，積極的な立位訓練，立ち上がり動作，歩行訓練を実施する．ただし，転倒リスクには十分に配慮する．

- パーキンソン病の歩行障害の特徴として運動リズム障害があり，T字杖などを使用して支持基底面の拡大のみでは改善しない場合がある．そのため歩行補助具使用以外の検討も必要である．

- 姿勢反射障害（バランス障害）に対しては，静的・動的バランス訓練をプログラムとして実施する．本症例では，いすからの立ち上がり動作，歩行訓練がバランス訓練としても有効となる．

- 寝返り，起き上がり動作訓練では，筋強剛や動作緩慢のために動作遂行に時間を要する．そのため，直ぐ手を差し伸べるのではなく「待つ」「見守る」ことも訓練として必要である．

- ゴール設定は，身体機能のみではなく，本人・家族の希望，家族の疾患に対する理解（パーキンソン病とはどのような病気か）と介護に対する協力を考慮して獲得可能な目標を設定する．

- 生活期では，活動的な日常生活を送ることがとても大切になる．そのため活動的な日常生活に向け，理学療法プログラムやゴールを検討する中で，「まずはこういうことを実践する」といったより具体的な動作・活動について本人とともに調整することも大切となる．

- 本症例の理学療法ゴールを，短期目標として歩行能力の向上，長期目標として屋外移動の獲得とする．趣味活動を含めた活動的な生活は，運動機能，精神機能の維持・向上のみならず外出機会を増やし，二次的障害である廃用症候群の防止にもつながる．

- 日常生活は，薬や体調によっても左右される．オンやオフの状態が出現する場合には，症状がよくなるオン状態に，活動性を高められる理学療法プログラムを検討する．一方，オフ状態の確認も大切となる．薬物によるコントロールが難しくオフ状態が続く場合には活動性の低下による関節可動域の制限や筋力の低下などの二次的障害の予防，改善を目的とした理学療法プログラムを検討する．

- 家庭復帰をリハビリテーションゴールとするうえで，生活環境整備も必要不可欠なものといえる．そのため，要介護認定の申請や住宅改修の検討についても並行して進めていく．

- 夫との二人暮らしということから，介護負担の軽減も考慮し，介護保険サービス（通所リハビリテーション，訪問看護，訪問介護など）の利用について情報収集し，提案していく．

- 本人・家族の当事者でなければわからないことも多く，パーキンソン病の集い

の会などへ参加をすすめるのもよい.

演習5の解答例

A　グループ討議

1 頸髄損傷における各髄節機能残存レベルでの主要機能筋

- ザンコリーの分類（Zancolli classification）を参考にする（表27-6参照）.

2 各髄節機能残存レベルの可能な基本動作

残存髄節	基本動作能力	ADL能力
C2〜3残存	全介助 移乗：リフターや介護者により全介助 移動：チンコントロール式電動車いす	全介助
C4残存	全介助 移乗：リフターや介護者により全介助 移動：チンコントロール式電動車いす	全介助（食事の一部は可能） 食事：ポータブルバランサーを用いて一部可能．ストロー使用にて飲水可能
C5残存	寝返り：肘関節屈曲機能を利用しループ，紐，ベッド柵などを利用して可能 起き上がり：同上 座位：車いす座位可能 移乗：全介助 移動：電動車いすもしくは普通型車いすにハンドリムの滑り止め加工	食事：装具および自助具を用いて可能 整容：装具および自助具を用いて髭剃りや髪をとく，歯磨きは可能 排泄・入浴・更衣：全介助
C6残存	寝返り：上肢の投げ出し機能を利用 起き上がり：一側ずつon elbowになり，上半身を起こす．その後，一側肘を床に押し付け対側の大胸筋，広背筋，肩甲下筋を使用し上肢を内転・内旋させることで肘をロックさせる．肘ロックを交互に行い，長座位となる． 座位：車いす座位可能 移乗：一部で前方移動可能 移動：普通型車いすにハンドリムの滑り止め加工	食事：ユニバーサルカフにポケット装着にて可能 整容：ユニバーサルカフにポケット装着にて可能．洗面や歯磨きの一部可能 排泄：前方アプローチにより洋式便器に移乗して可能 入浴：車いすの高さと洗い場の高さを合わせることで浴室への移動可能．壁にもたれかかれば洗体可能 更衣動作：ファスナーループなど取り付けで可能な場合多い 自動車運転一部で可能
C7残存	寝返り：少しの上肢の投げ出し機能を利用して可能 起き上がり：一側ずつon elbowになり，上半身を起こす．その後，肘関節を伸展させ，長座位となる 座位：車いす座位可能．除圧はプッシュアップにて可能 移乗：側方移乗可能，トランスファーボードなどの利用で乗車可能 移動：標準型車いす．一部でキャスター上げが可能．床と車いす間の垂直移動が可能．歩行は不可能	食事：柄の太いスプーンなどで可能 整容：洗髪・洗顔可能 排泄：側方アプローチにより洋式便器に移乗して可能 入浴：埋め込み式浴槽への出入り可能 更衣：自立安定 自動車運転一部で可能

C8〜T1 残存	寝返り・起き上がり・座位：自立 移乗：側方移乗可能または自立 移動：車いす移動自立	食事：柄の太いスプーンで可能 整容：洗面時に水を手掌ですくって可能 排泄：自立 入浴：自立 更衣：自立 自動車運転可能 車いす上でのADL自立

[細田多穂（監）：生活環境学テキスト，第2版，p.150-154，南江堂，2020を参考に著者作成]

3 自動車運転をするために必要なこと

①運転免許センターにおいて，障害の程度が運転することのできる範囲かどうかの運転適性相談を受ける必要がある．

②身体の状態によって，安全に自動車を運転するために必要な条件（車両の改造）が付されるなど，安全に自動車を運転するために必要な条件の変更が行われることがある．

B 症例検討

情報A

- 理学療法評価を実施するにあたり，事前にカルテや他部門からの情報収集をしておく必要がある．
- 対象者へ社会復帰に向けた情報を得るために，問診で聴取する内容を確認する．
- 必要な情報収集項目は，①基礎情報，②医学的情報，③身体機能情報，④環境情報，⑤他部門情報などである．

　①基礎情報とは，氏名，年齢，性別，趣味，利用している保険などが含まれる．

　②医学的情報とは，患者が有している基礎疾患，疾病，合併症など，リハビリテーションの対象となる障害に対する情報である．現病歴，画像評価，合併症，既往歴，投薬情報など，リハビリテーションを実践するため必要な情報である．

　③身体機能情報とは，身長，体重，BMI，日中の活動度，本人および家族の主訴や願望などが含まれる．

　④環境情報とは，家族構成，家屋状況，在宅周囲の環境，職業，地域とかかわりなど社会とのかかわりを主とした環境などが含まれる．

　⑤他部門情報とは対象者が社会復帰するために必要な情報を保有している専門職からの情報である．

- 本症例は57歳であり，受傷前より母親と2人暮らしである．環境情報より母親への依存度が増加傾向と記載があるため，受傷前の生活状況や今後の方向性についても把握しておく必要がある．

理学療法評価

- 検査・測定項目はICFに基づき，①活動，②（社会）参加，③心身・身体構造，④環境因子，⑤個人因子を行う必要がある．

①活動面では，ADLテストおよび基本動作（プッシュアップ能力テスト，座位バランス含む）の観察・分析を行う．

②参加面では，社会参加（在宅生活，職業，地域貢献など）に関与する部分の情報収集を行う．

③心身・身体構造では，徒手筋力検査，関節可動域検査，運動機能評価，心肺持久力，感覚検査，深部腱反射，病的反射，バランスを含むパフォーマンステスト，運動負荷試験など，活動や参加を制約する要因となる検査項目について評価を実施する．

④環境因子では，車いすや自助具の適合性，介護者の有無と健康状態，住環境や職場環境の調査を行う．公道の運転には一定の運転技能が要求される．今後，身体機能に変化が生じる可能性が高いことから，安全な運転技能が獲得できているかどうかについて評価を行う．

⑤個人因子では，社会的背景，価値観，嗜好，ライフスタイルなどの調査を行う．

情報B

■症例は在宅生活を行っているが，ベッド上での生活が多く将来的に機能および活動低下が予測される．また，これにより母親への介護の依存度が増加している．

■対象者は理学療法に対するモチベーションは低いわけではないが，活動に対してのモチベーションは低いため四肢の筋萎縮，関節拘縮などが進行する可能性が高い．

■感覚は損傷部位以下の体性感覚重度鈍麻である．上肢は下肢に比べると認知できるが，病態による障害に加えて，二次的に発生している感覚情報の鈍化も影響する．

■関節可動域測定において，十分な関節可動域運動が実施できていない，廃用症候群の影響もあり肩関節，股関節，足関節に関節拘縮を呈している．

■上肢の筋に関して，徒手筋力検査の結果から残存筋の筋力低下がみられる．これは，廃用症候群やロコモティブシンドロームの影響も大きい．

■感覚障害，関節可動域制限，筋力低下，日中の活動性低下に伴い基本動作およびADLにおいて介助を要している．

情報C

■リハビリテーションゴールは，日中活動性の向上，社会的交流の機会増加，家族への依存度減少，自宅生活での機能維持を目指す．

■理学療法ゴールは，介護量の軽減，セルフケアの獲得するために日中の起床時間延長，関節可動域運動，最大筋力の維持・増大，床上動作の実用性の向上である．

■実施上のリスク管理として，疲労，体重増加，骨折，異所性骨化などがある．

演習6の解答例

A グループ討議

① 胸髄損傷および腰髄損傷における残存筋および残存機能

髄節	残存筋	残存機能
T1	手内在筋	上肢機能は完全
T6	上部肋間筋 上部背筋群	呼吸における予備吸気量増大 体幹の前後屈（上部体幹が安定）
T12	腹筋群	腹筋群と広背筋機能による骨盤挙上
L1	腰方形筋	骨盤挙上
L4	腸腰筋，股関節内転筋群，股関節外旋筋群，大腿四頭筋，前脛骨筋	股関節屈曲・内転・外旋，膝関節伸展，足関節背屈
L5	股関節外転筋群，大殿筋，半腱様筋・半膜様筋，大腿二頭筋，足趾屈筋群・伸筋群	股関節伸展・外転，膝関節屈曲，足趾屈曲・伸展

② 胸髄損傷および腰髄損傷における基本動作およびADL能力

残存髄節	基本動作能力	ADL能力
T6髄節残存	起居動作：自立 移乗：自立 移動：実用的車いす駆動．体幹装具付長下肢装具と両松葉杖にて小振り歩行が可能	上肢機能は完全 食事・整容・排泄・更衣・入浴自立 自宅外で就労可能 自動車運転可能
T12髄節残存	起居動作：自立 移動：実用的車いす駆動．長下肢装具と両松葉杖にて小振り歩行および大振り歩行が可能	上肢機能は完全 食事・整容・排泄・更衣・入浴自立 自宅外で就労可能 自動車運転可能 公共交通機関の利用が一部可能
L4髄節残存	起居動作：自立 移動：大腿四頭筋が機能すれば短下肢装具と片松葉杖もしくは杖歩行可能	上肢機能は完全 食事・整容・排泄・更衣・入浴自立 自宅外で就労可能 自動車運転可能 公共交通機関の利用可能

[鶴見隆正（編）：標準理学療法学日常生活活動学・生活環境学，第3版，p.136-137，医学書院，2009を参考に著者作成]

③ 対麻痺患者にとって必要な家屋環境調整の種類

■ 理学療法士として，基本動作の改善をはかる身体機能面への介入が中心となるが，在宅・社会復帰後の生活範囲拡大のために職業や福祉住環境情報も把握しておくことが必要である．それを把握することにより，対象者にとっての真に要求されるリハビリテーションゴールをより現実的なものに近づけることができる．患者への情報提供やメディカルソーシャルワーカー（MSW）との協力においてもその情報を共有することが大切である．

各所	移動手段が車いすの場合	移動手段が歩行の場合
玄関周囲	駐車場から玄関までのアプローチや玄関戸, 上がり框の段差の対応を検討する. 玄関周囲の段差解消については, 段差解消機やスロープの設置を検討する. 玄関土間部分が狭いようであれば, 一階リビングや居室など他の部屋からの出入りを検討する. スロープの設置では勾配が1/12が基本となるが, 対象者の能力に合わせて設置する	車いす同様に玄関までの段差解消では, スロープや段差解消機の設置を検討する. 玄関土間では靴の着脱がしやすいよういすの設置を検討する.
廊下と各部屋	廊下幅員の確認や廊下と各部屋の段差への対応を検討する. 段差への対応はすりつけ板が一般的である	車いす使用の場合も含め, つまずきによる転倒防止のためすりつけ板や手すりの設置を検討する
トイレ	トイレ戸と入り口の段差や便器形状, 床の高さなどを検討する. また, 排尿においては排尿収集器, 留置カテーテル, 自己導尿の方法の違いにより収納場所やそれに対応した便器の設置を検討する. また, 高位頸髄損傷の場合, 平面式便座(高床式トイレのことで, 床面を便座面と同じ高さに改修)への変更や前方移動がしやすいよう便座の変更や手すりの設置を検討する	車いす使用の場合も含め, 手すりの設置を検討する
浴室	浴室戸や入り口の段差解消, 浴槽の形状や高さなどを検討する. 対象者の残存機能に応じた, シャワーチェア, シャワー使用の有無, 手すり, 吸盤付き滑り止めマットの設置を検討する	車いす使用の場合も含め, 手すりの設置も検討する

[細田多穂(監): 生活環境学テキスト, 第2版, p.150-154, 南江堂, 2020を参考に著者作成]

④ 仕事を続けるために必要な情報・手続き

①職場で実施できる業務内容の把握(部署変更・役割変更など)
②職場内での移動空間(スロープ, エレベーター, 多目的トイレなど)業務を行う環境についての把握
③通勤手段・経路の確認(自家用車での通勤可否・公共交通機関を利用の場合, その経路におけるバリアフリー設備の有無)

B　症例検討

情報A

■理学療法評価を実施するにあたり, 事前にカルテや画像, 他部門からの情報収集をしておく.

■対象者へ社会復帰に向けた情報を得るために, 問診で聴取する内容を確認する.

■必要な情報収集項目は, ①基礎情報, ②医学的情報, ③身体機能情報, ④環境情報, ⑤他部門情報などである.

①基礎情報とは, 氏名, 年齢, 性別, 趣味, 利用している保険などが含まれる.

②医学的情報とは, 患者が有している基礎疾患, 疾病, 合併症など, リハビリテーションの対象となる障害に対する情報である. 現病歴, 画像評価, 合併症, 既往歴, 投薬情報など, リハビリテーションを実践するため必要な情報である.

③身体機能情報とは，身長，体重，BMI，日中の活動度，本人および家族の主
訴や願望などが含まれる．

④環境情報とは，家族構成，家屋状況，在宅周囲の環境，職業，地域とかかわ
りなど社会とのかかわりを主とした環境などが含まれる．

⑤他部門情報とは対象者が社会復帰するために必要な情報を保有している専門
職からの情報である．子どもが小さいこともあり，今後の生計の立て方など
の情報も必要である．

■症例は28歳であり，残存機能も高いことから将来をみすえた介入が重要とな
る．また受傷前の生活状況・ライフワークなどについても把握しておく必要が
ある．

理学療法評価

■検査・測定項目はICFに基づき，①活動，②（社会）参加，③心身・身体構造，
④環境因子，⑤個人因子を行う必要がある．

①活動面では，ADLテストおよび基本動作［プッシュアップ能力テスト，移動
動作能力としての車いす駆動の実用性や歩行能力を含む）］の観察・分析を
行う．

②参加面では，社会参加（在宅生活，職業，地域貢献など）に関与する部分の
情報収集を行う．また家庭内での本人の役割などを把握することも重要であ
る．

③心身・身体構造では，徒手筋力検査，関節可動域検査，運動機能評価，心肺
持久力，感覚検査，深部腱反射，病的反射，バランスを含むパフォーマンス
テスト，運動負荷試験など，活動や参加を制約する要因となる検査項目につ
いて評価を実施する．

④環境因子では，車いすや自助具の適合性，介護者の有無と健康状態，住環境，
職場環境の調査を行う．自動車運転再開も視野に入れ，情報収集を行う．

⑤個人因子では，社会的背景，価値観，嗜好，ライフスタイルなどの調査を行
う．

情報B

■症例は，突然生じた身体障害により，今までの培ってきた社会の中での役割や
生活，家庭での位置づけなどすべてに支障をきたすこととなる．当たり前に自
立した生活を送っていたが，先の人生においてほとんどの動作に制限を生じる
ことを受け入れることは困難である．職場における将来に対する不安や，家族
に負担をかけてしまうという家庭内での心理的な悩みなどを抱えている状況で
あることを理解する．

■自分で行えることが増えてきていることで意欲は向上するかもしれないが，今
後の生活については，具体的に考えられない状況かもしれない．また，身体機
能面においては，四肢の筋萎縮，関節拘縮などが進行する可能性も視野に入れ
る．

■関節可動域測定結果において，肩関節や肘関節で制限がみられる．対麻痺では
上肢にかかる負荷が非常に大きくなることから，適正な可動性を維持しておく

ことは重要である．また，SLRが90°であり，この可動性はプッシュアップを行ううえで制限となるため，さらなる可動域の改善が要求される．

情報C

■ リハビリテーションゴールでは，在宅復帰，職場復帰，趣味活動復帰を掲げ必要な機能面や支援制度，環境設定について介入を進めていく．

■ 理学療法ゴールの長期ゴールでは，車いす屋内移動で自立している坂道・段差の向上を屋外でも実施できるように設定する．長下肢装具と両松葉杖にて歩行が可能であるが，実用性の有無を確認する．

■ 理学療法ゴールの短期ゴールでは，関節可動域制限改善や最大・筋持久力向上も含めプッシュアップ動作の向上，床上動作の実用性向上を設定する．

■ 理学療法プログラムでは，①上肢および下肢への関節可動域運動，②主に上肢に対する最大筋力増強運動，③プッシュアップ動作や起き上がり，車いすと床との移乗動作など基本動作訓練を実施する．

■ 後の社会復帰のために，障害者手帳の交付を受ける申請作業や，行動範囲を拡大させるための自動車の運転に関する情報などを提供する．

■ 社会の中で自立した生活を営んでいけるような意識づけをはかることが重要である．

参考文献

第1章　神経筋障害の全容

1) 杉浦和朗：イラストによる中枢神経疾患の理解，第3版，医歯薬出版，1998
2) 大西晃生ほか（訳）：臨床神経学の基礎，メイヨー医科大学教材，第3版，メディカル・サイエンス・インターナショナル，1996
3) 村川裕二（編）：新 病態生理できった内科学，7神経疾患，第3版，医学教育出版社，2011
4) 田崎義昭ほか：ベッドサイドの神経の診かた，改訂18版，南山堂，2016
5) 貴邑冨久子ほか：シンプル生理学，第7版，南江堂，2016
6) 伊藤正男：脳の設計図，中央公論社，1980

第2章　片麻痺の原因，脳血管障害とは

1) 脳卒中合同ガイドライン委員会（編）：脳卒中治療ガイドライン2021，協和企画，2021
2) 冨永悌二，齊藤延人，三國信啓（編）：標準脳神経外科学，第15版，医学書院，2021
3) Westmoreland BF, et al（大西晃生，納 光弘，岡崎春生 訳）：臨床神経学の基礎，メイヨー医科大学教材，第3版，メディカル・サイエンス・インターナショナル，1996
4) 川平和美（編）：標準理学療法学・作業療法学専門基礎分野，神経内科学，第5版，医学書院，2019
5) Special report from the National Institute of Neurological Disorders and Stroke. Classification of cerebrovascular diseases III. *Stroke* 21：637-76, 1990
6) 杉浦和朗：イラストによる中枢神経系の理解，医歯薬出版，1984
7) 吉尾雅春（編）：理学療法MOOK 1，脳損傷の理学療法(1)，三輪書店，1998

第3章　脳血管障害の診断，急性期治療

1) 細矢貴亮，佐々木真理（編）：研修医必携 救急で役立つ頭部CT・MRI，南江堂，2006
2) 江藤文夫，飯島 節（編）：神経内科学テキスト，第4版，南江堂，2017
3) 佐鹿博信（編）：Stroke unitと脳血管障害リハビリテーション—超急性期治療からリハビリテーションまで—，*MB Med Rehabil* 66：2006
4) 篠原幸人ほか，脳卒中合同ガイドライン委員会（編）：脳卒中治療ガイドライン2004，協和企画，2004
5) 近藤克則，大井通正（編）：脳卒中リハビリテーション，第2版，医歯薬出版，2006
6) 森 惟明，鶴見隆正：PT・OTのための脳画像のみかたと神経所見，医学書院，2004
7) 篠原幸人，水野美邦（編）：脳神経疾患の診かたABC，医学書院，1996
8) 高木康行，厚東篤生，海老原進一郎：脳卒中ビジュアルテキスト，第2版，医学書院，1994
9) 福井國彦，藤田 勉，宮坂元麿（編）：脳血管障害最前線，第3版，医歯薬出版，2003
10) 峰松一夫（編）：脳血管障害診療のコツと落とし穴，中山店，2003

11) 潮見泰蔵（編）：脳卒中理学療法学テキスト，iPEC，2005
12) 医療情報科学研究所（編）：病気がみえるVol.7 脳・神経，メディックメディア，2011
13) 日本老年医学会「高齢者の生活習慣病管理ガイドライン」作成ワーキング：高齢者高血圧診療ガイドライン2017. 日本老年医学会雑誌 54：467-490，2017
14) 日本脳卒中学会脳卒中ガイドライン委員会：脳卒中治療ガイドライン2021〔改訂2023〕，協和企画，2023

第4章　片麻痺患者の評価①

1) 障害福祉研究会（編）：ICF国際生活機能分類—国際障害分類改訂版—，中央法規，2002
2) 佐久間穣爾ほか（訳）：片麻痺の運動療法，医歯薬出版株式会社，1974
3) 日本脳卒中学会 脳卒中ガイドライン委員会（編）：脳卒中ガイドライン2021，協和企画，2021
4) 千野直一ほか（編）：脳卒中の機能評価—SIASとFIM［基礎編］，金原出版株式会社，2012
5) 後藤文男：日本脳卒中学会・脳卒中重症度スケール（急性期）の発表にあたって．脳卒中 19：1-5，1997
6) Fugl-Meyer AR, et al：The post-stroke hemiplegic patient. 1. a method for evaluation of physical performance. Scand J Rehabil Med 7：13-31，1975
7) 千野直一（編）：脳卒中患者の機能評価—SIASとFIMの実際，シュプリンガー・フェアラーク東京株式会社，1997
8) 上田 敏ほか：片麻痺機能テストの標準化—12段階「片麻痺回復グレード」法．総合リハビリテーション 5：749-766，1977
9) Lyden P, et al：Improved reliability of the NIH Stroke Scale using video training. NINDS TPA Stroke Study Group. Stroke 25：2220-2226，1994
10) 田崎義昭ほか：ベッドサイドの神経の診かた，改訂18版．南山堂，2016
11) Bohannon RW, et al：Interrater reliability of a modified Ashworth scale of muscle spasticity. Phys Ther 67：206-207，1987
12) 平山惠造：神経症候学Ⅱ．第2版．文光堂，2010
13) Huskisson EC：Visual Analogue Scale. Pain Measurement and Assessment, edited by Ronald Melzack, New York：Revev Press, 1983
14) McCaffery M, et al：Pain：Clinical Manual for Nursing Practice. Mosby, 1989
15) Collin C, et al：Assessing motor impairment after stroke：a pilot reliability study, J Neurol Neurosurg Phychiatry 53：576-579，1990
16) American Thoracic Society：ATS statement：Guidelines for six-minute walk test. Am J Respir Crit Care Med 166：111-117，2002
17) 日本呼吸ケアリハビリテーション学会呼吸リハビリテーション委員会ワーキンググループ（編）：呼吸ケアリハビリテーションマニュアル—運動療法—第2版，呼吸ケアハビリテーション学会/日本呼吸器学会/日本リハビリテーション医学会/日本理学療法士協会，2012
18) 千野直一（監訳）：FIM：医学的リハビリテーションの

ための統一データセット利用の手引き，第3版，慶應義塾大学医学部リハビリテーション科，1991
19) Van Swieten JC, et al：Interobserver agreement for the assessment of handicap in stroke patients. Stoke 19：604-607, 1998
20) 篠原幸人ほか：modified Rankin Scaleの信頼性に関する研究―日本語版判定基準書および問診票の紹介―．脳卒中 29：6-13，2007
21) Peer C, et al：Assessing mobility in older adults：the UAB study of Aging Life-Space Assessment. Phys Ther 85：1008-1019，2005
22) 原田和宏ほか：介護予防事業に参加した地域高齢者における生活空間（life-space）と点数化評価の妥当性の検討．日本公衛誌57：526-537，2010
23) 福原俊一ほか：SF-36v2® 日本語マニュアル．Qualitest株式会社，2004

第5章　片麻痺患者の評価②
1) 樋口謙次ほか：急性期脳血管障害患者における歩行予後因子の検討―発症10日目の座位保持能力から―．理学療法学35：313-317，2008
2) 藤野雄次ほか：脳卒中急性期での歩行の予後に関与する因子の検討．理学療法科学27：421-425，2012
3) 平塚健太ほか：脳卒中患者における発症15日後の歩行自立因子とその相互関係―決定木分析を用いた検討―．理学療法科学36：361-367，2021
4) Kinoshita S, et al：Utility of the Revised Version of the Ability for Basic Movement Scale in Predicting Ambulation during Rehabilitation in Poststroke Patients. J Stroke Cerebrovasc Dis 26：1663-1669, 2017
5) 吉松竜貴ほか：回復期脳卒中患者の歩行自立予測―信号検出分析による臨床応用を目指した検討―．理学療法科学 33：145-150，2018
6) 橋本祥行ほか：回復期初発脳卒中片麻痺患者の退院時歩行自立を予測する因子の検討―寝返り，起き上がりを含む動作能力の重要性について―．理学療法科学33：219-222，2018
7) 長谷川光輝ほか：急性期脳卒中患者の自宅退院と回復期病院転院に影響する病前生活情報ならびに初回機能評価項目の検討―多施設間共同研究―．理学療法学47：347-353，2020
8) Sato S, et al：Baseline NIH Stroke Scale Score predicting outcome in anterior and posterior circulation strokes. Neurology 70：2371-2377, 2008
9) 上野貴大ほか：NIH Stroke Scaleを用いた早期転帰予測の可能性について．理学療法―臨床・研究・教育17：31-36，2010
10) 八木麻衣子ほか：急性期病院の脳梗塞患者における退院先に関連する因子の検討―自宅退院群と回復期病院群における検討―．理学療法学39：7-13，2012
11) 冨井康宏ほか：当院における脳梗塞急性期クリニカルパスの検証．脳卒中34：317-323，2012
12) 田中翔太ほか：急性期脳卒中患者における最終転帰先予測因子―脳卒中地域連携パスを用いた単施設急性期病院における検討―．脳卒中43：517-523，2021
13) 安保雅博（監）：臨床データから読み解く理学療法，p12，南江堂，2017
14) 鄭　丞媛ほか：急性期と回復期リハ病棟における脳卒中

患者の退院時FIMの予測式．Jpn J Compr Rehabil Sci 5：19-25，2014

第6章　重症片麻痺例に対する回復期理学療法の実際（その1）
1) 田崎義昭ほか：ベッドサイドの神経の診かた，改訂18版，南山堂，2016
2) 日本脳卒中学会 脳卒中ガイドライン委員会：脳卒中治療ガイドライン2021，協和企画，2022
3) 国循脳卒中データバンク2021編集委員会（編）：脳卒中データバンク2021，中山書店，2021
4) 中村隆一ほか：基礎運動学，第6版，医歯薬出版，2003
5) 三好正堂：新版 間違いだらけのリハビリテーション―「起立-着席運動」のすすめ，幻冬舎，2017
6) 原　寛美ほか（編）：脳卒中理学療法の理論と技術，第4版，MEDICAL VIEW，2022

第7章　重症片麻痺例に対する回復期理学療法の実際（その2）
1) 日本脳卒中学会，脳卒中ガイドライン委員会：脳卒中治療ガイドライン2021，協和企画，2022
2) 山口武典，岡田　靖：よくわかる脳卒中のすべて，永井書店，2006
3) 三好正堂：改訂脳卒中リハビリテーションの要諦，現代書林，2012
4) 阿部浩明，大畑光司：脳卒中片麻痺患者に対する歩行リハビリテーション，メジカルビュー，2016
5) 原　寛美ほか（編）：脳卒中理学療法の理論と技術，第4版，MEDICAL VIEW，2022

第8章　演習1
1) 脳機能とリハビリテーション研究会（編）：脳機能の基礎知識と神経症候ケーススタディ，第2版，メジカルビュー社，2022
2) 原　寛美，吉尾雅春（編）：脳卒中理学療法の理論と技術，第3版，メジカルビュー社，2019
3) 臼田　滋：脳卒中における機能的予後予測に基づく目標設定の考え方．理学療法学49：327-335，2022
4) 中橋亮平，森田秋子：回復期リハビリテーション病棟における脳血管疾患患者の理学療法．理学療法34：219-227，2017
5) 水野勝弘：半側空間無視のリハビリテーション治療. Jpn J Rehabil Med 58：53-58，2021
6) 芳本康司，大野博幹：脳卒中片麻痺患者の理学療法における下肢装具の活用．理学療法34：493-499，2017

第9章　軽症片麻痺例における回復期から生活期をみすえた理学療法の実際（その1）
1) 西岡心大ほか：本邦回復期リハビリテーション病棟入棟患者における栄養障害の実態と高齢脳卒中患者における転帰，ADL帰結との関連．日本静脈経腸栄養学会雑誌30：1145-1151，2015
2) サルコペニア診療ガイドライン作成委員会（編）：サルコペニア診療ガイドライン2017年版，ライフサイエンス出版，2017

第10章　軽症片麻痺例における回復期から生活期をみすえた理学療法の実際（その2）

1) 日本脳卒中学会 脳卒中ガイドライン委員会（編）：脳卒中治療ガイドライン2021（改訂2023），協和企画，2023
2) 日本老年医学会ほか：在宅医療に関するエビデンス：系統レビュー．平成27年3月
3) 大浦　誠：［第1回］マルモの診かた総論（前編），ケースで学ぶマルチモビリティ，医学界新聞，医学書院，2020年4月13日　https://www.igaku-shoin.co.jp/paper/archive/y2020/PA03367_05
4) 日本老年医学会ほか（編）：高齢者在宅医療・介護サービスガイドライン2019　https://www.jpn-geriat-soc.or.jp/tool/pdf/care_service_guideline_2019.pdf

第11章　日常生活における身体機能の活用（生活機能の向上）

1) 日本脳卒中学会 脳卒中ガイドライン委員会：脳卒中治療ガイドライン2021，協和企画，2021
2) Ottenbacher KJ, et al：The reliability of the functional independence measure：a quantitative review．*Arch Phys Med Rehabil* 77：1226-1232, 1996
3) Mahoney FI, et al：Functional evaluation：The Barthel Index．*Maryland State Medical Journal* 14：61-65, 1965
4) 厚生労働省：「国際生活機能分類—国際障害分類改訂版—」（日本語版）．https://www.mhlw.go.jp/houdou/2002/08/h0805-1.html
5) 伊藤俊之ほか：日常生活活動（ADL）評価と支援の実際，第2版，医歯薬出版，2021
6) 細田多穂（監）：日常生活活動学テキスト，第3版，南江堂，2019
7) 石川朗ほか：理学療法・作業療法テキスト　ADL・実習，中山書店，2021
8) 奈良勲ほか：標準理学療法学専門分野　日常生活活動学・生活環境学，第5版，医学書院，2017
9) 伊藤俊之ほか：ADLとその周辺　評価・指導・介護の実際，第3版，医学書院，2016
10) 柴喜崇ほか：PT・OTビジュアルテキスト　ADL，羊土社，2019
11) 原田和宏ほか：地域生活のひろがりに着目した介護予防評価—E-SASの開発・検証・実践応用—，理学療法学37：306-309，2010
12) 梅尾潤一ほか：通所型サービスC（短期集中予防サービス）における運動指導の効果．第10回日本予防理学療法学会学術大会，204，2023
13) 厚生労働省：介護予防・日常生活支援総合事業等（地域支援事業）の実施状況（令和4年度実施分）に関する調査結果（概要），2024．https://www.mhlw.go.jp/content/12300000/001214325.pdf

第14章　片麻痺者にみられる合併症とその対策

1) 日本脳卒中学会 脳卒中ガイドライン委員会：脳卒中治療ガイドライン2021，協和企画，2021
2) 上田　敏：廃用・過用・誤用症候の基礎と臨床．PTジャーナル27：76-86，1993
3) 岡本五十雄ほか：脳卒中患者の骨折の特徴．総合リハ23：235-240，1995
4) 近藤克則ほか：脳卒中早期リハビリテーション患者の下肢筋断面積の経時的変化—廃用性筋萎縮と回復経過—．

リハ医学34：129-133，1997
5) 小竹伴照ほか：CT像による脳血管障害片麻痺患者の体幹および下肢筋の検討．リハ医学28：607-612，1991
6) 西本勝夫ほか：「椅子からの立ち上がり動作」を用いた訓練効果の検討—後期高齢女性の下肢筋機能，重心動揺および歩行能力への影響—．理学療法科学14：181-187，1999
7) 間嶋　満ほか：脳卒中片麻痺患者の体力低下の要因．リハ医学27：53-56，1990
8) 原　寛美：脳卒中片麻痺にみられるDVT．臨床リハ10：781-784，2001
9) 野村栄貴ほか：片麻痺患者の肩—臨床症状と動態X線所見．整形外科40：1743-1751，1989
10) 江藤文夫：肩手症候群の発生機序．総合リハ5：1037-1046，1977
11) 関　勝ほか：肩手症候群を呈した脳卒中患者のリハビリテーションに関する経験．臨床リハ13：190-194，2004
12) 森本茂人ほか：虚弱老人の骨折—転倒骨折と介護に伴う骨折—．日老医誌43：48-51，2006
13) 村上忠洋ほか：片麻痺に対する短下肢装具の適応基準—異常歩行と動作時筋緊張の観点より—．日義肢装学会誌17：17-21，2001

第15章　高次脳機能障害・嚥下障害と理学療法

1) 大畑光司，玉木　彰：神経障害理学療法学I，中山書店，2011
2) 園田　茂：動画で学ぶ脳卒中のリハビリテーション，医学書院，2005
3) 石合純夫：高次脳機能障害学，第2版，医歯薬出版，2012
4) 和田義明：リハビリスタッフ・支援者のためのやさしくわかる高次脳機能障害，秀和システム，2012
5) 日本脳卒中学会 脳卒中ガイドライン委員会（改訂2023）：脳卒中治療ガイドライン2021（改訂2023），2023

第17章　小脳性運動失調の理学療法

1) 日本理学療法士協会（監）：理学療法ガイドライン，第2版，医学書院，2021
2) 日本神経学会（監）：脊髄小脳変性症・多系統萎縮症診療ガイドライン2018，南江堂，2018

第19章　パーキンソン病とは

1) 日本理学療法士協会（監）：理学療法ガイドライン，第2版，医学書院，2021
2) 日本神経学会（監）：パーキンソン病診療ガイドライン2018，医学書院，2018

第20章　パーキンソン病の理学療法

1) 岩崎祐三ほか訳：パーキンソン病のリハビリテーション，医学書院，2001
2) 野尻晋一，山永裕明ほか：パーキンソン病のリハビリテーション，医学書院，2001
3) 三宮克彦，野尻晋一：パーキンソン病の協調性障害に対する理学療法の工夫．理学療法19：519-525，2002
4) 土井　篤，中西亮二ほか：パーキンソニズム患者に役立つ運動と生活指導．*J Clin Rehabil* 6：143-150，1997
5) 白井弥生，田中宏美ほか：パーキンソン病患者．理学療法19：917-924，2002

6) 山永裕明, 野尻晋一ほか：在宅リハビリテーションの実際　パーキンソン病. 総合リハ29：1021-1027, 2001
7) 石井雅之, 椿原彰夫ほか：パーキンソン症候群. 総合リハ35：997-1016, 1997
8) 林　明人, 大越敦夫：パーキンソン病における歩行とリズム. 総合リハ32：847-851, 2004
9) 丸山仁司（編）：系統理学療法学　神経障害系理学療法学. 医歯薬出版, 2005
10) 吉尾雅春（編）：標準理学療法学専門分野　運動療法学各論, 第2版, 医学書院, 2006
11) Medow MS, Stewart JM, Sanyal S, Mumtaz A, Sica D, Frishman WH：Pathophysiology, diagnosis, and treatment of orthostatic hypotension and vasovagal syncope. *Cardiol Rev* 16：4-20, 2008
12) 細田多穂, 柳澤　健（編）：理学療法ハンドブック, 第3巻, 協同医書出版社, 2010
13) 日本神経学会（監），「パーキンソン病診療ガイドライン」作成委員会（編）：パーキンソン病診療ガイドライン2018, 医学書院, 2018
14) 水野美邦：知っておきたいパーキンソン病の病態生理と脳科学的知見. 理学療法37：484-490, 2020
15) 村尾彰悟, 野尻晋一ほか：知っておきたいパーキンソン病患者に対する環境整備と生活指導. 理学療法37：531-540, 2020
16) 川崎一史, 山元敏正：パーキンソン病の運動症状と非運動症状. 理学療法ジャーナル55：1182-1191, 2021
17) 牧野諒平：パーキンソン病Hoehn and Yahr重症度分類Ⅰ～Ⅳの理学療法. 理学療法ジャーナル55：1192-1199, 2021
18) 坂野康介：パーキンソン病Hoehn and Yahr重症度分類Ⅴの理学療法. 理学療法ジャーナル55：1200-1206, 2021
19) 奈良勲（監），松尾善美, 石井光昭（編）：パーキンソン病の理学療法, 第2版, 医歯薬出版, 2020

第21章　演習4
1) 三森健世：運動系. 神経内科学テキスト（江藤文夫, 飯島　節編）, 第2版, 南江堂, 2005
2) 川俣敏男：変性疾患. 神経内科学テキスト（江藤文夫, 飯島　節編）, 第2版, 南江堂, 2005
3) 近藤智善：パーキンソン病の臨床症状－診断のポイント. 内科93：629-635, 2004
4) 内藤　寛：薬剤性パーキンソニズム, 脳血管性パーキンソニズム, 正常圧水頭症との鑑別. 内科93：648-652, 2004
5) 立野勝彦：神経筋疾患. リハビリテーション医学テキスト（三上真弘, 石田　暉編）, 第2版, 南江堂, 2005
6) 山本光俊：進行期パーキンソン病の治療. パーキンソン病治療薬の選び方と使い方（水野美邦編）, 南江堂, 2004
7) 金澤　章：進行期パーキンソン病の治療, 運動障害. パーキンソン病治療薬の選び方と使い方（水野美邦編）, 南江堂, 2004
8) 横地房子：パーキンソン病の非薬物治療. パーキンソン病治療薬の選び方と使い方（水野美邦編）, 南江堂, 2004

第22章　頭部外傷, 低酸素性脳症
1) 益澤秀明：交通事故で発生する"脳外傷による高次脳機能障害とは", 新興医学出版社, 2006
2) 吉尾雅春（編）：理学療法MOOK1, 脳損傷の理学療法1, 第2版, 三輪書店, 2005
3) 山口和之：頭部外傷・脳損傷の理学療法における課題と今後の展望. 理学療法17：60-63, 2000
4) 渡邉　修ほか：頭部外傷. *J Clin Rehabil* 15：634-640, 2006
5) 橋本圭司：疾患別高次脳機能障害の見方―評価方法とその解釈―脳外傷. *MB Med Rehabil* 70：29-37, 2006
6) 渡邉　修：疾患別高次脳機能障害の見方―評価方法とその解釈―低酸素脳症. *MB Med Rehabil* 70：38-47, 2006
7) 網本　和ほか：高次神経機能障害例に対する理学療法の実態調査. 理学療法学30：3, 2003
8) 矢野秀典ほか：頭部外傷患者の長期予後に関する研究. 理学療法学27：310, 2000
9) 栗坂昌宏：マスターの要点　脳神経外科学―頭部外傷―. 理学療法学20：294-297, 2003
10) 栗原まなほか：低酸素性脳症後遺症に対するリハビリテーションアプローチの実際. 脳と発達30：505-511, 1998
11) 栗原まなほか：低酸素性脳症のリハビリテーションアプローチ. 脳と発達29：203, 1997
12) 大橋正洋ほか：低酸素脳症へのアプローチ―リハ病院での治療例と記憶障害. *J Clin Rehabil* 5：434-437, 1996
13) 栢森良二：低酸素脳症へのアプローチ―低酸素脳症の一般知識―. *J Clin Rehabil* 5：429-433, 1996
14) 重森　裕ほか：学生柔道による重症頭頸部外傷の特徴と予防. 日本臨床スポーツ医学会誌22：258-261, 2014
15) 永廣信治ほか：スポーツ頭部外傷における脳神経外科医の対応―ガイドライン作成に向けた中間提言―. 神経外傷36：119-128, 2013
16) 戸村　哲ほか：軽症頭部外傷の診療. 日外傷会誌35：21-28, 2021
17) 横堀將司ほか：我が国における高齢者重症頭部外傷の変遷：頭部外傷データバンクプロジェクト1998～2015からの検討. 神経外傷41：71-80, 2018

第23章　多発性硬化症, 筋萎縮性側索硬化症
1) 高橋和郎：新版 神経難病, メディカ出版, 1997
2) 河野　優：多発性硬化症の治療とリハビリテーション. *J Clin Rehabil* 14：613-619, 2005
3) Kurtzke JF：Rating neurologic impairment in multiple sclerosis：an expanded disability status scale (EDSS). *Neurology* 33：1444-1452, 1983
4) 大橋靖雄：筋萎縮性側索硬化症（ALS）患者の日常活動における機能評価尺度日本版改訂 ALS Functional Rating Scaleの検討. 脳と神経53：346-355, 2001
5) 吉尾雅春（編）：標準理学療法学専門分野, 運動療法学各論, 第4版, 医学書院, 2017
6) Lazar RB（岩崎祐三訳）：神経リハビリテーション, 医学書院, 2001
7) 杉　晴夫：人体機能生理学, 第5版, 南江堂, 2009
8) 中島　孝：ALSにおける呼吸療法―総論. 神経内科64：380-386, 2006
9) 加倉井周一, 清水夏繪（編）：神経・筋疾患のマネージメント, 医学書院, 1997
10) 難病情報センターホームページ, https://www.nanbyou.or.jp, 2022.

第24章　その他の神経筋系障害（筋ジストロフィー，多発性筋炎，重症筋無力症，Guillain-Barré症候群）

1) Rubin E, et al（鈴木利光ほか監訳）：ルービン病理学，西村書店，2007
2) Gerard JT, Bryan D（桑木共之ほか監訳）：トートラ人体の構造と機能，第4版，丸善出版，2013
3) 大関武彦ほか（編）：小児科学，第3版，医学書院，2008
4) 五十嵐隆（編）：小児科学，第10版，文光堂，2011
5) 田原弘幸ほか（編）：小児理学療法学テキスト，第3版，南江堂，2018
6) 金沢一郎，柴崎浩，東儀英夫：神経内科の最新医療，先端医療技術研究所，2004
7) 平井俊策，江藤文夫（編）：神経疾患のリハビリテーション，第2版，南山堂，1997
8) 丸山仁司（編）：神経障害系理学療法学，医歯薬出版，2005
9) 岡田英吉：病理学，医学芸術社，2004
10) Underwood JCE（鈴木利光，森道夫監訳）：アンダーウッド病理学，西村書店，2002
11) 鈴木利光ほか（監）：ダイナミック病理学，西村書店，2010
12) Damjanov I, Linder J（山口和克監訳）：アンダーソン病理学カラーアトラス，メディカル・サイエンス・インターナショナル，2001
13) Rubin E（河原栄，横井豊治監訳）：ルービンカラー基本病理学，西村書店，2004
14) 石川齋ほか（編）：図解理学療法技術ガイド，第3版，文光堂，2007
15) Frontera WR, Silver JK（乗松尋道ほか監訳）：リハビリテーションと理学療法エッセンシャル，西村書店，2012
16) 疾病対策研究会（編）：難病の診断と治療指針，六法出版社，2001

第25章　脊髄の解剖・機能，脊髄損傷の原因

1) 鳥巣岳彦，国分正一（編）：標準整形外科学，第9版，医学書院，2005
2) 藤田恒太郎：人体解剖学，改訂第42版，南江堂，2003
3) 野村嶬（編）：標準理学療法学・作業療法学専門基礎分野，解剖学，第2版，医学書院，2004
4) Susan S, et al：Gray's Anatomy, 39th edition, Churchill Livingstone, 2005
5) 田崎義昭，斎藤佳雄：ベッドサイドの神経の診かた，第15版，南山堂，2002
6) 内山靖（編）：標準理学療法学専門分野，理学療法評価学，医学書院，2001
7) 平井俊策，江藤文夫（編）：神経疾患のリハビリテーション，第2版，南山堂，1997
8) Peter D（半田肇監訳）：神経局在診断，第4版，文光堂，2003
9) 福井圀彦（編）：リハビリテーション神経学，医歯薬出版，1995
10) 吉尾雅春（編）：標準理学療法学専門分野，運動療法学各論，医学書院，2001
11) 田崎義昭，吉田充男（編）：神経病学，第3版，医学書院，1996
12) 陶山哲夫（編）：脊髄損傷リハビリテーション実践マニュアル．*MB Med Rehabil* **22**：1-33，2002

第26章　自律神経と脊髄損傷の随伴症状・合併症

1) 貴邑冨久子，根来英雄：シンプル生理学，第8版，南江堂，2021
2) 豊永敏宏：褥瘡の保存的および観血的治療の現状．理学療法 **20**：508-515，2003
3) 初山泰弘，二瓶隆一：脊髄損傷，医歯薬出版，1996
4) 美津島隆：自律神経障害への対応．臨床リハ **26**：458-463，2017

第28章　四肢麻痺の理学療法（急性期）

1) 水上昌文：頸髄損傷四肢麻痺における機能レベルと移動・移乗能力との関係．PTジャーナル **25**：359，1991
2) 陶山哲夫：脊髄損傷の治療．リハビリテーション医学講座第12巻　脊髄損傷―包括的リハビリテーション―（初山康弘，二瓶隆一編），医歯薬出版，2005
3) 幸田剣ほか：脊髄損傷の急性期リハビリテーション治療．臨床リハ **29**：629-636，2020

第31章　実習2

1) 岩崎洋（編）：脊髄損傷理学療法マニュアル，第3版，文光堂，2020
2) 神奈川リハビリテーション病院脊髄損傷マニュアル編集委員会（編）：脊髄損傷マニュアル，第3版，医学書院，2019

第32章　対麻痺の理学療法（急性期）

1) 越智隆弘ほか（編）：NEW MOOK整形外科No4，脊椎・脊髄損傷，金原出版，1998
2) 芝啓一郎（編）：脊椎脊髄損傷アドバンス―総合せき損センターの診断と治療の最前線―，南江堂，2006
3) 岩崎洋（編著）：脊髄損傷理学療法マニュアル，第3版，文光堂，2020
4) Thomaz SR, et al：Effect of electrical stimulation on muscle atrophy and spasticity in patients with spinal cord injury - a systematic review with meta-analysis. Spinal Cord 57：258-266, 2019
5) 公益社団法人全国脊髄損傷者連合会のホームページ https://www.zensekiren.jp/

第33章　対麻痺の理学療法（回復期）

1) 神奈川リハビリテーション病院脊髄損傷マニュアル編集委員会：脊髄損傷マニュアル―リハビリテーション・マネージメント，第2版，医学書院，1998
2) 平井俊策，江藤文夫：神経疾患のリハビリテーション，第2版，南山堂，1997
3) 細田多穂，柳澤健（編）：理学療法ハンドブック，第3巻，疾患別・理学療法プログラム，改訂3版，協同医書出版社，2006
4) 千野直一，安藤徳彦（編）：リハビリテーションMOOK 11，脊髄損傷のリハビリテーション，金原出版，2005
5) 上田敏，千野直一，大川嗣雄（編）：リハビリテーション基礎医学，第2版，医学書院，1999

第35章　実習3

1) 神奈川リハビリテーション病院脊髄損傷マニュアル編集委員会（編）：脊髄損傷マニュアル，第2版，医学書院，2006
2) 武田功（編）：PTマニュアル　脊髄損傷の理学療法，

第2版, 医歯薬出版, 2008

3) 山崎裕司, 豊田 輝, 宮城新吾ほか：学習行動理論を用いた日常生活動作練習. 高知リハビリテーション学院紀要 **8**：1-9, 2006

4) Ida Bromley（荻原新八郎訳）：四肢麻痺と対麻痺, 第2版,

医学書院, 1999

5) 細田多穂, 柳澤 健（編）：理学療法ハンドブック, 第3巻, 疾患別・理学療法基本プログラム, 第4版, 協同医書出版社, 2010

索 引

和文索引

悪性症候群　**231**, 246
アセチルコリン　311
圧迫ストッキング　375
アテローム血栓性脳梗塞　**022**, 026
アテローム硬化　**022**
アパシー　249
アームスリング　111, 168
アルバートの線分抹消検査　179
安静臥床　075
安静固定期　371
安静時振戦　228, 239, 252

い

医学的許容範囲　079
医学的情報　355, 393, 439, 442
維持期　008
意識障害　008, 009, 023, **257**, 264
意識状態　043, 260, 265
意思伝達装置　279, 280
移乗　134, 153, **155**, 347, **366**, 400
異常感覚　**412**
異所性骨化　**314**, 328, 385
位置覚　050
一次運動野　004, **019**
一次感覚野　004
一次障害　039
一次損傷　016, 256
易疲労性　291
意味記憶　181
「医療と介護」の連携強化　124
陰性徴候　**009**
インフォームド・コンセント　109

う

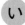

ウィリス動脈輪　018
ウェアリング・オフ現象　232, 246, **434**
植木鉢の図　124
ウェルニッケ-マン肢位　171
ウェルニッケ失語　182
ウォーカーケイン　081
ウートフ現象　**271**, 272

右被殻血腫　100
運転適性相談　439
運転免許センター　439
運動覚　050
運動過多症候群　432
運動機能テスト　259
運動失調　010, **193**, 195, 221
運動障害　257, **258**, 259
運動耐容能　054, 086
運動と栄養　123
運動ニューロン　274
運動負荷　108
　　　──量　110
運動分解　201, 210
運動麻痺　009, 023, 024, 062
　　　──の評価　047
　　　──の予後　063
運動療法　012, 013, 014
　　　重症片麻痺例に対する──　**078**, **085**

え

栄養　**165**
エスカレーター　155
エピソード記憶　181
エルゴメーター　217
遠位筋　294
遠隔リハビリテーション　144
鉛管様筋強剛　229, 252
嚥下訓練　295
嚥下障害　023, 265
嚥下造影検査（VF）　**188**
嚥下内視鏡検査（VE）　**189**
遠心性情報のコピー　**194**
遠心路　003
延髄　002, 004
延髄外側症候群　**185**

お

横隔神経　311
横隔膜呼吸　311
横隔膜神経　010
応用歩行能力　431
大振り歩行　388, **407**
起き上がり　**129**, 152
　　　──からの端座位　130

　　　──からの長座位　130
　　　──動作　362, **398**
オフ　437
オリーブ橋小脳萎縮症（OPCA）　199
オン　437
オン・オフ現象　232, 246, **435**

か

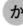

下位運動ニューロン障害　008, 274, **320**
下位運動ニューロン徴候　275
介護指導　082
介護保険サービス　437
介護予防　143
外傷　007
介助量軽減　074, 077
階段　155
　　　──昇降　137
改訂アシュワース尺度（mAS）　**048**
改訂水飲みテスト（MWST）　**188**
ガイドライン　256
灰白質　299
回復期　008
解離性感覚障害　411, 412
改良フランケル分類　322, 412
科学的立証　116
踵打ち歩行　203
喀痰　334
拡張総合障害度（EDSS）　**273**
下行路　003
下肢機能　063
下肢装具　077, 157, 408
荷重刺激　086
下小脳脚　194
仮性球麻痺　**185**
仮性肥大　**283**
仮説検証プロセス　070
加速歩行　230, 245
可塑性　128
　　　脳の──　**128**
課題分析と連鎖化　404
肩関節亜脱臼　111, **167**
肩関節痛　162, **169**
肩手症候群　010, 162, **169**, 328
片肘をついて起き上がる方法　399
価値観の共有　**096**
活動制限　041, 060

451

カットオフ値　062
カットダウン　087
合併症　161
寡動　227
過負荷　273
かぶり型上着　140
仮面様顔貌　228
過用症候群　**285**
過用性筋力低下　284
カルボーネンの式　**118**
簡易膝装具　080
寛解期　270, 273
感覚解離　412
感覚障害　023, 062
感覚神経　004
感覚性運動失調　196, 202, 203
眼球運動障害　427
環境情報　356, 394, 439, 443
環境整備　082
環境調整　277
間欠的空気圧迫法　166
眼瞼下垂　291
患者情報　100
患者の個別性　070
眼振　223
関節可動域　337
　　──訓練　036, **385**, 423
　　──テスト　050
　　──の拡大　**344**
間接訓練　190
関節拘縮　**171**, 285, **316**, 332
間接路　226
感染症　007
患手管理　**170**
嵌頓　373
観念運動失行　183
観念失行　183
間脳　002
顔面神経麻痺　293
顔面罹患　288
関連痛　**004**

記憶障害　**181**
危険因子　163
起座呼吸　278
偽性多発性神経炎型　275
基礎情報　393, 439, 442
拮抗作用　310
企図振戦　198, 427
機能障害　040, 060, 263
機能的自立度評価法（FIM）　**055**, 128
機能的予後　361, 421
基本情報　099, 355

基本動作　101, 103, **127**, 128, 358, 395, 397, 438
　　──訓練　078, 260, 266, 423
　　──テスト　**052**
　　──能力　074
　　病棟内での──　395
キーマッスル　341, 413
記銘　181
記銘力障害　266
逆説（性）運動　230, **246**
逆（反）作用　384
キャスター（前輪）上げ　**387**, 402
ギャッチアップ　376
吸気補助　335
求心路　003
急性期　008
急性水頭症　030
球麻痺　**185**
橋　002
胸郭拡張運動　334
胸式呼吸　335
胸髄損傷　376, 393
矯正用装具　172
胸腺摘出　292
協調運動　**193**
　　──障害　193
協調性balanceテスト　259
協調性運動訓練　213
橋底部　004
共同運動　048, 424
　　──不能　**202**
協働収縮不全　210
局所性無汗　293
虚血性疾患　016
虚血性ペナンブラ　026
ギラン・バレー症候群　292
起立矯正台　090
起立性低血圧　079, 226, 249, **312**, 333, 374, 383
起立着座訓練　089
起立動作訓練　165
近位筋　294
筋萎縮　**164**, 315
筋萎縮性側索硬化症（ALS）　**274**
　　──の陰性4徴候　274
筋逸脱酵素値　290
筋強剛　**228**, 253, 433
筋緊張　048, 252, 424
　　──低下　**202**, 427
筋ジストロフィー　281
筋収縮を伴う運動　075, 078, 085
筋収縮を伴わない運動　078
筋出力低下　046
筋節　**300**
筋線維の大小不同　289

筋短縮　050
筋力　265
　　──強化　**345**
　　──訓練　423
　　──低下　**164**, 285

空間的多発　269, 272
屈曲性対麻痺　171
屈曲反射　302
クッション　361
首下がり　230
クモ膜下出血　016, **021**, **026**
　　──の画像診断　027
　　──の急性期治療　**031**
グラスゴー昏睡尺度（GCS）　**034**, 043, 257
クラッチフィールド牽引　332
クリーゼ　292
クリニカルパス　032
クルツケ機能別障害評価（FS）　**273**
車いす
　　──応用動作　**402**
　　──からマット（床）への移乗動作　**401**
　　──駆動　092, **136**, **156**, 368, **402**
　　──段差昇り動作　**403**
　　──動作　074
　　──とベッド間の側方移乗動　**400**
クローヌス（間代）　049
訓練（exercise）　**013**
訓練（training）　**013**

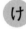

ケアプラン　120
経管栄養　276
痙縮　108
軽症片麻痺例　**103**
鶏状歩行　**106**
頸髄損傷　355, 376
痙性麻痺　382, 432
頸動脈サイフォン　017
頸部（内側）骨折　119
頸膨大　297
血圧計測　339
血管障害　007
ゲルストマン症候群　178
嫌気性（無酸素性）代謝閾値　**164**
肩甲・上腕リズム　**337**
言語障害　008
腱作用　350
腱反射　302, 424
健忘　246

和文索引 453

高 CO_2 血症　284
更衣動作　140
構音障害　023, 181, 263, 265, 427, 429
後角　299
後下小脳動脈　017, 222
効果判定　070
交感神経　003, 010, **303**, 310
　　――幹　310
　　――系遠心路　310
高血圧性脳出血　020
後交通動脈　017
交互型歩行器　219
交互引きずり歩行　**405**
後根　299
後索　**300**
　　――路　003, 410
高次脳機能障害　008, 009, 023, **095**,
　　177, **257**, 258, 259, 261, 263, 264
抗重力位姿勢　077, **086**, 421
　　――への変換　078, 085
後脊髄動脈　299
拘束性換気障害　311, **332**
交代性片麻痺　007
後大脳動脈　018
後頭葉　004, 005
広背筋　363
抗パーキンソン病薬　232
後部脊髄損傷　**411**
高齢者うつ病評価尺度　101
誤嚥　163
小刻み歩行　230, 238, 245, 436
呼吸訓練　295, **377**
呼吸障害　**311**
呼吸理学療法　**192**, 334
呼吸療法　277
国際基準評価基準（ISNCSCI）　412
国際障害分類（ICIDH）　040
国際生活機能分類（ICF）　040
5疾病・5事業および在宅医療　124
骨萎縮　**316**, 328
コップ把持試験　201
骨ミネラル量　111
固定型歩行器　219
小振り歩行　388, **407**
コミュニケーション手段　279
固有感覚　**202**
固有受容性神経筋促通法（PNF）　339
誤用症候群　161, **162**
コリンエステラーゼ薬　291
ゴール設定　360, 396
コロナ禍　124
根拠に基づいた医療（EBM）　209

根拠に基づいた理学療法（EBPT）
　　209

座位　130
再生医療　389
最大酸素摂取量　**164**
座位耐性訓練　036
在宅リハビリテーション　144
再評価　069
座位保持　423
　　――訓練　082
坂道　155
左小脳梗塞のMRI　222
サドル状感覚消失　412
サルコペニア　**112**
三角巾　168
三角筋　363
参加制約　041, 060
ザンコリーの分類　**325**, 341, 343, 438
酸素欠乏　262
酸素飽和度　**167**
残存機能レベル　361, 408
残存能力　331
3動作歩行　088

し

シェイピング　**404**
視覚刺激　253
視覚的アナログスケール（VAS）　051
視覚的手がかり　230
自覚的疲労強度　118
視覚的フィードバック　436
視覚・視野障害　008, 009
自家用車　356
弛緩性膀胱　313
弛緩性麻痺　106, 382
時間測定障害　**202**, 210
時間的多発　269, 272
敷居　155
軸索型　292
自己他動運動　**090**
自己導尿　387
自己免疫疾患　289
支持基底面　104
四肢の運動失調　427
四肢麻痺　007, 263, 331, 341, 361
　　――の理学療法　**331**, 341
四肢麻痺者　**331**
　　――の呼吸機能障害（呼吸筋麻痺による）　332
視床出血　020
視床痛　169

ジスキネジア　**232**, 246
ジストロフィン　**282**
ジスメトリア　198, **200**
姿勢
　　――異常　245
　　――の安定化　095
　　――バランス　**202**
　　――反射障害　**229**, 433, 437
　　――変換時の循環応答　079
　　――・動作分析　259
　　――・バランス障害　253
持続伸張　090
持続性注意　178
持続性の唾液吸引装置　277
持続性の唾液吸引法　278
肢体型筋ジストロフィー（LGMD）
　　286
失行　**183**
実行可能性　074
失語症　009, **181**
膝伸展位での股関節屈曲（SLR）　338
膝伸展装具　290
失調　**193**
　　――症　263
　　――性歩行　216
質的側面　046
失認　**178**
質の高い医療　069
実用性　061
しているADL　057, **093**, 118, **341**, 342
自動運動　012, 088
自動介助運動　012, 088
自動車運転　355, 439
自動膀胱　312
自動立位　**080**
しびれ　412
シャイ-ドレーガー症候群（SDS）　199
社会参加　104
社会資源　096
　　――の活用　**096**
シャキア訓練　**191**
若年成人　270
ジャーゴン（ジャルゴン）　183
ジャックナイフ訓練　**388**
斜面台　339
シャワーチェアー　220
シャント術　030
十字サイン　209
重症筋無力症（MG）　**290**
重症度分類　412
重症片麻痺例　**073**, 099
重心移動　076, **087**
重心の正中化　095
重錘　224
　　――バンド　361

修正ボルグスケール **054**
縦断研究 **123**
12段階片麻痺回復グレード法 **048**
10 m歩行テスト **430**
重力耐性 **086**
主観的疲労度 **054**
主体的生存 **076**
出血性疾患 **016**
出血の吸収 **029**
腫瘍 **007**
除圧 **383**
　　——動作 **374**
上位運動ニューロン障害 **008**, **320**
上位運動ニューロン徴候 **275**
上位中枢の障害 **302**
障害者総合支援法 **390**
障害受容 **316**, 380, 390
障害物 **155**
消化管障害 **313**
昇降移乗動作 **401**
症候性パーキンソニズム **251**, 435
上行路 **003**, **299**
小字症 **228**
踵膝試験 **201**
床上動作 **345**
上小脳脚 **194**
上小脳動脈 **018**
常同反復動作 **249**
小脳 **002**, **194**, 221
　　——障害 **266**
　　——虫部 **197**, 222, 427
　　——テント **198**
　　——の機能特性 **197**
　　——の協調運動制御機構 **197**
　　——半球 **197**, 222, 427
　　——変性疾患 **199**
小脳性運動失調 **195**, **198**, 203, **207**, 221
　　小脳虫部性—— **195**
　　小脳半球性—— **195**
静脈還流 **383**
　　——量 **079**
症例検討 **422**
上腕三頭筋 **363**
食事 **138**
　　——性低血圧 **249**
　　——動作 **094**
　　——・排泄動作 **093**
褥瘡 **294**, **315**, **328**, **333**, **344**
処女歩行 **282**
除脳硬直 **259**
除皮質硬直 **259**
徐脈 **314**
自律神経 **309**
　　——過緊張反射 **313**, 314

　　——機能 **303**
　　——系 **003**, **331**
　　——障害 **008**, **009**, **010**, 326
自律膀胱 **313**
脂漏性皮膚 **226**
神経因性膀胱 **312**
神経学的検査 **264**, **320**
神経学的損傷高位 **413**
神経学的損傷レベル **413**
神経筋系 **001**
神経筋再教育 **086**, **115**
神経伝達物質 **311**
神経変性 **007**
　　——疾患 **008**
心原性脳梗塞 **023**, 026
進行性球麻痺 **275**
振戦 **210**, **228**, **263**, **433**
身体機能情報 **356**, **439**, **443**
身体的ガイド **404**
身体連動性 **431**
伸張運動 **012**
伸張反射 **302**
人的介助の依存度 **092**
振動覚 **050**
深部感覚 **049**
深部腱反射 **048**, **432**
深部静脈血栓症（DVT） **166**, 375
診療ガイドライン **209**

髄節レベル **331**, 341
錐体外路 **003**, **251**, **300**, **432**
　　——障害 **251**
　　——徴候 **010**
錐体交叉 **004**, **020**
錐体路 **251**, **300**, **432**
　　——障害 **251**
　　——徴候 **010**, 320
錘負荷 **218**
数値評価スケール（NRS） **051**
頭蓋内圧亢進症状 **016**
スクイージング **377**
すくみ足 **225**, **245**, **246**, **253**, **436**
すくみ現象 **227**
ステッピング反応 **224**
ステロイドミオパチー **290**
すり足歩行 **245**
座り込み **133**

せ

生活期 **143**
　　——のリハビリテーション **120**
生活の質（QOL） **057**, **127**

生活不活発 **124**
清拭 **141**, **142**
正常圧水頭症（NPH） **231**
精神機能障害 **008**, **009**
生物学的生存 **076**
整容 **138**
聖隷式嚥下質問紙 **187**
脊髄 **002**, **297**
脊髄円錐 **010**, **297**
脊髄横断損傷 **307**
脊髄視床路 **003**, **299**, **410**
脊髄小脳失調症（SCA） **208**
脊髄小脳変性症（SCD） **199**, **208**
脊髄小脳路 **003**, **300**
脊髄ショック **306**, **312**, **331**, **337**
脊髄神経 **002**
脊髄損傷 **010**, **304**, 319
　　——の評価 **319**
脊髄排尿中枢 **312**
脊髄反射 **300**, **381**
脊髄半側損傷 **410**
脊髄不全損傷 **307**
脊髄瘻 **411**
脊損便器 **356**
脊柱管の狭小化 **411**
脊椎インストゥルメンテーション手術 **373**
節後ニューロン **310**
摂食嚥下障害 **008**, **009**, **185**
　　——の理学療法 **185**
節前ニューロン **310**
ゼネレリらの分類 **256**
セルフケア **127**, **131**, **138**
線維束性収縮 **274**
前角 **299**
前下小脳動脈 **018**
前鋸筋 **363**
宣言記憶 **181**
前交通動脈 **017**
前根 **299**
全失語 **182**
線条体黒質変性症（SND） **199**
前脊髄動脈 **018**, **299**
漸増抵抗運動 **386**
尖足 **090**
洗体 **141**, **142**
前大脳動脈 **017**
選択性注意 **178**
穿通枝 **017**
前庭性運動失調 **196**
先天性 **007**
先天性（福山型）筋ジストロフィー（FCMD） **287**
前頭葉 **004**, **005**
線引き試験 **201**

前部脊髄損傷　**307**, **411**
線分二等分検査　179
前方突進　230
前脈絡叢動脈　017

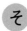

増悪期　270, 273
想起　181
早期自立度予測基準　073
装具療法　012
巣症状　016
阻害因子　382
側角　299
足趾手指試験　**201**
測定異常　210
測定過小　200
測定過大　200
測定障害　198
側頭葉　004, 005
側副血行路　026
足部クリアランス　103, **105**
側方移乗　368, 384
側方突進現象　211
組織プラスミノーゲンアクチベーター　031
損傷高位の判定法　**321**

体位変換　315, **336**
体温調節障害　**314**
体幹機能　063
　　──障害　**095**, 265
体幹動揺　223
体幹の運動失調　427
耐久性テスト　**054**
第9染色体長腕　287
体軸回旋　**240**
体重支持　076, **087**
代償的運動　341
対症療法　276
体性感覚　004
体性神経　004
　　──系　003
大内臓神経　010
大脳　002
　　──基底核　**007**
　　──脚　004
　　──動脈輪　018
体力低下　**164**
多系統萎縮症（MSA）　199, 208
多小脳回　**287**
多職種協働　096
立ち上がり　**131**

　　──・乗り移り動作　074, 092
　　床からの──　**154**
脱髄　007, 269, 270
　　──型　292
　　──疾患　008
他動運動　012
他動・伸張運動　090
他動的介助歩行　080, **086**, **087**
他動立位　**079**
多発性筋炎（PM）　**289**
多発性硬化症　**016**, 269
　　──の診断基準　272
他部門情報　357, 394, 439, 443
ダブルデイジー　179
短下肢装具（AFO）　107, 135
短期集中予防サービス　143
短期目標　102
単純CT画像　100
弾性緊縛帯　224
弾性包帯　218, 375
タンデム立位　214
断面円形化　284

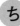

地域完結型医療　123
地域包括ケアシステム　124
千鳥足歩行　203
知能発達障害　286
チームアプローチ　279
注意障害　170, 178
注意の分配　178
注意の変換　178
中止基準　426
中小脳脚　194
中心管　299
中心性脊髄損傷　**307**, **410**
中心性頸髄損傷　**307**, **410**
中枢神経　001, 002
中枢性パターン発生器（CPG）　419
中大脳動脈　017
中毒　007
中脳　002
聴覚刺激　253
聴覚的手がかり　230
聴覚的フィードバック　436
長下肢装具　087
長期目標　102
長期抑圧　**197**
跳躍伝導　269, 270
直接訓練　190
直接路　226
直角の移乗　384
治療メニュー　423
沈下性肺炎　**311**

椎骨動脈　017
椎骨脳底動脈系　**017**
対麻痺　007, 371, 381, 441
　　──者　**397**
　　──の理学療法　**371**, **381**
通所リハビリテーション　120
杖の適応　408
杖歩行　135, 154
伝い歩き　136

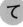

低栄養　112
抵抗運動　012, **088**
低酸素性脳症　**262**, 266, 267
ティルトテーブル（斜面台）　383
　　──での立位訓練　**416**
できるADL　057, **093**, 118, **341**, 342
手続き記憶　181
テノデーシスアクション　**350**
手袋-靴下型　293
転帰先の予後予測　063
電気刺激療法　**168**
転子部（外側）骨折　119
転倒　079, 428
　　──-骨折のリスク　103
　　──訓練　388
　　──リスク　119
伝導失語　182
伝導路　299

トイレ動作　094, **138**
統合と解釈　061, 102
動作緩慢　227, 252
動作スキル（技能）　**091**
動作分析　**052**
同時引きずり歩行　**406**
等尺性運動　110
同心円構造　076
頭頂葉　004, 005
疼痛　113
　　──検査　**051**
糖尿病　108
登攀性起立　283, 287
逃避反射　302
頭部外傷　**016**, **255**, 267
透明文字盤　279
動揺性歩行　283, 287
特殊感覚　004
徒手筋力計（ハンドヘルドダイナモメーター）　051

徒手筋力テスト（筋力評価） **051**
突進現象 245, **436**
突進歩行 238
ドパミン欠乏 225
トランスファー **366**
　──ボード 368, **390**
トリガーポイント（刺激点） **391**
努力性呼気 010, 353

内頸動脈 017
　──系 017
内臓感覚 004
内側縦束症候群 271
ナイダス 022
内反尖足 105
内部モデル 197
内包 004, **006**, 019
治し支える医療 124
治す医療 123

二関節筋 338
二次障害 039
二次性パーキンソニズム 247
二次損傷 016, 256
二次的合併症 075, 331, 332
二次的障害 437
二重課題 234
二重支配 310
日差変動 239, 291
日常生活活動（ADL） 041, 127
日内変動 239, 291
2点歩行 **406**
2動作歩行 089
日本昏睡尺度（JCS） 023, **034**, 043, 257
入院関連能力低下（HAD） 161
入浴 141
　──動作 093, 094
ニューロリハビリテーション 077
尿路結石 316
認知神経リハビリテーション 117

寝返り **128**, 152
　──動作 361, 397
　──・起き上がり動作 092
ネックカラー 290, 332

脳血管障害 016, **025**
　──の画像診断 **027**
　──の急性期治療 **029**
　──の総合評価 **044**
　──の病期 **031**
　──のリハビリテーション **031**
脳血管性パーキンソニズム 231
脳血管攣縮の回避 029
脳梗塞 016, **022**, 026
　──の画像診断 **027**
　──の急性期治療 **031**
脳室ドレナージ 030
脳出血 016, **020**, 025
　──の画像診断 **027**
　──の急性期治療 **029**
脳腫瘍 016
脳循環の改善 029
脳神経 002
脳振盪 256
脳深部刺激療法（DBS） 232
脳塞栓症 023
脳卒中 151
脳卒中ケアユニット（SCU） 032, 123
脳卒中後のうつ 177, **185**
脳卒中治療ガイドライン 116, 144
　── 2021 059, 069, 107, 128
脳卒中ユニット（SU） 032
脳損傷 009
脳底動脈 018
脳動静脈奇形 **022**
脳動脈 017
脳動脈瘤の破裂 021
脳波 262, 263
脳浮腫改善 029
ノルアドレナリン 311

肺炎 163
肺血栓塞栓症（PTE） 166
肺梗塞 375
バイタルサイン 043
排痰療法 377
排尿障害 312
排尿・排便困難 304
ハイパー直接路 226
バイブレーション 377
廃用症候群 009, 033, 034, 040, 075, 078, 085, 086, **161**, 245, 315, 421, 437
　──とリハビリテーション **033**
　──の悪循環 165
　──の発生 050

パーカッション 377
パーキンソニズム **231**, 266
パーキンソン症状 011
パーキンソン体操 240
パーキンソン病 225, 251, 435
　──の4大症候 433
白質 019, 299
歯車様強剛 229, 252
把持 181
バスボード 220
バーセルインデックス（BI） **055**, 128
バックボード 372
ハッフィング 377
鼻指鼻試験 **200**, 429
跳ね返り現象 **202**
馬尾 010, 297
ハーフスクワット **110**
ハムストリングス 363
バランス訓練 **345**
バランス障害 193
バランス練習 213
バルサルバ反応 **110**
パルスオキシメーター **167**
反射弓 381
反射性交感神経ジストロフィー（RSD） 170
反射性膀胱 312
半側空間無視（半側無視） 095, 138, 160, **179**
半側身体失認 138, 170
半他動的介助歩行 158
反張膝 105, 162, 172
反動を使って寝返る方法 397
万能カフ 351
反復運動障害 201
反復拮抗運動障害 210
反復唾液嚥下テスト（RSST） **187**
反復変換運動障害 239

非運動症状 247
被殻出血 020, 145, 425
　──のCT像 146
引きずり歩行 388, **406**
膝折れ 132, 295
膝打ち試験 **201**
ピサ徴候 229
肘関節のロック 346
皮質球路 003
皮質脊髄路 003, **300**
非侵襲的陽圧換気療法 277
非宣言的記憶 181
ビタミンD 111
被動性検査 **202**

皮膚筋炎（DM） **289**
皮膚節　**300**
非麻痺側への寝返り　**129**
びまん性軸索損傷　**181**
病院完結型医療　**123**
評価の手順　**060**
表在感覚　**049**
表在反射　**432**
標準高次動作性検査（SPTA）　**183**
標準失語症検査（SLTA）　**182**
病態失認　**178**
病的反射　**048**, **432**
疲労　**294**

ファシリテーションテクニック　**116**
フィードバック誤差学習モデル　**197**
複合感覚　**049**
副交感神経　**003**, **010**, **304**, **310**
　　──系遠心路　**310**
複合性局所疼痛症候群（CRPS）　**170**
腹式呼吸　**335**, **377**
復唱　**182**
副腎髄質　**310**
輻輳　**217**
不随意運動　**011**, **251**
不全損傷　**409**
プッシュアップ　**342**, **348**, **353**, **363**
　　──動作　**327**, **333**, **342**, **343**, **344**,
　　　345, **346**, **347**, **348**, **354**, **363**, **378**,
　　　379, **383**, **399**
フットプレート　**369**
物理療法　**012**
ブラウン-セカール症候群　**307**
フランケル分類　**306**, **322**
振り返り　**070**
プリズム療法　**184**
ブリッジマッスル　**384**
フリーラジカルスカベンジャー　**031**
プルキンエ細胞　**194**
プルテスト　**229**
ブルンストロームステージ（BS）　**047**,
　　104
ブルンストローム法　**115**
フレイル　**121**
フレンケル体操　**211**, **218**
ブローカ失語　**182**
プロンプトフェイディング　**404**
分回し歩行　**106**
分離運動　**046**

平衡機能　**424**

平衡機能障害　**427**
平行棒内で歩行　**416**
平行棒内立位動作　**404**
米国脊髄損傷協会　**413**
閉鎖運動系（CKC）　**110**
ペダル動作　**089**
ベッドからの立ち上がり　**152**
ベッド柵を利用する方法　**397**
ベッドと車いす間の側方移乗動作
　　401
ペナンブラ　**029**
ヘリオトロープ疹　**289**
ベルクロ　**108**
ベンチマーク　**069**
片麻痺　**006**, **007**, **015**
片麻痺患者　**127**
　　──における歩行　**104**
　　──の評価　**039**
片麻痺者　**151**
片葉小節　**196**, **222**, **427**

ホイルベース　**369**
ポインティングデバイス　**351**
膀胱直腸障害　**008**, **293**, **304**
方向転換障害　**436**
傍正中動脈　**018**
放線冠　**004**
訪問リハビリテーション　**120**
ホーエン&ヤールの重症度分類　**227**,
　　233, **237**, **252**, **436**
歩行　**104**, **134**
歩行訓練　**260**, **266**
歩行支援ロボット機器　**077**
歩行障害　**221**
歩行喪失時期　**285**
歩行動作　**405**
歩行能力の評価（WISCIⅡ）　**325**
歩行能力の予後予測　**062**
歩行パターン　**106**
歩行分析　**259**
歩行補助ロボット　**389**
歩行様式　**408**
補装具　**422**
ポータブルトイレ　**139**
ボツリヌス療法　**385**
ボバース法　**115**
ホーマンス徴候　**166**
ポリファーマシー　**030**

前開き型上着　**140**
末梢神経　**002**

マットから車いすへの移乗動作　**401**
麻痺側への寝返り　**129**
マルチモービディティ　**120**
慢性炎症性疾患　**112**
慢性炎症性脱髄性多発神経炎（CIDP）
　　293
慢性期　**008**

溝　**155**
ミラーセラピー　**116**

無菌カテーテル留置法　**312**
向こう脛叩打試験　**201**
矛盾性運動　**230**
無動　**227**, **253**, **433**
　　──-筋強剛症候群　**432**

酩酊（様）歩行　**203**, **216**
メタアナリシス　**117**
メチルプレドニゾロン大量投与　**373**
めまい　**221**
免荷量の設定　**419**
メンデルソン手技　**191**

目標設定（理学療法プロセスにおける）
　　061
問題点　**102**
　　──の抽出　**359**, **396**

薬剤性パーキンソニズム　**231**

ゆ

優位半球　**024**
有効上肢長　**365**
有痛性強直性攣縮　**271**
床からの立ち上がり　**132**
指鼻試験　**200**
指耳試験　**200**

要介護認定　**437**
陽性支持反応　**198**
陽性徴候　**009**

腰膨大　297
容量性注意　178
浴室内移動　141
浴槽の出入り　141
予後予測　062
予備力　093
予防的理学療法　**163**
四脚杖　081
4大症候　251
4点歩行　**405**

ラクナ梗塞　**023**, 026
ラミネーション仮説　410

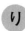

理学療法　259, 260
　　低酸素脳症の――　264, 265
理学療法ガイドライン第2版　117
理学療法ゴール　102, 440, 444

理学療法評価　039, **059**, 101, 357, 394, 439, 443
理学療法プログラム　068, 360, 396
理学療法プロセス　059
リスク管理　014, 043, 060, 421
立位　**133**
　――・歩行動作　404
立位保持　260, 423
　――動作　404
リバースアクション　345
リハビリテーションゴール　440, 444
両脚支持期　104
良肢位　036, **336**
　――保持　036, 288
量的側面　046
両肘をついて起き上がる方法　**398**
リラクセーション　385

レイノー現象　**289**
レルミッテ徴候　271

連合反応　**132**, 424
練習（practice）　**013**
レンズ核線条体動脈　017
レヴィ小体　225

老老介護　120
6分間歩行テスト（6MWT）　054
ロボット治療機器　276
ロンベルグ（ロンベルク）試験　**211**, 223
ロンベルグ（ロンベルク）徴候　196, 202, 211
ロンベルグ（ロンベルク）率　**203**

ワイドベース　216
ワーキングメモリ　**181**

欧文索引

A

adiadochokinesis **201**
ADL (activities of daily living)　041, **075**, 101, 125, 127, 144, 265, 358, 395
　——訓練　078, **093**, 349
　——自立　074
　——の予後予測　063
AFO (ankle foot orthosis)　157
agnosia **178**
AIS (ASIA impairment scale)　323, 412, 413
akinesia **227**, 433
akinetic-rigid syndrome　432
alimentary disturbance　313
ALS (amyotrophic lateral sclerosis) **274**
　——機能評価スケール改訂版（ALSFRS-R）**278**
　——の陰性4徴候　274
　——の重症度分類　**276**
　——の診断基準　275
ALSFRS-R **277**
aphasia **181**
apraxia **183**
arm stopping test **200**
articular contracture **171**, 316
ASIA (American Spinal Injury Association)　323, 413
　——機能障害尺度（AIS）**323**, 325, 371, 412, 413
　——の分類　341
associated reaction　424
asynergia **202**
AT (anaerobic threshold)　164
ataxia **193**
atonic bladder　313
attentional capacity　178
automatic bladder　312
autonomic hyperreflexia **313**
AVM (cerebral arteriovenous malformation)　022

B

Babinski反射　049
balance function　424
BBS (Berg balance scale)　053, 212, 430
Becker型筋ジストロフィー（BMD）**286**

BESTest (balance evaluation systems test)　212, **234**, 430
BMD (Becker muscular dystrophy) **286**
bone atrophy　316
Brown-Séquard症候群 **410**
BS (Brunnstrom Stage)　047
BWSTT (body weight-supported treadmill training) **418**

C

Central Pattern Generator (CPG)　087
CI療法　116
CIDP (chronic inflammatory demyelinating polyneuropathy) **293**
CKC (closed kinetic chain)　110
complication　161
corticospinal tract　300
CPG (central pattern generator)　419
CRPS (complex regional pain syndrome)　170
CT検査　027, 262

D

DAP (deep anal pressure)　413
DBS (deep brain stimulation)　232
D-dimer **166**
demyelination　269
disturbance of attention　178
disturbance of thermoregulation　314
disuse syndrome　009, 161, **315**
divided attention　178
DM (dermatomyositis)　289
DMD (Duchenne muscular dystrophy) **281**
dopamine　225
drunken gait　203
Duchenne型筋ジストロフィー（DMD）**281**
DVT (deep vein thrombosis) **166**, 375
dysarthria　181
dysmetria　198, **200**
dystrophin　282

E

early CT sign　028
EBM (evidence based medicine)　209
EBPT (evidence based physical therapy)　209
ectopic ossification　314

EDSS (expanded disability status scale)　273
efference copy　194
equilibrium function　424
exercise　013
extrapyramidal tract　300

F

FAC (functional ambulator category)　212
FAI　125
FCMD (Fukuyama congenital muscular dystrophy) **287**
festination gait　245
FIM (functional independence measure)　**055**, 112, 125, 358, 395
　——利得　112
finger-nose test **200**
FITT　116
flexion reflex **302**
FMA　148
FOGQ (Freezing of Gait questionnaire) **233**
Forester　410
Frankel分類　412
frozen gait　245
FRT (functional reach test)　053, 239
FS (functional system)　273
Fugl-Meyer Assessment **045**

G

GAS (goal attainment scaling)　212
GBS (Guillain-Barré syndrome) **292**
GCS (Glasgow Coma Scale)　**034**, 043, 257
genu recurvatum/back knee **172**
Gottron徴候 **289**
Gowers徴候 **283**
Guillain-Barré症候群（GBS）**292**

H

HAD (hospital acquired disability)　161
Halo-Vest　332
huffing　377
hyperkinetic syndrome　432
hypermetria　200
hypertensive cerebral hemorrhage　020
hypometria　200
hypoxic encephalopathy **262**

IADL　125
ICF (International Classification of Functioning, Disability and Health)　**040**, 061
ICIDH (International Classification of Impairments, Disabilities, and Handicaps)　040
INAS (Inventory of Non-Ataxia Symptoms)　211
incoordination　193
ISMG (International Stoke Mandeville Games)　412
　──の鷹野改変版　412
ISNCSCI (International Standard for Neurological Classification of Spinal Cord Injury)　412

JCS (Japan Coma Scale)　023, **034**, 043, 257
JSS (Japan Stroke Scale)　**045**

Key Sensory Point　413
knee pat test　**201**

L-ドパ　434
lateropulsion　211
LGMD (limb-girdle muscular dystrophy)　**286**
line drawing test　**201**
LSA (life-space assessment)　**054**

mAS (modified Ashworth Scale)　**048**, 148
MDS-UPDRS (Movement Disorder Society-sponsored UPDRS revision)　233, 238
memory disorder　**181**
MG (myasthenia gravis)　**290**
misuse syndrome　161
mNIHSS (modified National Institutes of Health Stroke Scale)　**044**
Motricity Index　048
MRA　222
MRI　027, 222

mRS (modified Rankin Scale)　057, **207**
MSA (multiple system atrophy)　199, 208
multimorbidity　**120**
muscle atrophy　315
muscle tone　424
muscle weakness　**164**
muscular atrophy　**164**
muscular dystrophy　281
MWST (modified water swallowing test)　187

neck collar　332
NIHSS　044
NINDS (National Institute of Neurological Disorder and Stroke)　020
　──の分類　020
NLI (neurological level of injury)　413
nose-finger-nose test　**200**
NPH (normal pressure hydrocephalus)　231
NPPV (non-invasive positive pressure ventilation)　**277**
NRS (numeric rating scale)　051

OH (orthostatic hypotension)　**312**
OPCA (olivopontocerebellar atrophy)　199
over work　273

paradoxical kinesia　230, **246**
parasympathetic nerve　**304**
Parkinson's disease questionnaire (PDQ-39)　235
PD (Parkinson's disease)　**225**
PDCAサイクル　**070**
physical guidance　**404**
PM (polymyositis)　**289**
pneumonia　163
PNF (proprioceptive neuromuscular facilitation)　115, 218, 339
practice　013
preshaping　**201**
pressure sore　344
prompt-fading　404
protrusion gait　245

PTE (pulmonary thromboembolism)　166
pull test　229
pusher現象　**180**
pusher症状　160
pyramidal tract　300

QOL (quality of life)　057, 125, 127

reflex bladder　312
respiratory disturbance　311
reverse action　384
Rieストラップ　107
right neck rotation　184
rigidity　**228**, 433
Romberg sign　196
Romberg test　**211**
RSD (reflex sympathetic dystrophy)　170
RSST (repetitive saliva swallowing test)　187

S

SAH (subarachnoid hemorrhage)　021
saltatory conduction　269
SARA (Scale for the Assessment and Rating of Ataxia)　204, **205**, 223, 427
sarcopenia　**112**
SCA (spinocerebellar ataxia)　208
SCD (spinocerebellar degeneration)　199, 208
Schneider　410
SCI (spinal cord injury)　**304**
SCIM (Spinal Cord Independence Measure)　412
SCU (stroke care unit)　123
SDS (Shy-Drager syndrome)　199
selective attention　178
SF-36® (MOS Short-Form 36-Item Health Survey)　058
shaping　404
short-stepped gait　245
shuffling gait　245
SIAS (Stroke Impairment Assessment Set)　**045**, 147
6 minutes walking test (6MWT)　054
SLR (straight leg raising)　338
SLTA (Standard Language Test of Aphasia)　182

SMART ゴール 061
SND（striatonigral degeneration） 199
spinal reflex **300**
spinal shock **306**
spinothalamic tract **299**
SPTA（Standard Processing Test of Action） 183
stretch reflex **302**
subluxation of shoulder joint **167**
sustained attention 178
switching attention 178
sympathetic nerve **303**

T1強調画像 027
T2強調画像 027
TCT（trunk control test） 053
tendon reflex 424
10 meter walk test（10MWT） 053
tenodesis action **350**

thalamic pain 169
TIS（trunk impairment scale） 053
training 013
tremor 433
Trunk Impairment Scale 429
TUG（timed up and go test） 053, 212, **234**, 239, 430

up and down 現象 **434**
UPDRS（unified Parkinson's disease rating scale） **233**, 234, 237, 252, 434, 436
urinary disturbance 312

VAC（voluntary anal contraction） 413
VAS（visual analogue scale） 051

VE（videoendoscopic examination of swallowing） 187
VF（videofluoroscopic examination of swallowing） 187

whole body 073
wide base 216, 223
WISCIII（walking index for spinal cord injury II） **325**, 412

X連鎖潜性遺伝 281, 286

Zancolli classification **325**, 412

シンプル理学療法学シリーズ
神経筋障害理学療法学テキスト（改訂第4版）[Web動画付]

2008年 5 月20日	第1版第1刷発行	監修者 細田多穂
2014年 4 月 1 日	第2版第1刷発行	編集者 植松光俊，中江　誠，
2018年12月15日	第3版第1刷発行	内田　学，松木明好
2024年 1 月25日	第3版第4刷発行	発行者 小立健太
2025年 3 月31日	改訂第4版発行	発行所 株式会社 南 江 堂

　〒113-8410　東京都文京区本郷三丁目42番6号
☎(出版)03-3811-7236　(営業)03-3811-7239
ホームページ https://www.nankodo.co.jp/
印刷 真興社／製本 ブックアート
装丁 node（野村里香）

Physical Therapy for Neuromuscular Disorder
© Nankodo Co., Ltd., 2025

定価は表紙に表示してあります．
落丁・乱丁の場合はお取り替えいたします．
ご意見・お問い合わせはホームページまでお寄せください．

Printed and Bound in Japan
ISBN978-4-524-23466-0

本書の無断複製を禁じます．

[JCOPY] 〈出版者著作権管理機構 委託出版物〉

本書の無断複製は，著作権法上での例外を除き禁じられています．複製される場合は，そのつど事前に，
出版者著作権管理機構（TEL 03-5244-5088，FAX 03-5244-5089，e-mail: info@jcopy.or.jp）の許諾を得て
ください．

本書の複製（複写，スキャン，デジタルデータ化等）を無許諾で行う行為は，著作権法上での限られた例外
（「私的使用のための複製」等）を除き禁じられています．大学，病院，企業等の内部において，業務上使
用する目的で上記の行為を行うことは私的使用には該当せず違法です．また私的使用であっても，代行業
者等の第三者に依頼して上記の行為を行うことは違法です．

教育現場での使いやすさを追求したシンプルで新しい構成の教科書シリーズ

細田多穂 監修

シンプル理学療法学シリーズ

- 理学療法概論テキスト
- 内部障害理学療法学テキスト
- [2025年改訂] 神経筋障害理学療法学テキスト
- 地域リハビリテーション学テキスト
- 物理療法学テキスト
- [2025年改訂] 義肢装具学テキスト
- [2024年改訂] 小児理学療法学テキスト
- 理学療法評価学テキスト
- 日常生活活動学テキスト
- 運動療法学テキスト
- 運動器障害理学療法学テキスト
- 高齢者理学療法学テキスト

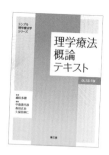
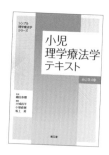

シンプル理学療法学・作業療法学シリーズ

- 生活環境学テキスト
- 運動器系解剖学テキスト
- [2025年改訂] 基礎運動学テキスト
- 運動学テキスト
- 人間発達学テキスト
- リハビリテーション英語テキスト

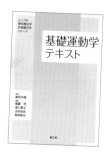

※掲載している情報は2025年2月時点での情報です．最新の情報は南江堂Webサイトをご確認ください．

南江堂 〒113-8410 東京都文京区本郷三丁目42-6 （営業）TEL 03-3811-7239 FAX 03-3811-7230 www.nankodo.co.jp